Clinical Trials Design in Operative and Non Operative Invasive Procedures

手术与非手术有创操作临床试验设计

主 编 ［美］Kamal M.F. Itani

　　　　［美］Domenic J. Reda

主 译 雷　翀

副主译 聂　煌　路志红　李　晨

中国出版集团有限公司

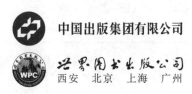

世界图书出版公司

西安　北京　上海　广州

图书在版编目（CIP）数据

手术与非手术有创操作临床试验设计 /（美）卡马尔·M.F. 伊塔尼（Kamal M.F.
Itani），（美）多梅尼克·J. 里达（Domenic J. Reda）主编；雷翀主译 . — 西安：
世界图书出版西安有限公司，2023.5
书名原文：Clinical Trials Design in Operative and Non Operative Invasive Procedures
ISBN 978-7-5232-0313-2

Ⅰ．①手… Ⅱ．①卡…②多…③雷… Ⅲ．①外科手术 Ⅳ．① R61

中国国家版本馆 CIP 数据核字（2023）第 075825 号

书　　名	**手术与非手术有创操作临床试验设计**	
	SHOUSHU YU FEISHOUSHU YOUCHUANGCAOZUO LINCHUANGSHIYAN SHEJI	
主　　编	［美］Kamal M.F. Itani　　［美］Domenic J. Reda	
主　　译	雷　翀	
责任编辑	岳姝婷	
装帧设计	绝色设计	
出版发行	**世界图书出版西安有限公司**	
地　　址	陕西省西安市雁塔区曲江新区汇新路 355 号	
邮　　编	710061	
电　　话	029-87214941　029-87233647（市场营销部）	
	029-87234767（总编室）	
网　　址	http://www.wpcxa.com	
邮　　箱	xast@wpcxa.com	
经　　销	新华书店	
印　　刷	西安雁展印务有限公司	
开　　本	787mm×1092mm　1/16	
印　　张	30.75	
字　　数	520 千字	
版次印次	2023 年 5 月第 1 版　2023 年 5 月第 1 次印刷	
版权登记	25-2023-102	
国际书号	ISBN 978-7-5232-0313-2	
定　　价	198.00 元	

医学投稿　xastyx@163.com ‖ 029-87279745　029-87289675
☆ 如有印装错误，请寄回本公司更换 ☆

感谢 Gheed、Fawzi 和 Karim 持续且坚定不移的支持。美国退伍军人事务部波士顿卫生保健系统中的患者和工作人员是我的临床试验参与者。

Kamal M.F. Itani

致我生命中的三位 Mary。

Domenic J. Reda

致 谢　Acknowledgements

感谢曾在美国退伍军人事务部和美国外科医师学会提供最佳临床试验课程的老师、学生和工作人员，我们有幸指导和参与了这些课程。

Kamal M.F. Itani

Domenic J. Reda

原著作者　　　　　　　　　　　　　Contributors

Peter Angelos　Department of Surgery, The University of Chicago Medicine, Chicago, IL, USA

Ilana Belitskaya-Lévy　Cooperative Studies Program Coordinating Center, VA Palo Alto Health Care System, Mountain View, CA, USA

Deepak L. Bhatt　Brigham and Women's Hospital Heart & Vascular Center, Harvard Medical School, Boston, MA, USA

Kousick Biswas　Cooperative Studies Program Coordinating Center, Office of Research and Development, U.S. Department of Veterans Affairs, VA Medical Center, Perry Point, MD, USA

Judy C. Boughey　Division of Subspecialty General Surgery, Mayo Clinic, Rochester, MN, USA

Mary T. Brophy　Boston Cooperative Studies Program Coordinating Center, Massachusetts Veterans Epidemiology Research and Information Center, Boston, MA, USA

Marie Campasano　Department of Surgical Service, VA Boston Healthcare, West Roxbury, MA, USA

Gregory Campbell　GCStat Consulting LLC, Silver Spring, MD, USA

Joseph F. Collins　Department of Veteran Affairs, Cooperative Studies Program Coordinating Center, VA Medical Center, Perry Point, MD, USA

Robert George Edson　VA Palo Alto Health Care System, Cooperative Studies Program Coordinating Center, Mountain View, CA, USA

Heather L. Evans　Department of Surgery, University of Washington, Seattle, WA, USA

Ryan E. Ferguson　Boston Cooperative Studies Program Coordinating

Center, Massachusetts Veterans Epidemiology Research and Information Center, Boston, MA, USA

Louis Fiore   Department of Veterans Affairs Boston Healthcare System, Boston, MA, USA

Jennifer M. Gabany   Division of Cardiac Surgery Research (112), VA Boston Healthcare System, West Roxbury, MA, USA

J. Michael Gaziano   Medicine, VA Boston Healthcare System, Brigham and Women's Hospital, Harvard Medical School, Boston, MA, USA

William G. Henderson   Adult and Child Consortium for Outcomes Research and Delivery Science (ACCORDS) and Department of Biostatistics and Informatics, Colorado School of Public Health, University of Colorado Denver, Aurora, CO, USA

Grant D. Huang   U.S. Department of Veterans Affairs, Office of Research and Development, Cooperative Studies Program Central Office, Washington, DC, USA

Denise M. Hynes   Health Services Research and Development Service, Edward Hines Jr VA Hospital and Department of Medicine, University of Illinois at Chicago, Hines, IL, USA

Kamal M.F. Itani   Department of Surgery, VA Boston Health Care System, Boston University and Harvard Medical School, West Roxbury, MA, USA

Gary R. Johnson   VA Cooperative Studies Program, Office of Research and Development, VA Connecticut Healthcare System, Cooperative Studies Program Coordinating Center (151A), West Haven, CT, USA

Ankur Kalra   Department of Cardiovascular Medicine, Division of Interventional Cardiology, Harvard Medical School, Beth Israel Deaconess Medical Center, Boston, MA, USA

Tomer Z. Karas   Surgical Service, Bruce W. Carter VA Healthcare System, Miami, Miami, FL, USA

Lawrence T. Kim   Division of Surgical Oncology, Department of Surgery, University of North Carolina, Chapel Hill, NC, USA

Tassos C. Kyriakides   VA Cooperative Studies Program, Office of Research and Development, VA Connecticut Healthcare System, Cooperative Studies Program Coordinating Center (151A), West Haven, CT, USA

Shachar Laks   Department of Surgery, University of North Carolina, Chapel

Hill, NC, USA

Jennifer E. Layden Public Health Sciences, Loyola University Chicago, Maywood, IL, USA

Eric L. Lazar Department of Surgery, Atlantic Health System, Morristown Medical Center, Morristown, NJ, USA

George Z. Li Department of Surgery, Brigham and Women's Hospital, Boston, MA, USA

Nicole E. Lopez Division of Surgical Oncology, Department of Surgery, University of North Carolina, Chapel Hill, NC, USA

Ying Lu Cooperative Studies Program Coordinating Center, VA Palo Alto Health Care System, Mountain View, CA, USA; Department of Biomedical Data Science, Stanford University School of Medicine, Stanford, CA, USA

Yvonne Lucero Cooperative Studies Program Coordinating Center, Hines Veterans' Affairs Hospital/Loyola University, Hines, IL, USA

Talar W. Markossian Public Health Sciences, Loyola University Chicago, Maywood, IL, USA

Drew Moghanaki Radiation Oncology Service, Hunter Holmes McGuire VA Medical Center, Richmond, VA, USA

Peter R. Nelson Surgical Service, James A. Haley VA Medical Center, Tampa, FL, USA

Leigh Neumayer Department of Surgery, University of Arizona College of Medicine-Tucson, Tucson, AZ, USA

Domenic J. Reda Department of Veterans Affairs, Cooperative Studies Program Coordinating Center (151K), Hines VA Hospital, Hines, IL, USA

Joshua S. Richman Department of Surgery, University of Alabama at Birmingham and the Birmingham VAMC, Birmingham, AL, USA

Mei-Chiung Shih Cooperative Studies Program Coordinating Center, VA Palo Alto Health Care System, Mountain View, CA, USA

Thomas H. Shoultz Department of Surgery, Harborview Medical Center, University of Washington, Seattle, WA, USA

Eileen M. Stock Cooperative Studies Program Coordinating Center, Office of Research and Development, U.S. Department of Veterans Affairs, VA

Medical Center, Perry Point, MD, USA

Jennifer Tseng Department of Surgery, The University of Chicago Medicine, Chicago, IL, USA

Hui Wang Cooperative Studies Program Coordinating Center, VA Palo Alto Health Care System, Mountain View, CA, USA

Jiping Wang Department of Surgery, Division of Surgical Oncology, Brigham and Women's Hospital, Dana-Farber Cancer Institute, Boston, MA, USA

Frances M. Weaver Center of Innovation for Complex Chronic Healthcare and Public Health Sciences, Edward Hines Jr. Veterans Administration Hospital and Loyola University Chicago, Hines, IL, USA

Marco A. Zenati Department of Cardiac Surgery, Harvard Medical School, Boston VA Medical Center, Belmont, MA, USA

译者名单　　　　　　　　　　　Translators

主　译　雷　翀（空军军医大学西京医院麻醉与围术期医学科）

副主译　聂　煌（空军军医大学西京医院麻醉与围术期医学科）
　　　　　路志红（空军军医大学西京医院麻醉与围术期医学科）
　　　　　李　晨（空军军医大学卫生统计教研室）

译　者　（按姓氏笔画排序）
　　　　　马黎娜（空军军医大学西京医院麻醉与围术期医学科）
　　　　　王　凯（空军军医大学西京医院麻醉与围术期医学科）
　　　　　王丽妮（空军军医大学西京医院麻醉与围术期医学科）
　　　　　王茜蕾（空军军医大学西京医院麻醉与围术期医学科）
　　　　　邓　姣（空军军医大学西京医院麻醉与围术期医学科）
　　　　　朱守强（空军军医大学西京医院麻醉与围术期医学科）
　　　　　刘仁怀（空军军医大学西京医院麻醉与围术期医学科）
　　　　　闫　云（空军军医大学西京医院麻醉与围术期医学科）
　　　　　许　帅（空军军医大学西京医院麻醉与围术期医学科）
　　　　　苏斌虓（空军军医大学西京医院麻醉与围术期医学科）
　　　　　李三中（空军军医大学西京医院神经外科）
　　　　　李雨濛（空军军医大学西京医院麻醉与围术期医学科）
　　　　　杨乾坤（空军军医大学西京医院麻醉与围术期医学科）
　　　　　张　晓（空军军医大学西京医院麻醉与围术期医学科）
　　　　　张　慧（空军军医大学西京医院麻醉与围术期医学科）
　　　　　张泽菲（空军军医大学西京医院麻醉与围术期医学科）
　　　　　张涛元（空军军医大学西京医院麻醉与围术期医学科）
　　　　　范倩倩（空军军医大学西京医院麻醉与围术期医学科）
　　　　　赵　静（空军军医大学西京医院麻醉与围术期医学科）
　　　　　贺　晨（空军军医大学西京医院麻醉与围术期医学科）
　　　　　龚海蓉（空军军医大学西京医院麻醉与围术期医学科）
　　　　　麻玉梅（空军军医大学西京医院麻醉与围术期医学科）

郑重声明

本书提供了相关主题准确及权威的信息。由于医学是不断更新并拓展的领域，因此相关实践操作、治疗方法及药物都有可能会改变，建议读者审查相关主题的最新信息，包括产品的制造商、建议剂量、配方、方法和疗程、不良反应及相关措施。作者、编辑、出版者或经销商不对书中的错误或疏漏以及应用其中信息产生的任何后果负责，关于出版物的内容不作任何明确或暗示的保证。作者、编辑、出版者和经销商不承担由本出版物所造成的任何人身或财产损害责任。

序言一

　　我强烈推荐由 Itani 和 Reda 博士编写的这本新书。Itani 博士是波士顿退伍军人医疗中心公认的外科临床试验人员，Reda 博士是伊利诺伊州海恩斯（Hines) 市退伍军人事务部协作研究项目协调中心主任。本书内容的深度和广度体现了他们对临床试验设计、协调和实施的丰富经验。这本书也是美国外科医师学会与退伍军人事务部合作研究项目提供的临床试验课程的成果。许多章节的作者也参与了这些课程，而这本书代表了他们在临床试验中相当可观的专业知识水平。

　　本书覆盖的范围非常广泛，为任何想要设计、协调、执行和分析临床试验的研究者提供了一个全面的资源。书中有很多"真实世界"案例，我们精心挑选了这些示例以说明所提出的概念。文中不仅包含了人们通常希望找到的关于临床试验设计、实施和分析的内容，也包含了关于通常从发表的文献，特别是从单来源难以找到的独特主题的信息。例如，关于临床试验错误的一章描述了在 60 多个临床试验和观察性研究的设计、实施和分析中所犯的一些错误及相应的补救措施。"外科或操作性试验的具体考量"涵盖了与这一领域正在进行的研究相关的广泛问题，如外科培训、招募和留存、临床均势，这是试验设计中经常被忽视的伦理原则。关于"发表"的这一章强调了研究人员在提交其作品以供发表之前需要考虑的问题，如最新的方案和统计分析计划（SAP）。目前，许多期刊要求在提交手稿的同时提交研究方案和所有方案的修订，以及 SAP。审稿人和编辑将查看这些文件以确保手稿和方案一致，特别是分析计划部分。涉及"数据质量的远程监察"的其他相关章节，提供了美国食品药品监督管理局（FDA）关于基于风险的监察（RBM）指南的全面讨论和概述。由于临床试验成本的增加和目前非实地有效监测试验数据的能力，RBM 正在成为许多临床试验中的标准实践。

书中一个特别重要的主题是"试验注册和数据的公开获取"。一些国家和国际权威组织强制要求试验注册，包括美国 FDA（通过 ClinicalTrials.gov）、世界卫生组织（WHO）和国际医学期刊编辑委员会（ICMJE）。在许多期刊上发表研究结果时也要求注册，例如 ICMJE 要求进行试验注册，作为发表临床试验结果的条件。同样重要的是报告试验结果。美国要求在获得最后一例患者首要结局后 1 年内，将试验结果发布在 ClinicalTrials.gov 注册网站。因此，研究者需要注意这些注册和报告的要求，并相应地计划他们的试验。

这本书的另一个独特之处是"经济评估"，这一章对与所有试验相关的一般经济原则进行了令人信服的概述，并用两个随机试验的数据进行了具体阐述。章节最后总结了经验教训和对未来研究的建议。

所以，为什么选择这本书？已经有许多关于临床试验的书籍，但据我所知，没有一本书针对这个读者群体。这本书涵盖了涉及有创手术和无创操作临床试验的设计、实施和分析相关的许多独特问题，与计划在这个领域开展试验的外科医生和操作者密切相关。由于这本书提供了一些其他书籍没有涉及的主题，它将成为许多不同水平临床试验参与者的重要资源，如研究人员、药剂师、研究协调员、统计学家、卫生经济学家、数据管理员和监管事务专家。

Peter Peduzzi
耶鲁大学公共健康学院生物统计教授
耶鲁分析科学中心和耶鲁数据协调中心主任

序言二　　　　　　　　　　　　　　　　Foreword Ⅱ

　　我将以外科医生的角度为本书作序，开始我也是名外科医生，后来跨行进入了一个非常不同的领域，成为《美国医学会杂志》（*JAMA*）的临床编辑。我从担心"吻合口瘘和伤口感染"转向了"如何管理老年患者的高血压"或"应该使用什么药物来治疗糖尿病"。从外科医生向 *JAMA* 编辑的转型是困难的——*JAMA* 以其在研究手稿审查过程中方法学上的严谨而闻名——这使我接触到大量的研究手稿，但这与我多年的学术型外科医生经历没有任何相似之处。这个过程中，我的一个重要误解慢慢被消除了。我一直认为，内科或儿科等非手术领域比外科领域有更多的高质量证据来指导治疗决策。事实并非如此。当然，有许多随机试验研究药物或其他治疗方法的结果供非操作性医生参考，但即使如此，关于许多疾病的最佳治疗方法也存在相当大的不确定性，尽管有许多针对不同疾病的随机对照试验。

　　虽然外科医生开展的高质量临床试验比其他学科的研究者少，但其中一些人已经在提高患者照护方法方面做出了巨大的努力。一项又一项乳腺癌手术试验表明，不需要原先认为必要的那么多手术也能获得相同结局。经历了两代外科医生的时间跨度，乳腺癌治疗从毁容性的根治性 Hakstead 乳房切除术转变至肿块切除术辅助放射治疗，前哨淋巴结阳性癌症患者的腋窝中留存已知的肿瘤。从一项设计良好、解决了干预性临床试验所有可能缺陷的试验中，外科医生了解到不是所有的腹腔镜手术都优于开腹手术——至少对于腹股沟疝手术是如此。也许在我们的职业生涯中，外科照护最大的改善是引入腹腔镜胆囊切除术，这一术式无须高质量随机对照试验（RCT）的验证就取代了开腹手术。

　　并不是所有的外科手术问题都需要通过临床试验来证明其实用性。但是当需要的时候，应该正确地开展临床试验，这样获得的结果才是可靠的。在

JAMA，我们审核了大量临床试验但是没有发表，因为这些临床试验的设计、实施或分析过程中存在基本的缺陷。因此，Itani、Reda 及其同事编写的这本书是对临床方法学文献的极好补充。本书全面涵盖了试验设计、分析及实施的各个管理方面，如机构审查委员会（IRB）的考量、预算、资金和发表。重要的新兴概念，如适应性试验设计及分子标记、基因组测试也涵盖在内。

从期刊编辑的角度来看，该如何使用这本书？所有的章节都很有用，但是有一些主题是研究者需要特别关注的。这些章节涵盖了所讨论主题的材料，涉及我们经常在投稿至 *JAMA* 的文章中看到的错误。第 42 章"试验注册"中，Lucero 博士正确地指出了期刊要求对任何涉及干预的研究注册。我们认为，干预不限于药物或设备，甚至质量保障研究也涉及某种干预并需要注册。我们在 *JAMA* 的研究文章中遇见的最常见问题是那些没有正确估计样本量的研究——因为对组间临床有意义的差异的不充分考虑，或为了将纳入受试者的数量控制得较少而夸大预期差异。试图解决这些问题的研究者会发现第 16 章非常有用。

因为对患者不充分的随访或在患者就诊期间没有获得所有必需数据而导致的数据缺失非常常见，而且在临床试验中经常没有被充分考虑和重视。第 19 章中的多重插补对这个问题非常有帮助。我们遇到的很多常见错误被 William 博士总结在"临床试验中的错误"一章（第 43 章）。Henderson 博士是一位非常有经验的试验专家，他对临床试验可能出错的经验值得年轻的试验人员认真学习，以避免前辈们犯过的错误。

以上这些只是本书的一部分章节，我只强调了我们在 *JAMA* 上看到的一些问题，如果研究者认真研读此类书籍，这些问题可以被解决。临床研究道阻且长，在临床研究人员回答重要临床问题的过程中可能遇见无数的困难。认真研读本书的内容将帮助研究者解决临床研究的复杂问题。

Edward H. Livingston

JAMA《临床综述和教育》副主编

美国伊利诺伊州芝加哥

前　言

Preface

评估药物的前瞻性随机试验较多，且其结果常被发表。临床操作更多采用无对照的小型前瞻性研究进行评估，通常仅限于几个中心或在操作过程中只有一名研究专家，或通过回顾性评估一系列接受干预的受试者，或通过匹配对照的回顾性病例对照研究。外科医生和干预人员对新技术、新工具的热情，以及美国食品药品监督管理局（FDA）允许他们在保证患者安全的基础上无须评估效应、成本和长期结果就可以使用新技术、操作和诊断工具，是主要的驱动因素。

外科医生常因在评估程序和新技术方面缺乏科学的方法而受到批评。尽管在过去的 20 年里，在手术和非手术操作领域已经发表了设计良好、实施恰当的临床试验，但这些专业在开展适当设计的临床试验方面仍然落后于其他医学和药学专业。

美国退伍军人事务部（VA）研究系统是第一批在医学各个领域实施多中心随机试验的机构之一。合作研究项目是专门为支持此类试验而建立的。一些大型和最具影响力的研究都出自该项目。与此同时，VA 合作研究项目与美国外科医师学会（ACS）合作，开发了一门由 ACS 资助的、主要为外科医生服务的、有关临床试验设计、实施和分析的课程。随后 VA 向其临床研究人员提供了类似的课程。本书的几位作者参加了其中一门或两门课程，并受这些课程参与者的鼓励编写了这本书。这本书覆盖了合理计划、实施、预算和发表临床试验的所有临床和统计学方面。我们希望本书将是所有研究人员或计划开展临床试验的申办方，特别是在外科和非手术有创操作领域相关人员的良好参考。

Kamal M.F. Itani

Domenic J. Reda

目　录　Contents

第 1 部分　基本原则

第 2 部分　研究设计

第 3 部分　统计学考量

第 1 部分

基本原则

第 1 章
研究问题与假设

Peter R. Nelson

研究问题

基本说明

　　当你萌生一个临床试验的想法时，应该从头脑风暴开始。这会是一个让你很尽兴的机会，你可以简单地把你的想法整合在一起。这些想法很可能是随着时间推移从理论和经验中衍生出来的，也可能源于你桌上或电脑中需要整理的记事卡或文件。或者，它们可能是你独自或与你的研究团队长期讨论得出的一个结果。多数情况下，更可能是二者的结合。无论哪种方式，它们可能关注于概念上略有差异的一种疾病过程，或者涵盖你专业领域内的广泛问题，而且可能有许多不同的来源。有些想法往往来自最近的一例患者、一个案例或一系列案例。它们可能是对近期某个困难案例的回应，让你产生了对新设备或已有设备新应用的需求。它们可能产生于参加当地研讨会、区域/国家科学会议学术报告或阅读最近发表的文章和著作之后。它们也可能来自你自己的翻译、研究活动。它们还有可能在你与朋友或同事的闲谈中产生，

P.R. Nelson (✉)
Surgical Service, James A. Haley VA Medical Center, 13000 Bruce B. Downs Boulevard,
Tampa, FL 33612, USA
e-mail: peter.nelson@va.gov

© Springer International Publishing AG 2017
K.M.F. Itani and D.J. Reda (eds.), *Clinical Trials Design in Operative
and Non Operative Invasive Procedures*, DOI 10.1007/978-3-319-53877-8_1

这期间你可能会发现更好、更安全或更有效的方法来处理特定的临床问题。最后，在这个科技和社交媒体时代，你甚至可以问手机里的智能语音助手："什么是好的研究问题？"试一试。

参考文献中的临床试验示例的研究想法可能是从简单的问题开始的，例如：

- 乳房全切除术是必需的吗[1]？
- 关节镜检查有好处吗[2]？
- 我们应该放弃开放性疝修补吗[3]？
- 胃食管反流需要手术吗[4]？
- 我们可以在不切开的情况下进行主动脉腔内修复术（EVAR）吗[5]？

这些想法一开始并不完善，但代表了你对棘手问题的真实想法或感受。

你的想法有前景吗？

在深入思考你的想法之前，你应该先判断它是不是一个"好想法"。这意味着你需要问自己这样的问题："这个想法是否适时且相关？""这个问题可以回答吗？""如果可以，答案会改变临床实践吗？"意思是"它会有重大影响吗？"，以及"进行这项研究在经济上是否可行？"。这些审视和权衡需要关注以下方面：你的问题是否具有生物学上的合理性；你的问题是否与临床相关，如果相关，那么在临床社区中是否有足够的均衡；研究结果是否可推广；这个想法是否足够新颖，通过你的努力能否带来新的认知？表 1.1 提供了一个基本清单，你可以通过它快速测试你想法的优势。

表 1.1　测试研究问题的 10 点检查表

· 我了解这个领域吗？

· 我了解相关文献吗？

· 哪些地方需要进一步挖掘？

· 在这方面是否已经有充分的研究？

· 我的工作能填补当前理解的空白吗？

· 如果以前进行过类似的研究，是否还有改进的空间？

· 回答这个问题的时机合适吗？

· 资金资助者会感兴趣吗？

· 目标团体（如患者、从业者、卫生政策制定者等）是否感兴趣？

· 我的研究是否会对该领域产生重大影响？

精炼你的想法

如果你的想法通过了这 10 个评估，则可以专注于开始将其形成一个正式的"研究"问题了。临床试验设计的一个重要基础是每一个临床试验都必须围绕主要的问题。主要问题及任何相关的次要问题（见下文），都应该被仔细审查、明确定义，并预先陈述。主要问题应该解决：关键是谁？什么？由谁？多久？结果如何？清晰简洁地输入问题。因此，这个主要问题是试验的主要兴趣所在，无论是比较有效性还是确定两种治疗方法的等价性，确定一种新治疗或操作的安全性和有效性，将现有治疗方法应用于新的患者群体或不同的疾病过程，或者探索干预措施对功能或生活质量的影响。从逻辑上讲，这就转化为一个问题，这个问题是试验设计能够回答的问题，这是个试验具有统计检测效能的问题，并且这是一个在试验成功实施后能产生最大影响的问题。

因此，修改后的问题可能会是这样：

- 与乳房切除术相比，保留乳房的手术能获得类似结果吗 [1]？
- 关节镜手术如何影响骨性关节炎患者的膝关节疼痛程度和功能 [2]？
- 就 2 年复发率而言，腔镜与开放的疝修补术哪个更好 [3]？
- 早期腹腔镜抗反流手术与优化的胃食管反流病（GERD）内科管理相比如何 [4]？
- 就 EVAR 术后的总体治疗成功率而言，经皮股动脉入路与开放股动脉入路是否具有可比性 [5]？

现在，这些提炼后的问题清楚地表明了研究人员的想法和临床试验的内容，并阐明了受试者资格的各个方面，试验设计的关键特征，甚至包括关键的统计考量。至此，你的试验已具雏形。表 1.2 总结了主要研究问题的关键特征。

次要研究问题

次要研究问题通常非常重要，但极少能代表诸如疾病治疗过程中"我们真正想知道但又不敢问"的微妙问题。然而，为了提高研究效率，这些问题需要被事先明确定义和说明，以避免任何问题或被批评事后数据挖掘。次要问题往往是对试验产生的数据中的更多细节进行深入研究，可能旨在解决重要的亚组分析，集中于单个风险因素与结果的关联，或解决一个替代的、更集中的或不那么普遍的反应变量。然而，由于这些问题的关注范围更窄，如果试验需要明确回答这些问题则需更大的样本量才具有检验效能，由此可能带来统计分析的挑战。因此，试验者应该避免致力于找到这些问题的明确答案，但应该潜在地利用所获得的信息，形成有趣的、重要的未来研究方向的基础。

表 1.2　主要研究问题的关键特征

·试验的主要兴趣点	·决定研究设计
·能够通过试验得到解答	·定义了样本
·试验具有回答这个问题的效力	·确定要研究的干预措施和对照治疗
·可能关注比较组间的差异或等价性	·定义了终点 / 结局
·陈述假设	·提出统计分析策略

假　设

　　主要研究问题一旦确定，就为后续的试验设计和实施奠定了基础。首先，主要问题必须被重申为试验检验的主要假设。对于研究人员来说，这不仅仅是简单地重述或重新措辞的问题，更是你需要承诺试验一旦完成将会呈现的东西。你需要"选边站队"，并提前明确这一点。无效假设在统计学上具有重要意义，我们将在其他章节讨论，但在这一点上，你需要认识到，它定义了试验中比较组之间没有差异。因此，你需要确定是否同意这个假设，或者你是否认为试验将产生一个对干预研究来说可检测的、有意义的差异。重要的是，这是这个过程的另一个有趣部分，因为一旦试验完成，你最终会看到自己是否"正确"。

　　对于引用的试验示例，假设如下：

● 对于Ⅰ期和Ⅱ期乳腺肿瘤尺寸≤ 4 cm 的患者，乳腺区段切除术（伴或不伴放疗）与乳房全切除术具有可比性结果[1]。

● 关节镜下膝关节手术（如清创术、灌洗术）与假手术相比，显著减轻骨关节炎患者的疼痛并改善其功能[2]。

● 开放式无张力疝修补术和腹腔镜无张力疝修补的 2 年疝复发率没有

差异 [3]。

● 与长期药物治疗相比，腹腔镜胃底折叠术可显著改善慢性 GERD 的预后。

● 在 EVAR 术后的血管并发症和整体治疗成功率方面，采用大孔闭合技术经皮股动脉入路将提供与外科暴露股动脉相同或更好的结果 [5]。

你陈述的研究假设应该是可检验的。这似乎暗示着需要明确结局定义和使用有效的测量工具来寻求答案。

除了研究假设之外，研究问题则可开始定义试验设计的其他结构组件。它定义计划的试验类型是单或多臂，单或多中心，随机或非随机，解释性或实用性设计等。它也开始定义要研究的患者人群和要入组的样本，包括如何识别受试者，对照组可能是什么样的，以及最初的纳入/排除标准可能是什么样的。它将明确向受试者提供的干预措施，以及是否或如何对其进行安全性、有效性和（或）经济性测试。最后，它将定义终点和用于测试检验假设和回答问题的分析方法。这些关系将在后续章节中探讨。

实践练习

作为一个实践练习，你可以使用本章提出的指导方针来确定一个你感兴趣的研究问题。你可以带着它读完整篇文章，最后你的临床试验就设计完成了。从血管外科的角度来看，一个简单的例子就是间歇性跛行的治疗。跛行是由轻度到中度外周动脉疾病进展引起的。在早期阶段，医疗管理、戒烟和有组织的锻炼已被证明对超过 80% 的患者有效。这种策略的跟腱治疗缺乏正式的方案，导致患者在没有监督的情况下对无创方法的依从性较差。这就使患者不得不早期接受血管成形术、动脉粥样硬化切除术、支架植入等有创干预，最终导致干预失败而加速疾病进展，以及严重肢体缺血风险增加。如果有人想在这一领域提出一个研究问题，他/她可能会从以下几个方面着手：

锻炼真的有助于缓解跛行吗？

这个问题没有清楚地定义一些关键概念：有帮助吗？如何帮助？帮助谁？跛行到什么程度？什么类型的锻炼？在哪种医疗背景下？什么频率？什么强度？我们如何实施和评估运动的依从性？我们如何判断运动是否真的有用？因此，

我们可以将问题提炼为：

对于接受最好的内科治疗后仍有残疾跛行的周围动脉疾病患者，结构步行、固定自行车、基于体重的阻力或水上运动在疼痛缓解、步行距离和步行时间方面，是否比无监督的标准护理让患者获益更多？

甚至这个问题也有点复杂，因为它可能会引出3个问题：干预是否有益于缓解疼痛、步行距离和（或）步行时间。因此，你有两个选项用于简化这个问题。首先，你可以考虑所有3个结果的复合结局（见第2章）。或者，更好的是，你可以确定你认为这些结果中哪一个具有最关键的影响。假设你从患者的角度决定，疼痛缓解被认为是最重要的，则可以做出以下主要假设：

与无监督的现行标准医疗实践相比，结合最佳的内科治疗，任何针对特定患者需求量身定制的结构化锻炼方法，都将导致无痛行走能力的整体改善。

以这个问题和假设为指导，我们可以开始设想一个随机的前瞻性临床试验，比较标准化医疗包括对戒烟和增加锻炼的一般建议和一个包含优化药物治疗、辅助戒烟、基于患者的合并症和身体状况以实现无痛行走目标量身做的结构化监督锻炼方案。然后，干预对步行时间和距离的影响可能被认为是最重要的次要问题。最后，你可以通过考虑其他次要问题来完成这个过程，例如：①建立基于社区的外联服务并长期监测，是否会提高干预的依从性和持久性？②患者特异性的分子生物标志物或基因图谱是否会改善传统的临床预测模型，以确定人群中可能真正受益于早期干预的受试者队列？这些问题可能更具探索性，但作为试验的一部分进行研究是很重要的，至少是为了进行原理验证，从而引发更详细的后续验证试验。

总　结

一个清晰的、经深思熟虑设计的研究问题是通向成功临床试验之旅的关键开始。你不可能回答所有的问题，所以选择一个可以回答的问题。一旦你确定了你的主要问题，它就必须是相关的、可行的和可推广的。你的后续试验设计取决于你希望回答的这个主要问题，你的假设应该直接从这个问题转化而来，你的终点、患者选择、干预和分析都将随着过程的进展而跟进。然而，这是一个迭代的过程，随着研究的发展，你应该不断地反思最初的问题，以聚焦重点。还要记住，实用性设计的临床试验结果通常具有更大的相关性，但并不总是回答固有的问题，而通常是理想和现实之间的折中。任何情况下，在这个开始阶段投入的努力都会为临床试验的成功奠定基础。

参考文献

[1] Fisher B, Bauer M, Margolese R, et al. Five-year results of a randomized clinical trial comparing total mastectomy and segmental mastectomy with or without radiation in the treatment of breast cancer. N Engl J Med, 1985, 31: 665–673.

[2] Moseley JB, O'Malley K, Peterson N, et al. A controlled trial of arthroscopic surgery for osteoarthritis of the knee. N Engl J Med, 2002, 347: 81–88.

[3] Neumayer L, Gobbie-Hurder A, Jonasson O, et al. Open mesh versus laparoscopic mesh repair of inguinal hernia. N Engl J Med, 2004, 350: 1819–1827.

[4] Grant AM, Wileman SM, Ramsay CR, et al. Minimal access surgery compared with medical management for chronic gastrooesophageal reflux disease: UK collaborative randomized trial.Br Med J, 2008, 337: a2664.

[5] Nelson PR, Kracjer Z, Kansal N, et al.Multicenter, randomized, controlled trial outcomes of totally percutaneous aortic aneurysm repair (The PEVAR Trial). J Vasc Surg, 2014, 59: 1181–1194.

（苏斌虓　译，聂煌　审）

第 2 章
主要终点和次要终点

Peter R. Nelson

概　述

如前一章所述，研究问题和由此产生的假设，应直接引导研究者选择适合提供预期答案的研究终点。所有的终点，尤其是主要终点，都需要在试验设计阶段开始时被明确界定和重新界定。这个阶段是非常关键的，应该经过深思熟虑。选择的终点必须与临床相关、重点突出、独立且容易测量。这些终点的定义应该是平等的，适用于所有入选的受试者，无偏倚，并为所提出的研究问题提供保守的答案。此外，这些终点最好是在该领域先前的调查和临床试验中建立起来的，并具有有效性。避免依赖新的、自创的、未经测试的、未经验证的结果测量方法，特别是作为你的主要终点。你可以将这些新颖的测量方法作为次要终点，希望能在未来的研究中建立起所需的相关性和有效性。这一步的重要性在于，一旦研究对象达到终点，他们对研究和分析的参与通常就会停止。因此，确保所选的终点能明确界定所需的临床结果是最重要的。

P.R. Nelson (✉)
Surgical Service, James A. Haley VA Medical Center, 13000 Bruce B. Downs Boulevard, Tampa, FL 33612, USA
e-mail: peter.nelson@va.gov

© Springer International Publishing AG 2017
K.M.F. Itani and D.J. Reda (eds.), *Clinical Trials Design in Operative and Non Operative Invasive Procedures*, DOI 10.1007/978-3-319-53877-8_2

根据所选终点的发生率，单一的独立终点可能适合于相对频繁的发生事件。或者当几个不太频繁的事件之一满足审查受试者以限制研究所需的样本量时，可能需要复合终点。单一的终点是最理想的，因为它可以被很好地定义，很可能对每个研究受试者都明确适用且可测量，并且简化了得出重要的决定性研究结论所需的分析工作。如上所述，复合终点可能有助于创造更高的研究事件频率，从而使研究所需的受试者数量保持可控性。但在决定一个主要的复合研究终点时要谨慎。复合终点的各个组成部分与疾病过程和所进行的研究都要有明确的临床相关性并可进行验证。理想情况下，这些组成部分也应该是相互关联的，因此，无论哪个组成部分独立触发了一个事件，都可以直观地把它们放在一起进行主要分析。复合终点的定义更为重要，以便在整个试验的设计、实施和进行过程中都保持明晰。最后，在最终发表试验结果时，需要清楚地呈现这样的复合终点。读者会倾向于把复合终点的各个部分拆开，讨论与他们的实践最相关或最符合偏好的那部分，这会破坏研究可能产生的最终影响。

无论使用单一或复合终点，该事件及其衡量标准必须具有确定的有效性，并应预先制定事件重要性的等级。在某些情况下，如果有必要，可以考虑使用替代终点，以再次限制可管理的样本量；或者，更重要的是缩短事件发生的时间（从而缩短试验的总时间）。一个理论上的例子是与死亡率密切相关的生物标记物。如果生物标记物呈阳性，那么研究人员就不必为了记录他们的事件而等待数月或数年的患者死亡。可能还有更多的实际例子，但无论如何，替代终点必须与所需的真实终点有既定的强相关性。表 2.1 列出了一些常用的临床终点，以及在试验中使用这些终点的利弊。

测　量

在确定试验终点时，你需要考虑目前是否存在可靠的测量工具来准确评估受试者的结局。这些测量工具应具有灵敏性（常识、临床相关性）、可靠性（受试者内部和受试者之间）、有效性（真实反映终点，与金标准比较）、响应性（灵敏度，准确检测所需临床变化程度的能力）和可行性（现有技术和专业知识、无创性、用户友好、成本效益）。不是每一个工具在这些方面都有最佳表现，

表 2.1　常用的试验终点

终点	示例	优缺点
死亡率	30 天死亡率 院内死亡率 全因死亡率 特定疾病的死亡率 长期死亡率 替代指标：无事件生存率	易于定义 多种来源 可推广 事件发生的时间 缺失数据点 删失 / 不完整数据
发病率	短期并发症 长期后遗症 治疗并发症 药物不良反应 心肌梗死 感染 输血反应 住院时长 康复 恢复工作 / 功能 总体满意度 生活质量	共性和疾病的特殊性 以患者为中心 客观评价 一致的定义 复杂的测量 数据管理 受试者差异 盲法
疼痛评分	数字评分 视觉模拟评分 替代指标：镇痛剂的使用	常见 可推广 时间过程分析 主观 受试者差异
操作	操作细节 术中并发症 围手术期并发症 手术部位感染	操作特殊性 转化 事件发生时间短 操作差异性 操作偏倚 报告偏倚 盲法
药物	副作用 疗效 剂量反应 与标准或安慰剂的比较	建立新药的安全性和有效性 探索药物主适应证之外的适应证 与外科手术的辅助使用 副作用 不耐受、依从性 混淆的药物 安慰剂效应

终点	示例	优缺点
分子信息	基因表达谱系 单核苷酸 多态性 全基因组关联 标志蛋白	为临床数据增加生物信息 局部和全身性因素 潜在机制 发展的技术 昂贵 非实时 有限的生物信息学
生活质量 （QOL）	与健康有关的通用 QOL 特定疾病的 QOL	经过验证的工具 多领域结构 以患者为中心 拓展传统的临床终点 主观 依从性差 / 反应率低 需要多种工具 开发 / 验证新工具有难度
经济指标	医院收费 医院成本（直接、间接） 质量调整生命年（QALY） 经济负担视角 成本 – 收益 成本 – 效益 成本 – 效用	总成本与分项成本的比较 卫生政策的比较 资源利用 数据可用性 数据准确性 卫生保健系统之间的可推广性 时间 / 通货膨胀调整

但你需要选择对你的试验有最佳整体效用的工具（图 2.1）。例如，可能有一个相关的、非常准确的工具，但它可能是有创的，会给受试者增加不必要的风险，或者与一个更简单的选择相比，它的成本太高。在做这些关键决定时，你可能会选择一个具有合理灵敏度的工具来检测你的终点，同时安全、无创、易于使用和解释，而且更实惠。无论在什么情况下，一旦选择了一种测量方法，在整个试验过程中，即使在可能出现新技术的情况下，所有受试者都必须坚持使用这种方法，以确保数据的一致性和可靠性，并能够被全面分析所有结果。

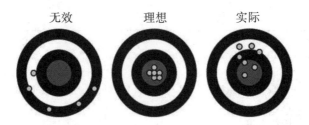

无效　　　　　理想　　　　　实际

图 2.1　用于测量终点的测试特征

主要终点

主要终点应直接回答主要研究问题，因此本质上是试验的"答案"。与主要问题一样，确定主要终点需要在一开始就给予高度重视。选择错误的终点可能会对试验的成功产生灾难性的影响。主要终点至少有 3 个基本特征：①需要事先明确定义，并在整个试验过程中保持一致；②样本量的计算将专门基于围绕这个终点的已知参数（在其他章节讨论）；③试验报告的主要结论将完全聚焦于这个结果。因此，主要终点需绝对满足上述特点，即重点突出、独立、易于测量、平等适用于所有受试者、保守且无偏倚。

以下是临床试验中具有代表性的主要终点的例子：

- 复合无病生存率、无远处转移生存率和总生存率[1]。
- 干预后两年内自我报告的疼痛评分[2]。
- 疝气修复后两年内的复发情况[3]。
- REFLUX 生活质量评分和术后一年并发症[4]。
- 总体治疗成功定义为成功进行血管内动脉瘤修复，没有重大不良事件或血管通路并发症[5]。

正如你所看到的，这些例子包括各种不同的终点，既有单一的终点，也有复合终点。有些终点需要受试者自我报告，如疼痛量表和生活质量评估，这可能需要明确的指导和无偏倚的监督，以确保所采集的信息是完整、准确和一致的。作为研究者，你应该尽量坚持使用独立、明确、与主题相关的客观终点。然而，即使是一个看似客观的终点，如疝气复发，也需要根据谁来确定事件的发生和完整的随访进行严格界定，以免在分析中遗漏任何事件。

次要终点

次要终点应与研究设计中提出的次要问题相一致，并回答这些问题。它们通常代表不便作为独立主要终点被评估的结果，但很可能代表着项目中"你真正想要研究的东西"。它们仍然需要像主要终点一样被预先定义，以避免在研究结果的事后分析中被认为是数据挖掘。次要终点应该限制在合理数量内，以确保在研究结构和研究时间内是可行的，但它们可以是更广泛、更具探索性和前瞻性的。次要终点也可能代表了无法实现或未达到预期明确答案的终点，但会为未来的研究提供重要的理论依据。

次要终点可以包括与试验焦点和干预有关的各种参数。它们通常被设计用来提供生物学或额外的临床数据，以支持主要终点。通过这种方式，研究者可以识别基于不同患者特定特征的结果差异，一般包括患者的人口统计学数据，如年龄、性别、种族/民族、教育或社会经济地位。次要终点还可以探索已知的或被认为会影响主要终点的特定风险因素或合并症。最后，次要终点也可能旨在探索特定的生物数据，如循环内蛋白生物标志物、分子遗传差异或特定的病理结果，如可能有助于重新确定诊断和研究结果的组织标志物，以实现真正的个性化医疗概念。

次要终点的选择可以采取以下两种不同的策略之一：①独立的次要终点测量；②亚组分析。对于前者，研究者可能想知道复合主要终点的各个组成部分。例如，选择复合终点是为了保证有效的研究设计和检验效能，但这将允许独立确定每个单项参数的潜在差异性结果。这种类型的探索结果可能会使评估专门针对该单一终点的额外研究可行。亚组分析很常见。为避免事后分析的困惑和批判，事先确定和限制这些分析是很重要的。需要注意的是，试验中的受试者很可能不是根据这些亚组的定义随机进行的，所以他们可能没有平等的代表性，而且根据定义，亚组的样本量较小则无法提供足够的效力进行确定性分析。但这里的重点是探索更有趣的相关结果，以加强主要结果并促进进一步研究。

对于参考文献中提到的部分试验实例，次要终点如下：

- 治疗失败和复发的时间；辐射照射的影响[1]。
- 疼痛和功能的自我报告评估；步行和爬楼梯的客观测试[2]。
- 围手术期并发症；围手术期死亡率；疼痛、功能、活动等以患者为中

15

心的结果[3]。

• 使用有效问卷调查的健康状况；严重发病率；围手术期并发症和死亡率[4]。

• 成功关闭血管通路；手术时间；重症监护病房（ICU）需求；住院时长；失血 / 输血；疼痛评分 / 镇痛；健康相关的生活质量；支架效力 / 完整性[5]。

次要终点的数量可能更多。在某些情况下，它们仍然是相当明确和独立的，如事件发生的时间、记录的围手术期参数、死亡率（特定疾病或整体）、特定的客观测试或成像，或明确有效的健康调查问卷。其他时候它们更加主观或开放，如患者报告的疼痛和功能以及并发症或治疗方法的影响。在这些情况下，鉴于这些终点与主要终点相关，但不是试验的主要关注点，这些终点的选择可能是合理的。

常见终点的优点和缺点

这里简要讨论常用研究终点的潜在优势和可能存在的缺陷，并在表 2.1 中进行了总结。

死亡率

这是一个独立的终点，一般来说是可靠的，可以通过直接观察或通过既定数据库，如社会安全死亡指数（SSDI）来获取。特定疾病的死亡率有时更难确定或验证。主要的不利因素是事件发生的时间。死亡可能不会在你研究的时间范围内发生，所以关注较短的时间范围，如围手术期或 30 天死亡率或许更可行，5 年死亡率通常可以实现，或者确定一个替代测量，可以在所需的可行时间范围内提供结果。

发病率

这些往往是关键的终点，但定义也非常重要。它们或许是疾病特异的，可能限制其推广。也可能因受试者的不同而不同，使数据的收集或调节至关重要。它们也可能难以衡量，并给盲法带来挑战。

疼 痛

这显然是一个非常主观的终点，但很常见，而且往往很重要。通过有效的疼痛评分系统，结合视觉模拟量表，可以部分克服这些挑战。疼痛可以通过时间来衡量。镇痛剂的使用可能提供一种替代措施，但在不同患者之间会有很大差异。

操作结果

这些往往是关键的特定操作结果，并且事件发生时间很短。它们的可推广性可能会受到不可控的区域性或医生诊疗技术差异的挑战。它们很容易受到选择、操作和报告偏倚的影响，并可能对盲法产生额外挑战。

药 物

这些终点对于药物研究显然是至关重要的。不断变化的副作用可能是这些试验的致命弱点，特别是对于新药来说，因为需要大量的监管工作，并会对入组构成安全和伦理方面的问题。依从性和药物相互作用都需要密切监测。通常是与替代药物或安慰剂进行比较。

分子信息

这些终点为研究干预和结果提供了生物学或机制上的依据。患者间的差异性导致了数据间的巨大差异，这一点往往需要得到解决。这些分析技术成本高昂，而且并不总是提供即时的反馈，这可能会影响其效用。

生活质量

在试验设计中，这些以患者为中心的终点变得越来越重要，超越了典型的临床结果。经过验证的一般健康和特定疾病的调查问卷正在被重新定义，而且越来越多的人可以使用这些问卷，从而使它们更具可推广性。然而这些资源需要按照结构来使用，我们需要避免只使用工具中感兴趣的部分，或开发和使用未经验证的调查问卷。

经济 / 成本

干预措施对卫生保健支出的影响，对临床试验设计也越来越重要。这些终点的最大挑战是数据的可获得性和准确性，以及信息在区域或医疗系统之间的有限推广性。成本可以随着时间的推移进行研究，但需要预计并纳入通货膨胀等因素的调整。

实践练习

为了继续我们的实践练习，你可以使用本章提出的准则来确定假设试验的主要和次要终点。由于我们提议研究各种运动方式对跛行的非手术治疗，合理的主要终点是比较两个治疗组之间步行引起的疼痛减少——结构化运动与无监督标准治疗。如果不包括在主要终点中，重要的次要终点将集中在不同运动组之间的步行距离和步行时间。标准工具，如踝臂指数、6 分钟步行测试、血管生活质量（VascuQol）问卷和步行损伤问卷（WIQ）可被用来有效测量这些终点。另一个理想的次要终点可能是随着时间的推移成功避免血管内或外科血管重建术或者截肢，但这需要根据事件发生的时间明确定义。最后，分子学方法可用于增加主要终点的生物学依据和（或）对保守治疗失败的预测能力，以及评估早期血管重建的潜在获益。

结　论

明确定义的相关主要终点是临床试验设计成功的关键。然后选择适当、相关、合理、简单、可靠和有效的测量工具，当然，测量工具还要对疾病发展和所研究的差异十分敏感。如果做到了这一点，你就离为试验中所研究的问题提供明确答案又近了一步。在开始时确立的次要终点，使你能够更深入地探索数据，并回答可能更有趣的相关问题，但这不是试验的主要目的，即使主要终点的结果与预期不同。这些次要终点也为未来的研究方向和额外的临床试验建立了基础。

参考文献

[1] Fisher B, Bauer M, Margolese R, et al. Five-year results of a randomized clinical trial comparing total mastectomy and segmental mastectomy with or without radiation in thetreatment of breast cancer. N Engl J Med, 1985, 31: 665–673.

[2] Moseley JB, O'Malley K, Peterson N, et al. A controlled trial of arthroscopic surgery for osteoarthritis of the knee. N Engl J Med, 2002, 347: 81–88.

[3] Neumayer L, Gobbie-Hurder A, Jonasson O, et al. Open mesh versus laparoscopic mesh repair of inguinal hernia. N Engl J Med, 2004, 350: 1819–1827.

[4] Grant AM, Wileman SM, Ramsay CR, et al. Minimal Access surgery compared with medical management for chronic gastrooesophageal reflux disease: UK collaborative randomized trial. Br Med J, 2008, 337: a2664.

[5] Nelson PR, Kracjer Z, Kansal N, et al.Multicenter, randomized, controlled trial outcomes of totally percutaneous aortic aneurysm repair (The PEVAR trial). J Vasc Surg, 2014, 59: 1181–1194.

（李雨濛　译，聂煌　审）

第 3 章

干预和对照组

Peter R. Nelson

一般概念

　　正如研究终点一样，任何试验的干预和对照在主要研究问题产生时就应确定，进一步强调了从一开始获得问题的重要性。虽然这里呈现的是临床试验设计的下一步，但干预措施的确定与构思主要研究问题是同时的，而且必然与研究终点的定义密切相关，因为终点很可能与干预特异相关。与研究设计阶段其他重要因素一样，预先花时间定义干预措施是试验获得成功所必需的。为方便推进，确定干预措施的重点在于：①与所研究疾病治疗进展相关；②它在治疗中的潜在角色对于平衡医疗界有一定效力；③在某些方面比现行标准治疗（如果存在）有优势，尤其在现行治疗可能存在风险的情况下。最后，对照组的确定应该最有利于衡量干预措施的影响，这样得出的结论才可信、可用、可推广。

　　定义试验的干预措施有很多不同的方法。干预措施的一般性质是强调其定义，因为这是实现它的唯一方式。这表现在干预措施被明确定义，有特定

P.R. Nelson (✉)
Surgical Service, James A. Haley VA Medical Center, 13000 Bruce B. Downs Boulevard,
Tampa, FL 33612, USA
e-mail: peter.nelson@va.gov

© Springer International Publishing AG 2017
K.M.F. Itani and D.J. Reda (eds.), *Clinical Trials Design in Operative
and Non Operative Invasive Procedures*, DOI 10.1007/978-3-319-53877-8_3

的说明。然而，大多数干预措施至少在中等程度上服从于特定的临床条件、干预者的偏好／偏倚、一定时间内伴随干预或类似操作积累的经验和（或）没有在严格监督下发展的新技术。因此，研究者需要决定他／她的干预措施到底是非常具体地定义每个方面，还是给予试验实施者一定的决策空间。

如果是前者，你的研究方案需要强制干预措施遵循使用说明（IFU）指南中指定的设备、操作和过程。即便市场或实际存在替代品，也不允许使用。在这种情况下，你很可能需要为每位研究者提供专门的培训，或者只选择之前有这类经验的研究者，或者两者都进行。你也可能需要设一个滚动阶段，以确保每个中心具备实施干预的能力。直接了解干预的细节有助于保证个体接受干预的一致性，而不会受个体特定条件、相关研究中心或研究者、试验以外参数的影响。干预将不依赖于解读，分析也会更精准。对干预进行如此精细控制的潜在缺点是，任何对标准的小偏离都会对个体是否具备继续试验的资格造成威胁，可能会带来如何收集和分析个体数据的逻辑挑战，或者很可能会引起机构管理审查委员会或数据安全监察委员会对方案偏倚的合理性及伦理的关注。最后，这种水平的微控可能不利于招募。如果一个中心或个别研究者认为他们可以提供比方案中措施"更好"的干预，他们可能会进行试验以外的治疗。除了对招募造成意料外的挑战，这种方式还可能不恰当地缩窄受试者范围，从而影响结果的外推性。

另一种选择是更务实的干预。这是采纳了"做事的方式不止一种（在合理范围内）"的观念，允许研究者根据受试者个体决定如何实施干预。这种方法的优点是当研究者被赋予一定掌控干预的权利时，会有更多受试者纳入，有利于招募。这也可能提供一种"真实世界"的方式，如果普遍认为技术之间存在差异，由此得到的试验结果具有更好的外推性。你的结论将反映"医疗界是怎么做的"。这种务实的策略最大的局限性在于每次每个个体接受的干预可能不同，或者不同的研究者可能造成差异。患者选择和（或）手术技术的差别都可能对结果造成不可控的影响。例如，你研究某种手术时，美国食品药品监督管理局（FDA）批准的设备有四五种，而你可能不会指定一种设备。反之，你允许不同中心研究者选择他们最熟悉或他们认为对受试者最合适的设备。虽然这可能导致很大的差别，但它的吸引人之处在于反映了临床现状。一种可能的解决方式是分层招募和（或）根据不同研究者、研究中心或如上提及的不同设备进行分层分析。对次要终点的分析可能在更多细节处探索干预方式的差别。

干　预

以下简单讨论常见研究中的干预措施分类。这显然并不详尽，而是有意关注本质上的普遍性，但是希望给读者提供可能策略的最新视角。

药物干预

药物干预显然是常被研究的。你可能想研究一种新上市的药物，与之前的标准治疗或安慰剂进行比较。试验可能关注在健康志愿者身上研究药物剂量（Ⅰ期），在感兴趣疾病的患者身上初步研究药物的安全性和有效性（Ⅱ期），或者更常见的是采用随机对照研究充分探讨药物对患者的安全性、有效性和疗效（Ⅲ期）。这些试验可以研究之前没有的新型药物或者是与先前标准治疗药物同类的新药以获得新品牌名和专利。新药研究中需要注意的一点是需时刻跟踪报道药物不良事件，如果不良事件较多或引起了安全方面的问题，需要重新评估你纳入受试者的意愿。

其余一些相对简单的研究是探讨已有药物的新用途。一种方法是利用已知的、通常与主要治疗作用无关的、潜在获益的、从其他研究得到的药物辅助作用来探讨说明书以外的适应证。这种干预可以被单独研究，或是在更为复杂的研究设计中与其他改善预后的围手术期治疗方式共同被研究。另一种方法是聚焦已有治疗药物的优化或联合应用。可能存在这样的情况：每种药物单独的有效性都已被研究，但是联合用药还没有；或者单独或联合用药的疗效（虽然有效）因临床执行不力而未达预期，因此结构化用药和随访是需要研究的干预措施。后者可用以建立"最佳药物治疗"与其他干预措施进行比较。最后，伴随先进的分子工具出现，可识别药物活性和（或）代谢突变对新药和常见处方药疗效的影响，研究个体对药物的可变反应率越来越普遍[1]。

操作干预

在外科和其他介入治疗领域，操作或设备的试验占主导地位。与药物研究一样，操作性试验侧重于新的条件性批准/豁免的设备或技术。基于它们的实验性质和高水平的审查，这些研究将有更结构化和严格的定义，因为FDA的批准很可能需要依据这些试验结果。新的设备或操作可以在单臂试验中研究其安全性和有效性，但更常见于与已有的设备、技术或最佳治疗进行比较。除了这些结构化的设备试验以外，研究者发起的试验策略还包括：将一种新上市的设备与之前的标准或市场引领者相比较；比较微创技术与标准开放手术；将已有设备或技术用于一种新的疾病；比较新技术和标准药物治疗；甚至将一种新的或已有手术与假手术对照进行比较。这些干预的主要终点需基于要回答的主要问题仔细定义。然而，这些研究者设计的方案提供了一个选择机会，要么是类似于设备豁免试验的详尽的结构化方案，要么是更具灵活性的务实方案，允许现场研究者根据需要进行调整。

无论设计方案如何，伴随新技术带来的领域进化和革新，许多重要的试验可能会挑战"金标准"操作，而这些标准受多年的经验、证据和相关理论依据支持。因此，仔细评估领域内的现有平衡，选择没有偏见的、客观参与的研究者，以及在某些情况下设计多专业试验对于试验成功至关重要。这些操作试验方法在所选的试验案例中呈现[2-6]。

护理干预

无论临床管理侧重于药物或手术治疗，都存在固有的患者护理因素需要系统研究。几乎所有门诊、住院或围手术期照护元素都是对研究者潜在开放的。你感兴趣的领域可能是术前，如疾病预防、筛查和早期发现、避免或推迟有创操作的策略或术前评估或优化。这就更多地强调围手术期的概念，包括评估术中特殊的技术步骤或辅助治疗、辅助药物治疗、麻醉方法或即刻的术后照护。通常术后照护是研究关注的重点，包括预防并发症，伤口护理，额外的药物治疗（如抗生素、镇痛药、抗凝剂），营养支持，物理或作业疗法，出院后处置，生活质量评估，或短期、中期、长期照护以实现最佳预后。除了以上的例子，照护方面可能还存在其他感兴趣的方面值得研究。

这些研究中的干预措施可能有详尽的方案，尤其是研究特定设备或应用时，但更常见的是它们本身更具描述性和广泛性。尽管如此，在方案设计阶段应像对于更独立的干预措施一样秉承同等细节关注度和严格程度，以此提出清晰的策略，优化对方案的依从性，确保一致、可信的结果。有时识别出这些围手术期因素的新信息可能与建立一种全新的手术干预对临床实践的影响一样大，甚至更大。

参考文献中的试验所研究的干预措施如下：

- Ⅰ期和Ⅱ期乳腺癌伴或不伴放疗的乳腺区段切除术[2]。
- 骨性关节炎关节镜下灌洗加或不加清创术[3]。
- 腹腔镜腹股沟疝补片修补术[4]。
- 胃食管反流病（GERD）腹腔镜下胃底折叠术[5]。
- 经皮股动脉通路主动脉腔内修复术（EVAR）[6]。

以上5种中有3种是对现存外科疾病进行新的创伤更小的干预研究。其余2种评估内科治疗作为标准治疗可能成为问题的情况下，外科治疗的效果。在所有案例中都比较了一种新的方法相对先前标准治疗的疗效。

对照组

一旦决定了干预组的队列，你就需要定义对照组。对照组的确定需要与干预组同等认真，以免最终因为无效对比影响结果的可用性。通常（但并不总是）对照组是没有接受治疗或接受"金标准"治疗的队列。前者可能是比较一种新的手术治疗与标准的药物治疗；后者可能是一种新技术与以前接受的标准手术的比较。无论哪种，都应关注两种治疗策略对所研究疾病的有效性如果存在差异，是否有望改变临床实践。这些方法可能需要不同的设计元素，可能给知情同意和招募带来不同挑战，但最终受试者会被随机分配至干预或对照组，因此需要对两种治疗方式安全性的支持，也需要确保两组比较的均衡性。

在所选择的临床试验中，对照组被定义为：

- 对Ⅰ期和Ⅱ期乳腺癌的乳房全切除术[2]。
- 骨关节炎患者假关节镜手术[3]。
- 开放式腹股沟疝补片修补术[4]。

- GERD 的药物治疗 [5]。
- 外科开放股动脉进行 EVAR[6]。

3 个研究对比了新的创伤更小的方法与之前标准外科治疗的效果。另外两个研究比较了外科治疗和非外科治疗对照组；都是相似的策略。但是，后两个当中的一个采用假手术作为空白对照以期排除手术的安慰剂效应 [3]。采用假手术作为安慰剂手术存在争议。这种做法尤其在额外风险高于预期获益时值得关注，但是这是唯一在操作干预试验中实现盲法的途径。

盲 法

在此基础上进行扩展，盲法是指对参与临床试验的患者和研究人员隐瞒受试者分组的过程。在试验开始时的随机化尽量减小了组间差异，但最佳 / 唯一维持整个试验过程严格实施的方式是盲法。盲法是为了避免在实施干预、围手术期照护或评估结果时，因为知道了受试者的干预分组而可能产生的偏倚 [7]。如果不能对研究者或受试者设盲，则对数据收集者、结果评估者和（或）数据分析师设盲，这样可在一定程度上维持过程的完整性。在药理学试验中，盲法相对容易，可以通过使用与研究药物外观一致的安慰剂对照来实现。但在操作性试验中，盲法很难实施，也可以考虑在伦理许可的情况下使用消除了治疗元素与干预手术尽可能相似的安慰 / 假手术。困难是显而易见的，对照组的受试者可能会面临（虽然已经尽量减小的）切口、麻醉风险而没有任何预期的获益。考虑采用假手术需要具备精细的计划，并与机构审查与伦理委员会进行沟通。可能有一些方法可以合理化假手术，比如有效降低风险，根据已有的关于干预手术潜在重要性和影响的研究明确其用途，维持对试验盲法的强制依从及提供详尽的知情同意 [8]。在患者照护试验中，处理组的所有受试者应该在处置、治疗、评估和随访方面尽量一致。创造性的计划，如使用相同的伤口护理、手术辅料，相同的血样、放射影像及相同的治疗方案，可以有效并易于操作地实现盲法而不增加额外风险。安慰剂效应导致的结果改变与干预的治疗效应无关，而只与接受干预、参与试验或者仅仅是获得研究团队关注有关。无论如何，盲法应被视为试验设计的一部分，如果没有实施，需要合理解释不实施盲法的理由并详细描述操作安全措施，以使偏倚最小化、试验结果的有效性最大化[9]。

实践练习

应用这些概念，我们可以在已提出假设的治疗外周动脉疾病和间歇性跛行的试验中进行下一步。我们主要的研究问题是将标准的医疗实践作为对照，比较结构化的监督锻炼的治疗效果。这种方法基于一个假设——包括戒烟和锻炼咨询的标准医疗如果没有结构化的监督是无效的[10]。干预组：丧失行动能力的间歇性跛行患者在最佳药物治疗的基础上进行监督锻炼。对照组：标准的医疗实践，包括给予推荐的最佳药物治疗，在主要照护者的主导下进行锻炼。

受试者被随机分配至监督锻炼组或标准治疗组。干预措施被进一步分为亚组，允许研究者根据个体受试者判断哪些是最适合的而采用多种锻炼方案。在跑步机上锻炼被认为是公认的标准，但并不是每个人都适合。自行车锻炼课程、水疗和阻力举重锻炼可作为替代方案。

采用这种务实的方案将有更多受试者纳入，但需要明确专门的分析策略。我们的主要研究终点是无痛行走，次要终点是行走时间、距离及生活质量改善。推荐的二级干预措施包括将监督锻炼结构化转变为社区项目以优化长期的依从性，进行分子基因筛查确定需要早期血管内干预的受试者。一旦明确了干预和对照组，我们就可以确定受试者并开始招募。

结　论

干预是所有临床试验的关键要素。对照组被正确定义有助于干预措施的结果被阐明和认可。干预可以是一种药物辅助、一种新的或再利用的设备或技术，或者一种围手术期照护患者的新方法。大多数干预措施的实施应该遵循明确定义的详细方案，但适当时可采用实用策略，允许有限适应的灵活性及采用"真实世界"方法。比较两种不同竞争干预措施、一种新的干预和现行标准治疗或一种干预与保守治疗之间的有效性是通常采用的设计策略。与安慰剂或假干预进行比较应该谨慎，如果可以，则实施盲法以消除明显的偏倚并提供更为客观的评估。在每种情况下，专家之间应该有足够的均衡性，以确保值得研究的干预措施符合伦理（尤其在对照组没有给予任何干预的情况下）并且研究结果有望推动领域内进展。

参考文献

[1] Wilson JF, Weale ME, Smith AC, et al. Population genetic structure of variable drug response. Nat Genet, 2001, 29: 265–269.

[2] Fisher B, Bauer M, Margolese R, et al. Five-year results of a randomized clinical trial comparing total mastectomy and segmental mastectomy with or without radiation in the treatment of breast cancer. N Engl J Med, 1985, 31: 665–673.

[3] Moseley JB, O'Malley K, Peterson N, et al. A controlled trial of arthroscopic surgery for osteoarthritis of the knee. N Engl J Med, 2002, 347: 81–88.

[4] Neumayer L, Gobbie-Hurder A, Jonasson O, et al. Open mesh versus laparoscopic mesh repair of inguinal hernia. N Engl J Med, 2004, 350: 1819–1827.

[5] Grant AM, Wileman SM, Ramsay CR, et al. Minimal access surgery compared with medical management for chronic gastrooesophageal reflux disease: UK collaborative randomized trial. Br Med J, 2008, 337: a2664.

[6] Nelson PR, Kracjer Z, Kansal N, et al. Multicenter, randomized, controlled trial outcomes of totally percutaneous aortic aneurysm repair (The PEVAR trial). J Vasc Surg, 2014, 59: 1181–1194.

[7] Karanicolas PJ, Farrokhyar F, Bhandari M. Blinding: who, what, when, why, how? Can J Surg, 2010, 53: 345–348.

[8] Tambone V, Sacchini D, Spagnolo AG, et al. A proposed road map for the ethical evaluation of sham (placebo) surgery. Ann Surg, 2016. [Epub ahead of print].

[9] Finniss DG, Kaptchuk TJ, Miller F, et al. Biological, clinical, and ethical advances of placebo effects. Lancet, 2010, 375: 686–695.

[10] Fokkenrood HJP, Bendermacher BLW, Lauret G, et al. Supervised exercise therapy versus non-supervised exercise therapy for intermittent claudication. Cochrane Database Syst Rev, 2013, (8). Art. No.: CD005263.

（聂煌 译）

第 4 章
受试者选择

Peter R. Nelson

一般概念

正如试验中的研究终点和干预措施一样，纳入的目标受试者也是在你一开始提出最终的主要研究问题时共同确定的。这就是为什么在一开始提出正确的问题很重要。在涉及参与临床试验的个体时，"患者"和"受试者"这两个术语可以互换使用。由于我们通常进行的是医学试验，所有纳入者都是患者，而且很可能正是最初引导这种临床试验想法产生的患者。但是，"受试者"是命名纳入临床试验的患者更优选的名词。一个重要的区别是研究者通常不是临床试验中受试者的医疗护理人员，因此需要将一般的医疗护理与临床试验的受试者报告区分开来。本文都用"受试者"以保持一致。

我们常认为一旦有一个好的研究想法并将它提炼成一个研究问题时，找到进行试验的受试者就很简单。这是一个"眼大肚子小"的现象，那些有经验的研究者可能已通过艰难的方式认识到了这一点。我们对于想到甚至说出"我们在诊所看见许多 X 疾病的患者适合 Y 干预"感到内疚。这是点燃一个

P.R. Nelson (✉)
Surgical Service, James A. Haley VA Medical Center, 13000 Bruce B. Downs Boulevard,
Tampa, FL 33612, USA
e-mail: peter.nelson@va.gov

© Springer International Publishing AG 2017
K.M.F. Itani and D.J. Reda (eds.), *Clinical Trials Design in Operative and Non Operative Invasive Procedures*, DOI 10.1007/978-3-319-53877-8_4

临床研究兴趣的火种。但是，需要对合格并实际纳入试验的受试者数量进行真实、详尽的评估。这对于你的研究效力和最终的成功至关重要。许多重要的大型试验，虽然设计得很好，但都因为纳入不足而失败，通常耗资不菲却没有明确的结果。

图 4.1 通过维恩图的形式简单描绘了预测和积累试验受试者的过程。最大的圆圈是实际或观察到的你的医疗机构（或是多中心试验中多个研究中心的诊所）中可供筛查的患者。你需要根据自身经验和国家预测的数据做出最初的估计。这个数字很重要，因为它可能说明了你的试验最终可产生的潜在影响，但是它不能准确预测试验所纳入的人数。第二个圆圈将潜在受试者限制在至少符合你试验特定纳入标准的患者。在这个圈中涉及很多内容，如果纳入标准宽泛，圈就大一些；如果严格，则圈小一些。接下来，你需要征得受试者参与试验的知情同意。如果你了解了这些，会发现这似乎是一个不可避免的结论。但许多非常符合纳入标准的受试者仅仅因为这是研究或者其他一些无法预知的因素而拒绝参与试验。这一过程被 Lasagna 法则很好的概括——可用患者的比例在试验开始时急剧下降，而在试验结束时恢复至起始水平[1]。因此，Muench 第三定律提供了一个球场转换系数，指出"为了现实起见，任何确保用于临床试验的患者数量必须至少除以 10"[2]。在我们的图中，

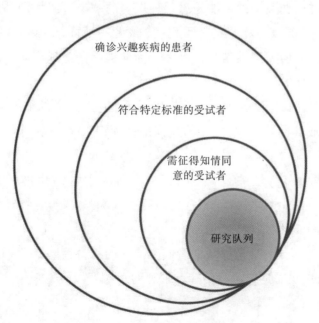

图 4.1　患者筛选过程

最后一个被填充了灰色的圈代表了最终同意并成功纳入的受试者数量，大约正好是最大的外圈大小的 10%。

基于这一基础认识，你现在需要明确定义目标人群：首先确定你要研究的疾病进程，在这一队列中通过明确的纳入、排除标准精选出试验准入的特定参数。一般来说，这些标准决定了试验的自由或严格程度。你需要决定现在如何处理这一问题，因为它可被视作一种"现在支付或未来支付"的策略。如果采用宽泛的纳入方式，你将可能获得更大的样本量，个体之间的差异性也更大，而且前期需要更多工作量和经费，但是最终很有可能得到明确的结果。如果采取更具体、严格的纳入标准，你将会获得一个较小、被很好定义的、"噪音"更少的样本，所需工作量和花费更少，但你可能需要承担"不具备效力明确回答研究问题"的风险。这是试验计划的另一个重要阶段。

纳入标准

根据特定的纳入标准从已确诊感兴趣疾病潜在人群中开始筛选。你可以将它看作是潜在试验受试者的"病例定义"。表 4.1 列举了常见的纳入标准类别。这一过程相对容易，因为你知道哪些人可以纳入，但是你需要确保精确地定义了目标人群。你关注的可能是患某种疾病的一类人或每个具备某种干预资格的人，又或者是某种疾病的严重程度，或者一种特异性诊断的变异。标准越宽，样本越多，但异质性越强；反之，标准越严格，越具体，样本就越少。

参考文献中选定的临床试验中，以下描述了每个试验定义的纳入标准：

- 可手术的 I 或 II 期乳腺癌患者，肿瘤切除后仍有足够的乳腺组织实施整容手术[3]。
- 75 岁以下膝关节骨性关节炎患者经 6 个月非手术治疗仍存在中度疼痛[4]。
- 诊断为腹股沟疝的 18 岁以上的男性[5]。
- 通过内镜或 24 小时 pH 监测或两者同时诊断的胃食管反流病（GERD）受试者，有 12 个月症状需持续药物治疗和管理的平衡[6]。

表 4.1　纳入标准

兴趣诊断对应的典型受试者年龄范围	特定阶段的目标疾病、类别或变异
性别	特定危险因素或暴露因素
种族 / 民族	疾病进程指标表现（*vs.* 复发 / 二次治疗）
特定的目标人群 / 亚群	具备接受推荐干预的资格
兴趣诊断	预期符合试验方案及所需的随访

- 18 岁及以上患有腹主动脉瘤（ ≥ 5 cm），符合所有已批准的使用主动脉支架的指征 [7]。

在所有这些案例中，受试者需要具备知情同意的能力。注意，所有这些标准都是特异的，而且相对简单，但某些情况下更宽泛和包容，其他情况下则更集中和严格。

排除标准

确立特定的排除标准更具挑战性。你可能需要做一些非常困难的决定，有些你认为可能从所研究干预中获益的潜在受试者需要被排除，因为他们有其他医疗问题可能造成混杂，或是基于你整体试验设计的逻辑问题。例如，病态肥胖症，除非这是你干预的主要目标人群（如减重手术），这一人群与非肥胖的对照者相比，本来就具有更高的术后并发症风险，因此所呈现的终点可能与你的干预无关。但是这却带来对临床安全的担忧，造成数据噪声、对数据分析带来挑战，并最终威胁到明确推论的产生。因此，你可能从管理上选择排除病态肥胖症的受试者，如果需要，可考虑安排针对这一人群的另一试验。现在需要识别已知的疾病进程混杂因素或影响试验设计和结局的危险因素，并消除它们。

考虑到在一个随机试验中，潜在的受试者候选人将被分配到试验的任一处置组：需要评估的干预组或对照组。因此，排除标准需要考虑所有处置措施的安全性和禁忌证。例如，在一个试验中，一个手术组需要全身麻醉，另一组则是局部麻醉。但是，试验需要排除那些接受全身麻醉不安全的患者。这一决定影响了结果最终的外推性。表 4.2 是排除标准的常见类别。

表4.2　排除标准

年龄（如经常是极端年龄）	禁忌的医疗风险
性别	对所研究的干预措施的禁忌的风险
种族 / 民族	获取结局或获益的预期寿命有限
特殊疾病属性（如排除进展期或终末期）	无法知情同意
造成混杂的医学诊断	弱势群体
之前对目标疾病进行了治疗	参加其他的临床试验
禁忌的解剖或生理特征	

在同样的参考文献试验中，以下列举了每个试验的排除标准：

● 患进展期 Ⅲ 或 Ⅳ 期乳腺癌患者；肿瘤大小大于 4 cm 或紧贴皮肤；乳腺组织不够实施肿瘤切除；固定的腋窝或胸壁淋巴结[3]。

● 无症状或轻微症状的膝关节骨性关节炎受试者；发作时间小于 6 个月或药物治疗不充分；2 年内进行过关节镜检[4]。

● 美国麻醉医师学会（ASA）分级 Ⅳ 或 Ⅴ 级；有肠梗阻、肠绞窄、腹膜炎、肠穿孔、局部或全身感染，有盆腔腹腔镜检查禁忌证者；有网片修补史；预期寿命不足 2 年；受试者参与了另一项试验[5]。

● ASA 分级 Ⅲ、Ⅳ 或 Ⅴ 级；病态肥胖症（BMI> 40 kg/m^2）；Barrett 食管大于 3 cm 或有发育不良的证据；食管旁疝和食管狭窄[6]。

● 基于钙化覆盖了前壁、>50% 的后壁或环周动脉钙化导致股动脉解剖区域不够；动脉瘤或假性动脉瘤，或之前接受过股动脉手术；接受过夹子闭合装置；存在股动脉感染或血肿；肾功能不全；预期寿命不足 1 年；对装置部件过敏；病态肥胖症（BMI> 40 kg/m^2）[7]。

如你所见，这些是更详细的标准，在一些案例中包括了广泛的受试者特征以及接受干预措施的危险因素。尽管纳入标准提供了一个纳入大量受试者的可能，但排除标准常常将范围缩小至那些更直接的疾病患者和更小干预风险的人群。

弱势人群

这里指临床试验中的弱势人群。它包含了一系列需要额外保护先于纳入的人群，包括：①妊娠女性；②儿童；③胎儿和新生儿；④决策能力受损或患有精神疾病的受试者；⑤服刑人员；⑥学生。妊娠女性及其胎儿需要特殊的保护，因为多数药物和干预没有在妊娠人群中验证。而且，你需要考虑对母亲和胎儿的安全性、风险及效果，通常试验需要获得双方父母的同意。儿童需要特别保护，因为他们尚未到法定的同意年龄。当干预可能是他们唯一有希望的治疗措施时，更需要权衡暴露的风险以保障儿童，因为这时候往往容易感情用事。需要获得父母或法定监护人的同意，但当儿童年满 12 岁时，也需要获得本人的同意。选择服刑人员时需要警惕以避免实际或可察觉的好处，如生活条件的改善或假释条件的放宽，这些都可能成为参与试验的诱导性因素。他们参加试验面临的风险应该与非服刑人员相同，干预的选择也应该是公平的。需要注意学生群体可能会将参与试验看作一种诱惑，要么是为了获得金钱利益，要么是为了在学校评分中被优先考虑。研究者可能是老师，处于权威地位，因此影响知情同意的过程。这也可以延伸到其他场景，如医学生和研究生与研究者存在上下级关系。智力或决策能力受损的受试者是最常见的弱势群体，也是更难处理的。这些个体可能满足所有的纳入、排除标准，但是不能理解试验的参与情况，更别说试验的细节了。同意书必须由近亲或监护人签署，或签署委托授权书。同样，试验风险应该与那些能够签署同意书的受试者一样，需要采取特别的措施防范潜在的诱惑，尤其是对于终末期疾病患者。最后，虽然这些潜在的受试者被认为没有能力签署同意书，但他们仍然有拒绝参与试验的权利，尤其是当试验没有任何明显获益时。

知情同意

知情同意有两个重要作用，本章不详细讨论，简单来说：①形成一份详细的知情同意文件；②真正获取参加试验受试者的知情同意。形成知情同意文书的要素和指南见表 4.3。

建议使用包含了这些条目的标准文件，并且由你们机构的伦理委员会审核和批准。这份文件可以在同意的过程中审阅，然后由受试者或他们的法定代理人签署，并由牵头讨论的研究者签署。给受试者一方提供一份复印件供其记录。

表 4.3　知情同意

· 试验的题目

· 研究者的证书和联系信息

· 关于受试者参与试验的详细描述

　– 写作达到 8 年级阅读水平

　– 避免技术或复杂的术语

　– 为目标人群量身定做

· 列出受试者可能获得的任何好处或潜在获益

· 详细描述参与试验的风险和不适

　– 定义"超过最小"的风险

　– 说明最小化风险所采取的措施

　– 包含研究所致损伤的治疗措施

· 对受试者进行赔偿（如果有）

· 保密／数据保护计划

· 受保护健康信息的可用性／共享（PHI）

　– 健康保险便携和责任法案（HIPAA）豁免

· 未来信息的可用性，未来对数据的应用或未来参与额外试验的联系方式

· 任何受试者的音频或视频记录，或对受试者肖像的使用

· 国家研究所的健康保密证书（如果可用）

· 打印和手写签名

　– 受试者

　– 受试者的法定代理人

　– 研究者提供／获得的知情同意

　　接下来是第二个部分，获取知情同意。这一过程常常被简化或敷衍地完成，有时是为避免受试者因害怕而拒绝参与试验。非常重要的一点是，你必须花足够的时间让受试者研读试验方案的细节，向其解释风险和获益，并回答他们提出的任何有关参与试验的问题。这一过程应该是客观、透明、没有偏见的。不要试图"说服"受试者加入试验。在必要的时间，你更应该展示自己对于试验的热情、自信和能力，赢得受试者对你作为首席研究者的信任。这对于在纳入的最后阶段尽量减少受试者的损失非常重要。

实践练习

作为计划我们假设的跛行试验的最后阶段，让我们看看如何定义研究人群，并解决纳入和知情同意的相关问题。我们开始可能想要纳入所有被诊断为跛行的患者，但基于上面的讨论，我们知道这是不可行的。我们的纳入标准始于临床记录的反复发作的腿疼、乏力，无创血管检查显示踝肱指数（ABI）< 0.85，和（或）压力测试显示运动诱发下肢缺血伴 ABI 进一步下降 >15%。这些定义应遵循专业学会的临床实践指南。接下来，我们制定排除标准，排除那些患有晚期外周动脉疾病（PAD）和严重肢体缺血（可能需要更紧急的血运重建）的受试者，排除那些因内科疾病或身体限制不能参与所倡导的监督锻炼方案的受试者，之前接受过跛行治疗的受试者，以及其他原因导致这一症状的受试者（如神经源性、肌肉骨骼等）。我们会将年龄限制在 PAD 典型症状出现的年龄——50~80 岁，排除年轻的不典型症状患者，他们更常见的病因是先天性或骨骼肌肉疾病，而非 PAD。男女性具有同等纳入资格，但该病并不好发于儿童或妊娠女性。如果服刑人员参与试验，需要设置特殊条款。最后，受试者应该有一定的预期寿命，具备签署知情同意书的能力，愿意依从试验方案。对照组患者遵循同样的纳入、排除标准，但只接受戒烟和锻炼的咨询，并遵照标准医疗常规治疗。后面这一点对知情同意带来挑战，因为受试者可能更愿意接受监督锻炼，而不愿意被随机分到没有监督的那一组。另一方面，不愿意戒烟或参加任何形式的锻炼，旅行限制，担心远程监测的安全性和保护性，受试者存在将干预视为一种即刻的明确治疗而不是锻炼或医疗管理的偏见，都将给我们获取知情同意带来进一步的挑战。最后，采用我们的 10% 原则，想要研究上述定义的 100 例受试者，你可能需要筛选 1000 例以上的跛行患者——一项可能非常艰巨的任务。

总　结

到这一步，你已经明确并深思熟虑地阐明了你的研究问题和假设，确定了主要和次要研究终点，定义了你的干预和对照组策略。现在，你需要识别并纳入受试者，然后验证假设。你可能感觉所有重要的工作都已经在设计的前3个阶段完成了,但千万不要低估受试者选择和纳入。制定纳入和排除标准,需要在宽泛、普遍的纳入和过度严格的排除之间取得必要的平衡。这将有希望为你的研究提供必需数量的受试者,使研究具备效力的同时,保证纳入过程花费合理,通过结果数据可控的变异性限制研究群体的异质性,最终为你初始提出的问题提供明确的答案。

参考文献

[1] Lasagna L. Problems in publication of clinical trial methodology. Clin Pharmacol Ther, 1979, 25:751–753.

[2] Bearman JE, Loewenson RB, Gullen WH. Muench's postulates, laws and corollaries, or biometrician's views on clinical studies (Biometric note 4) Bethesda (MD): office of biometry and epidemiology. National Institutes of Health: National Eye Institute, 1974.

[3] Fisher B, Bauer M, Margolese R, et al. Five-year results of a randomized clinical trial comparing total mastectomy and segmental mastectomy with or without radiation in the treatment of breast cancer. N Engl J Med, 1985, 31: 665–673.

[4] Moseley JB, O'Malley K, Peterson N, et al. A controlled trial of arthroscopic surgery for osteoarthritis of the knee. N Engl J Med, 2002, 347: 81–88.

[5] Neumayer L, Gobbie-Hurder A, Jonasson O, et al. Open mesh versus laparoscopic mesh repair of inguinal hernia. N Engl J Med, 2004, 350: 1819–1827.

[6] Grant AM, Wileman SM, Ramsay CR, et al. Minimal access surgery compared with medical management for chronic gastrooesophageal reflux disease: UK collaborative randomized trial. Br Med J, 2008, 337: a2664.

[7] Nelson PR, Kracjer Z, Kansal N, et al.Multicenter, randomized, controlled trial outcomes of totally percutaneous aortic aneurysm repair (The PEVAR trial). J Vasc Surg, 2014, 59: 1181–1194.

（聂煌　译）

第 2 部分

研究设计

第5章
强调早期试验的器械和药物评价的临床分期

Domenic J. Reda

研究药物的监管分期概述

美国食品药品监督管理局（FDA）和世界其他地区的监管机构都遵循一种强调安全性的经测定的序贯方法来测试研究药物。药物在最终获得上市批准之前，必须证明其安全性和有效性。然而，产品临床研究初期的研究规模通常很小，主要侧重于识别更大、更明显的安全性信号。随着数据的积累，后期的临床研究涉及更多的研究受试者，通过对更细微的安全性信号更精细的评估继续关注安全性，并越来越强调确定疗效。

众所周知，药物研发的基本监管分期（Ⅰ~Ⅳ）是最先确立的。最新的疫苗和生物制品指南使用相同的分期。设备批准指南使用不同的序贯方法进行设备评估。表 5.1 概述了药物、疫苗、生物制品和器械的监管分期。

D.J. Reda (✉)
Department of Veterans Affairs, Cooperative Studies Program Coordinating Center (151K),
Hines VA Hospital, Building 1, Room B240, Hines, IL 60141, USA
e-mail: Domenic.Reda@va.gov

© Springer International Publishing AG 2017
K.M.F. Itani and D.J. Reda (eds.), *Clinical Trials Design in Operative
and Non Operative Invasive Procedures*, DOI 10.1007/978-3-319-53877-8_5

表 5.1　评估药物的监管阶段

	药物、疫苗、生物制剂	器械
早期	Ⅰ期（包括 0 期和概念验证）	可行性（包括概念验证）
中期	Ⅱ期（包括Ⅱa和Ⅱb期）	可行性
后期	Ⅲ期 Ⅳ期	关键试验

设备批准的监管分期

　　FDA 器械和放射健康中心负责审查器械在美国的上市申请。器械评估和监管批准的分期与药物不同，包括可行性试验和关键试验。

　　FDA 根据风险级别和目标用途对设备进行分类。Ⅰ类设备被认为是低风险的，因此受到的监管控制最少。例如，手术器械通常被归类为Ⅰ类器械。Ⅱ类器械比Ⅰ类器械风险更高，需要接受更严格的监管控制，从而为器械的安全性和有效性提供合理的保证。例如，隐形眼镜和超声波设备被归类为Ⅱ类设备。Ⅲ类设备通常是风险最高的设备，因此受到最高级别的监管控制。Ⅲ类设备通常必须在上市前获得 FDA 的批准。Ⅲ类设备是生命支持、生命维持或对防止损害人类健康很重要的设备。例如，用于替换的心脏瓣膜被归类为Ⅲ类设备 [1]。

　　Ⅲ类器械必须经过上市前批准程序，包括两期临床研究，即可行性研究和关键试验。

可行性研究

　　可行性研究可以为未来的关键研究提供支持，也可以用于回答有关设备的基础研究问题。FDA 通常要求在关键研究之前开展可行性研究以评估基本安全性和潜在的有效性。这些研究的样本量通常为 10~40 例（还可以更多）。最终，是否进行下一阶段的临床评估取决于该设备的潜在益处是否超过承担的风险。

关键研究

关键研究是评估设备的安全性和有效性，并用于获得上市许可的最终试验。设备试验的规模往往小于药物试验。许多试验很难设盲，而且安全性和有效性可能取决于医生的技术。来自关键研究的数据将用作上市申请的主要临床支持。这一期的临床研究必须为上市申请提供"合理的安全性和有效性保证"。

药物、疫苗和生物制品试验的监管分期

国际协调会议定义了药物从临床前试验进入临床试验并最终获得上市批准所需临床研究的 3 个分期 [2]。FDA 药物评价和研究中心（CDER）和 FDA 生物制品评价和研究中心（CBER）对药物、疫苗和生物制品使用相同的分类系统。

0 期试验

2007 年，FDA 发布了关于探索性新药研发（IND）的指南 [3]。 探索性 IND 研究旨在描述Ⅰ期试验早期进行的临床试验，涉及非常少的人类受试者暴露，并且不以治疗或诊断为目的（如筛查研究、微剂量研究）。此类探索性 IND 研究通常在临床药物开发计划中的传统Ⅰ期临床剂量递增、安全性和耐受性研究之前开展。探索性 IND 研究的给药时程预计是有限的。这种探索性 IND 研究被定义为 0 期试验 [4]。

FDA 探索性 IND 指南包括 3 类 0 期试验实例：确定生物分布、确定药代动力学和生物利用度，以及药物作用机制的评估。这些试验提供了一个比传统以剂量探索和毒性监测为目的的Ⅰ期试验更早地在人体中检测一种新药物的机会。由于在 0 期环境中施用的亚治疗剂量数量有限，因此在进入Ⅰ期之前也可以限制临床前毒理学评估。因此，0 期试验允许在药物开发过程的早期识别出潜在的治疗失败的可能。只有显示出足够前景的药物，才能进入传统的Ⅰ期试验进行安全性和耐受性评估。

0 期试验中，将向少数患者给予单次或短疗程（通常少于 7 d）的较低的、非治疗、非毒性剂量。对这些患者进行药代动力学 / 药效动力学（PK/PD）研究。至关重要的是，考虑开展 0 期试验的药物在临床前毒性模型中应具有较高的治疗比，这样就可以观察到预期的 PK 或 PD 效应，而没有实质性的毒性。潜在的癌症化学预防药物适合在 0 期试验中进行评估。

Ⅰ期临床试验

在完成临床前试验后，涉及在人体中初次使用药物、疫苗或生物制剂的试验被定义为Ⅰ期临床试验。这一研发阶段的主要研究目的通常不以治疗为目标，尽管这些研究的数据也用于为潜在的有效性提供初步的数据。这些研究受到密切监察，可以在具有潜在药物使用指征的患者中进行，例如轻度高血压患者，但通常在健康志愿者中进行。具有显著潜在毒性的药物，例如细胞毒性药物，通常在具有相关药物适应证的患者中进行研究。

Ⅰ期试验通常是非随机的，并且不设对照组。然而，许多设计涉及对药物剂量范围的初步评估，其中可能包括非常低的亚治疗剂量。Ⅰ期试验的样本量通常在 20~100 例。开展的Ⅰ期试验通常涉及以下一个或多个方面。

初始安全性和耐受性的估计

对人体试验性新药的初步评估通常旨在确定用于后期临床研究可耐受的剂量范围，并确定可预期的不良反应的性质。根据所研究药物的性质，这些研究通常可能包括单剂量给药或多剂量给药。确定剂量限制性毒性和最大耐受剂量是Ⅰ期试验的主要目标。

尽管Ⅰ期试验最初被认为是首次人体安全性测试，但Ⅰ期试验的设计和目标随着时间的推移发展为：从药物开发的早期阶段最大限度地获得信息，用以指导药物下一期的临床研究。因此，这些试验也用于评估药物的作用机制和有效性的早期证据。

药代动力学 / 药效动力学（PK/PD）

研究药物药代动力学（PK）的初步表征是 I 期试验的一个重要目标。PK 的定义为研究药物吸收、分布、代谢和排泄的时间过程。PK 可以通过单独的研究或作为有效性、安全性和耐受性研究的一部分进行评估。PK 研究对药物的清除、原药物或代谢产物的可能蓄积作用，以及潜在的药物间相互作用的评估尤为重要。尽管药物间相互作用的研究通常在 I 期之外的临床试验阶段进行，但有关代谢和潜在的药物间相互作用的动物和体外研究结果可能会导致更早地进行药物间相互作用研究。

药效动力学（PD）研究评估药物的作用机制，以及对组织和器官系统的其他生化和生理影响。PD 数据可以提供早期对药物活性和潜在疗效的估计，并可用以指导后续研究中的剂量选择和给药方案。

PK/PD 研究可在健康志愿受试者或患有目标疾病的患者中进行。这些研究的设计通常涉及给药后对测试对象进行连续测量。

药物活性的早期测量

关于潜在治疗益处的初步研究可以在 I 期试验中作为次要目标进行。此类研究通常在较晚阶段的试验中进行，但当在早期阶段中患者短期暴露于药物后药物活性可被测量时，可能适合同时开展此类研究。

I 期试验设计

I 期试验设计的范围很广 [5]。最常用的设计之一是"3+3"设计，它是剂量递增设计更简单的形式之一 [6]。根据动物毒理学数据推断出可能的安全起始剂量对 3 名受试者进行治疗。如果队列中 3 名受试者均未出现剂量限制性毒性，则另外一组的 3 名受试者将接受下一个更高剂量水平的治疗。然而，如果第一组 3 名受试者中有 1 名出现了剂量限制性毒性，则另外 3 名受试者将接受相同的剂量水平治疗。如果 6 名受试者中没有发生剂量限制性毒性，则试验推进至下一个剂量水平，在 3 名新的受试者中进行试验。剂量持续递增直至在一个剂量水平至少有 2 人出现剂量限制性毒性。Ⅱ 期试验的推荐剂量通常为低于该毒性剂量的下一级剂量水平。

并非所有 Ⅰ 期试验都涉及评估治疗的各种剂量。Siprashvili 等进行了一项单中心 Ⅰ 期临床试验，在 4 例患有隐性营养不良性大疱性表皮松解症（RDEB）的患者中评估进行基因校正的自体表皮移植后的安全性和伤口结局，RDEB 是一种由编码 Ⅶ 型胶原蛋白的 *COL7A1* 基因突变引起的遗传性水疱疾病。RDEB 会导致严重的残疾并且通常具有致死性。将从患者的活检样本中分离出的自体角质形成细胞用携带全长人 *COL7A1* 的逆转录病毒转导，装配入表皮片移植物。将 Ⅶ 型胶原基因校正的移植物移植到每例患者的 6 个伤口上。主要安全性结局是逆转录病毒的重组能力、癌症和自身免疫反应。通过一年的观察，所有移植物都被良好地耐受且未发生严重的不良事件。未观察到发生恶性肿瘤的临床症状。在大多数时间点，重组逆转录病毒和细胞毒性 T 细胞检测结果均为阴性；少数时间点的结果无法确定。在移植后 3、6 和 12 个月拍摄的连续照片评估伤口愈合情况。在一些接受了 Ⅶ 型胶原基因校正的移植物的患者中观察到伤口愈合，但不同患者和不同移植部位之间的反应存在差异，并且效果通常在 1 年内下降[7]。

Ⅱ 期临床试验

Ⅱ 期试验包括开展早期的临床对照研究，获得一些关于药物对有特定用药指征或有相应适应证的患者有效性的初步数据。这一阶段的测试还有助于确定常见的与药物相关的短期副作用和风险。Ⅱ 期试验通常为严密监测下对少数患者的对照研究，常包含几百人。

在决定继续开展 Ⅲ 期临床试验之前，可能会进行一系列的 Ⅱ 期试验。Ⅱ 期试验通常被认为应从开展主要目标为探索药物对患者的治疗效果的研究开始。

Ⅱa 期研究

早期的 Ⅱ 期临床研究被确定为 Ⅱa 期研究。这些研究通常是探索性的，主要目的是评估药物的临床疗效、药效动力学或生物活性。可以在健康志愿者或具有目标适应证的患者中进行。Ⅱa 期试验可能是非随机的，可使用历史对照、同期对照，或以试验对象为自身对照的前后设计。

晚期Ⅱ期临床试验，称为Ⅱb 期试验，是以患者疗效为主要终点的剂量范围发现研究。Ⅱb 期试验通常是随机同期对照研究，以评估药物的疗效及其在治疗特定适应证时的安全性。Ⅱb 期试验通常在较严格的标准下选择一组患者形成相对同质的研究人群，并严密监测。

这一阶段的一个重要目标是确定Ⅲ期试验的剂量方案，包括剂量范围、频率和给药时间。这一阶段的早期研究通常会利用剂量递增设计，从而对剂量反应进行早期的估计，晚期的研究可能会使用平行剂量反应设计，以确认所讨论适应证下药物的剂量反应关系。确认性剂量反应研究可以在Ⅱ期试验中进行，也可以留到Ⅲ期试验再开展。Ⅱ期试验使用的剂量通常但并不总是低于Ⅰ期试验中使用的最高剂量。

概念证明研究

概念证明（或原理证明）研究是临床药物开发的早期阶段，此时一种化合物已在动物模型和早期安全性测试中显示出潜力。这一原理证明或概念证明的步骤通常连接在Ⅰ期和Ⅱ期的剂量范围探索研究之间。因此，概念证明（POC）研究可以被认为是Ⅱa 期试验的一种。Cartwright 等将 POC 研究描述为：药物开发过程中最早的阶段，此时有证据提示药物"有可能有效"，因为出现了成功的关键特征而不存在失败的关键原因。POC 的工具包括生物标志物、目标人群、PK/PD 模型、模拟和适应性研究设计[8]。

这些小规模的研究旨在发现药物在病理生理相关机制上具有活性的信号，以及在临床相关终点具有初步疗效的证据。研究发起者利用这些研究来评估他们的化合物是否也可能在其他疾病状态下具有临床显著疗效。例如，对治疗癫痫有潜在疗效的药物还可以评估其治疗其他疾病（如偏头痛、神经病理性疼痛、焦虑、抑郁）的能力[9]。

示 例

Cartright 等[8] 提供了一个由 Lachmann 等开展的 POC 试验的例子[10]。将一种针对白细胞介素 –1β 的单克隆抗体 ACZ885 用于 4 例 Muckle-Wells 综合征的患者，这是一种以白细胞介素 –1 为主要致病因素的自身免疫性疾病。在这 4 例患者中，单次静脉注射在 8 d 内达到完全临床缓解，在相同的时间段内炎症生物标志物恢复到正常范围。由于抗体按设计发挥了预期作用，该原理得到了证明。

Ⅱb 期研究

如果药物旨在治疗威胁生命或会导致严重衰弱的疾病状态，如治疗肿瘤性疾病，则 Ⅱb 期研究可作为关键试验[11]。

开展 Ⅱ 期临床试验的其他目标可能包括为下一步的 Ⅱ 期或 Ⅲ 期研究评估潜在的研究终点、伴随用药和目标人群（如轻度与重度疾病）。这些目标可以通过探索性分析、亚组数据分析，以及在试验中包含多个终点指标来实现。

Ⅱ 期试验设计

尽管许多 Ⅱ 期试验的设计是非随机的，但是也已经出现了许多有效的随机化的临床试验设计，并且随机化的 Ⅱ 期试验设计越来越普遍[12]。有 3 种类型的随机化 Ⅱ 期试验设计：① 随机分配到平行非对照的单臂试验方案，此时确定单臂试验是否体现了药物具有疗效的证据不依赖于其他臂的数据；②随机选择（或选择获胜者）设计，在几个类似的试验方案中选择最有希望的试验方案[13-14]；③随机筛选设计用于比较试验方案与标准照护方案[15]。

Ⅲ 期临床试验

Ⅲ 期试验是大型试验，通常包括对照组，随机分配接受研究药物或对照。研究旨在收集评估药物整体获益 – 风险关系所需的关于有效性和安全性的额外信息。Ⅲ期试验也提供了将试验结果外推到普通人群的基础。Ⅲ期试验通常包括数百至数千名受试者。

Ⅲ期试验开始于以证明或确认治疗获益为主要目标的研究。Ⅲ期试验旨在确认Ⅱ期试验获得的有关药物可安全、有效地用于预期适应证和目标人群的初步证据，为获得上市许可提供依据。Ⅲ期试验还可能进一步探索剂量反应关系或探索该药物应用于更广泛的人群、疾病的不同阶段或与另一种药物联合使用时的效应。对于准备长期给药的药物，涉及延长药物暴露时间的试验通常在Ⅲ期试验中进行。

为获得 FDA 等监管机构批准上市所需的关于药物有效性和安全性具有统计学显著性证据而设计和实施的试验，被确定为Ⅲa期试验。Ⅲb期试验是在获得上市批准之前开始的研究，其主要意图是为发布提供支持，而不是注册或标签更改。Ⅲb期试验的结果无需包含在为获得上市许可而提交的档案中。

手术试验

在可用于普通外科实践之前，手术技术的试验不属于监管机构审查的范围。因此，一项新的外科技术或现有技术的改进，可以从一些帮助开发该技术的专家推向更广泛的应用，而无需Ⅰ类证据来评估这项新技术的效益风险比。

例如，在没有随机临床试验将腹腔镜胆囊切除术与开腹胆囊切除术进行比较而获得的严格证据之前，其在 20 世纪 90 年代初已经开始被广泛使用。它被广泛应用是由表明其安全性和有效性的观察性数据，以及患者对微创手术的偏好而驱动的。该技术的应用迅速从少数的专科中心推广至普通外科实践的广泛使用[16-18]。

参考文献

[1] Faris O. Clinical trials for medical devices: FDA and the IDE process. http://www.fda.gov/downloads/Training/ClinicalInvestigatorTrainingCourse/UCM378265.pdf.

[2] International Conference on Harmonisation of Technical Requirements for Registration of Pharmaceuticals for Human Use. General considerations for clinical trials E8. Current Step

4 Version, 17 July 1997. http: //www.ich.org/fileadmin/Public_Web_Site/ICH_Products/ Guidelines/Efficacy/E8/Step4/E8_Guideline.pdf.

[3] U.S. Department of Health and Human Services Food and Drug Administration Center for Drug Evaluation and Research (CDER). Exploratory IND studies, 2006.

[4] Kummar S, Doroshow JH. Phase 0 trials: expediting the development of chemoprevention agents. Cancer Prev Res (Phila), 2011, 4(3): 288–292.

[5] Ivy SP, Siu LL, Garrett-Mayer E, et al. Approaches to phase 1 clinical trial design focused on safety, efficiency, and selected patient populations: a report from the clinical trial design task force of the National Cancer Institute Investigational Drug Steering Committee. Clin Cancer Res, 2010, 16(6): 1726–1736.

[6] Le Tourneau C, Lee JJ, Siu LL. Dose escalation methods in phase I cancer clinical trials.J Natl Cancer Inst, 2009, 101(10): 708–720.

[7] Siprashvili Z, et al. Safety and wound outcomes following genetically corrected autologous epidermal grafts in patients with recessive dystrophic epidermolysis bullosa. JAMA, 2016, 316(17): 1808–1817.

[8] Cartwright ME, Cohen S, Fleishaker JC, et al.Proof of concept: a PhRMA position paper with recommendations for best practice. Clin Pharmacol Ther, 2010, 87(3): 278–285.

[9] Schmidt B. Proof of principle studies. Epilepsy Res, 2006, 68(1): 48–52.

[10] Lachmann HJ, et al. Treatment of Muckle Wells syndrome with a fully human anti-IL-1b monoclonal antibody (ACZ885)—initial results from a proof of concept study. Ann Rheum Dis, 2006, 65(suppl II): 76.

[11] Bahadur N. Overview of drug development. Novartis, 2008. http: //www.ich.org/fileadmin/ Public_Web_Site/Training/GCG_-_Endorsed_Training_Events/APEC_LSIF_FDA_ prelim_workshop_Bangkok__Thailand_Mar_08/Day_1/Clinical_Dev_Plans_-_Namrata_ Bahadur.pdf.

[12] Simon R, Wittes RE, Ellenberg SE. Randomized phase II clinical trials. Cancer Treat Rep, 1985, 69: 1375–1381.

[13] Mandrekar SJ, Sargent DJ. Randomized phase II trials. Time for a new era in clinical trial design. J Thorac Oncol, 2010, 5(7): 932–934.

[14] Simon R. Optimal two-stage designs for phase II clinical trials. Control Clin Trials, 1989, 10: 1–10.

[15] Sargent DJ, Goldberg RM. A flexible design for multiple armed screening trials. Stat Med, 2001, 20: 1051–1060.

[16] Cuschieri A, Dubois F, Mouiel J, et al. The European experience with, laparoscopic cholecystectomy. Am J Surg, 1991：161385–161388.

[17] Dubois F, Berthelot G, Levard H. Laparoscopic cholecystectomy: historic perspective and personal experience. Surg Laparosc Endosc, 1991, 152–157.

[18] Spaw AT, Reddick EJ, Olsen DO. Laparoscopic laser cholecystectomy: analysis of 500 procedures. Surg Laparosc Endosc, 1991, 12–17.

（李三中　译，雷翀　审）

第6章

随机临床试验和平行组设计概述

Domenic J. Reda

现代随机临床试验出现之前的临床研究里程碑

我们在此重点介绍一些历史上的关键进展，这些进展最终发展形成随机临床试验。事实上，许多人认为公元前 600 年左右 David 所著的书中有一段话是最早描述"试验"的记录。在这段文字中，国王 Nebuchadnezzar 二世的仆人询问他们是否可以接受为期 10 天的试验，在此期间，他们只能获得豆类、蔬菜和饮用水。接着他们建议国王可以将他们的外表与那些吃国王的食物的人进行比较。这是一段关于小型对照营养试验的描述。

事实上，这段描述不仅包含了试验方案，而且还给出了试验结果。10 天后，吃"试验性"饮食的男仆看起来比吃国王食物的男仆更健康。本质上，这段话描述了一项两平行组试验。然而，将随机化、盲法和知情同意等过程整合入临床研究又经历了 2500 年的时间。

公元 1030 年左右，波斯医生 Avicenna 出版了《医典》（*Book of the Canon of Medicine*），他在书中提出了系统评估治疗疾病药物的 7 项规则。

D.J. Reda (✉)
Department of Veterans Affairs, Cooperative Studies Program Coordinating Center (151K),
Hines VA Hospital, Building 1, Room B240, Hines, IL 60141, USA
e-mail: Domenic.Reda@va.gov

© Springer International Publishing AG 2017
K.M.F. Itani and D.J. Reda (eds.), *Clinical Trials Design in Operative
and Non Operative Invasive Procedures*, DOI 10.1007/978-3-319-53877-8_6

1747 年，James Lind 开展了一项非随机干预试验，评估柑橘类水果在治疗坏血病方面的作用。1836 年，法国医生 Pierre-Charles-Alexandre Louis 开展了一项放血疗法治疗肺炎的研究，现在该研究被认为是现代定量流行病学研究的先驱。他的主要方法学贡献包括：精确观察患者结局、评估未治疗对照组患者的自然病程进展、治疗前对疾病进行精确定义，以及仔细观察与目标治疗的偏差 [1]。

1915—1931 年，出现了随机化和盲法的概念。Greenwood 和 Yule（1915年）是首次建议随机分配以产生真正具有可比性治疗组的人。RA Fisher 和 Mackenzie（1923 年）首先将随机化原则应用于农业实验。Amberson 等在 1931 年发表了用金化合物治疗肺结核的试验结果 [2]。该试验采用双盲安慰剂对照设计，创建配对的受试者，然后在每个配对的对子中随机分配治疗方案。1944 年，英国医学研究委员会发表了抗生素展青霉素治疗普通感冒的安慰剂对照试验的结果 [3]。

链霉素治疗结核病

标志着随机临床试验成为临床研究金标准的突破性试验是，英国医学研究委员会（MRC）关于链霉素治疗肺结核的多中心试验 [4]。Austin Bradford Hill 爵士是主要作者，被认为是现代临床研究之父之一。本试验中引入的方法学上的关键进步包括统计学上合理的样本量和使用随机数字抽样确保将受试者随机分配至不同治疗组。

55 名受试者被随机分配接受链霉素治疗，2 g/d，分为 4 次，每 6 h 1 次；另外 52 名受试者接受安慰剂治疗。治疗时间为 4 个月。试验结局由对治疗分配不知情的 3 人小组根据放射影像学的表现进行评估。死亡率的降低和影像学的改善显示链霉素治疗具有统计学显著性的获益。在分配至接受链霉素治疗的 55 例患者中，有 4 例（7%）在 6 个月内死亡，而 52 例服用安慰剂的患者中有 14 例（27%）在 6 个月内死亡。在 27 例（51%）接受链霉素治疗的患者和 4 例（8%）接受安慰剂治疗的患者中观察到显著的放射影像学的改善。

如此惊人的结果使该试验受到了广泛关注。此外，该试验也因严谨的方法学而闻名，随机临床试验的时代就此开始。

随机化的益处

随机对照试验（RCT）是一种干预研究，其中治疗的分配是随机的而不是系统的。随机化具有如下优点：

* 它消除了受试者分配到干预组或对照组的潜在偏倚。请注意，为了最小化治疗分配偏倚，随机分配是必要的，但还不够。同样重要的是对招募患者进入试验的研究者隐瞒随机化编码，直到受试者提供了知情同意并确定有资格被随机化。

* 它倾向于使组间在测量和未测量的预后因素及其他受试者特征上具有可比性。这是与观察性研究的一个关键区别，观察性研究不能假定组之间具有可比性，通常需要进行协变量调整分析以控制组之间的固有差异。即便如此，在一项观察性研究中，组间的一些未测量协变量还可能存在差异。

* 它给出了显著性统计检验的有效性。换言之，在试验中整合入随机因素形成了使用统计学方法从数据中进行推断的基础。

Austin Bradford Hill 制定了一份应评估的条件清单，以确定暴露（或治疗）与医疗情况（病情）变化之间是否存在因果关联[5]。这些因果关联的标准包括：①统计关联强度；②发现的一致性；③关联的特异性；④时间顺序；⑤生物梯度（剂量－反应）；⑥（生物学或理论上的）合理性；⑦相关性（与已经建立的知识）；⑧试验证据；⑨类推（基于类似现象）。

随机临床试验是唯一可以提供必要的试验证据，且经过优化可评估治疗和医疗状况之间的时间联系的方法。因此，与其他类型的临床研究相比，它更有可能满足此清单中更多项目。

试验时机

开展随机试验以评估一项新医疗措施的最佳时机是什么时候？当出现一个新手术时，它可能正在经历技术改进的快速阶段，并且关于受益和风险的数据有限。因此，在该阶段没有足够的理由进行确证性的 RCT。

即使没有来自 RCT 的获益证据，一旦一个手术方式被广泛使用，此时再进行确证性试验为时已晚。这种手术方式可能已经成为公认的医疗标准。此外，很难让临床医生参与这样的试验，潜在的受试者可能不愿意接受随机化。

这两个极端时机之间的某个时点是开展 RCT 的适当时机。应该有足够的关于获益和风险的证据证明进一步研究的合理性，手术方式足够稳定可以进行试验，对手术流程能够定义明确且在试验期间不太可能改变。但有关于获益的证据，特别是与当前的标准治疗方式相比，却没有那么令人信服时，不需要开展试验。

我们将此称为：在比较试验和对照治疗在收益和风险时处于均势或不确定状态。开展一项试验必须存在均势。事实上，均势保证了随机试验和对照治疗的合理性。

伦 理

推进一项研究必须符合伦理。有些问题不适合在随机临床试验中回答。例如，吸烟与肺癌之间的联系首先是在一项病例对照研究中被发现的，并且这种关联非常强烈。因此，评估两者之间联系的随机临床试验会被认为是不合伦理的。

可行性

最后，试验必须是可行的。试验的花费可能很高，以至于无法获得资金支持。研究的排除标准可能非常严格，以至于招募困难。所提出的结局测量方法太难而不能进行可靠的测量。试验的持续时间很长、访问频率很高或数据收集量很大，以至于受试者倾向于提前退出研究。供选择的治疗措施可能并不理想。

让我们回到吸烟与肺癌的关系,想象我们能够获得资助开展 RCT 研究(尽管存在伦理问题)。假设我们要选择一组不吸烟的受试者以消除任何既往暴露造成的沾染。这里可能会出现几个可行性问题。首先，你必须获得一组同意随机的不吸烟者，他们清楚有 50% 的概率被分配到吸烟组。接下来，你需要他们保持对指定干预措施的依从性，即如果分配至吸烟组，则必须在试验期间持续吸烟。最后，由于潜伏期长，你需要对受试者进行长期随访。因此，即使我们不受伦理限制，也不太可能具备成功完成该试验的能力。

随机化还不够，随机化后的事情同样重要

正如假设的吸烟示例所示，随机化后还可能会出现问题。因此，需要考虑随机化后引入试验的偏倚，以及如何在试验设计和开展过程中将其最小化。

偏倚的来源很多，包括：①结局评估的偏倚；②临床研究者改变治疗方式的决定；③受试者未能保持对所分配治疗方案的依从性；④偏离研究方案；⑤质量差或数据缺失；⑥受试者提前退出试验。

对研究治疗施盲可帮助最小化许多偏倚产生的可能性。然而，即使在双盲试验中，治疗方案耐受性和有效性的差异也会导致随机分组之间对治疗的依从性和随访率的差异。优选策略是无论受试者是否遵循治疗方案，都将他们保留在试验中，当然，前提是他们同意继续接受随访。这将允许研究者继续收集受试者的数据并评估这些人对试验结果的影响。

两平行组试验

最常用的临床试验设计是两平行组设计。有关链霉素治疗肺结核的 MRC 试验，以及此后的大量试验使用了这种设计。在这个基本设计中，受试者被随机分配到两个治疗组，随访一段时间后评估结局。

原假设是两个治疗组在兴趣结局上没有差异。双侧备择假设是两组间存在差异。图 6.1 显示了双侧和单侧试验。

两平行组试验（双侧假设）
原假设→ H_o : $\Theta_A = \Theta_B$
备择假设→ H_A : $\Theta_A \neq \Theta_B$

两平行组试验（单侧假设）
原假设→ H_o : $\Theta_A \geqslant \Theta_B$
备择假设→ H_A : $\Theta_A < \Theta_B$

Θ_A 和 Θ_B 为 A 组和 B 组的总体参数，如各组的均值、比或风险比

图 6.1 原假设和备择假设，两平行组试验

如果结局测量是连续变量，两个独立组从基线到随机化后一个特定时间点的均值变化可以使用 t 检验来比较。如果结局测量是率，两个率可以使用同质性卡方检验或二项式的正态近似值或 Fisher 精确检验来比较。如果结局测量是发生终点事件的时间，如生存，则可以使用 log-rank（对数秩）检验比较两个生存分布。

多平行组试验

在某些情况下，需要评估多个试验治疗组与对照组的差异。一种方法是进行一系列的两平行组试验，将每一种试验治疗与对照组进行比较。然而，在一次试验中评估多种治疗可以提高效率。

在多平行组设计中，受试者被随机分配到几种试验治疗中的一种或对照组中。在这样的设计中，原假设和备择假设更加复杂，并且存在多种可能性。例如，研究者的研究兴趣仅在于将每个试验治疗与对照治疗进行比较，但对各试验治疗之间的相互比较不感兴趣。另一位研究者感兴趣的可能是对所有可能的治疗方法之间的相互比较。

这需要在研究设计时就确定，因为可能的比较次数会影响试验的 I 型错误和样本量。假设有一项 3 个组的试验，你对 3 个组相互比较都感兴趣。这时，原假设和备择假设如图 6.2 所示。

请注意，我们现在有 3 种不同的方法可以拒绝原假设。如果这些比较中的每一个都使用 $\alpha = 0.05$，那么该研究发生 I 类错误的概率或错误地拒绝原假设的概率约为 0.13，而不是 0.05。一种简单且经常使用的解决方案是对每次比较都使用 α 水平的 Bonferroni 校正。用 Bonferroni 校正时，确定所需的比较次数（此处为 3），然后将试验的总体 α 除以比较次数，即得到每次比较的 α 水平。在此实例中，3 次可能比较的总 α 水平设置为 0.05，每个成

原假设→$H_0 : \Theta_A = \Theta_B = \Theta_C$
备择假设→$H_A : \Theta_A \neq \Theta_B$ 或 $\Theta_A \neq \Theta_C$ 或 $\Theta_B \neq \Theta_C$
或至少有两组之间有差异

其中，Θ_A、Θ_B 和 Θ_C 为 A 组、B 组和 C 组的总体参数，
如各组的均值、比或风险比

图 6.2 原假设和备择假设，三平行组试验

对比较所使用的 α 为 0.05/3 = 0.0167。

如果你只对每个试验治疗（A 和 B）与对照治疗（C）比较感兴趣，那么将只有两个成对比较，每个比较的 α 为 0.025。

虽然 Bonferroni 校正因简单而被经常使用，但它趋于保守且不如新方法准确，也就是说，在其他方法显示统计学显著性的情况下，Bonferroni 校正可能不能发现统计学差异。这些方法会在"高阶统计方法"一章中介绍。

示 例

高血压单药治疗试验是一项 7 个平行组试验，包括 6 种不同的抗高血压药物和安慰剂[6]。在安慰剂洗脱期后，共有 1292 例舒张压为 95~109 mmHg 的男性被随机分配接受安慰剂或以下 6 种药物中的一种治疗：氢氯噻嗪（12.5~50 mg/d）、阿替洛尔（25~100 mg/d）、卡托普利（25~100 mg/d）、可乐定（0.2~0.6 mg/d）、地尔硫卓缓释制剂（120~360 mg/d）或哌唑嗪（4~20 mg/d）。以最大舒张压 <90 mmHg 为目标滴定药物剂量，患者持续接受治疗至少 1 年。

在初始阶段未达到目标血压的受试者停止最初分配的治疗并进入 B 阶段，随机分配至除了安慰剂和已经接受过的治疗之外的其他 5 种治疗中的一种。

该试验还表明，每个治疗组的治疗流程结构是实效性的，并试图复制临床实践。药物及其剂量（按低—中—高列出）为氢氯噻嗪（12.5 mg/d、25 mg/d 和 50 mg/d），阿替洛尔（25 mg/d、50 mg/d 和 100 mg/d），可乐定（0.2 mg/d、0.4 mg/d 和 0.6 mg/d，分两次服用），卡托普利（25 mg/d、50 mg/d 和 100 mg/d，分 2 次服用），哌唑嗪（4 mg/d、10 mg/d 和 20 mg/d，分两次服用），地尔硫卓缓释制剂（120 mg/d， 240 mg/d 和 360 mg/d，分 2 次给药）和安慰剂。哌唑嗪从 1 mg 开始，每天 2 次，持续 2 d，以尽量减少首次给药时出现低血压的风险。所有药物均从最低剂量开始，并根据需要每 2 周增加一次剂量，直至达到舒张压 <90 mmHg 且在连续 2 次就诊时没有对药物不耐受，或直至达到最大药物剂量。该阶段持续 4~8 周。

这项研究执行了双盲，考虑到治疗方案的差异，这本身就是一项壮举。

总　结

均势、伦理和可行性是试验设计的关键因素。虽然随机化带来的一些益处使随机临床试验成为评估治疗效果的金标准，但也需要良好的试验实施过程，以避免在随机化后引入偏倚。

两平行组试验中受试者被随机分配至试验组或对照组，然后随访评估对治疗的反应，这是最早用于大型随机临床试验的设计。该设计可以扩展至多平行组设计，在一个试验中同时评价多个治疗方法。

参考文献

[1]　First Clinical Research. First clinical research milestones[2017–01–03]. http://www.firstclinical.com/milestones/.

[2]　Amberson JB, McMahon BT, Pinner M. A clinical trial of sanocrysin in pulmonary tuberculosis. Am Rev Tuberc, 1931, 24: 401–435.

[3]　Medical Research Council. Clinical trial of patulin in the common cold. Lancet, 1944, 2: 373–375.

[4]　Medical Research Council. Streptomycin treatment of pulmonary tuberculosis. Br Med J, 1948, 2(4582): 769–782.

[5]　Bill AB. The environment and disease: association or causation? Proc R Soc Med, 1965, 58: 295–300.

[6]　Materson BJ, Reda DC, Cushman WC, et al. Single-drug therapy for hypertension in men—a comparison of six antihypertensive agents with placebo. N Engl J Med, 1993, 328: 914–921.

（李三中　译，雷翀　审）

第 7 章
非劣效性和等效性试验

Domenic J. Reda

概　述

在随机临床试验的"早期"，即 1946 年至 20 世纪 70 年代后期，有许多试验试图研究新的治疗方法是否比现有的标准更有效。在不存在已知的有效治疗的医疗条件下，自然的对比物是不治疗或安慰剂。在有接受治疗的医疗条件下，对比物是一种"有效对照"。在很多医疗条件下，随着新治疗模式的快速发展，新治疗被初步证明可能优于现有的治疗标准。因此，传统的平行对照方式是合适的。

随着更有效的治疗方法的出现，一种新的治疗方法效果更好的可能性降低了。然而，与标准治疗相比，新疗法可能具有其他优势，如耐受性更好、副作用更小，或者更便捷的治疗方案，如剂量从 2 次 / 天变成 1 次 / 天。

因此，这些试验目的越来越多地转向确定新疗法的效力或效应与现有疗法一样好或相似。最早期建立相似性的试验仍使用传统的平行对照方法，如果没有拒绝原假设，则认为相似性得到确认。

D.J. Reda (✉)
Department of Veterans Affairs, Cooperative Studies Program Coordinating Center (151K),
Hines VA Hospital, Building 1, Room B240, Hines, IL 60141, USA
e-mail: Domenic.Reda@va.gov

© Springer International Publishing AG 2017
K.M.F. Itani and D.J. Reda (eds.), *Clinical Trials Design in Operative
and Non Operative Invasive Procedures*, DOI 10.1007/978-3-319-53877-8_7

这种方法与假设检验的理论基础及原假设和备择假设的作用不一致。传统的方法是假定原假设正确，如果试验中收集的数据强烈支持备择假设，则拒绝原假设接受备择假设。然而，当原假设未被拒绝时，并不能说明数据证明了原假设，而是数据不足以拒绝原假设[1]。因此，传统的平行对照方法不能用来证明试验治疗与对照治疗相似。

假设检验

对于传统的两平行组试验，双侧的原假设和备择假设，以及单侧的原假设如图 7.1 所示。

非劣效性和等效性试验相应假设检验框架如图 7.2 所示。

对于主要结局测量是 30 天住院率的等效性试验，我们假设等效界值为 8%，A 组接受治疗，B 组为对照。原假设为两组的 30 天住院率在任一方向

传统的平行组试验（双侧假设）
原假设→ H_0 : $\Theta_A = \Theta_B$
备择假设→ H_A : $\Theta_A \neq \Theta_B$

传统（2）平行试验（单侧假设）
原假设→ H_0 : $\Theta_A \geq \Theta_B$
备择假设→ H_A : $\Theta_A < \Theta_B$

其中 Θ_A 和 Θ_B 是 A 组和 B 组的总体参数，如各组的均数、比或风险比

图 7.1 传统平行对照试验的原假设和备择假设

等效试验（双侧）
原假设→ H_0 : $|\Theta_A - \Theta_B| > \delta$
备择假设→ H_A : $|\Theta_A - \Theta_B| \leq \delta$
δ 是等效界值

非劣效试验（单侧）
原假设→ H_0 : $\Theta_A < \Theta_B - \delta$
备择假设→ H_0 : $\Theta_A \geq \Theta_B - \delta$
δ 是非劣效界值

图 7.2 等效性和非劣效性试验的原假设和备择假设

上至少相差8%。如果数据表明两组30天住院率差异在8%以内的可能性很高，则拒绝原假设支持备择假设。

如果我们决定开展一项非劣效界值为 8% 的非劣效性试验，则原假设为试验治疗的 30 天并发症发生率比对照治疗差 8% 以上。如果数据表明试验治疗的 30 天住院率很可能比对照治疗差的程度不超过 8%，则拒绝原假设接受备择假设。

备择假设的意图从建立传统平行对照试验的差异到建立相似性（等效性或非劣效性取决于备择假设的结构），这种逆转影响了统计检验的计算方式。

图 7.3 显示了传统双侧原假设的拒绝区域。

这与等效试验设计形成对比，其中拒绝区域的反转导致两个单侧检验，为了拒绝等效原假设需要同时拒绝两个单侧区域[2]，如图 7.4 所示。

对于非劣效性试验，可以进行标准的单侧假设检验。等效性试验需要两个单侧检验是针对双侧假设检验的情况。然而，对于非劣效性试验，仍须适当地选择（单侧）拒绝区域，以使其与备择假设一致。

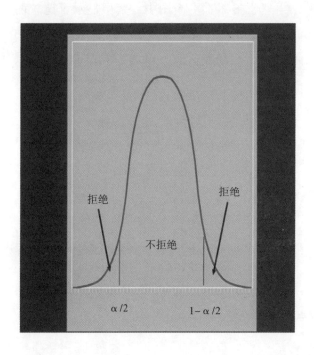

图 7.3 传统双侧假设检验拒绝和不拒绝区域

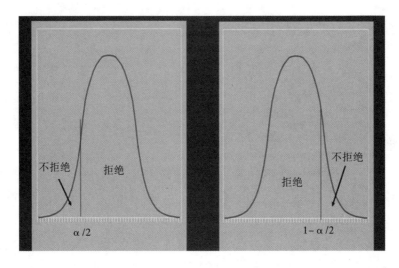

图 7.4 等效性试验的两个单侧检验

等效性和非劣效性试验的置信区间

等效性和非劣效性试验的结果通常显示在一个图中，其中显示了比较两组的结果等效性（或非劣效性）的检验统计量的边界和置信区间[3]。图7.5和7.6分别显示了等效界值为8%的等效性试验和非劣效界值为8%的非劣效性试验的可能试验结果。

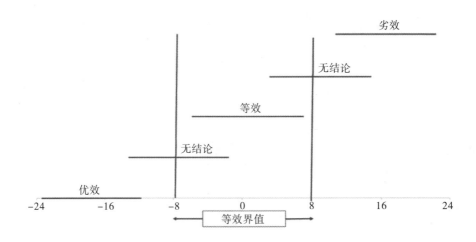

图 7.5 可能的等效性试验结果

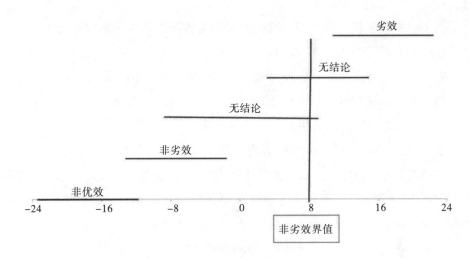

图 7.6 可能的非劣效性试验结果

示例：口服与鼓室内类固醇治疗特发性 突发感音神经性听力损失

Rauch 等[4] 进行了一项多中心非盲随机临床试验，比较鼓室内类固醇给药与口服类固醇治疗特发性突发感音神经性听力损失（SSNHL）的疗效。在试验开始时，SSNHL 的标准治疗是 14 天疗程的口服泼尼松。最近，耳鼻喉科医生开始将甲基泼尼松龙系列多次注入耳道，由于类固醇局部集中到受影响的区域，预期效果如果没有更好的话，也应至少与口服类固醇治疗一样好。此外，研究者认为鼓室内给药可能具有一些固有的优势，因为全身效应的可能性要低得多。来自两项非常小的研究的初步数据表明，鼓室内注射可能与口服类固醇一样有效，但没有显示出效果更好。

因此，研究者设计了一个非劣效性试验。纳入资格标准包括在 72 h 内出现并持续 14 d 或更短时间的单侧感音神经性听力损失；患耳在 500 Hz、1000 Hz、2000 Hz 和 4000 Hz 处听阈的算术平均值，即纯音平均值（PTA）必须为 50 dB 或更高，并且患耳必须在 4 个 PTA 频率中的至少 1 个，PTA 比对侧耳差至少 30 dB。根据参与者的回忆，在发生感觉神经性听力损失之前，听力必须是对称的，并且在经过适当的耳鼻喉科评估后，听力损失必须被认为是特发性的。

由于长期以来口服类固醇治疗一直是突发性听力损失的标准治疗，因此许多被筛选纳入研究的患者都有转诊医生已经开始了这种治疗。所以，只要在纳入当天满足听力测试标准，纳入研究前类固醇使用少于 10 d 是可以接受的。

121 例患者接受 60 mg/d 口服泼尼松 14 d，5 d 逐渐减量；129 例患者在 14 d 内接受 4 剂 40 mg/mL 甲基泼尼松龙注射到中耳。

主要终点是治疗后 2 个月患者听力的变化。非劣效性定义为治疗之间的听力结局差异小于 10 dB。在口服泼尼松组中，PTA 改善了 30.7 dB，而鼓室内治疗组 PTA 改善了 28.7 dB。通过意向治疗分析，治疗 2 个月后口服治疗的听力恢复比鼓室内治疗高 2.0 dB（95.21% 置信区间上限为 6.6 dB）。因此，鼓室内甲基泼尼松龙在突发性感音神经性听力损失的一线治疗中劣效于口服泼尼松这一原假设被拒绝。

示例：ACOSOG Z6051—— Ⅱ 期或 Ⅲ 期直肠癌的腹腔镜辅助切除与开放切除

肿瘤学临床试验联盟在 2015 年发表了一项试验结果，比较了 Ⅱ 期或 Ⅲ 期直肠癌患者的腹腔镜辅助切除与开放切除[5]。该研究被设计为非劣效性试验。共有 486 例临床 Ⅱ 期或 Ⅲ 期肿块位于肛缘 12 cm 内的直肠癌患者被随机分配接受腹腔镜或开放切除术。主要疗效结局测量是环状软组织切缘大于 1 mm、远端切缘无肿瘤和全直肠系膜完整切除的复合结局。

假设开放切除组肿瘤切除的基线成功率为 90%（环状切缘结果为阴性，远端切缘结果为阴性，直肠系膜完全切除或接近完全解除），则需要 480 例患者（每组 240 例）的样本量提供 80% 的检验效能在肿瘤切除成功率实际上相同的条件下，确定非劣效性，若腹腔镜切除术的实际肿瘤切除成功率为 84% 时，使用单侧 z 得分、α =0.10，错误地得出非劣效的结论。

分析评估 240 例腹腔镜切除患者和 222 例开放切除患者。81.7% 的腹腔镜切除患者和 86.9% 的开放切除患者的肿瘤被成功切除，不支持非劣效性［差异 –5.3%；单侧 95% CI（–10.8%，∞）；非劣效性 *P*=0.41］。研究人员得出结论，研究结果不支持在这些患者中使用腹腔镜切除术。

选择非劣效设计还是传统的平行对照设计？

如前所述，传统平行对照设计的目的是确定治疗和对照之间是否存在差异，而对于非劣效性（或等效性）设计，目的是建立相似性。在这两种方法中做决定时，应考虑以下问题：①如果考虑传统设计，是否有初步证据显示试验治疗的优越性，或者是否有理论基础支持优越性预期？②考虑非劣效性设计时，如果试验治疗的疗效与对照相似，是否在其他方面可能具有优势？如果是这样，那么这些应该被视为试验中可能的次要问题，如安全性和耐受性、生活质量、治疗依从性。③即使试验治疗可能具有优越性，是否足以建立相似性？

非劣效（或等效）界值的选择

传统的平行对照设计中，在计算所需的样本量之前，研究者必须确定试验组和对照组之间的差异有多大，才能得出试验治疗更有效的结论。因此，平行对照试验的 δ 选择通常被认为是确定优效性所需的最小差异。

旨在建立相似性的试验中，δ 被认为是允许建立相似性的最大差异。最初，人们认为建立相似性需要比用于建立优效性的 δ 更小。因此，这些试验的样本量通常比传统试验大。然而，这种想法随着时间的推移而发展，目前两种设计需要的样本量基本相同。Mulla 等 [6] 为如何考虑非劣效界值提供了很好的见解。

此外，等效性设计占少数，许多试验旨在使用非劣效性设计建立相似性的试验。请注意，由于非劣效性试验使用单侧假设检验，因此此类试验的总体 α 通常为 0.025，而不是 0.05。这避免了使用比建立优效性更不保守的标准来建立相似性。

非劣效性不能传递

只要试验治疗的结果与对照治疗的差异不超过 δ，就说明试验治疗不劣效于对照治疗，即使效果稍差一点。可以想象做一系列试验，每一个试验都将新的试验治疗与前一试验的试验治疗相比，每次的疗效都轻微下降。表 7.1 总结了这一系列研究。

由于这一潜在问题，监管机构额外要求当试验治疗显示出与现存有效治疗的非劣效性时，还应证明其比安慰剂更有效。

表 7.1 非劣效性不能传递

应答率		结论
药物 A：50%	安慰剂：30%	药物 A 比安慰剂优效
药物 B：45%	药物 A：50%	药物 B 与药物 A 等效
药物 C：40%	药物 B：45%	药物 C 与药物 B 等效
药物 D：35%	药物 C：40%	药物 D 与药物 C 等效
		如果药物 D 已被证明与药物 C（因此与药物 A 和 B）等效，那么药物 D 是否优于安慰剂？

不良研究实施使非劣效性建立更容易

在传统试验中，研究实施的主要焦点包括招募、研究退出、数据的完整性、对方案的遵守和数据的准确性。所有这些都会对研究效能产生负面影响，或者减少实际样本量或增加测量的变异性。由于效能是在原假设为假的情况下拒绝原假设的可能性，因此降低的效能使拒绝原假设变得更加困难，并增加了遗漏试验和对照治疗重要结局差异的可能性。

在非劣效性试验中，不良研究实施的影响是相同的，减少了有效样本量，增加了变异性，并使试验和对照治疗看起来更相似。因此，在研究实施过程中的问题增加了错误地建立非劣效性（或等效性）的可能性，即更有可能拒绝原假设而接受备择假设。因此，与平行对照试验相比，在非劣效性试验中需要更多地关注这些研究实施和开展的问题。如果所收集数据的完整性和精确度与假定的效能和样本量计算存在显著差异，则监管机构可能不会接受该非劣效性试验的结果。

非劣效性试验指南

2016 年 11 月，美国食品药品监督管理局（FDA）发布了《确立非劣效性临床试验有效性的行业指南》[7]。本章中的许多概念已包含在该指南中。特别提醒以下内容：

使用非劣效设计的原因

使用非劣效（NI）活性对照研究设计而不是优效性设计的原因通常是出于伦理考虑。具体来说，当使用安慰剂、无治疗对照或极低剂量的活性药物不符合伦理时，选择了这种设计，因为有一种有效的治疗可以为患有试验疾病的患者提供重要的益处（例如，拯救生命或防止不可逆损伤）。是否可以使用安慰剂对照取决于可用疗法提供的益处的性质。《国际协调会议指南 E10：临床试验中对照组的选择和相关问题》（ICH E10）指出：

如果已知可用的治疗方法可以防止研究人群的严重伤害，如死亡或不可逆的并发症发病率，则使用安慰剂作为对照是不合适的。然而，偶尔也会有例外情况，如标准疗法的毒性程度太高，以至于许多患者拒绝接受它。

在其他没有严重伤害的情况下，要求患者参加安慰剂对照试验通常被认为是符合伦理的，即使他们可能因此而感到不适，前提是在这些条件下患者是非强制参与的，并且被充分告知关于可用疗法和延迟治疗的后果 [ICH E10；pps.1314]。

除了伦理原因之外，还有其他原因需要在试验中使用活性对照，可能与安慰剂对照联合，或比较治疗或评估检验检查的敏感性（见第Ⅲ .D 节）。医护人员、第三方付款人和一些监管机构越来越重视和强调治疗方法的疗效比较，导致有更多研究比较两种治疗方法。此类研究可以提供有关疗效比较的临床基础信息，这可能有助于评估治疗的成本效益。如果在活性对比组内还加入安慰剂组，我们有可能判断这项研究是否能够区分出有显著不同的治疗方法，例如，活性药物和安慰剂。此类疗效比较研究必须与 NI 研究区分开来，后者是本文件的重点。"非劣效"这个词在这里是有特殊意义的。

本文件中描述的方法旨在显示展现出非劣效的新治疗是有效的，而不是为了说明它与活性对照组一样有效。一种新的治疗方法可能符合有效性标准（优于安慰剂），而无需证明它与活性对比物一样有效或几乎一样有效。

总　结

随着许多有效治疗方法的可用性增加，旨在显示试验性治疗优越性的传统平行组试验（使用安慰剂对照）已经减少了。非劣效性（和等效性）试验设计的发展是为了显示试验治疗和活性对照治疗之间的相似性。虽然此类试验的外部结构似乎与传统的平行对照试验相同，但潜在的原假设和备择假设、样本量计算方法和数据分析方法等方面存在重要差异。此外，需要特别注意这些试验必须被很好地实施，以减少错误地确定非劣效性的可能性。

参考文献

[1] Blackwelder WC. Proving the null hypothesis in clinical trials. Control Clin Trials, 1982, 3 (4): 345–353.

[2] Schuirmann DJ. A comparison of the two one-sided tests procedure and the power approach for assessing the equivalence of average bioavailability. J Pharmacokinet Biopharm, 1987, 15 (6): 657–680.

[3] Jones B, Jarvis P, Lewis JA, et al. Trials to assess equivalence: the importance of rigorous methods. BMJ, 1996, 313: 36–39.

[4] Rauch SD, Halpin CF, Antonelli PJ, et al. Oral versus intratympanic corticosteroid therapy for idiopathic sudden sensorineural hearing loss: a randomized trial. JAMA, 2011, 305(20): 2071–2079.

[5] Fleshman J, Branda M, Sargent DJ, et al. Effect of laparoscopic-assisted resection versus open resection of stage Ⅱ or Ⅲ rectal cancer on pathologic outcomes: the ACOSOG Z6051 randomized clinical trial. JAMA, 2015, 314(13): 1346–1355.

[6] Mulla SM, Scott IA, Jackevicius CA, et al. How to use a noninferiority trial. JAMA, 2012, 308 (24): 2605–2611.

[7] U.S. Department of Health and Human Services Food and Drug Administration Center for Drug Evaluation and Research (CDER) and Center for Biologics Evaluation and Research (CBER), 2016.http: //www.fda.gov/downloads/Drugs/GuidanceComplianceRegulatoryInfo rmation/Guidan-ces/UCM202140.pdf.

（张涛元　译，雷翀　审）

第 8 章

析因设计

Domenic J. Reda

析因设计的定义和实例

在最基础的水平，析因设计在一个试验中通过单独使用或联合使用检测 2 种治疗的效果。例如，我们可以设计 2 × 2 析因设计。就是说我们有 2 个治疗方案 A 和 B，希望在析因设计中评估它们的效果。可以对受试者进行以下随机分组：

随机方案 1：治疗 A 或无治疗 A（可能是 A 治疗的安慰剂对照）。

随机方案 2：治疗 B 或无治疗 B（可能是 B 治疗的安慰剂对照）。

此处，每个患者将经历随机 1 和随机 2 方案。表 8.1 展示了析因随机化的 4 组。

表 8.1　析因随机化形成的 4 组

组 1	组 2	组 3	组 4
治疗 A+ 治疗 B	安慰剂 A+ 治疗 B	治疗 A+ 安慰剂 B	安慰剂 A+ 安慰剂 B

D.J. Reda (✉)
Department of Veterans Affairs, Cooperative Studies Program Coordinating Center (151K),
Hines VA Hospital, Building 1, Room B240, Hines, IL 60141, USA
e-mail: Domenic.Reda@va.gov

© Springer International Publishing AG 2017
K.M.F. Itani and D.J. Reda (eds.), *Clinical Trials Design in Operative and Non Operative Invasive Procedures*, DOI 10.1007/978-3-319-53877-8_8

但析因设计更常为以下形式（表 8.2）。

表 8.2　2×2 析因设计

因素 1	因素 2	
	治疗 B	安慰剂 B
治疗 A	治疗 A+ 治疗 B	治疗 A+ 安慰剂 B
安慰剂 A	安慰剂 A+ 治疗 B	安慰剂 A+ 安慰剂 B

治疗 A 和安慰剂 A 为因素 1 的不同水平，而治疗 B 和安慰剂 B 是因素 2 的不同水平。

在一个因素中，各水平并不一定限制在一定要有安慰剂（或者可能没有治疗）。也可以是相似类型药物的不同强度或不同种类。表 8.3 和表 8.4 展示了其他可能的 2×2 设计的例子。

表 8.3　2×2 析因设计，其中因素的水平是治疗的不同强度

因素 1	因素 2	
	低剂量 B	高剂量 B
低剂量 A	低剂量 A+ 低剂量 B	低剂量 A+ 高剂量 B
高剂量 A	高剂量 A+ 低剂量 B	高剂量 A+ 高剂量 B

表 8.4　2×2 析因设计，其中因素的水平是同类型的不同种治疗

支架类型	支架后抗栓治疗	
	氯吡格雷	DAPT
BMS	BMS+ 氯吡格雷	BMS+DAPT
DES	DES+ 氯吡格雷	DES+DAPT

BMS：裸金属支架；DES：药物涂层支架；DAPT：双抗血小板治疗（氯吡格雷＋阿司匹林）

如前所述，2×2 析因设计是此类设计中最基础的。因素的数量可以增加，因素内水平的数量也可以增加。例如，在表 8.4 中，如果单独使用阿司匹林也作为支架后抗栓治疗的另一个选择，该试验就是 2×3 析因设计。如果希望在试验中再评估两种他汀类药物，试验就变成 2×3×2 析因设计（表 8.5）。

表 8.5　2×3×2 析因设计

支架类型	罗素伐他汀（支架后抗栓治疗）		
	氯吡格雷	阿司匹林	DAPT
BMS	BMS+ 氯吡格雷	BMS+ 阿司匹林	BMS+DAPT
DES	DES+ 氯吡格雷	DES+ 阿司匹林	DES+DAPT
支架类型	阿托伐他汀（支架后抗栓治疗）		
	氯吡格雷	阿司匹林	DAPT
BMS	BMS+ 氯吡格雷	BMS+ 阿司匹林	BMS+DAPT
DES	DES+ 氯吡格雷	DES+ 阿司匹林	DES+DAPT

BMS：裸金属支架；DES：药物涂层支架；DAPT：双抗血小板治疗（氯吡格雷＋阿司匹林）

析因设计的优点和缺点

析因设计的主要优点是可以在一个试验中回答有关疗效的多个问题。例如，在表 8.4 中展示的析因设计可以回答以下问题，其中支架后血栓是主要结局测量。

支架后血栓是否存在差异：

1. 金属裸支架和药物涂层支架相比。

2. 单独使用氯吡格雷或药物联用与双抗血小板治疗（DAPT）相比。

3. 单独使用氯吡格雷时，金属裸支架和药物涂层支架相比。

4. DAPT 治疗下，金属裸支架和药物涂层支架相比。

5. 植入金属裸支架，单独使用氯吡格雷或与 DAPT 相比。

6. 植入药物涂层支架，单独使用氯吡格雷或与 DAPT 相比。

这并不是该设计能回答的关于支架后血栓形成的全部问题。读者可能希望检查试验的结构，并且明确其他可能回答的问题。因此，通过在一个试验中重叠两种不同的治疗模块，析因设计提供了检查单独治疗和与其他治疗联用疗效的机会。

另一个优点是，在安慰剂对照析因设计，纳入试验可能更容易。回到表 8.2 中呈现的设计，假如没有考虑析因设计，研究者决定开展两项不同的试验。

其中一项是比较治疗 A 和安慰剂，另一项是比较治疗 B 和安慰剂。在每一项试验中，受试者都有 50% 的概率接受安慰剂治疗。但是在表 8.2 的设计中，受试者只有 25% 的概率接受（双）安慰剂。

析因设计的缺点主要有 3 个。首先，试验的复杂性显著增加，可能阻碍研究者成功完成试验。第二，如果因素 A 中的某一治疗水平影响了因素 B 中治疗水平的效果时，解读结果变得复杂。第三，如果一个因素疗效影响另一因素的疗效时，样本量的需求显著增加。例如，在前面列出的问题中，问题 3~4 意味着裸金属支架和药物涂层支架的差异可能来自单独使用氯吡格雷或氯吡格雷与阿司匹林联用；而问题 5~6 意味着单独使用氯吡格雷与氯吡格雷和阿司匹林联用的差异取决于支架的类型。所有这 4 个问题反映整个研究的亚组，只有问题 1 和 2 是基于整个样本。接下来就这个问题进行深入阐述。

主效应

让我们回到表 8.3 的例子。如果不管治疗 B 的剂量，低剂量 A 的效果一致，高剂量 A 的效果也一致，那么可以得出结论不用考虑受试者接受治疗 B 的剂量，低剂量 A 的疗效与高剂量 A 的疗效不同。我们也可以回答在不考虑治疗 A 剂量的情况下，低剂量 B 和高剂量 B 的疗效是否相同。我们把这些分别叫作因素 1 的主效应（低剂量 A 和高剂量 A 有差异）和因素 2 的主效应（低剂量 B 和高剂量 B 有差异）。主效应也被称为边际效应。因素 1 的效应可以在忽略（或结合）低剂量 B 和高剂量 B 两列后评估。相似地，可以忽略（或结合）低剂量 A 和高剂量 A 后，评估因素 2 的效应（表 8.6）。

表 8.6 2×2 析因设计和两个因素的主效应

因素 1	因素 2		
	低剂量 B	高剂量 B	因素 1 的主效应
低剂量 A	低剂量 A+ 低剂量 B	低剂量 A+ 高剂量 B	低剂量 A
高剂量 A	高剂量 A+ 低剂量 B	高剂量 A+ 高剂量 B	高剂量 A
因素 2 的主效应	低剂量 B	高剂量 B	

交 互

若因素 1 的效应取决于因素 2 的水平，反之亦然，则两个因素之间存在效应修饰，也就是交互效应。存在交互时，我们不能对因素 1 或 2 的主效应下结论。为了确定低剂量 A 的效应是否与高剂量 A 存在差异，我们需要考虑治疗 B 的剂量水平。从本质上说，交互效应是指接受低剂量 B 人群中高剂量 A 和低剂量 A 的差异，与接受高剂量 B 人群中低剂量 A 和高剂量 A 的差异不同。当交互效应存在时，反之亦然。换言之，此时不管表格的边际效应，恰当的比较是在 2×2 表格内部，即在 4 个格子之间比较。

以下是考虑交互效应的另一种方式。若不存在交互，因素 1 和因素 2 的效应是相加的。任何偏离因素 1 和因素 2 之间相加的关系就是一种交互。交互效应有很多种形式。图 8.1 展示了几种出现交互的场景。

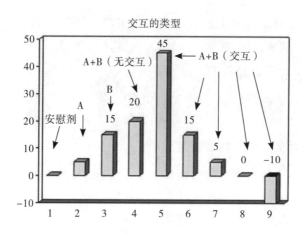

图 8.1 交互类型图。柱 1：无安慰剂效应。柱 2：A 的效应是 5。柱 3：B 的效应是 15。柱 4：A 和 B 的联合效应是相加的之和（无交互）。柱 5：A 和 B 的联合效应超过两者相加之和（交互）。柱 6：A 和 B 的联合效应与 B 的单独效应相同，即在 B 的基础上 A 没有额外效应（交互）。柱 7：A 和 B 的联合效应与 A、B 的单独效应相同，即在 A 的基础上 B 没有额外效应（交互）。柱 8：A 和 B 的联合效应与安慰剂相同，即 A 和 B 各自抵消了对方的效应（交互）。柱 9：A 和 B 的联合效应比各自的单独效应差，比安慰剂也差（交互）

统计分析

若结局是连续变量，用方差分析检查主效应和交互效应。用于 2×2 析因设计连续结局测量的统计模型有：

伴有交互的双因素方差分析→

$x_{ijk} = \mu + \alpha_i + \beta_j + (\alpha\beta)_{ij} + \varepsilon_{ijk}$ ；

　　　　$i = 1,2$ ； $j = 1,2$ ； $k = 1,2, \dots , n$

$\alpha_i \rightarrow$ 因素 A 的效应

$\beta_j \rightarrow$ 因素 B 的效应

$(\alpha\beta)_{ij} \rightarrow$ 因素 A 和 B 的交互

$\varepsilon_{ijk} \rightarrow$ 误差项

不伴交互的双因素方差分析→

$x_{ijk} = \mu + \alpha_i + \beta_j + + \varepsilon_{ijk}$ ；

　　　　$i = 1,2$ ； $j = 1,2$ ； $k = 1,2, \dots , n$

$\alpha_i \rightarrow$ 因素 A 的效应

$\beta_j \rightarrow$ 因素 B 的效应

$\varepsilon_{ijk} \rightarrow$ 误差项

分析步骤为：

- 实施伴有交互的双因素方差分析。
- 如果交互作用统计学不显著。
  - 再次进行无交互项的双因素方差分析。
  - 检验因素 A 和因素 B 的显著性水平。
- 如果交互项具有统计学显著性。
  - 将问题转化成根据因素 A 和 B 不同水平分组的方差分析。
  - 如 2×4 析因设计的分组变成 8 组的单因素方差分析。
  - 然后按照 8 个平行组试验开展，用多重比较的方法确定两两组间是否有差异。

若结局是二分类变量，可用类似的流程进行 logistic 回归分析。若结局是时间事件结局（生存分析），可以用 Cox 回归。需注意，二分类和时间事件结局在多重比较这一步将采用更复杂烦琐的方法。

交互对样本量的影响

在设计析因试验时，研究者需要确定是否可以假定无交互效应。此时，准备研究的医疗状态的性质及已知的治疗效应将帮助决策。然而，如果没有充分的证据表明不太可能存在交互，该研究的设计应该假定可能存在交互。但这通常可能会大大增加研究的样本量，样本量增加 4 倍也很常见。

假定设计一个 2 × 2 析因试验，总共纳入 1000 例患者，平均分成 4 组。若假设无交互，因素 A 两个水平之间的比较（因素 A 的主效应）将包括分配至接受因素 A 某一水平的 500 例患者和分配至因素 A 另一水平的 500 例患者。但是，当存在交互时，分析 2 × 2 设计形成的 4 组，4 组两两比较，共计 500 人（每组 250 人），即测试主效应一半的样本量。但是，检验效能和样本量之间的关系是二次项而非线性的。

BARI 2D——一个 2 × 2 试验

旁路血管成形术血管重建调查 2 型糖尿病（BARI 2D）对一组血管造影确定为稳定性冠状动脉疾病的 2 型糖尿病患者采用 2 × 2 析因设计。BARI 2D 对比联合血运重建与积极的药物治疗和单纯使用积极的药物治疗，同时采用 2 种血糖控制策略：胰岛素增敏和胰岛素补充[1-2]。

试验将 2368 例同时患有糖尿病和心脏病的患者随机分组，进入立刻血运重建同时强化药物治疗或只进行强化药物治疗，接受胰岛素增敏或胰岛素补充治疗。有 2 个主要终点：死亡率和死亡、心肌梗死或脑卒中（严重心血管事件）的复合结局。选择经皮冠状动脉介入治疗(PCI)或冠状动脉旁路移植术(CABG)中更适当的干预措施，根据最终选择干预的结果进行分层随机。

该方案作为其统计分析计划的一部分，以检验这两个因素的交互作用。在研究总体，以及 PCI 和 CABG 层内检验心脏研究组和血糖研究组之间的死亡率和严重心血管事件的统计交互作用，双侧 α 水平为 0.05。交互作用无统计学显著性，因此可以在血运重建组和药物治疗组（不考虑糖尿病治疗）进行比较，反之亦然。

5 年生存率在血运重建组和药物治疗组无显著差别（88.3% *vs*. 87.8%，*P*=0.97），在胰岛素增敏组和胰岛素补充组也无差别（88.2% *vs*. 87.9%，*P*=0.89）。不发生严重心血管事件的比例也无组间差异：血运重建组为 77.2%，药物治疗组为 75.9%（*P*= 0.7）；胰岛素增敏组为 77.7%，胰岛素补充组为 75.4%（*P*=0.13）。

医生健康研究

析因设计的另一个用途是，当假定无交互作用时，创建一个有效的试验将一个试验叠加在另一个试验上，每个试验提出不同的问题。医生健康研究采用了这一方法[3-5]。

根据 2×2 析因设计，将 22 071 名医生随机分入 4 组中的一组：阿司匹林和 β 胡萝卜素，阿司匹林和 β 胡萝卜素安慰剂，阿司匹林安慰剂和 β 胡萝卜素，阿司匹林安慰剂和 β 胡萝卜素安慰剂。有 2 个主要结局测量：研究设计是为了在健康男性医生人群回答 2 个初级预防假说——低剂量阿司匹林（每隔一天服用 325 mg）能否降低心血管疾病死亡，及 β 胡萝卜素（每隔一天服用 50 mg）能否降低癌症发病率。

试验设计假定低剂量阿司匹林和 β 胡萝卜素在各自的结局测量中不存在交互。研究设计见图 8.2。

癌症预防目标

		β 胡萝卜素	安慰剂	结局测量
心血管疾病预防目标	低剂量阿司匹林	低剂量阿司匹林+β 胡萝卜素	低剂量阿司匹林+安慰剂	心血管疾病死亡率
	安慰剂	β 胡萝卜素+安慰剂	安慰剂+安慰剂	
	结局测量	癌症发生率		

图 8.2 医生健康研究设计图

设计在当时存在一定争议，因为假定低剂量阿司匹林和 β 胡萝卜素不存在交互。虽然对心血管结局做出这个假定似乎是可以接受的，但对癌症结局假定无交互是否安全不确定。

试验的数据安全监察委员会（DSMB）在试验早期就中止了阿司匹林这一部分，因为很明显阿司匹林对初发心肌梗死的风险有显著作用。当时，卒中或死亡的发生率非常低，不足以得出有关阿司匹林对卒中或心血管死亡效果的结论，但 DSMB 认为不应该继续就这些终点提供更多明确的信息，因为对心肌梗死的获益已经明确。β 胡萝卜素的部分继续进行直到完成。结论是补充 β 胡萝卜素 13 年对癌症的发病率既无获益也无伤害。

结　论

析因设计在大型试验中对评估多种治疗的效果和相互之间的影响非常有用。

参考文献

[1] Brooks MM, Frye RL, Genuth S, et al. Bypass angioplasty revascularization investigation 2 diabetes (BARI 2D) trial investigators. Hypotheses, design, and methods for the bypass angioplasty revascularization investigation 2 diabetes (BARI 2D) trial. Am J Cardiol, 2006, 97(12A): 9G–19G.

[2] BARI 2D Study Group; Frye RL, August P, Brooks MM, et al. A randomized trial of therapies for type 2 diabetes and coronary artery disease. N Engl J Med, 2009, 360(24): 2503–2515. DOI: 10.1056/NEJMoa0805796.

[3] Hennekens CH, Buring JE. Methodologic considerations in the design and conduct of randomized trials: the U.S. physicians' health study. Controlled Clin Trials, 1989, 10: 142S–150S.

[4] The Steering Committee of the Physicians' Health Study Research Group；Belanger C, Buring JE, Cook N, et al. Final report on the aspirin component of the ongoing physicians' health study. N Engl J Med, 1989, 321: 129–135.

[5] Hennekens CH, Buring JE, Manson JE, et al. Lack of effect of long-term supplementation with beta-carotene on the incidence of malignant neoplasms and cardiovascular disease. N Eng J Med, 1996, 334: 1145–1149.

（雷翀　译）

第9章
交叉试验

Domenic J. Reda

概　述

在交叉试验中，每个受试者都作为自己的对照。虽然可以进行非随机交叉试验，但最好实施随机分配治疗。假设我们希望通过交叉试验比较 A（对照组）和 B（试验组）两种治疗。在非随机交叉试验中，所有参与者都可能先接受治疗 A，然后接受治疗 B。在随机交叉试验中，所有参与者将依次接受两种治疗，但顺序是随机的。因此，一半将先接受治疗 A，然后接受治疗 B，另一半先接受治疗 B，然后接受治疗 A。图 9.1 展示了此类试验的设计布局。

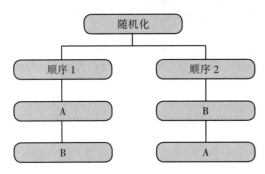

图 9.1　标准 2 组 2 阶段交叉设计

D.J. Reda (✉)
Department of Veterans Affairs, Cooperative Studies Program Coordinating Center (151K),
Hines VA Hospital, Building 1, Room B240, Hines, IL 60141, USA
e-mail: Domenic.Reda@va.gov

© Springer International Publishing AG 2017
K.M.F. Itani and D.J. Reda (eds.), *Clinical Trials Design in Operative
and Non Operative Invasive Procedures*, DOI 10.1007/978-3-319-53877-8_9

完全交叉设计会将每个受试者随机分配，按随机选定的顺序接受所有治疗。这时，试验中试验阶段的数量等于所要评估的治疗方法的数量。不完全交叉设计会将受试者随机分配到一系列治疗中，但每个受试者不会接受所有的治疗方式。因此，如图 9.2 所示的 3 组 2 阶段交叉设计就是不完全交叉设计。

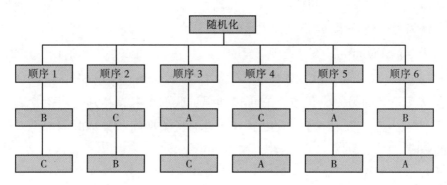

图 9.2 3 组 2 阶段不完全交叉设计

交叉设计的优势

与平行组试验相比，交叉设计的试验有两个优势。首先，提高了精度，这通常会使所需样本量减少。精度的提高源于两个因素。由于每个患者都是自己的对照，因此样本量减少了 50%。代价则为试验周期更长，因为受试者在退出试验之前必须完成所有轮次的治疗。

此外，由于治疗前、后的反应往往是相关的，相关性的大小将进一步降低对样本量的要求。

例如，Dunbar 等[1] 进行了一项单中心随机双盲交叉试验，以确定与标准的内镜下四象限随机活检（SE-RB）方案相比，共聚焦激光显微内镜下行光学活检和靶向黏膜活检（CLE-TB）能否提高内镜下不明显的巴雷特食管（BE）相关瘤形成的诊断率。

经活检证实 BE 或活检证实 BE 且疑似有非局限性的、内镜下不明显的重度不典型增生（HGD）的患者，被随机分配入不同的检查顺序，或首先接受标准内镜检查，然后在 2~6 周后接受 CLE-TB，或以相反的顺序接受这两种检查。在第二次内镜检查结束时，允许研究的共同研究者为内镜医生揭盲，揭晓先前的病理诊断和所有经活检证实的 HGD 区域的位置。如果黏膜病变高度怀疑 HGD 或早期癌症，则可以在当时进行经内镜黏膜切除术。

为计算目标样本量，预估采用 SE-RB 方案时的预期肿瘤发生率为 10%，采用 CLE-TB 方案时的预期肿瘤发生率为 40%。设定 α 为 0.05，检验效能为 90%，使用配对设计时需要 37 例患者。如果设计为平行组试验，则目标样本量为每个治疗组 47 例或总共 94 例。

采用 CLE-TB 方案时肿瘤的诊断率为 33.7%［95% CI（15.2%，52.2%）］，而 SE-RB 时肿瘤的诊断率为 17.2%［95% CI（6.2%，28.2%）］。

交叉设计的另一个优点是它可以加强试验的招募，特别是当治疗之一是安慰剂时。交叉设计保证所有受试者在参与试验期间的某个时间都会接受积极的治疗。

阶段效应

因为每个受试者都是自己的对照，这导致解释交叉试验的结果时有一个潜在问题，即受试者的反应与所给予的治疗无关但随时间而变化的可能性。例如，如果疾病状态与季节有关，则第一次治疗与第二次治疗的效果差异可能是源于阶段效应，而不是真正由两种治疗方法带来的效果差异。当接受治疗的顺序是随机分配时，当一半患者在第一阶段接受治疗 A，另一半在第二阶段接受治疗 A 时，阶段效应则会通过随机分配的治疗顺序而在组间达到平衡。

延滞效应

另一个潜在问题是延滞效应。如果在受试者停止接受治疗 A 后治疗 A 还有一些残余效应，然后受试者立即接受治疗 B，则不能将治疗 A 的残余效应和治疗 B 的治疗效果区分开来。这种情况下，随机分配接受治疗的顺序可能无法解决这一问题。不同治疗处置之间残余效应的时间和强度可能不同。如果治疗 B 没有残余效应，但治疗 A 有，那么对于后接受治疗 A 的人对 A 的反应不会受到之前接受治疗 B 的影响，但后接受治疗 B 的人对 B 的反应会受到之前接受治疗 A 的延滞效应的影响。

洗　脱

解决延滞效应的一种策略是在不同治疗之间加入一个洗脱期。当然，洗脱期需要足够长，以保证可以洗脱任何治疗可能存在的潜在效应。

脱　落

如前所述，如果受试者提前退出试验，缺失数据的影响会比在平行组试验中受试者提前退出的影响更大。在交叉试验中，所收集的关于受试者在退出试验之前所接受治疗的数据的效用将非常有限，因为试验是基于每个受试者都作为他们自己的对照而设计的。

分　析

在如下 2 组 2 阶段交叉试验的统计模型中，可以看到延滞效应和脱落带来的问题。假设模型的参数如下：

$\pi=$ 阶段效应：阶段 2 和阶段 1 之间预期的时间相关差异

$\tau=$ 治疗效应：治疗 A 和治疗 B 之间预期的治疗效果差异

$\lambda_a=$ 治疗 A 的延滞效应

$\lambda_b=$ 治疗 B 的延滞效应

$\mu_i=$ 患者 i 的效应：我们对患者 i 在阶段 1 接受治疗 B 的预期反应

交叉设计中，模型可以用如下 2×2 表展示：

预期反应

分组	阶段 1	阶段 2
AB	$\mu_j+\tau$	$\mu_j+\pi+\lambda_A$
BA	μ_K	$\mu_K+\pi+\tau+\lambda_B$

可以看出，存在延滞效应时，模型无法求解治疗效应。当延滞效应可以忽略时，预期反应可以建模如下：

预期反应

分组	阶段 1	阶段 2
AB	$\mu_j+\tau$	$\mu_j+\pi$
BA	μ_K	$\mu_K+\pi+\tau$

这时，可估计 A 和 B 的治疗效果。混合效应模型是一种灵活的统计模型，通常用于分析纵向数据，可以作为替代方案来估计延滞效应 [2]。

当测量结果是连续变量时，可以使用重复测量方差分析。对于二分类变量结果，例如术后 30 天内的并发症（是，否），则可以使用广义估计方程（GEE）这一更复杂的重复测量结果的分析形式。对于测量结果是是否存活或发生某一结局事件的研究，生存分析方法没有用，因为一旦受试者在接受所有治疗之前发生了结局事件（如死亡），就没有机会在剩余的治疗中再次观察到结局事件。

什么时候交叉设计是无用的？

交叉设计具有重要的局限性，限制了它们在操作性治疗试验，尤其是有创操作治疗中的效用。当一种或多种治疗将导致受试者发生永久性变化（如治愈疾病）时，交叉设计试验是无用的。同样，交叉设计通常不适用于急性病症，因为在受试者完成完整的治疗序列之前病情可能就会缓解（如流感）。最后，任何有很大可能导致患者无法继续参与试验的医疗状态或治疗方法都不适合使用交叉试验。

示例：NIDCD/VA 助听器试验

VA/NIDCD 助听器试验是一个医疗状况和所要评估的治疗方法均适合交叉设计试验的例子 [3]。该试验的目的是比较 3 种常用助听器电路对感觉神经性听力损失患者的益处。它被设计为一个 3 期、3 种治疗的交叉试验。该研究在美国退伍军人事务部医疗中心的 8 个听力实验室进行，纳入了 360 例双侧感觉神经性听力损失的患者。

患者被随机分配到由线性削峰器（PC）、压缩限制器（CL）和宽动态范围压缩器（WDRC）3 种助听器电路组成的 6 个序列中的一个。所有患者都佩戴了装在相同外壳中的全部 3 种助听器，每一种持续 3 个月。因此，试验是双盲设计。

结果测量包括语音识别、声音质量和助听器受益的主观感受等方面的测试结果，分别在使用和不使用助听器的状态下，测量基线水平和每 3 个月干预后的值。在试验结束时，患者对 3 个助听器电路进行排名。

研究者得出结论，每种电路都可在安静和嘈杂的聆听环境中使患者受益。与 PC 相比，CL 和 WDRC 电路似乎更有优势，尽管它们之间的差异远小于使用和不使用助听器之间的差异。

请注意，该试验是开展交叉设计试验近乎理想的状态。感觉神经性听力损失是一种慢性疾病，随时间的推移病情变化非常缓慢，尤其是在患者 9 个月的治疗期间（每个设备 3 个月）。因此，预期不产生阶段效应。此外，佩戴助听器不会改变受试者在未佩戴助听器时的听力敏锐度。因此，预期不会产生延滞效应。最后，基于病情和治疗的属性，预期受试者的退出率会很低。

示例：肾上腺素和胸段硬膜外麻醉

Niemi 和 Breivik 开展了一项双盲随机交叉试验，纳入了 12 名受试者，以评估在胸部或腹部大手术后使用肾上腺素联合小剂量罗哌卡因和芬太尼输注的有效性 [4]。

研究筛选了择期行胸部或上腹部大手术的患者。在手术当天使用含 3 种药物的混合药液滴定至最佳硬膜外镇痛效果，之后患者被随机分配入组，在术后第一天接受按照一种方案混合的镇痛药物进行硬膜外镇痛，术后第二天接受按另一种方案混合的镇痛药物进行镇痛。

排除标准包括患者有置入硬膜外导管的禁忌证，如感染、脊柱解剖异常或完全抗凝。同时排除由于硬膜外导管置入的技术问题而引起的镇痛不完全或不稳定的患者，包括硬膜外导管置入过高或过低。

在全身麻醉诱导前，根据手术部位，在第 6 和第 12 胸椎间隙之间的适当水平置入硬膜外导管。所有患者在手术期间接受标准化麻醉方案，术后接受标准化硬膜外输注方案。允许患者自控给予混合硬膜外镇痛药物，一次 4 mL，每小时最多 2 次。所有患者每 6 h 经直肠给予 1 g 对乙酰氨基酚。

医院药房为所有患者准备了 2 个 100 mL 带编码的塑料袋，内含 1 mg/mL 的罗哌卡因和 2 μg/mL 的芬太尼，含或不含 2 μg/mL 的肾上腺素。在术后第一天上午 8：00 改变硬膜外输注方案，从使用三联混合药液改为使用两种已编码的硬膜外混合液中的一种，更改后的输注方案由随机化程序确定。以与三联硬膜外混合药液相同的速率持续输注 3 h，或者持续输注至患者在接受预定的补救药物后能够忍受任何疼痛加剧。此时，硬膜外输注药物改回罗哌卡因－芬太尼－肾上腺素混合物，给予 5 mL 推注，并以与盲法研究阶段开始前相同的速度继续输注。继续观察患者 5 h，评价疼痛强度和副作用。术后第二天上午 8: 00，如果患者在相同的输注速度下使用罗哌卡因－芬太尼－肾上腺素混合液行硬膜外镇痛仍能获得最佳镇痛效果，则使用另一种编码的硬膜外混合液重复研究。

每当患者对镇痛效果不满意时，被允许自控给予一次 4 mL 的硬膜外混合镇痛药液，每小时最多 2 次。当即使使用了硬膜外推注剂量，但咳嗽时疼痛强度依然增加至重度时，将由一名研究人员静脉给予患者 1~5 mg 吗啡并进行滴定。如果咳嗽时疼痛强度依然为重度，则将使用的硬膜外输注药液改回在非盲法试验时使用的含肾上腺素的硬膜外镇痛药液。记录每小时实际使用的硬膜外混合药液和任何经静脉注射的吗啡的量。

在盲法研究期间使用含肾上腺素的混合药液时，疼痛强度在休息时和咳嗽时均保持较低水平且没有变化。在使用不含肾上腺素的混合药液的情况下，2 h 后，疼痛强度与基线水平有非常显著的差异（$P<0.001$），且在使用和不使用肾上腺素的时期之间也存在非常显著的差异（$P<0.001$）。只要注入的是不含肾上腺素的混合药液，这种差异就会增加。当硬膜外输注的药液改回含肾上腺素的混合液后，疼痛强度会在 15 min 内下降，因此疼痛强度在 1 h 后与基线相比没有差异。

结　论

交叉试验通常不适用于设计操作性试验，特别是有创操作和那些将导致受试者病情发生永久性改变的治疗方式。然而，当满足允许交叉设计的假设时，它们的效率使它们很有用。它们可能在对外科患者的某项医疗处置评估的试验中很有用，例如麻醉方案的选择。

参考文献

[1] Dunbar KB, Okolo P 3rd, Montgomery E,et al. Confocal laser endomicroscopy in Barrett's esophagus and endoscopically inapparent Barrett's neoplasia: a prospective,randomized, double-blind, controlled, crossover trial. Gastrointest Endosc, 2009, 70(4): 645–654. DOI: 10.1016/j.gie.2009.02.009.

[2] Laird NM, Skinner J, Kenward M. An analysis of two-period crossover designs with carry-over effects. Stat Med, 1992, 11(14/15): 1967–1979.

[3] Larson VD, Williams DW, Henderson WG, et al. Efficacy of 3 commonly used hearing aid circuits A crossover trial. JAMA, 2000, 284(14): 1806–1813. DOI: 10.1001/jama.284.14.1806.

[4] Niemi G, Breivik H. Epinephrine markedly improves thoracic epidural analgesia produced by a small-dose infusion of ropivacaine, fentanyl, and epinephrine after major thoracic or abdominal surgery: a randomized, double-blinded crossover study with and without epinephrine. Anesth Analg, 2002, 94(6): 1598–1605.

（赵静 译，雷翀 审）

第10章

整群随机临床试验

William G. Henderson

概　述

　　整群随机临床试验（CRCT，也称为组随机试验或社区试验）是一种以一组患者而不是单个患者为单位进行随机的临床试验。开展此类试验是将正在研究的干预一次应用于一组患者而不是单个患者。然而，在这两种类型的试验中，兴趣结局都是按照每个患者单独记录的。CRCT经常用于卫生保健服务研究，这是一个涉及卫生保健服务组织、提供和经费的卫生保健研究领域。它们通常涉及行为、生活方式改变、教育计划和卫生保健模式的研究。

　　外科领域CRCT研究的一些例子包括：

　　1. 一项整群随机试验中，加拿大安大略省的20名普通外科医生被随机分配，使用或不使用可帮助外科医生告知他们的乳腺癌患者不同治疗方案的决策辅助工具。根据外科医生对患者进行分群。患者结局包括有关治疗方案的知识分数、决策冲突的测量和对决策的满意度，以及选择乳腺保守治疗的

W.G. Henderson (✉)
Adult and Child Consortium for Outcomes Research and Delivery Science (ACCORDS),
Department of Biostatistics and Informatics, Colorado School of Public Health, University
of Colorado Denver, 13199 E. Montview Blvd, Suite 300, Aurora, CO 80045, USA
e-mail: William.Henderson@ucdenver.edu

© Springer International Publishing AG 2017
K.M.F. Itani and D.J. Reda (eds.), *Clinical Trials Design in Operative
and Non Operative Invasive Procedures*, DOI 10.1007/978-3-319-53877-8_10

频率[1]。

2. 直肠癌质量倡议（QIRC）试验中，加拿大安大略省的医院被随机分配至知识转化策略组（试验组）和正常实践环境组（对照组），比较知识转化策略组是否可改善患者预后（永久性结肠造口术和癌症局部复发率）。前者包括研讨会、专家意见的使用、手术演示、术后问卷及向外科医生教授直肠系膜切除新技术后的审计和反馈[2]。患者以就诊的外科医生和医院分群。

3. PEDUCAT 试验中，根据医院病房和一年中就诊的周次定义患者分群，患者被随机分配到术前研讨会和标准信息宣传手册以帮助其了解手术后如何最好地恢复，与仅发放标准手册相比，观察对术后并发症的预防[3]。患者以所在的医院病房和一年内住院的周次分群。

4. QUARISMA（医疗照护质量、产科风险管理和分娩模式）试验中，加拿大魁北克的 32 家医院被随机分配到一项干预措施，包括剖宫产指征审计、向医疗专业人员提供反馈以实施最佳实践，观察与常规医疗照护相比，是否可降低剖宫产率及新生儿严重和轻度并发症的发生率[4]。患者根据医院分群。

5. FIRST 试验中，117 个普通外科住院医师项目被随机分配到当前的研究生医学教育认证委员会（ACGME）值班时间政策（标准政策组）或更灵活的政策（灵活政策组），灵活政策取消了对普通外科住院医师关于最大轮班时长和班次间休息时间的规则要求。结果包括术后 30 d 患者死亡或严重并发症的发生率、其他术后并发症、住院医师的看法，以及对住院医师福利、教育和患者照护的满意度[5]。患者和住院医师按普通外科住院医师项目分群。

CRCT 的优势包括：能够研究自然应用于集群水平的干预措施，能够产生可外推且与现实世界决策相关的结果，以及避免结果被沾染的可能性更大（即研究中的干预措施"溢出"到对照组）。缺点包括：与从患者层面进行随机化的试验相比，需要大量的群和更大的总体样本量；增加了培训、监控和统计的复杂性；增加了成本，需要大量资金来源。

CRCT 研究的类内相关性和样本量确定

CRCT 的效率往往低于在患者层面随机化的 RCT，因为通常一个集群内的患者比来自不同集群的患者相关性更强。这种相关性被称为"类内相关性"

（ICC），范围在 0~1，尽管实际上在大多数 CRCT 中，ICC 范围在 0.001~0.05。
ICC 的定义为：

ICC = ρ =（簇间方差）/（簇间方差 + 簇内方差），或可归因于聚类 / 集群效应的总方差的比例。当 ρ 接近 0 时，意味着簇间方差与簇内方差相比较低；换言之，即集群内个体之间不一定非常相似（集群内个体差异很大）。当 ρ 接近 1 时，意味着簇间方差比簇内方差大；换言之，即集群中的个体非常相似（它们之间没有太大差异）。设计 CRCT 时，主要结局变量的 ICC 通常未知，但在规划研究的样本量时必须对 ICC 做出假设。

CRCT 样本量的确定和 CRCT 的最终分析需要考虑临床试验中患者的集群。在临床试验的样本量确定中未考虑集群效应（即忽略分组）将导致研究效能不足；在临床试验的最终分析中如果未考虑集群效应，将导致临床试验中的 I 类错误比名义上的 I 类错误，即 α = 0.05 时更大（即研究者会低估临床试验中的方差，并且会发现比实际上更多的具有统计学意义的结果）。

CRCT 的样本量（即试验中纳入受试者的总数）对 ICC 的值非常敏感。要计算 CRCT 的样本量，可以假设在患者水平进行随机化并使用标准方法计算试验的样本量，然后赋予"膨胀因子（IF）"，即 IF = [1 +（m − 1）× ρ]，其中 m = 集群规模（即每个集群中的患者数量，假设所有集群规模相同），ρ = ICC。表 10.1 列出了不同 ICC 和集群大小组合所对应的 IF。当集群规模为 20~100，ρ = 0.001 时，在患者水平随机化基础上计算出总样本量仅需要增加 2%~10%；但当 ρ = 0.01，样本量需要增加 19%~99%；而当 ρ = 0.05 时样本量需增加 2~6 倍。例如，当使用标准方法计算以患者水平随机化的临床试验的样本量时，在双侧检验 α = 0.05 的显著性水平下，要达到 90% 的统计效能来发现 40% 与 30% 的成功率差异，所需样本量为 956 例患者。如果我们改为设计一个集群规模为 20 例患者的 CRCT，如果 ρ = 0.001，我们将需要 975（956 × 1.02）例患者（48~49 个集群，每群 20 例患者）；如果 ρ = 0.02，则需要 1319（956 × 1.38）例患者（66 个集群，每群 20 例患者）；如果 ρ = 0.05，则需要 1864（956 × 1.95）例患者（93~94 个集群，每群 20 例患者）。计划 CRCT 的研究人员需要对 ICC 有一个良好的估计。一些团队试图报告不同临床场景、人群和终点的 ICC，以便于为研究设计和分析提供信息[6]。每当新的 CRCT 发表时，除了报告研究的主要结果外，还应要求报告 ICC，以加强对未来研究的准确规划。

表 10.1　计算 CRCT 研究样本量时不同 ICC 和集群规模组合下的 IF

集群规模				
ICC	$N = 20$	$N = 40$	$N = 60$	$N = 80$	$N = 100$
0.001	1.02	1.04	1.06	1.08	1.10
0.01	1.19	1.39	1.59	1.79	1.99
0.02	1.38	1.78	2.18	2.58	2.98
0.05	1.95	2.95	3.95	4.95	5.95
0.10	2.90	4.90	6.90	8.90	10.90
0.15	3.85	6.85	9.85	12.85	15.85
0.20	4.80	8.80	12.80	16.80	20.80

一项 CRCT 中有两个样本量选择，集群个数和集群规模，或每个集群内的患者数量。一般来说，通过增加集群的数量比扩大集群规模在增加统计效能方面更为有效。前面的示例中，$\rho = 0.02$ 时，需要 66 个集群，每个集群包含 20 例患者，总样本量约为 1320 例患者，在双侧检验 $\alpha = 0.05$ 的显著性水平下可提供 90% 的检验效能发现 40% 相较于 30% 的成功率差异。IF = （1 + 19 × 0.02）= 1.38。而如果我们设计一个包含 20 个集群，每个集群 66 例患者的 CRCT，相应的 IF = （1 + 65 × 0.02）= 2.30，保持总样本量为 1320 不变，此时统计效能仅为 71%。一般而言，CRCT 中如果每个治疗组少于 8~10 个集群，但却具有足够的统计效能的情况很少见。

CRCT 设计的选择和平衡

一项 CRCT 中通常使用 3 种设计：①完全随机设计，不涉及预分层或集群匹配；②集群分层，然后在层内进行集群的随机化；③集群匹配，然后在匹配对内进行随机化。对于完全随机的设计，治疗组间重要患者基线变量上很容易出现不平衡，因为典型试验中的集群数量很少。通常需要对集群进行预分层，以减少重要基线不平衡的可能性。预分层因素可能包括不同的集群规模、地理区域或某种关于社会经济地位的总体测量。按集群规模分层然后在层内随机化的优点是有助于确保治疗组间的总样本量相对均衡。如果可用集群的总数不是太少，一对一匹配可能很有用。但是，如果配对中的一个集群退出试验，则该配对中另一个集群的数据也不能用于分析。

一旦确定了 CRCT 中的集群，研究者应该考虑是否每个集群内的所有患者都应纳入该临床试验，或者是否需要设立患者纳入 / 排除标准。如果使用来自每个集群的患者样本，则应采取积极措施（例如，随机抽取患者样本）以减少潜在的选择偏倚。还应考虑盲法或掩蔽问题。在一项 CRCT 中，通常不可能对患者接受的治疗设盲，但也许可以对结局评估者设盲，使其不了解治疗分组。

分析问题

两类统计模型广泛用于 CRCT 个体水平分析时考虑 ICC：①条件或受试者特异性模型，也称为混合效应模型；②使用广义估计方程（GEE）方法中的边际或人群平均模型。在受试者特异性模型中，治疗效果估计对于给定的集群是特定的，因为治疗效果的估计取决于该集群的特定特征的前提条件下。在人群平均模型中，治疗效果的估计是在不同干预条件下整个人群的平均变化。对于包含大量集群数的研究，两种模型往往会产生相似的结果。基线协变量（集群或患者特征）可以整合到任一模型中。应用 GEE 时通常要求研究中包含 40 个或更多的集群。一些文献建议，CRCT 使用的条件模型侧重于受试者内的变化（如干预前与干预后），CRCT 使用边际模型侧重于受试者之间差异（如干预条件与对照条件）[7]。

CRCT 中的伦理和监管问题

出于多种原因，CRCT 带来了明显的伦理和监管挑战。首先，随机化、干预和结局测量单元可能涉及不同的组织和人员，因此在确定研究对象和知情同意方面带来了挑战。第二，由于通常在集群水平实施干预措施，每个集群中有许多人会受到影响，即使其中一些人（甚至是"易感"人群）可能不是已经签署参与 CRCT 知情同意书的正式受试者。第三，集群的随机化通常发生在 CRCT 中受试者招募和签署知情同意书之前。第四，CRCT 经常涉及组织，有时不清楚这些组织要参与研究需要哪些许可。

2012 年渥太华关于集群随机试验伦理设计和实施的声明[8]是在 2011 年 11 月举行的多学科专家小组会议上达成的共识声明，主要为研究人员和研究伦理委员会（REC）提供伦理设计和实施健康研究 CRCT 的指导。声明中提出并总结了 15 项建议，涉及 7 个确定的伦理问题（表 10.2）。共识声明是透明和详细的，包括在开放获取期刊《试验》（*Trials*）上发表研究方案[9]和关于临床平衡方面选定的背景论文[10]，确定研究对象[11]，"守门者"的角色和权限[12]，以及何时需要知情同意[13]。2013 年，美国国立卫生研究院（NIH）卫生保健系统研究合作组织召开了一次后续的研讨会，审议讨论了渥太华声明的各个方面，特别是关于在美国监管环境中的相关问题[14]。

数据监察

就像在患者水平进行随机的临床试验一样，应该为整群随机试验指定一个数据监察委员会（DMC）。这些 DMC 是独立的专家小组，随试验进展定期审查数据，以维护研究受试者的利益并保持试验的完整性。

尽管 CRCT 中的许多数据监察问题与在患者水平进行随机化的 RCT 研究中的数据监察问题相同，但这两种随机试验的监察问题在某些方面还是有所不同，包括患者资格、方案依从性、各中心间测量的一致性、结局事件、随访、试验提前终止、ICC 的监察和 DMC 的组成（表 10.3）[15]。

CRCT 的报告

《试验报告综合标准（CONSORT）》声明旨在改进随机对照试验的设计和报告。它首次发表于 1996 年，并于 2001 年和 2010 年进行了更新。该声明包括一个项目清单，其内容应该在每个 RCT 的文稿主体中进行报告。该声明还建议报告中应包括一个流程图，列出在 RCT 研究中筛选、随机、治疗和随访的所有患者。2012 年，该标准针对整群随机试验进行了更新[16]。 表 10.4 总结了针对整群随机试验更新的 CONSORT 报告项目。

表 10.2　2012 年渥太华声明中关于整群随机试验的伦理设计和实施的推荐

伦理问题	推荐序号	推荐意见
证明 CRCT 设计的合理性	1	研究者应为使用 CRCT 设计提供明确的理由，并采用适合该设计的统计方法
REC 审查	2	研究者必须在研究开始之前提交 CRCT 方案进行 REC 审查
确定研究受试者	3	研究者应根据 4 个发表的标准明确定义研究受试者[11]
获得知情同意（IC）	4	除非 REC 授予豁免，否则研究者必须获得 IC
	5	如果在集群随机化之前无法获得 IC，则应在集群随机化之后、研究干预和数据收集之前尽快获得
	6	当没有豁免时，研究无法开展且干预和数据收集的风险很小时，REC 可以批准豁免或更改 IC
	7	除非有 IC 豁免或变更，否则研究人员必须从研究受试者处获得 IC
守门者	8	守门者不能为其所在集群的受试者个体提供代理知情同意
	9	当 CRCT 可能影响集群或组织利益时，研究人员应获得守门者的许可，但这并不能代替受试者的 IC
	10	当 CRCT 干预严重影响集群利益时，研究者应就研究设计、实施和报告向集群寻求咨询
评估利弊	11	研究者必须确保研究干预有充分的理由并与在该领域的规范做法一致
	12	研究人员必须充分证明对照组选择的合理性；如果对照组是常规实践，对照组的受试者不能被剥夺非试验条件下应该得到的有效照护
	13	数据采集应有充分的理由，与合理的试验设计一致，并与要获得的知识有合理的关系
保护弱势受试者	14	集群可能包含弱势受试者；研究者和 REC 必须考虑是否需要对其施以额外的保护
	15	当需要受试者个人签署 IC 且存在弱势受试者时，REC 应特别注意这些受试者的招募、隐私保护和 IC 程序

REC：研究伦理委员会

表 10.3　数据监察委员会（DMC）在患者水平随机化 RCT 与整群随机试验（CRCT）监测考虑方面的差异

试验方面	患者水平随机的 RCT	整群随机临床研究（CRCT）
患者资格	由 DMC 密切监控	资格标准很少；可能不需要密切监控
方案依从情况	由 DMC 密切监控	几乎不相关，因为依从性水平应反映治疗在日常实践中的应用情况
各中心测量的一致性	主要在详细的操作手册中定义，所以不同中心之间的一致性应该很高	应由 DMC 密切监控，因为不同中心的测量一致性可能存在很大差异
结局指标	结局通常是客观的，临床 / 生物学指标，如死亡率、疾病进展、生物标志物	结果通常是主观的，由给予治疗的临床医生、基于电子健康记录（EHR）的数据或索赔的数据进行评估，并且各中心间差异更大
随访	通常在方案中进行了标准化定义并由 DMC 监控	各中心的随访间隔可能存在很大差异，应由 DMC 密切监测
因有效或无效而提前终止试验	在患者水平随机的 RCT 中通常非常重要，特别是当试验结局是死亡率或主要并发症发病率时	在 CRCT 中更不重要，因为治疗措施通常是在临床实践中使用并接受的治疗措施，并且结局事件通常不是危及生命的事件
ICC 监测	不适用于患者水平随机的 RCT	ICC 监测很重要，因为样本量和试验的检验效能对 ICC 非常敏感
DMC 的组成	研究领域的临床专家、生物统计学家、生物伦理学家	还包含其他具有医疗环境、生物信息学专业知识的成员，以及患者代表

表 10.4　CONSORT 声明在整群随机试验中的扩展

CONSORT 项目编号	标准项目清单	整群试验中的扩展
1a	标题和摘要——在标题中标明为随机试验	在标题中标明为整群随机试验
2a	科学背景和合理性解释	使用整群设计的合理性
3a	试验设计说明，包括分配比例	集群的定义及如何将研究设计的特征应用于集群

续表

CONSORT 项目编号	标准项目清单	整群试验中的扩展
4a	受试者的资格标准	集群和受试者的资格标准
5	每组的干预措施，包括实施方式和时间	干预措施的实施是在集群水平、受试者个体水平还是两者兼有
6a	主要和次要结局，包括评估的方式和时间	结局评估是在集群水平、受试者个体水平还是两者兼有
7a	样本量如何确定	计算方法、集群数、集群规模相等或不相等、假定的 ICC
8b	随机化类型、分层、区组和区组大小	集群分层或匹配的详细信息（如果使用）
9	分配的隐藏机制	分配隐藏是在集群水平、受试者个体水平还是两者兼有
10	谁确定随机序列，招募受试者，分配他们接受干预	谁进行随机化、招募集群、为集群分配干预措施；受试者个体入组的机制（完全连续入组或随机抽样）；知情同意的对象，以及是在集群随机化之前还是之后执行知情同意
12a	组间比较的统计方法	统计分析时如何考虑集群
13a	每组中接受随机分配、预期治疗、纳入主要结局分析的受试者人数	接受随机化、预期治疗、纳入主要结局分析的集群和受试者数量
13b	随机化后脱落和排除的受试者人数及原因	脱落和排除的集群数和受试者人数
16	每组中参与统计分析的受试者数量，以及分析是否按分配干预组进行	每组中纳入每次分析的集群数和受试者人数
17a	每组的结果、估计的效应值和精度	受试者个体或集群水平每个主要结局结果及 ICC 值
21	试验结果的普适性	对集群和（或）个体受试者的普适性

阶梯楔形整群随机临床试验（SW-CRCT）

SW-CRCT 涉及在多个时间段或步骤内面向所有集群推出的一系列干预措施，集群被随机分配到这些步骤中。这种设计的优点是所有集群最终都将接受干预措施，而不是有一些集群在整个研究过程中只作为对照组，并且通常在后勤和经费上更容易推出干预措施，因为无须在研究开始时就为大量集群提供干预措施。每个集群在对照和干预条件下（即引入干预后的时段）有一个或多个结局测量的时间段。一旦集群开始接受干预措施，它就会保持这种状态，直到研究结束。

SW-CRCT 的分析基于"横向"和"纵向"比较。横向比较基于每个集群接受干预前后的结局测量，如果没有长期的时间趋势则不存在偏倚。纵向比较已切换到干预的集群和尚未切换到干预的集群（即仍处于对照组的集群）的结局测量，由于集群进入干预阶段的时间是随机的，因此不存在偏倚。许多 SW-CRCT 使用混合模型进行分析，包括集群的随机效应和时间段的固定效应，以考虑长期的时间趋势[17]。

结 论

当干预措施应用于集群水平时，CRCT 最为有用；如果干预措施应用于个体患者，则需要考虑沾染的可能性。CRCT 中，在确定样本量和统计分析数据时考虑 ICC 非常重要。与在患者水平随机化的临床试验相比，CRCT 效能较低，并且需要更大的样本量。CRCT 在伦理和监管考虑事项、数据监察及文献中报告试验方面有特殊要求。SW-CRCT 是一种特殊类型的 CRCT，当干预措施被认为有效时非常有用，因为这种设计中所有集群最终都会接受该干预措施。

参考文献

[1] Whelan T, Levine M, Willan A, et al. Effect of a decision aid on knowledge and treatment decision making for breast cancer surgery. A randomized trial. JAMA, 2004, 292:

435–441.

[2] Simunovic M, Goldsmith C, Thabane L, et al. The quality initiative in rectal cancer (QIRC) trial: study protocol of a cluster randomized controlled trial in surgery. BMC Surg, 2008, 8: 4.

[3] Fink C, Diener MK, Bruckner T, et al. Impact of preoperative patient education on prevention of postoperative complications after major visceral surgery: study protocol for a randomized controlled trial (PEDUCAT trial). Trials, 2013, 14: 271.

[4] Chaillet N, Dumont A, Abrahamowicz M, et al. A cluster-randomized trial to reduce cesarean delivery rates in Quebec. N Engl J Med, 2015, 372: 1710–1721.

[5] Bilimoria KY, Chung JW, Hedges LV, et al. National cluster-randomized trial of duty-hour flexibility in surgical training. N Engl J Med, 2016, 374: 713–727.

[6] Adams G, Gulliford MC, Ukoumunne OC, et al. Patterns of intra-class correlation from primary care research to inform study design and analysis. J Clin Epidemiol, 2004, 57: 785–794.

[7] Murray DM, Varnell SP, Blitstein JL. Design and analysis of group-randomized trials: a review of recent methodological developments. Am J Publ Health, 2004, 94: 423–432.

[8] Weijer C, Grimshaw JM, Eccles MP, et al. The Ottawa statement on the ethical design and conduct of cluster randomized trials. PLOS Med, 2012, 9: 11.

[9] Taljaard M, Weijer C, Grimshaw J, et al. Study protocol: ethical and policy issues in cluster randomized trials: rationale and design of a mixed methods research study. Trials, 2009, 10: 61.

[10] Binik A, Weijer C, McRae AD, et al. Does clinical equipoise apply to cluster randomized trials in health research? Trials, 2011, 12: 118.

[11] McRae AD, Weijer C, Binik A, et al. Who is the research subject in cluster randomized trials in health research? Trials, 2011, 12: 183.

[12] Gallo A, Weijer C, White A, et al. What is the role and authority of gatekeepers in cluster randomized trials in health research? Trials, 2012, 13: 116.

[13] McRae AD, Weijer C, Binik A, et al. When is informed consent required in cluster randomized trials in health research? Trials, 2011, 12: 202.

[14] Anderson ML, Califf RM, Sugarman J. Ethical and regulatory issues of pragmatic cluster randomized trials in contemporary health systems. Clin Trials, 2015, 12: 276–286.

[15] Ellenberg SS, Culbertson R, Gillen DL, et al. Data monitoring committees for pragmatic clinical trials. Clin Trials, 2015, 12: 530–536.

[16] Campbell MK, Piaggio G, Elbourne DR, et al. Consort 2010 statement: extension to cluster randomized trials. BMJ, 2012, 345: 19–22.

[17] Rhoda DA, Murray DM, Andridge RR, et al. Studies with staggered starts: multiple baseline designs and group-randomized trials. Am J Publ Health, 2011, 101: 2164–2169.

（赵静　译，雷翀　审）

第11章
适应性试验设计

Joshua S. Richman, Judy C. Boughey

　　结局的不确定性是所有试验的本质。由于临床试验的巨大费用和后勤协调的挑战，必须仔细提前规划好临床试验的关键方面，这些方面包括治疗、干预、结局的定义和测量及样本量大小。由于需要精确设计的参数通常不完全已知，因此临床试验几乎总是在信息不完整的情况下设计的。尽管有固定招募目标的组间平衡随机的平行双臂试验这些简单的试验设计很常见，但其设计从一开始就是固定的，这一事实可能会导致对资源低效甚至不道德使用。一种减少这些顾虑的方法是使用适应性试验设计。适应性设计通过在试验设计时仔细建立预先设定的决策点或规则，使试验实施过程中可以接受收集数据的信息并进行变更，从而应对固定设计中的局限性。适应性设计的关键要素是这些变更和决策点必须是预先设定的。预先设定可以在设计阶段完全控

J.S. Richman (✉)
Department of Surgery, University of Alabama at Birmingham
and the Birmingham VAMC, Kracke 217C, 1922 7th Ave South,
Birmingham, AL 35203, USA
e-mail: jrichman@uabmc.edu

J.C. Boughey
Division of Subspecialty General Surgery, Mayo Clinic,
200 First Street SW, 55905 Rochester, MN, USA
e-mail: Boughey.judy@mayo.edu

© Springer International Publishing AG 2017
K.M.F. Itani and D.J. Reda (eds.), *Clinical Trials Design in Operative
and Non Operative Invasive Procedures*, DOI 10.1007/978-3-319-53877-8_11

制 I 类错误（假阳性）的概率。这与"灵活"的设计不同，灵活设计允许在试验实施过程中进行变更，但这些变更不完全是预先设定的[1-2]。适应性试验不是灵活可变通的关键点在于变更的可能性和决策点是事前确定的，由数据和方案而不是由研究者的判断来决定。尽管适应性试验可能很复杂，但由于仔细的规划，它们的统计特性可以提前解读。灵活试验则不同，使对它们的解读更加困难。本文的讨论将限于预先计划好的适应性试验。

一般考量

潜在优势

适应性设计可以更有效地利用资源，因为它们可以允许试验因劣势、优势或无效而提前终止，或者可以将研究集中在最有前景的治疗方法上。例如，多臂适应性设计允许在研究早期放弃不太有希望的治疗臂，将剩余的患者和资源更多地分配给更有希望的研究臂。作为对早期数据的响应，适应性富集设计可以改变资格标准，使目标亚组有最大的从治疗中受益的可能。这不仅有助于提高研究的成功率，也可以增加患者接受有效干预的机会。包括样本量重新估计的设计，通常是含有内部预试验的设计，有助于确保研究有足够的样本量，从而有较高的成功率。含有内部预试验的研究也可以更快地从 II 期试验进展至 III 期，不需要为预试验和更大规模的最终试验分别获取独立的经费。

潜在劣势

适应性设计的试验比传统试验更复杂，需要付出更多努力以确保适当的设计。试验程序在试验期间不同时间点将发生变化的复杂性和可能性增加了所需的培训量，并为研究的实施和监管的后勤和协调方面增加了挑战。不恰当的设计可能会引入偏倚或导致难以解读的结果。适应性设计也可能产生比标准设计更大的花费。

序贯成组设计

许多试验在试验过程中包含期中试验，通常是数据安全监察计划的一部分。成组序贯设计特别地包含了在试验过程中预先确定的节点进行的期中试验。期中分析的节点可以根据患者积累量、观察到的事件数，或从试验开始的时间来确定。

当设置停止规则以确定试验是否应因试验治疗的优效性或劣效性而提前停止时，这种类型的试验可被视为适应性设计。如果在期中分析中可以明确地证明试验程序的优效性或劣效性，就可以提出令人信服的伦理论断，即均势被打破继续随机试验是不伦理的。试验也可能因无效而终止——根据已收集到的数据，确定在试验结束时观察试验有显著疗效的可能性很小。在这种情况下也可以得出这样的结论：继续进行试验是不伦理的，因为额外的数据不太可能提供有用信息。

序贯分析的主要顾虑是在多个时间点测试结局会增加 I 类错误的概率，或 α。文献中详细地记录了几种确定终止规则的策略。一般，终止规则是确定每个节点显示统计学显著性所需的 P 值，以保持整体 α 水平。这些方法之间的权衡使早期终止试验更容易（期中分析需要更大的 P 值）和最终分析更难显著（最终分析更小的 P 值）。其中一个最简单的方法是 Pocock 边界，对于给定数量的计划检验，为终止试验设定单一 P 值[3]。例如，为了在 4 次计划的检验（3 次期中和 1 次最终分析）中保持总 α = 0.05，如果检验在任何时间点的 $P<0.018\ 2$，试验将被视为可得出结论。这种方法的一个缺点是，它需要预先确定计划分析的次数，并且要求最终分析的 P 值与期中分析的 P 值。一种类似方法叫作 Haybittle-Peto 终止规则，期中分析的终止规则为 $P<0.001$，然后在能保持总体 α 水平的 P 值下进行最终分析[4-5]。这样做的优点是在最终分析中保留了名义 α 水平，但潜在缺点是需要有非常极端的结果才能提前终止试验。

一种更常见的方法是使用 O'Brien-Fleming 界值，在早期分析中需要非常小的 P 值作为终止规则。在后续分析检验中终止规则的 P 值逐渐增加，使最终检验的 α 水平接近总体 α 水平（如 0.045）。

这两种方法都需要提前指定进行期中试验的次数和节点，通常是根据招募患者或观察事件的数量界定。Lan 和 DeMets 引入了一种更灵活的方法，它基于 α "消耗"的概念，即每次检验"消耗"一定量的总体 α 水平[6]。通过使用预先确定的消耗函数，允许在需要分析时计算界值，而不需要提前确定。这种方法还允许增加期中"查看"数据的次数，例如，由于研究的扩展。消耗函数的选择将决定它们是更像 O'Brien-Fleming 还是 Pocock 界值。

多臂适应性设计（放弃失败者，选择赢家）

在研究的早期阶段，对于几种手术或治疗方法中的最优选择可能存在相当大的不确定性，全程多臂试验评估多种治疗选择可能会非常昂贵。一个恰当的适应性设计应该是一种多臂放弃失败者（或者说，选择胜利者）的方法。这些设计通常是两个阶段研究，在研究的初始阶段包括多个研究臂[7]。在初始阶段结束时，放弃最没有希望的治疗，而仅对最有希望的治疗方案继续进行招募和数据收集。通常，这些试验只有在数据收集结束时才能进行最终分析。因此，在初始阶段之后选择最佳治疗往往不是基于组间统计上的显著差异，选择也因此更容易受到偶然性的影响。尽管如此，这仍是一种有效地筛选多种治疗的有用策略，可以将注意力集中在最终研究。如果第一阶段表现最佳的干预效果高于其实际预期值，包含第一阶段数据的设计也容易产生偏倚。

适应性随机化

一般来说，研究参与者以固定的概率被随机分配到研究组，这个概率在整个研究过程中保持不变。相反，适应性随机化方法根据已经收集的数据在整个研究过程中改变这一概率。适应性随机化有两种类型：协变量适应性随机化和响应适应性随机化[1]。

在一项大型研究中，具有固定分配概率的典型随机化很可能在不同研究臂间平衡大多数协变量。然而，并不能保证每个协变量都是平衡的，由于偶然概率观察到组间协变量存在较大差异的可能性在小型研究中更高。随着纳入登记人数的积累，协变量适应性随机化方法评估组间关键协变量的平衡，改变随机的概率促进组间平衡。当预先知道特定协变量的组间平衡非常重要时，可采用协变量适应性随机化。平衡这些协变量可能很重要，因为它们可能与兴趣结局有关，如年龄和手术后的死亡率，或者因为需要进行计划的亚组分析，如每个性别或种族内的分析。虽然分层随机化适用于平衡少数分类协变量，但适应性方法可以同时平衡包括连续变量在内的多个协变量[8-10]。一种有效且可接受的适应性随机化技术叫做最小化。随机化前几个患者后，该方法根据选定的协变量计算出不平衡测量。随着新参与者被纳入，这个不平衡测量及其协变量用于适应性地改变随机概率，从而最小化组间特征的总体不均衡性[8]。

使用适应性随机化方法确实需要仔细注意研究的随机化方案。特别是，适应性随机化所关注的协变量必须在登记纳入时合理、快速地获取，以确保这些协变量能够为将来的随机化提供信息。幸运的是，中央化和基于网络随机化的可及性使协调协变量适应性随机化，即使在多中心研究中，都是可行的。

适应性随机化的第二种主要类型是响应适应性随机化，其随机化概率随观察到的研究结局而变化，增加被随机分配到更成功治疗的概率，通常被称为"赢家"。典型例子是有关体外膜氧合器（ECMO）新生儿呼吸衰竭的前瞻性试验[11]。第一例患者被随机分配接受或不接受 ECMO 的机会均等。之后，根据治疗的成功程度，随机分配至治疗组的概率增加。最终，1 名没有接受 ECMO 治疗的新生儿死亡，11 名接受 ECMO 治疗的新生儿存活。

在这种情况下，"赢家"的设计是合理的，因为尽管 ECMO 用于新生儿尚未在随机试验中被测试，但当 ECMO 非常有前景和有望挽救生命的情况下，将患者随机至接受标准治疗存在伦理问题。作为重病患者群体的一个实际问题，一个不成功的结局，即死亡率，在标准治疗中很常见，可在随机分组后不久观察到从而为将来的随机化提供信息。因此，这种设计不适合长期生存率的研究，但它可用于结局既常见又相近的试验，如出院回家还是出院至短期照护机构。

适应性随机化允许在同一试验中对多个干预措施与一个对照组进行比较——允许更少的患者接受标准治疗，更多患者接受试验药物。这降低了临床试验的成本。例如，如果一项适应性试验有一个对照组，比较干预 A、干预 B 和干预 C，参与该研究的患者接受其中一种新干预的可能性更高。从试验成本来看，对照组接受治疗的患者较少，使研究成本低于开展 3 个独立试验分别将干预 A 与对照组、干预 B 与对照组、干预 C 与对照组比较的研究成本。

另一个例子是 ISPY2 试验，该试验评估了乳腺癌的多种试验治疗方法。研究中试验药物的数量随着时间而变化，但都与一个对照组相比。其目标是提高肿瘤药物测试和加快审批。基于生物标记物亚型的适应性设计，其终点是手术时疾病完全根除。

富集设计

临床试验通常有特定的纳入和排除标准，用来"富集"研究者认为最有可能从试验治疗中获益的特定类型的患者的研究样本。在试验风险前指定一个小的研究队列，可能包括获益很少的患者亚组（如果有的话），或有可能排除可能获益最大的亚组。适应性富集设计在初始阶段招募范围广泛 [1,12]。在试验的第一阶段之后，计划进行期中分析，以确定试验中哪些亚组最有可能或最不可能从干预中获益。确定这些之后，纳入标准被改变，此时纳入最有希望的亚组，并排除最没有希望的亚组。

这种方法的潜在优势是，它允许数据识别最终试验中的最佳患者群体，然后有效地针对这些群体进行招募。从这个意义上说，这与"挑选赢家"的方法非常相似，它有一个广泛纳入的早期阶段，然后在剩下的试验中将关注点更集中。由于早期分析有限数据的可变性，该设计也有类似的局限性。在早期分析中显示效益最大的群体可能向均数回归，然后在最终分析中显示出较小的优势。如果亚组的确定是探索性数据分析的结果，也可能发生这种情况。在这种情况下，特定亚组的大效应可能不能外推至更大的样本。同样，在第一阶段后被剔除的亚组如果继续被纳入，也可能在最终分析中显示出更大的效应。

样本量重新估计和内部预试验设计

试验为保持足够的统计效能通常固定样本量。然而，样本量的计算是基于许多未知因素，如假设的治疗效应的大小，或不那么感兴趣的"干扰参数"，如测量或结局发生率的可变性。这些干扰参数不是研究的主要关注点，但对确定样本量至关重要。一些估计可以从相似人群的文献数据中得出，而其他的估计则是从有限的数据中推断出来或获知的，希望是保守的估计。考虑到临床试验的高成本，设计一个样本量大小刚好可以提供明确答案的试验存在压力。低估必需样本量存在统计效能不足的风险，而过大的样本量可能会产生高昂的成本。在设计阶段，任何参数的不准确估计都可能导致试验没有合适的样本量。

一种适应性设计方法整合早期数据重新估计所需样本量，可以解决样本量估计中的一些不确定性。理论上，任何计算样本量所需的未知参数，包括治疗组和对照组之间的主要效应，或测量和结局发生率的变异，都应该被用于重新估算 [7]。许多研究者对样本量重新估算的方法持批评态度，认为在研究的中间时间点观察到的对照组和干预组之间的差异，会增加Ⅰ类错误或治疗偏倚，而且向研究者传达有关治疗效应的早期信息可能影响盲法。例如，获知增加了样本量增加可能意味着，在早期观察中治疗效应没有预期的那么大，并且这种信息可能会影响正在进行的试验。相反，虽然成组序贯设计的期中分析也提供了一些信息，但所采取的行动是按计划继续研究（即不采取行动）或提前终止研究。在这两种情况下，重要的信息都不可能会改变未来研究的进行 [1]。

认可度最高的样本量重新估计方法考虑合并研究组间的测量来估计参数，而不提供有关组间差异的信息。使用早期数据估计方差可以提供更精确的估计，并允许校正未来研究的样本量。同样地，计算事件发生率对于结果是存活或是其他独立事件的研究也很重要，因为它们的统计效能取决于观察事件的数量，而不是参与者的数量。有关事件发生率低于预期的信息，可能会增加纳入或延长随访时间以维持统计效能。通常，这些方法只允许在初始目标之外增加样本量。从早期数据中估计的参数可能不精确，基于对方差的低估（或对事件率的高估），降低样本量可能最终导致研究效能不足。

从形式上讲，内部预试验设计是一种特殊形式的样本量重新估计，被认为是两阶段研究，其中初始阶段被计划为预试验研究，无假设检验 [1,13]。这避免了因考虑组间差异和多次检验增大Ⅰ类错误的潜在缺陷。最终分析包括初始预试验阶段和第二阶段的数据。无论是否进行期中分析，样本量重新估计本身产生的Ⅰ类错误都会有小的损失。然而，适当的设计内部预试验可以限制和控制这一影响 [14-16]。

与其他适应性设计一样，样本量重新估计方法使临床试验更复杂。关键是决定在什么节点进行重新评估。如果重新评估过早，参数估计可能包含很少且不精确的信息，而评估过晚可能会使样本量不切实际地扩大。至少，样本量重新估算应该在样本累积期内的某个节点进行，此时仍有足够时间在计划招募结束前获得必要的机构审查委员会（IRB）和监管批准。样本量重新估计的重要性因不同情况差异很大，但一般来说，对于那些最初计划样本量较小且结局或假设研究效应存在较大不确定性的研究，重新估计样本量更重要[17]。从预算的角度来看，这种设计可能没有吸引力，因为它明显比最初计划需要更多费用。总体样本量重新估计提供了一种方法，帮助确保研究具有足够的效能，或帮助确定一项具有足够效能的研究是否可行。

总结和拓展阅读

鉴于研究是在结局不确定的情况下设计的，适应性设计仅提供了一个使用试验早期收集的数据来指导后续研究的机会。仔细规划适应的范围和决定点对于避免破坏试验的完整性至关重要。适应性试验不可避免地增加了统计学和后勤的复杂性，并且可能更难解释和解读。拓展阅读，可参阅适应性方法更广泛的综述，包括美国食品药品监督管理局（FDA）发布的《医疗器械临床研究的适应性设计》[18]和以患者为中心的结局研究所发布的《适应性随机临床试验的设计、实施和评估标准》[19]。

参考文献

[1] Kairalla JA, Coffey CS, Thomann MA, et al. Adaptive trial designs: a review of barriers and opportunities. Trials, 2012, 13: 145.

[2] Brannath W, Koenig F, Bauer P. Multiplicity and flexibility in clinical trials. Pharm Stat, 2007, 6(3): 205–216.

[3] Pocock SJ. Group sequential methods in the design and analysis of clinical trials. Biometrika, 1977, 64(2): 191–199.

[4] Haybittle JL. Repeated assessment of results in clinical trials of cancer treatment. Br J Rad, 1971, 44(256): 526–793.

[5] Peto R, Pike MC, Armitage P, et al. Design and analysis of randomized clinical trials

requiring prolonged observation of each patient. I. Introduction and design. Br J Cancer, 1976, 34(6): 585–612.

[6]   DeMets DL, Lan KK. Interim analysis: the alpha spending function approach. Stat Med, 1994, 13(13/14): 1341–1352; discussion 1346–1353.

[7]   Chow SC, Chang M. Adaptive design methods in clinical trials—a review. Orphanet J Rare Dis, 2008, 3: 11.

[8]   Rosenberger WF, Sverdlov O, Hu F. Adaptive randomization for clinical trials. J Biopharm Stat, 2012, 22(4): 719–736.

[9]   Rosenberger WF. Handling covariates in the design of clinical trials. Stat Sci, 2008, 23(3): 404–419.

[10]   Antogninin AB, Zagoraiou M. The covariate-adaptive biased coin design for balancing clinical trials in the presence of prognostic factors. Biometrika, 2010, 98(3): 519–535.

[11]   Bartlett RH, Roloff DW, Cornell RG, et al.Extracorporeal circulation in neonatal respiratory failure: a prospective randomized study.Pediatrics, 1985, 76(4): 479–487.

[12]   Wang SJ, Hung HM, O'Neill RT. Adaptive patient enrichment designs in therapeutic trials. Biometrical J Biometrische Z, 2009, 51(2): 358–374.

[13]   Wittes J, Brittain E. The role of internal pilot studies in increasing the efficiency of clinical trials. Stat Med, 1990, 9(1/2): 65–71; discussion 62–71.

[14]   Kieser M, Friede T. Re-calculating the sample size in internal pilot study designs with control of the type I error rate. Stat Med, 2000, 19(7): 901–911.

[15]   Coffey CS, Muller KE. Controlling test size while gaining the benefits of an internal pilot design. Biometrics, 2001, 57(2): 625–631.

[16]   Coffey CS, Kairalla JA, Muller KE. Practical Methods for Bounding Type I Error Rate with an Internal Pilot Design. Commun Stat Theory Meth, 2007, 36(11).

[17]   Guoqiao W, Kennedy RE, Cutter GR, et al. Effect of sample size re-estimation in adaptive clinical trials for Alzheimer's disease and mild cognitive impairment. Alzheimer's Dement Transl Res Clin Interventions, 2015, 1(1): 63–71.

[18]   Health and Human Services, Food and Drug Administration. Adaptive Designs for Medical Device Clinical Studies: Guidance for Industry and Food and Drug Administration Staff, 2016[2016–07]. http: //www.fda.gov/downloads/medicaldevices/deviceregulationandguidance/guidancedocuments/ucm446729.pdf.

[19]   Detry MA, Lewis RJ, Broglio KR, et al. Standards for the Design, Conduct, and Evaluation of Adaptive Randomized Clinical Trials, 2012. http: //www.pcori.org/assets/Standards-for-the-Design-Conduct-and-Evaluation-of-AdaptiveRandomized-Clinical-Trials.pdf.

（王茜蕾　译，雷翀　审）

第12章
实效性试验

Ryan E. Ferguson, Louis Fiore

实效性试验的案例

来自医学研究所、联邦疗效比较研究协调委员会和美国国会预算办公室的报告指出，缺乏证据来支持给定疗程的治疗是提高质量和降低卫生保健成本的重大障碍[1-4]。同时指出当前的证据生成模型无法完全满足这一需求。疗效比较的随机临床试验的缺乏导致了循证知识存在广泛缺口[5]。需要这种类型的可靠证据来提高卫生保健质量，以及支持有限资源的有效利用[5]。

实效性试验：试验范畴谱的一端

随机对照试验传统上被视为可分成两类，效应试验或效力试验[6]。目前的

R.E. Ferguson (✉)
Boston Cooperative Studies Program Coordinating Center, Massachusetts Veterans
Epidemiology Research and Information Center, VA Boston Healthcare System
150 South Huntington Ave (151-MAV), Boston, MA 02130, USA
e-mail: ryan.ferguson@va.gov

L. Fiore
Department of Veterans Affairs Boston Healthcare System,
150 South Huntington Avenue, Boston, MA 02130, USA
e-mail: lfiore@bu.edu

© Springer International Publishing AG 2017
K.M.F. Itani and D.J. Reda (eds.), *Clinical Trials Design in Operative
and Non Operative Invasive Procedures*, DOI 10.1007/978-3-319-53877-8_12

观点是将试验置于试图检验因果假设的"解释性试验"和试图帮助临床医生在治疗方法间进行选择的"实效性试验"之间[7]。解释性试验侧重于"理想条件"下干预措施的治疗效力。相反，实效性试验旨在确定干预措施在卫生保健常规条件下的效果[7]。很少有试验是纯粹的实效性或解释性，因此，这是"一个多维连续体，而不是一个非此即彼的二分类，实效性试验可能在许多维度上显示出不同程度的实效性"[7]。

解释性试验是研究过程的必要组成部分，将新疗法引入临床照护时需要开展此类试验。大多数卫生保健干预措施批准前试验都位于试验范畴谱的解释性试验端[8]，旨在显示理想条件下对理想患者人群的益处。在这种成功可能性最大的模式下的失败，可以确定未来不必开展的效应试验[8]。然而，如果证明了效力，则效应试验可能有助于确定干预对日常实践中接受治疗的更普遍的患者群体的效果。因此，在效力试验中验证的成功是进展到效应试验的重要先决条件[9]。

评估干预在类似常规医疗的环境中的效应的实效性试验，可以使卫生保健从业者和卫生保健计划者了解患者的最佳治疗选择[10]。实效性试验的一个关键问题是内部有效性（结果的可靠性和准确性）和外部有效性（结果的普适性）之间的平衡。解释性试验旨在创造一个环境，通过严格控制可能掩盖或削弱干预效用测量能力的因素（例如，纳入标准、排除标准和方案定义的治疗），最大限度地提高内部有效性。而实效性试验旨在最大限度地提高外部有效性，以便试验结果可以广泛推广，从而整合到临床医疗管理中。实效性试验必须平衡内部和外部有效性，以保持治疗效果，但要在更宽松的临床环境、更多样的患者群体中观察[10]。

Karanicolas等指出，实效性试验结果的有效性和普适性取决于试验开展的背景（即试验设定、人群和研究人员的独特特征）[11]。设想一项比较基于网络自助解决饮酒问题的试验，其中纳入标准要求参与者能够访问互联网[8]。Treweek和Zwarenstein指出，与同年互联网普及率略低于30%的波兰相比，在2007年互联网普及率接近88%的荷兰，这可能不是一个问题[8]。因此，实效性试验的背景将直接影响对干预效应的解读及其外部有效性。内部和外部有效性的平衡及试验的背景是实效性试验设计中密不可分的问题。

实效性试验的主要设计特点

解释性试验和实效性试验的特点见表 12.1。Gartlehner [12] 和 Thorpe 等 [7] 各自独立创建了工具以帮助研究者评估他们的试验实效性或解释性的程度，确保试验设计对实现预期目的是适当的。这些工具聚焦于表 12.1 中的设计特征，并帮助研究者理解作用于有效性平衡的设计特征。接下来，我们将重点讨论加强外部有效性或内部有效性的设计决策。

表 12.1　实效性和解释性试验设计的比较 [8, 14]

	实效性试验	解释性试验
目标	比较卫生保健照护和提供的效应	评估干预的效力
环境	日常临床照护	研究 / 试验照护
患者人群	模拟真实世界存在异质性；很少或没有选择标准	同质化以最小化偏倚；高度选择
研究者；利益相关者	卫生保健提供者；医疗机构的首席执行官和首席财务官	科学家和临床试验人员；赞助者
干预措施	复杂干预措施；治疗方案的应用灵活性；模拟常规诊疗	标准化干预措施；严格执行方案；治疗方案通常比实效性试验简单
结局	对临床管理和实践指南的直接影响（如生活质量、功能）	影响对作用的理解；对临床管理间接（或无实际）的影响（如生物标志物、活动范围）
设计问题	较高的外部有效性 较低的内部有效性 随机 样本量大 非盲法 无安慰剂对照 长期随访	较低的外部有效性 较高的内部有效性 随机 样本量大 盲法 安慰剂对照 短期随访
赞助者	卫生保健系统；ACO；NIH	制药行业；NIH；政府
资金	$$$	$$$
示例试验	两种利尿剂预防严重心血管不良事件结局的疗效比较研究（CSP 597）	第三代口服降糖药新药应用的研究

ACO：责任医疗组织；NIH：美国国立卫生研究院

通过限制排除标准和保持宽松的纳入标准，可以使外部有效性或普遍性最大化。纳入的受试者将更接近普通患者群体的异质性，体现在患者的合并症和药物使用模式的相似性。若治疗方案允许在受试者治疗上有一定程度的灵活性（通过允许卫生保健提供者在符合患者最大利益的前提下，自由地偏离研究方案），外部有效性会进一步提高。这种自由是"如果希望结果具有普适性可被广泛接受，其本质就必须是实效性的"[10]。

相反，内部有效性通过限制纳入、随机化和盲法等特征被最大化。纳入和排除标准中实施的限制确保了严格控制和高度选择的同质研究人群，减少了由合并症、治疗指征等引起的偏倚和混杂。通过平衡已知和未知的基线混杂因素，随机化进一步确保患者人群剩余多样性在治疗组之间平均分配。平均分布的假设不是绝对的，在试验的二次分析中可能需要进一步控制。最后，对受试者和（或）医疗服务提供者设盲有助于确保减少信息偏倚的可能。

实效性试验分析

实效性试验的分析遵循"意向治疗"原则（即一旦随机化就要分析），其中研究组根据最初分配的治疗进行分析。当受试者的治疗在常规医疗照护过程中改变至非分配的研究组时，意向治疗分析对于实效性研究来说会成为问题。其后果是观察到的治疗效应被稀释。尽管稀释效应通常被视为实效性试验的弱点，这一点和解释性试验一样，但它确实反映了在真实世界环境中使用治疗的预期结果，因此对临床实践提供了有用信息。另外，解释性试验对患者的照护施加方案定义的限制，以更成功地保持治疗效应的保真度并减少稀释效应，但代价是将治疗应用于非研究环境时可能无法代表治疗的真实益处。

实效性试验的优势和局限性

优　势

实效性试验的最大优势是提供了日常临床环境中效应的证据[13]。解释性试验通常仅限于研究中的患者人群和遵循的治疗方案。出于这个原因，研究结果往往很难转化为临床实践。实效性试验的广泛纳入标准和灵活的治疗指南确保了结果在真实世界环境中更大的推广性。在实效性试验中也可以更好地研究经济影响和生活质量[14]。结果将有助于更好地理解干预措施对患者、提供者和卫生保健系统的可接受性。

局限性

实效性试验侧重于临床和在日常医疗照护环境下干预的疗效比较，此时患者照护间的巨大差异可能会模糊归因于被研究治疗的效果[14]。另一个重要的考虑因素是，出于实际原因，实效性研究的设计通常缺乏盲法，从而增加了偏倚风险并降低了研究的内部有效性。重要的是，实效性研究降低的内部有效性与增加的外部有效性相平衡，使研究结果能够更好地推广到常规的临床环境[14]。在临床照护生态系统中进行的实效性试验具有设计上的局限性，取决于考虑到时间花费和成本因素，哪些试验相关活动能和不能在这种环境中进行。但 Kent 和 Kitsios 认为，将可以广泛纳入患者的实效性试验结果外推至真实患者临床照护中，也和将集中纳入患者的解释性或效力试验外推一样存在问题[9]。例如，无效的解释性试验将提供确定性证据表明治疗没有价值，而无效的实效性试验将不能提供类似的确定性证据。如上讨论，效应稀释可能会减少观察到的效果差异，因此在解释性试验中证明成功的治疗无法在实效性设计的研究中证明效用。此外，实效性试验宽松的纳入和排除标准导致纳入受试者基线风险的异质性更大，并且难以解读"典型"患者的试验结果[9]。而医生在外推阴性效应试验结果时不如外推阳性效力试验结果那么谨慎。Kent 和 Kitsios 强调[9]："虽然这两种类型的试验都产生了有用的信息，但实效性试验并不能更准确地衡量'真实'的治疗效应，因为真实效应的概念从根本上来说是虚幻的。虽然将效力试验的结果外推到真实世界个体患者的照护可能会出现问题，并且需要医生谨慎的判断和决策，但不幸的是，对待效应试验的结果也是如此。除非人们更多地关注这些被低估的局限性，否则实效性试验的存在可能会增加有害政策的风险。"

结　论

实效性研究旨在解决卫生保健服务中的证据缺口。此类试验通常混合了效力和效应结局，应该仔细平衡与内部和外部有效性相关的问题。在解读实效性试验时应谨慎。实效性试验有许多经常被低估的局限性，外推这些有局限的研究中获得的结果可能会导致 "有害" 政策的实施。

参考文献

[1] Institute of Medicine. Learning what works best; the nation's need for evidence on comparative effectiveness in health care. Washington DC, USA: Institute of Medicine of the National Academies, 2007.

[2] Institute of Medicine. Initial national priorities for comparative effectiveness research. Washington DC, USA: Institute of Medicine of the National Academies, 2009.

[3] Congressional Budget Office. Research on the comparative effectiveness of medical treatments: issues and options for an expanded federal role. Washington, DC, USA: Congress of the United States, Congressional Budget Office, 2007.

[4] Federal coordinating council for comparative effectiveness research. Report to the President and the Congress: U.S. Department of Health and Human Services. Washington DC, USA: US Department of Health and Human Services, 2009.

[5] Tunis SR, Stryer DB, Clancy CM. Practical clinical trials: increasing the value of clinical research for decision making in clinical and health policy. JAMA, 2003, 290(12): 1624–1632. DOI: 10.1001/jama.290.12.1624.

[6] Schwartz D, Lellouch J. Explanatory and pragmatic attitudes in therapeutical trials. J Chronic Dis,1967,20(8): 637–648.

[7] Thorpe KE, Zwarenstein M, Oxman AD, et al. A pragmatic-explanatory continuum indicator summary (PRECIS): a tool to help trial designers. J Clin Epidemiol, 2009, 62(5): 464–475.

[8] Treweek S, Zwarenstein M. Making trials matter: pragmatic and explanatory trials and the problem of applicability. Trials, 2009, 10(1): 1.

[9] Kent DM, Kitsios G. Against pragmatism: on efficacy, effectiveness and the real world. Trials, 2009, 10(1): 48.

[10] Godwin M, Ruhland L, Casson I, et al. Pragmatic controlled clinical trials in primary care: the struggle between external and internal validity. BMC Med Res Methodol, 2003, 3(1): 28.

[11] Karanicolas PJ, Montori VM, Devereaux PJ, et al. A new "mechanistic-practical" framework for designing and interpreting randomized trials. J Clin Epidemiol, 2009, 62(5): 479–484.

[12] Gartlehner G, Hansen RA, Nissman D, et al. A simple and valid tool distinguished efficacy from effectiveness studies. J Clin Epidemiol, 2006, 59(10): 1040–1048.

[13] Medical Research Council. A framework for the development and evaluation of RCTs for complex interventions to improve health. London: MRC, 2000.

[14] MacPherson H. Pragmatic clinical trials. Complement Ther Med, 2004, 12(2): 136–140.

（龚海蓉　译，雷翀　审）

第13章

即时临床试验

Mary T. Brophy, Ryan E. Ferguson

背　景

与患者讨论手术或非手术有创操作的适应证、风险和益处时，医生通常需要评估可能影响预期结局的多个因素，并为个别患者制定个性化方案。这项评估需要大量临床决策，例如，如何最好地优化照护的各个方面，从出现症状到恢复，最小化潜在的非预期并发症、合并症和死亡率。患者希望该个体化的治疗计划基于最佳和最新的科学证据，应用于他们特定的情况。

临床医生面临的问题是缺乏最高质量的科学证据来指导大多数的治疗决策[1]。卫生保健政策制定者在试图创建能够产生最大成本效益、最高质量的医疗服务系统时，同样面临数据不足的问题[2]。这些知识缺口导致主要依靠临床医生的感觉和偏好而不是证据进行决策，导致临床医生实践的差异，提供不恰当的照护，对宝贵资源的使用效率低下[3]。

M.T. Brophy (✉) · R.E. Ferguson
Boston Cooperative Studies Program Coordinating Center, Massachusetts Veterans
Epidemiology Research and Information Center, VA Boston Healthcare System,
150 South Huntington Ave (151-MAV), Boston, MA 02130, USA
e-mail: mary.brophy@va.gov

R.E. Ferguson
e-mail: ryan.ferguson@va.gov

© Springer International Publishing AG 2017
K.M.F. Itani and D.J. Reda (eds.), *Clinical Trials Design in Operative
and Non Operative Invasive Procedures*, DOI 10.1007/978-3-319-53877-8_13

随机对照临床试验是医学证据产生的金标准。传统临床试验严格纳入同质患者群体，并试图尽可能控制临床实践中的差异。因此，这些试验被认为是"解释性的"，因为它们确定了在理想环境下的治疗优效性，并形成了美国食品药品监督管理局（FDA）批准新疗法或已上市药物标签更改的基础。解释性临床试验理想化的试验环境和高度选择的患者人群，解释了临床医生对根据此类研究发现而采纳推荐的质疑态度，并解释了在研究结果发表和被医学界接受之间的滞后性（T2转化缺口）。

与解释性临床试验相比，实效性研究旨在为临床决策提供信息，在更能反映日常临床照护的环境中，比较两种或多种治疗干预的有效性。研究方案规定的研究选择标准和研究流程比较宽松，可以登记更多样化的患者群体，治疗更接近常规医疗的照护。实效性临床试验整合入临床实践的程度差异很大，在已经广泛使用的治疗方案之间进行比较的研究（疗效比较研究）最适合实效性的框架[4]。重要的是要指出，即使是实效性临床试验也可能被过度"操控"，并失去这种设计类型的许多优势（效率、可扩展性）[4-6]。

由于广泛采用电子健康记录（EHR）系统使实效性临床试验设计的转型成为可能——即时（POC）临床试验。这些试验将受试者随机分组和结果评判等临床试验过程尽可能完整地整合入EHR中[7]。将临床试验操作无缝整合入临床照护生态系统的能力，将临床照护和研究之间的差异降至最低，并产生可快速实施、更具推广性的结果。POC研究的其他特征包括成本降低（不需要单独的临床试验设备治疗患者），有更大的可扩展性（来自更宽松的选择标准），允许临床试验快速迭代，并将发现直接有效整合入临床实践作为决策支持，营造了一个完整的基于研究的临床照护环境，形成学习型卫生保健系统[8]（图13.1~图13.3）。

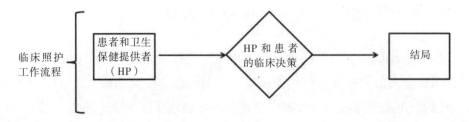

图 13.1　面板 A。传统临床工作流程：由卫生保健提供者选择干预，并随访患者结局

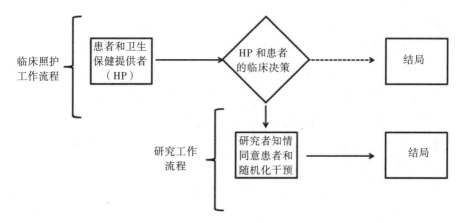

图 13.2 面板 B。传统研究模式：临床照护和研究独立运作。卫生保健提供者处于均势状态，干预的选择是随机的。定义亚组患者进入研究工作流程进行结构化随访。结局通常不反馈到临床工作流程

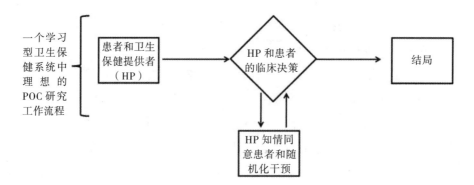

图 13.3 面板 C。整合学习：临床照护和研究共同运作，营造学习型卫生保健系统。卫生保健提供者处于均势状态，干预的选择是随机的。患者是随机的，但仍停留在传统的临床工作流程中

POC 临床试验的定义和试验设计特征

POC 临床试验提供了一种开展大规模、简单并与临床整合的随机试验以回答大量令人信服的临床问题的机制。如上所述，区分 POC 试验的显著特点是使用 EHR 系统将试验最大限度地整合入常规临床照护中。理想情况下，当需要作出治疗决策时，应向医疗服务提供者和患者提供随机化的可能，而对常规照护的唯一干扰就是资格确认和知情同意过程。

最适合 POC 方法的试验解决了临床医生在使用常见临床干预时的不确定性,这些临床干预缺乏疗效比较的数据来指导决策,而卫生保健提供者没有强烈的治疗偏好,因此同意允许随机化(存在临床均势)。与干预的日常和预期实践一致,干预研究应使用开放标签的方式,而不是用于新的或扩大的适应证。治疗、手术或设备的安全状况应被充分了解,以便进行基于风险的监测,排除标准应尽可能少,以便有广泛且易于识别的合格患者群体。随访流程应遵循常规照护,很少或没有额外的研究需求与访视,所有所需的数据元素应易于获取,并储存在 EHR 系统数据库中。最后,结局应具有临床重要性,并尽可能从 EHR 结构化数据元素中确定[7,9]。多个健康数据库的链接(如住院患者和门诊患者)可以提高终点数据的获取和确认,有利于长期随访[9-10]。

一个即时干预性研究的例子是在 Scandinavia 开展的 ST 段抬高型心肌梗死的血栓抽吸(TASTE)试验[11]。这项多中心开放标签试验确定并获得了 ST 段抬高型心肌梗死(SEMI)患者的口头知情同意,随机进入经皮冠状动脉介入治疗(PCI)前人工冠状动脉抽吸或仅接受单独 PCI。血栓抽吸不降低研究的主要终点——30 天全因死亡率。随访显示 1 年死亡率没有差异[12]。

TASTE 的设计和实施展示了 POC 设计和实施的许多关键特征。这项研究解决了一个重要的临床问题,该问题在文献和临床实践中都是均势的。结局对有参与意愿的患者和医疗服务提供者来说很重要。通过对电子医疗记录系统的微小修改,TASTE 研究程序被无缝地整合入临床工作流程中,便于研究实施。这些修改允许医疗服务提供者确认患者的参与资格,并记录获取患者的口头知情同意。这些记录触发了随机治疗分配入血栓抽吸或常规照护研究组。不需要额外的研究特定活动,也没有试图对治疗分配设盲。由于研究过程(血栓抽吸和 PCI)的并发症已被熟知,所以不良事件的监测按照常规照护进行。通过与国家死亡登记处的链接获取和确认 30 天全因死亡率结局。

EHR 系统的要求

POC 试验的实施涉及多学科团队,包括临床医生、研究人员和信息人员。在临床照护生态系统中执行随机临床试验是在 EHR 系统协助下完成,该系统具有足够的灵活性,允许研究需要的调整。最好的系统是模块化和可通用的,允许定制工作流程和数据对象。

关键功能包括识别、登记、随机分配和实施研究干预，以及从所有受试者追踪全部必要数据元素。应避免在临床医生与 EHR 的常规临床照护互动之外创建工作流程，避免使用额外的免费信息系统。不仅开发新软件或现有系统额外功能需要大量资源，而且新增加工作流程和应用程序也会降低临床医生参与该项目的意愿 [6,10]。

在即时试验中使用 EHR 系统生成的数据库会存在固有的权衡。储存在 EHR 系统中的数据很容易访问，但最初数据是以一种非标准的格式收集的，其准确性取决于输入信息利益相关方的目的和信息的复杂程度。此外，整合从注册表和质量保证数据库等其他来源的数据，给数据质量引入了额外的可变性。理解所有数据元素的来源、数据元素的收集方式和收集者，以及内部有效性的一些评估，对嵌入式临床试验的设计者来说至关重要，并对研究设计的各个方面都有重要的影响，如纳入和排除标准的选择，研究终点和不良事件的定义。若结局需要的数据仅存于自由文本，需要额外判定增加了试验的成本和复杂性，应尽可能避免。最后，需要有中央数据监察系统，以确保在整个研究期间数据的可用性或者结构不会中断或改变 [9-10]。

分析考量

POC 方法所使用的临床生态系统中纳入了更多样化的研究人群，且在真实世界的实施所引入的异质性在使用频数分析方法时存在问题。用于处理这种变异的技术导致试验样本量增加，到达累积目标的时间增加，后续试验完成延迟并增加成本。

贝叶斯适应性方法已经被认为是一种用于实效性疗效比较研究中更有效的统计方法 [3]。贝叶斯和适应性应方法的动态特征容忍不确定性，并允许在试验进行过程中，随着信息的积累而改变试验设计。这种允许改变的方法如根据试验过程中积累的信息改变随机分配，纳入新干预臂的能力，适应性地放弃无效臂，从而增加留存选择（剩余的干预臂）的纳入。贝叶斯适应性方法能使用更小的样本量，以更具成本 - 效益可推广的方式更快地产生富含信息的结果，药物、设备和生物技术产品研发项目越来越多地采用该方法 [3]。

决策支持和知识库的创建

最合适的情况是，用于开展 POC 试验的电子健康记录系统可用于运用疗效比较研究的发现作为决策支持。临床医生接受从实效性试验到决策支持的转变是由于试验的性质——它是在卫生保健系统内部执行的，并研究了现有的患者人群。虽然实效性试验的发现可能很容易被当地采用（当地自我研究），但它们可能与具有不同患者群体和实践模式的其他医疗系统相关或不相关，即它们缺乏普适性 [7]。

整合了临床照护的 POC 试验结果可以与相关背景的知识相结合，为个体化患者创建定制的预测模型。美国退伍军人事务部（VA）即时精准肿瘤项目描述了如何创建这样的知识库 [13]。

试验结果的实时应用

整合入卫生保健系统中的实效性临床试验，为缩小所谓的应用差距提供了一个独特的机会。这通过一种复合方法使用频数操作特征和贝叶斯适应性随机分配来实现，正如退伍军人事务部在比较住院患者胰岛素给药方法的 POC 试验中提出的 [7]。研究分析计划使用适应性随机化在积累一定数量的患者后，使用效用试验中可接受的 I 类错误确定的终止标准，调整分配率使其向"赢面"更大的治疗倾斜。因此，如果在确定研究的"胜利者"时存在更好的治疗方法，大多数患者都会被随机分配到更好的治疗组，从而在确定研究结果的同时应用该结果。更差的治疗可能更容易被终止，此时没有太多患者接受更差的治疗。或者，如果在结束时，研究没有达到有效界值，则不存在明显的治疗差异，其他如成本、易用性或临床医生使用偏好等因素在确定临床推荐时发挥作用。

总　　结

即时方法非常适用于开展手术或非手术有创操作的试验性疗效比较研究 [14]。设备和技术的上市批准与药物批准要求不同，不需要对比试验［21 CFR860.7（c）2］，新设备、硬件、机器人、成像和操作技术在不断发展并可以迅速应用于临床实践，很少有或没有比较证据显示有意义的临床结局或照护质量改善。POC 试验在临床实践中以开放标签的方式提供了一种机制，来比较其使用对临床重要结局，如死亡、感染或器官衰竭的影响。这些重要的结局通常被常规获取并在质量保证和改进程序的电子数据库中得到一定程度的验证。贝叶斯和适应性设计通常在手术或操作后短期内发生的场景下特别有用，允许适应性随机分配[3]，因此可以持续评估。此外，随着新药和制剂进入临床的应用，可评估是否能优化围手术期管理，如抗凝剂的使用、抗血小板治疗、感染预防、造影剂使用时的肾脏保护。

使用 POC 试验的主要优点包括低成本和产生的研究结果有更大的可能被产生证据的医疗服务提供者采用实施。这种方法提供了一种将过程制度化的途径，从每一例患者的治疗中学习以帮助确定下一例患者的最佳监护——一个基于研究的整合照护环境。重要的局限性在于 POC 试验所解决的问题和可作为终点的结局。临床均势是一项难度很大的要求，提出的问题要对临床医生和患者都很重要。在操作上依赖于 EHR 系统，这些系统是可配置的，具有一定的整合工作流程的能力。

未来 POC 试验方法推广使用的另一个挑战是重新审视监管管理和伦理监督，这已成为人类受试者研究的规则[4,9]。特别是，在试验性疗效比较研究对比已经批准的治疗时，是否应该要求与正在开发的药物或设备使用相同程度的人类受试者保护？重新思考关于研究的知情同意和参与规定，认识到人体试验在广泛使用治疗疗效比较试验中需要不同规则，来促进 POC 临床试验的应用，并加速该方法所能提供的卫生保健转型。

参考文献

[1] Tricoci P. Scientific evidence underlying the ACC/AHA clinical practice guidelines. JAMA, 2009, 301: 831–841.

[2] Tunis SR, Stryer DB, Clancy CM. Practical clinical trials increasing the value of clinical research for decision making in clinical health policy. JAMA, 2003 , 290: 1624–1632.

[3] Luce BR, Kramer JM, Goodman SN, et al.Rethinking randomized clinical trials for comparative effectiveness research: the need for transformational change. Ann Intern Med, 2009, 15(3): 206–209.

[4] Fiore LD, Lavori PW. Integrating randomized comparative effectiveness research with

patient care. N Engl J Med, 2016, 374(22): 2152–2158.

[5] Peto R, Baigent C. Trials: the next 50 years. Large scale randomized evidence of moderate benefit. Br Med J, 1998, 317: 1170–1171.

[6] van Staa TP, Goldacre B, Gulliford M, et al. Pragmatic randomized trials using routine electronic health records: putting them to the test.BMJ, 2012, 7(44): e55–61.

[7] Fiore LD, Brophy M, Ferguson RE, et al.A point-of-care clinical trial comparing insulin administration using sliding scale versus a weight-based regimen. Clin Trials, 2011, 8: 183–195.

[8] Olsen L, Aisner D, McGinnisJM. The learning healthcare system: workshop summary (IOM Roundtable on Evidence Based Medicine): Washington, DC: National Academies Pr, 2007.

[9] van Staa TP, Dyson L, McCann G, et al. The opportunities and challenges of pragmatic point-of-care randomized trials using routinely collected electronic records: evaluation of two exemplar trials. Chapter 12: Discussion, recommendations and guidance. Health Technol Assess, 2014, 18(43): 99–123.

[10] D'Avolio LD, Ferguson RE, Goryachev S, et al. Implementation of the department of veterans affair first point-of-care trial. J Am Med Inform Assoc, 2012, 19: e170–178.

[11] Frobert O, Lagerqvist B, Olivecrona GK, et al.Thrombus aspiration during ST-segment elevation myocardial infarction. N Engl J Med, 2013, 24(369): 1587–1597.

[12] Lagerqvist B, Frobert O, Olivecrona GK, et al. Outcomes 1 tear after thrombus aspiration for myocardial infarction. N Engl J Med, 2014, 371: 1111–1120.

[13] Fiore LD, Brophy MT, Turek S, et al.The VA point-of-care precision oncology program; balancing access with rapid learning in molecular cancer medicine. Biomarkers Cancer, 2016, 8: 1–8.

[14] Vickers AJ, Scardino PT. The clinical-integrated randomized trial: proposed novel method for conducting large trials at low cost. Trials, 2009, 10: 14.

（王茜蕾 译，雷翀 审）

第 3 部分

统计学考量

第 **14** 章
统计学的基本考量

Eileen M. Stock, Kousick Biswas

引　言

近年来，医学研究的重大突破显著改善了疾病治疗策略和患者的生活质量。在任何研究中，提出一个充分解决研究目的的研究问题是至关重要的。例如，研究问题可能是"腹腔镜胆囊切除术与开放胆囊切除术的住院时间是否不同"（ACTIVE 试验）[1]。研究问题将决定研究设计和方法，而结果的可靠性和有效性取决于合适的研究方法和设计。

假设检验

研究问题需要提出一个原假设和备择假设，即 H_0 和 H_a。研究假设由研究问题决定，需明确比较的组别和数量，以及何时测量结局，如在横断面研究的

E.M. Stock (✉) · K. Biswas
Cooperative Studies Program Coordinating Center, Office of Research
and Development, U.S. Department of Veterans Affairs, VA Medical Center,
5th Boiler Street, Perry Point, MD 21902, USA
e-mail: Eileen.Stock@va.gov

K. Biswas
e-mail: Kousick.Biswas@va.gov

© Springer International Publishing AG 2017
K.M.F. Itani and D.J. Reda (eds.), *Clinical Trials Design in Operative
and Non Operative Invasive Procedures*, DOI 10.1007/978-3-319-53877-8_14

哪个时间点进行测量或在前瞻性研究中随时间的积累纵向测量数据。备择假设 H_a 相当于试验的主要目的及研究人员试图证明的东西。原假设是被检验的假设，即 H_a 的补集，通常是组间相等、无差异、无效的假设，假设一般从 H_0 出发，通过检验从而拒绝或不拒绝 H_0。

假设检验的目的是检验（两个术式之间的）差异。例如，检验开放性胆囊切除术（u_1）与腹腔镜胆囊切除术（u_2）后患者平均住院时间的差异，假设是 H_0: $u_1 = u_2$ *vs.* H_a: $u_1 \neq u_2$。对于单侧上限或下限检验，H_a: $u_1 > u_2$ 或 H_a: $u_1 < u_2$。这里的 u_1 和 u_2 代表治疗组 1 和治疗组 2 未知的"真实"平均住院时间。基于科学的假设，试验设计可以是优效、非劣效或等效的。优效试验的目的是找到一种比已建立的且经随机对照临床试验证实的、术式更好的方案。非劣效试验的目的是检验新术式是否不差于既定的对照术式。等效性试验的目的是确定新的术式是否既不差也不好于既定的对照术式。

研究设计

虽然随机临床试验（RCT）是确定治疗安全性和有效性的金标准，但评估外科手术的试验设计仍存在许多挑战。临床证据的可靠性会影响手术实践，涉及试验可靠性的因素包括计划和设计、纳入和排除标准、对照的选择、获益风险评估，以及研究团队经验等[2-3]。然而，临床试验中仅有约 15% 的试验是外科手术，其中近一半（43% *vs.* 27% 的药物）的试验常因低招募率（18%）被终止[4-5]，造成医疗资源的浪费，并且若结果从未报告用于临床实践参考，也会引发伦理问题。无法预料的低招募率可能源于知情同意的获取、随机化方案或对照的选择。

招募方法和知情同意

RCT 招募率低的原因有很多。首先，患者可能完全不知道有正在进行的适用于他们疾病的试验。由于解释试验、治疗方法、风险获益和替代方案时间有限，受试者可能并不知道有相关的临床试验[6]。此外，招募受试者是医务人员常规临床以外的工作，特别是在人手不足的情况下。

从受试者的角度，当被告知可能需要手术治疗时，患者可能会感到不知所措、孤独，并对是否参与手术犹豫不决。纳入过程的复杂性包括纳入和排除标准的广泛筛选、术语的解释、路费、保险范围，以及未知的试验性治疗，这些难免令患者生畏。

招募方法也会影响参与。在对 1562 例癌症患者及其照护人 7 种不同的招募策略中，有两种是最有效的——由研究人员在线招募等待放射治疗的患者，以及将研究信息和常规护理信息邮寄给计划进行放疗的患者，如果选择接受治疗，他们随后会通过电话联系 [7]。效果较差的方法包括依靠院内医生、在康复中心招募、报纸广告、传单、互联网和社交媒体。

同样重要的是，确保患者充分理解知情同意的内容，这一点往往是这个过程最容易被忽视的环节 [6]。在 141 例对骨科手术干预的知情同意审议中，只有 12% 评估了患者对知情同意的理解情况 [8]。虽然宣传册、图表、视频和音频可以提高理解力，但它不能代替受试者和研究者之间的开放性对话 [9]。

治疗比较和随机分组

试验设计的一个方面是对照组的选择，它可以在很大程度上影响患者的入组速度，从而影响能否在固定时间点达到预期的样本量及结果的可靠性。在传统的双臂 RCT 中，患者被随机分配至两个臂中的任一组，单接受一种新的试验性治疗或标准治疗 / 安慰剂治疗。如果患者发现他们未被分配到新治疗组，可能会做出消极反应并拒绝参与试验。在一项外科手术与假手术对照的试验中，患者可能不愿意参与研究，因为未接受治疗的可能性很高（50%）（表 14.1）。理想情况下，治疗分配的情况不应该被提前知晓，以保持随机性和防止潜在的操作和偏倚 [2-3]。这对于比较手术和非手术治疗对照的研究提出了额外的挑战。

当治疗差异很大时，患者的偏好可能会影响患者入组的均衡性 [3]。例如，MIMOSA 试验比较女性混合性尿失禁的两种治疗方法（手术治疗 *vs.* 药物 + 行为治疗）。尽管都是标准治疗，但风险收益的失衡可能会导致患者更倾向于某一种治疗方法 [10]。此外，手术过程可能需要多次术前和术后检查，增加了患者负担，应考虑试验的可行性。

随机化应尽可能接近干预给予时间，以避免患者偏好或知晓分配情况而退出试验 [2-3]，如在手术室即将进行手术时随机。如果试验和对照治疗方法截

表 14.1　计划和实施比较不同类型比较对象的外科手术随机试验的挑战 [2]

	外科手术 *vs.* 假手术（安慰剂）	外科手术 *vs.* 类似手术	外科手术 *vs.* 不同类型手术	外科手术 *vs.* 非手术
患者不愿意参与	是	不太可能	可能	是
手术室随机化	是	是	可能	否（供应商不同）
不平衡的手术经验	否	不太可能	可能	否（供应商不同）
对治疗分配的依从性差	是	不太可能	是	是
沾染，缺乏精准性	不太可能	是	不太可能	否

然不同，应告知受试者随机化情况 [2]。对于多中心试验，分层随机化（中心特异 / 手术医生相关）是控制偏倚的重要方式 [3]。为了克服招募困难以尽快达到足够样本量，研究人员应采用多种备选随机化方法，包括根据脱落情况采用不均等的随机化配比，或在试验过程中根据实时分配比例采用适应性随机化调整 [11-12]。然而，这些新方法目前在实践中应用不多。

盲　法

对受试者、研究人员、医生或其他护理人员设盲，在消除可能导致结果倾斜和认为 RCT 低劣和质量差的潜在偏倚方面发挥了重要作用。有 3 种类型的盲法——单盲（受试者）、双盲（受试者和医生）和三盲（受试者、医生和其他决定合格、依从性或评估终点的人）[13]。不实施盲法会导致多种偏倚。第一种是行为偏倚，指从知晓治疗分配到照顾者或受试者的行为反应而导致不同组间常规医疗的差异。如果一种疗法优于另一种疗法，则护理者和患者自身特点和偏好可能造成疗效估计的混杂；然而，在外科试验中，对外科医生、患者和其他护理人员设盲是困难的，通常很难实施 [2]。另一种形式的偏倚是人员流失偏倚，这是由于组间不同的脱落率不同造成的，如候补名单或额外的术后随访造成的退出 [2]。最后，测量偏倚指的是由于评估者的主观评价导致组间结局测量的差异，如患者报告结局，受试者在揭盲前自我报告的结果，导致组间在结果确定方式上的差异 [2]。

外科医生的特点

大多数 RCT 由同一临床医生实施随机分组，当治疗来自不同专业（如手术与非手术）时 [3]，不可能由同一临床医生实施随机化。手术过程的实施受到外科医生（如技能、经验、偏好、决策能力）、其他团队成员（如麻醉医生、技术人员、护士）以及参与术前术后护理的人员（如 ED、ICU、成像、恢复、康复）的影响 [2]。该过程的学习曲线可能对疗效造成混杂 [3]。外科医生和内科医生对症状和功能等结果的评估也可能不同（如主观评估、非标准化定义）。尽管这种差异在实践中不可避免，但如果很大，可能会影响疗效评价。因此，对外科手术和护理措施也应进行评估 [2]。内镜下腕管松解术与开放式腕管松解术的比较是一种非手术和手术操作的对比，具有多种相互作用的成分，需对外科医生进行培训并使其具备一定的经验 [14]。当效益风险比差异较大时，很难招募到外科医生参与研究 [15]。

分　析

制定 RCT 计划时应咨询统计学家，以帮助确定具体的研究目标、研究假设、研究设计、统计分析计划和样本量。假设应集中在研究想要证明的东西上，清楚地说明感兴趣的结局、要比较的组别及相关的时间节点。还应包括支持假设的证据，如前期预试验的结果。最后，应该讨论如何处理意外事件可能导致的偏倚，如缺失数据。

样本量

成功的临床试验需要充分的计划，包括样本量估计，还应评估试验的可行性，确定相关时间节点（如随访）和资源是否合理。最后，根据预期估计效应的大小和差异，估计样本量以保证检测到特定处理效应的足够效能。

结局测量

虽然连续变量结局的检验效能往往更大（即在同样的检验效能下所需样本量更小），但分类变量的结局更易于解释。基础科学和转化科学研究中连续结局较多，而 RCT 常用分类变量或时间事件结局。观察性研究可能包含两种数据类型结果。对于连续结局的双臂平行试验，通过在特点时间点的两个独立样本 t 检验比较组间差异。对于分类结局，则在特定时间点使用卡方检验或 Fisher 确切概率法比较组间阳性事件发生比例的差异。

基线评估

虽然非随机试验尝试解释组间的处理差异，但 RCT 的前瞻性设计有助于控制基线差异造成的偏倚 [2]。尽管随机化可达到组间同质，但它不能保证组间均衡可比。因此，患者基线数据应在筛选纳入、随机化后、治疗前收集。这些信息可以检验组间均衡性 [16]。一个无关紧要的联系并不一定意味着不存在组间不均衡。它仅仅表明组间不均衡未被检测到（如样本量小，检验效能低）。除非样本量非常大，否则拒绝原假设意味着在分析中应该处理组间不均衡问题，此外这些数据还可用于分层（如分层随机化、亚组分析）。

意向性治疗分析

根据意向性治疗（ITT）原则（一旦随机，始终纳入分析），无论依从性如何或退出与否，患者都应被纳入其分配的组别进行分析。即使在随机分组后，外科医生认为手术不适用或不安全，患者可能改变起初分配的治疗，但仍然应该留在他们被分配的治疗组进行分析，而不管是否接受其他治疗。ITT 分析反映了临床实践的场景，并通过随机分组维持组间均衡，进而达到疗效的无偏估计。ITT 维持了样本量，保证了检验效能和 I 类错误的控制 [17]。如果排除不依从和脱落受试者可能导致偏倚。如果治疗分配被打乱，该研究可能不再被视为 RCT。另外，ITT 分析被认为过于保守（容易出现 II 类错误），并且未能回答如果按照预期使用该治疗是否有效的研究问题。

Kaplan-Meier 估计和生存曲线

RCT 很多时候是测量二分类结局时间事件结局。生存分析是"时间事件"数据的常用统计分析方法。例如，记录时间起点到发生某一特定事件（死亡）、复发（血运重建）或反应（体重下降 10%）的时间。分析成分包括事件是否发生（二分类）和从随访开始到一个精确终点的时间长度，无论是事件发生的时间还是最后一次随访观察的时间（删失）。删失是指在研究结束、退出或失访之前，研究对象没有经历过这一事件。最常见的是右删失，即事件还没有被观察到，但可能在未来发生。左删失和区间删失不太常见。后一种生存分析适用于不能精确确定事件发生时间的情况。当一个事件被记录为已经发生，则假定其发生在自上次事件状态确定以来的一段时间内 [18-19]。

生存曲线是用Kaplan-Meier法估计的，以确定患者在特定时间内存活（或无事件发生）的概率。曲线是单调、逐步递减的（每一步对应一个事件）。当治疗分组时，对每组的生存曲线分别进行估计，并检验两组生存率是否相等（参数似然比检验或非参数对数秩 log-rank 检验或 Wilcoxon 检验）。拒绝相等的原假设表明事件发生率在组间是不同的。然而，当曲线相交时则不适于使用上述检验方法。

参考文献

[1] Catena F, Ansaloni L, Di Saverio S, et al. The ACTIVE (Acute Cholecystitis Trial Invasive Versus Endoscopic) study: multicenter randomized, double-blind, controlled trial of laparoscopic (LC) versus open (LTC) surgery for acute cholecystitis (AC) in adults. Trials, 2008, 9: 1.

[2] Ergina PL, Cook JA, Blazeby JM, et al. Challenges in evaluating surgical innovation. Lancet, 2009, 374: 1097–1104.

[3] Cook JA. The challenges faced in the design, conduct and analysis of surgical randomised controlled trials. Trials, 2009, 10: 9.

[4] Rosenthal R, Kasenda B, Dell-Kuster S, et al. Completion and publication rates of randomized controlled trials in surgery: an empirical study. Ann Surg, 2015, 262: 68–73.

[5] Kasenda B, von Elm E, You J, et al. Prevalence, characteristics, and publication of discontinued randomized trials. JAMA, 2014, 311: 1045–1051.

[6] Cordasco KM. Chapter 39 obtaining informed consent from patients: brief update review. Evidence Reports/Technology Assessments, No. 211. Rockville (MD): Agency for Healthcare Research and Quality (US), 2013.

[7] Sygna K, Johansen S, Ruland CM. Recruitment challenges in clinical research including cancer patients and their caregivers. A randomized controlled trial study and lessons learned.Trials, 2015, 16: 428.

[8] Braddock C 3rd, Hudak PL, Feldman JJ,et al. Surgery is certainly one good option: quality and time-efficiency of informed decision-making in surgery. J Bone Joint Surg Am, 2008, 90: 1830–1838.

[9] Zuckerman MJ, Shen B, et al. Informed consent for GI endoscopy. Gastrointest Endosc, 2007, 66: 213–218.

[10] Brubaker L, Moalli P, Richter HE, et al. Challenges in designing a pragmatic clinical trial:

the mixed incontinence—medical or surgical approach (MIMOSA) trial experience. Clin Trials, 2009, 6: 355–364.

[11] Dumville JC, Hahn S, Miles JN,et al. The use of unequal randomisation ratios in clinical trials: a review. Contemp Clin Trials, 2006, 27: 1–12.

[12] Berry DA. Adaptive clinical trials: the promise and the caution. J Clin Oncol, 2011, 29: 606–609.

[13] Bridgman S, Engebretsen L, Dainty K, et al. Practical aspects of randomization and blinding in randomized clinical trials. Arthroscopy, 2003, 19: 1000–1006.

[14] Macdermid JC, Richards RS, Roth JH, et al. Endoscopic versus open carpal tunnel release: a randomized trial. J Hand Surg Am, 2003, 28: 475–480.

[15] McCulloch P, Kaul A, Wagstaff GF,et al. Tolerance of uncertainty, extroversion,neuroticism and attitudes to randomized controlled trials among surgeons and physicians. Br J Surg, 2005, 92: 1293–1297.

[16] Senn S. Testing for baseline balance in clinical trials. Stat Med, 1994, 13: 1715–1726.

[17] Gupta SK. Intention-to-treat concept: a review. Perspect Clin Res, 2011, 2: 109–112.

[18] Singh R, Mukhopadhyay K. Survival analysis in clinical trials: basics and must know areas.Perspect Clin Res, 2011, 2: 145–148.

[19] Prinja S, Gupta N, Verma R. Censoring in clinical trials: review of survival analysis techniques. Indian J Community Med, 2010, 35: 217–221.

（朱守强　译，李晨　审）

第15章
随机化的方法和时机

Robert George Edson

进行随机试验的理由

在比较对照组和干预组的随机临床试验（RCT）中，每个受试者都有相同的机会（通常是1∶1）被分配到各自相应的组别。有些试验并非采用均等随机化，尤其Ⅰ期或Ⅱ期药物临床试验，为了收集更多受试者对干预的反馈信息，可能对试验组与对照组采用2∶1的随机化配比。重要的是要考虑使用哪种盲法，是单盲（只有受试者不知道分组情况，以消除主观偏见或安慰剂效应），还是双盲（受试者和研究者均不知道分组情况）。药物试验通常是双盲的，而有创手术的试验通常使用单盲，因为实际操作中很难对参与治疗的外科医生设盲。

随机化的设计有如下几个优点[1]：

1.随机化保证组别分配无法预先知晓，避免了在进行组别分配时发生偏倚的可能性。

2.随机化使重要的预后因素和受试者特征，甚至未知和未测量的因素在各组均衡可比。

R.G. Edson (✉)
VA Palo Alto Health Care System, Cooperative Studies Program Coordinating Center, 701-B North Shoreline Blvd, Mountain View, CA 94043-3208, USA
e-mail: bob.edson@va.gov

© Springer International Publishing AG 2017
K.M.F. Itani and D.J. Reda (eds.), *Clinical Trials Design in Operative and Non Operative Invasive Procedures*, DOI 10.1007/978-3-319-53877-8_15

3. 随机化使处理组接受同样的有效治疗后组间差异服从一定的概率分布，从而保证统计检验的有效性。

随机化步骤

在随机化之前，潜在的受试对象必须由研究人员确定，提供知情同意，符合纳入、排出标准，且同意随机化[2]。执行随机化有许多方法；下文内容参见第6章[3]。

固定随机化方法使每个受试者被分配到干预组或对照组的概率是相同的。固定随机化法包括：

1. 简单随机，使用一个公平的过程（例如，使用一个无偏的硬币或随机数生成器）来进行分配。

2. 区组随机化，将含有相同数量组别的区组分配给多个受试者（例如，如果有两个组 A 和 B，长度为 4 的区组将会出现含有两个 A 和两个 B 的 6 种区组情况：AABB、ABAB、ABBA、BAAB、BABA、BBAA）。有两种区组随机化改进方法，以防受试者知晓分配模式。第一种是排列区组随机化，依据每个区组的顺序进行随机化。第二种是依据区组长度随机化，通过第二级随机化来随机确定下一个区组的长度。

3. 分层随机，即在每层内独立分配与主要研究结果相关的特征。例如，按性别和年龄是否小于 60 岁来分层，会得到 $2 \times 2 = 4$ 个层。分层随机化可以应用于简单随机化或区组随机化（和随机排列区组随机化）。

4. 随机化分组可以在招募开始之前由计算机程序产生。分组列表应该由未参与招募或随访的研究者创建和维护。

在适应性随机化中，受试者分配到各组的概率随着研究的进行而改变。具体如下：

1. 基线适应性随机化，目标是均衡每组受试者的数量。常见技术如下（这些在随机临床试验中很少应用）：

（1）偏币法[4]是指在受试者已经被随机分配且不考虑他们反应的情况下，对下一个受试者进行分配。如果各组数量相等或接近，下次分配各组的概率相等。如果各组数量不等且超过一定范围，下次分配到较低数量组的概率更大。

（2）盲盒设计[5-8]是指从一个装满不同颜色球的盒子中随机选择一个球，每个颜色代表一个处理组。假设红球代表 A 组，黑球代表 B 组。如果第一个被选中的球是红色的，该受试者被分配到 A 组，红色的球被送回盒中，并添加一个或多个黑色的球。如果第一个选择的是黑球，受试者被分配到 B 组，黑球被送回盒中，并添加一个或多个红球。对每次分配重复这个过程。

2. 最小化法旨在使各组之间总体分配的基线特征均衡一致 [9]。当基线特征组合的数量相对于研究的计划样本量较大时，分层随机化不再适用，常使用最小化法，该方法每次随机化都需要运行一次程序。对于上述分层随机化的例子，最小化法倾向于按组别均衡男性（无论年龄类别或登记地点）、女性、年龄 <60 岁和年龄 >60 岁患者各组数量。下一个受试者的分配是基于已经随机分组的相似特征的受试者数量。例如，接上述研究随机选取 10 名受试者，按分组和分层因素的随机结果见表 15.1。如果下一个受试者是女性,58 岁，则 A 组和 B 组样本分别是 1 + 3 = 4 和 2 + 4 = 6。由于 A 组数量更小，因此第 11 次随机分配的受试者进入 A 组。

表 15.1　根据组别和分层因素进行随机化计数的举例

统计因素	水平	组别随机化数量		下一组受试者特征
		A	B	
性别	男性	4	3	
	女性	1	2	X
年龄	< 60	3	4	X
	≥ 60	2	1	

3. 响应适应性随机化，即对下一个受试者进行分配时要考虑上一个受试者对研究治疗的反应。响应适应性随机化的常见模型如下所述，每个模型假设有一个或两个治疗组，受试者对治疗的反应可以根据研究进度快速确定。

（1）在随机化胜者优先模型中 [10]，如果第一个被分配的受试者做出成功的回应，第二个受试者将得到相同的分配；否则，第二个受试者会被分配到另一组。这个过程持续进行，下一个分配基于前一个受试者成功或失败的响应。

（2）对于双臂赌博机模型 [11]，一旦每个受试者的反应已知，成功的概率就会更新，组别分配的概率也相应调整，以便将目前"更好"的治疗分配到更多受试者。

对于上述随机化方法，表 15.2 总结了其优缺点，并对在特定研究中何时使用该方法提出了建议。

表 15.2　各种随机化方法的优点、缺点和使用建议

方法	优点	缺点	使用建议
简单	1. 易执行 2. 分组情况不能被预测	可能导致组间异质性较大，特别是当样本量较小时	1. 不经常使用 2. 仅在样本量超过 200 时使用 [2]
区组	避免严重的组间不均衡，并确保不会太大，组间基线资料均衡可比	1. 如果区组长度不变且已知，则每个区组的最后一次分配情况可预测 2. 数据分析比简单随机化更复杂	1. 当受试者人数达到几百人次时可以使用 2. 结合分层随机化使用 3. 如果同时进行区组和分层，则应包括用于确定分配的基线变量作为分析中的协变量
分层	1. 确保预后因素组间均衡可比 2. 如果在分析中考虑到分层，研究的效能会增加	1. 必须决定哪些预后因素会影响治疗反应 2. 必须能够轻松可靠地获得受试者在分层中的状态	1. 当预后因素非常重要，考虑到简单随机化会增加组间分配不均衡的概率时使用 2. 对小样本研究更有用，因为大样本增加了具有相似特征组别的机会 3. 控制分层因素的数量，避免任一层中受试者数量过少。通常考虑一些高度相关的因素，因此许多相关性的因素被删除 4. 注册地点可能有重要的差异（如患者特征、治疗方案、遵循方案的程度）[12]，因此考虑将注册地点作为分层因素
基线适应性	不太容易受到选择偏倚的影响	1. 区组对照使组间均衡性更加紧密 2. 比简单、区组和分层随机化更复杂 3. 在整个研究注册过程中，人口需要保持稳定（例如，如果纳入标准改变，适应性方法可能无法固定改变前存在的不均衡性）	常与分层随机化联用

续表

方法	优点	缺点	使用建议
最小化	1. 当预后因素过多且样本量较小，平衡组间差异的能力超过区组和分层随机化。2. 提供对治疗效果的无偏估计，与分层随机化相比统计效能略有增加[13]	1. 比简单、区组和分层随机化更复杂。2. 整个研究纳入过程中人口需要保持稳定。3. 只有当组数相同时才能确定随机分组的时机	分析时将用于确定分组的基线资料作为协变量[14-15]
反应适应性	使接受"更好"治疗的参与者比例最大化	1. 仅限于一个或两个小组的研究。2. 主要反应变量必须是相对于研究长度可以快速测量的。3. 可能有几个重要的反应变量，所以很难选择最重要的。4. 在整个纳入过程中，人口要保持稳定。5. 不均衡性可能会导致统计效能的损失和比具有相等分配概率的固定随机化更大的样本容量	程序复杂，所以不常使用

随机化的机制与时机

无论采用何种随机化方法，都应以适当的方式实施（避免向被盲受试者或现场工作人员透露治疗分配）。通常有一名独立研究员（通常不包括数据处理中心或生物统计学家或临床医生）负责开发随机化程序和制定治疗分组。负责招募的工作人员通过与独立研究员联系或通过研究网站获得分组方案，在对受试者进行分组前该工作人员应核实受试者是否符合纳入标准。

值得注意的是，应在受试者被认为符合研究要求并准备开始干预治疗时进行随机化；如果在此前随机，受试者可能会退出试验，其健康状况也可能改变，抑或医生在给予干预措施前觉得受试者不再适合参与试验。在随机化和治疗干预前，受试者的退出可能会导致研究结果的偏倚，除非按照 ITT 原则，收集所有随机化受试者的数据进行分析[12]。

即使随机化与试验开始的时间一致，也可能发生问题。例如，需要有创操作来确定受试者是否符合入组条件，受试者在术中获得随机分配，然后执行相应干预。手术过程可能因治疗分配而中断甚至扰乱研究结果，尤其在治疗分配耗时或随机系统不可用的情况下。即使随机失败，医生也必须始终把患者的安全和利益放在首位。

随机化的操作

有多种方法可以将受试者的治疗分配（非盲或单盲试验）或组别编码分配（双盲研究）告知受试者招募站点，包括以下方法：

1. 将随机化名单以一系列卡片的形式放入密封的信封中，信封按照名单顺序编号，并指示现场工作人员依次对等待随机的受试者打开下一个信封。Pocock 建议，该方法不是中心随机化，当现场没有其他人可以咨询随机化的情况下才能使用[2]。此外，该方法与适应性随机化方法不兼容。

2. 让现场的工作人员联系（通过电话、电子邮件等）中心办公室的工作人员完成随机分配的过程，并将其传达给现场工作人员。这种办法的缺点是，只有中心办公室的人员才能实现随机化。

3. 由现场工作人员连接到计算机上的语音响应系统，该系统起到替代上述方法 2 中心办公室的作用。只要语音响应系统和计算机正常运行，站点可以在任何时间实现随机化。

4. 以类似于上述方法 3 的形式使用基于网络的随机化系统。

因为这些选项都不完全可靠，所以最好有一个或多个备用的随机方法用于研究。例如，主要方法选择网络系统，如果网站关闭或站点工作人员无法访问，也可以选择给中心随机化的工作人员打电话或发电子邮件。

参考文献

[1] Byar DP, Simon RM, Friedewald WT, et al. Randomized clinical trials: perspectives on some recent ideas. N Engl J Med, 1976, 295: 74–80.

[2] Pocock SJ. Clinical trials—a practical approach. Chichester: Wiley, 1983.

[3] Friedman LM, Furberg CD, DeMets D. Fundamentals of clinical trials. 5th ed. Cham：Springer, 2015.

[4] Efron B. Forcing a sequential experiment to be balanced. Biometrika, 1971, 58: 403–417.

[5] Wei LJ. An application of an urn model to the design of sequential controlled clinical trials.J Am Stat Assoc, 1978, 73: 559–563.

[6] Wei LJ, Smythe RT, Smith RL. K-treatment comparisons with restricted randomization rules in clinical trials. Ann Stat, 1986, 265–274.

[7] Wei LJ, Lachin JM. Properties of the urn randomization in clinical trials. Control Clin Trials, 1988, 9: 345–364.

[8] Wei LJ, Smythe RT, Lin DY, et al. Statistical inference with data-dependent treatment allocation rules. J Am Stat Assoc, 1990, 85: 156–162.

[9] Pocock SJ, Simon R. Sequential treatment assignment with balancing for prognostic factors in the controlled clinical trial. Biometrics, 1975, 31: 103–115.

[10] Zelen M. Play the winner rule and the controlled clinical trial. J Am Stat Assoc, 1969, 64: 131–146.

[11] Robbins H. Some aspects of the sequential design of experiments. Bull Am Math Soc, 1952, 58: 527–535.

[12] Armitage P, Colton T, editors. Encyclopedia of biostatistics, vol. 5. Chichester: Wiley, 1998.

[13] Birkett NJ. Adaptive allocation in randomized controlled trials. Control Clin Trials, 1985, 6: 146–155.

[14] Forsythe AB, Stitt FW. Randomization or minimization in the treatment assignment of patient trials: validity and power of tests. Health Sciences Computing Facility: University of California, 1977.

[15] Kahan BC, Morris TP. Improper analysis of trials randomised using stratified blocks or minimisation. Stat Med, 2012, 31: 328–340.

[16] Simon R, Weiss GH, Hoel DG. Sequential analysis of binomial clinical trials. Biometrika, 1975, 62: 195–200.

（朱守强　译，李晨　审）

第 **16** 章
样本量估计

Eileen M. Stock, Kousick Biswas

引 言

每项临床试验都应提前制定研究方案。研究方案应包括研究目的、主要和次要终点、数据收集、纳入和排除标准、样本量估计、统计方法及缺失值的处理方法[1]。样本量估计用于确定临床试验中能够回答研究问题所需的最少受试者人数。在临床试验的设计阶段，应优先估计样本量。研究人员可根据估计的样本量来判断研究的可行性，以及确定研究所需预算和其他资源。具有足够统计学差异显著性和检验效能的样本量估计对于试验的成功至关重要。

估计样本量的条件

样本量估计需考虑多个因素，包括研究目的和主要研究假设、终点指标的类型、预期疗效和变异、若希望有更多受试者被随机化到某一特定组时的

E.M. Stock (✉) · K. Biswas
Cooperative Studies Program Coordinating Center,
Office of Research and Development, U.S. Department of Veterans Affairs,
VA Medical Center, 5th Boiler Street, Perry Point, MD 21902, USA
e-mail: Eileen.Stock@va.gov

© Springer International Publishing AG 2017
K.M.F. Itani and D.J. Reda (eds.), *Clinical Trials Design in Operative and Non Operative Invasive Procedures*, DOI 10.1007/978-3-319-53877-8_16

治疗分配比例、预期入组速率、预估脱落数。其他影响样本量估计的参数包括错误类型（I和II）和检验效能[1-2]。

错误类型和检验效能

比较手术或非手术联合加速功能康复治疗急性跟腱断裂的多中心随机临床试验中，原假设（可表示为 H_0）为两组的再断裂率无统计学差异，即接受手术治疗和非手术治疗的急性跟腱断裂患者之间的再断裂率没有差异[3]。备择假设（对于双侧检验；通常表示为 H_a）为两组的再断裂率不同。I 类错误即显著性水平，记为 α，指当原假设成立时，错误地拒绝原假设的概率。上述例子中，若存在 I 类错误，则得到不同治疗方法之间再断裂率存在差异的结果，然而这种差异实际并不存在，这种情况称为假阳性。II 类错误，记为 β，指不拒绝实际上不成立的原假设的概率。也就是说，错误地忽略了实际存在的不同治疗方法之间再断裂率的差异，即假阴性。检验效能（1-β）指当原假设不成立或应该被拒绝时，拒绝原假设的概率（表 16.1）[1-2]。

表 16.1　I 型错误和 II 型错误的总结

统计结果	客观实际	
	H_0 成立（无治疗益处）应该不拒绝 H_0	H_0 不成立（有治疗益处）应该拒绝 H_0
不拒绝 H_0（无治疗益处）	结果正确	II 类错误（β）
拒绝 H_0（有治疗益处）	I 类错误（α）	结果正确，检验效能（1-β）

研究的主要假设

临床试验设计由试验的主要研究目的决定，后者常表现为研究的科学假设。一般来说，采用双臂平行组设计来寻找不同治疗方法之间的疗效差异（双侧），双侧 P 值为研究结果与原假设一致的概率（H_0 成立）。当 P 值很小时（如 $P<0.05$），拒绝原假设（拒绝 H_0），可以认为组间疗效差异具有统计学意义。检验统计量的方向决定新疗法是优于还是劣于对照组疗法。某些情况下，研究者对两方向上都拒绝原假设的检验没有兴趣（即对劣效结果不感兴趣），

更倾向于采用优效性检验验证一种新的疗法是否优于已有疗法（单侧）[4]。

传统检验方法的目的是验证试验治疗和对照治疗是否存在差异，但当对照疗法有效，且希望证明试验疗法同样有效时，这类方法并不适合。此时，相比于对照治疗，试验治疗可能具有其他优势，如更方便或容易耐受。等效试验的目的是在拒绝原假设的情况下，证明新方法不优于也不劣于传统方法。它要求两种疗法在可接受范围 δ（通常为 ± 20%）内保持一致[5]。最后，对于非劣效性试验，其目的是验证新疗法与现有疗法同样好或更好（不差）[4]。以上每种设计都需根据研究的主要假设进行选择，并取决于新方法对特定终点疗效的先验信息[1]。

研究设计的注意事项

各种研究设计，如平行、交叉、析因或群组，均可用于实现研究目的，并确保达到所需样本量。每种设计估计样本量的方法都有所不同，罕见事件多采用多中心试验设计。

研究终点的预期效应

临床研究的终点，无论是连续变量、二分类变量、还是时间事件变量，都将决定模型类型的选择及样本量的估计。在进行多重比较时，需要对显著性水平进行调整。终点指标为连续变量时，新疗法及对照疗法预期的集中趋势（平均数）和变异（标准差）用来更精确地估计样本量。组内变异越大或组间预期差异越小，则需要更大的样本量才能发现疗效差异。终点指标为二分类变量时，各组疗法的有效率用来估计样本量。需要注意的是，试验疗法的预期治疗效应应具有临床意义[1]。

受试者留存率和治疗分配

尽管研究所需的受试者数量由所估计的样本量决定，但也应考虑招募过程的其他方面，如筛选失败、患者脱落及失访。鉴于可能存在受试者脱落和失访，试验应招募更多的受试者。不同试验的受试者脱落率有较大差异，若小于 5% 则无须担心，若大于 20% 则会严重影响试验的有效性 [6]。发表在顶级期刊上的大多数 RCT（60%~89%）都存在终点数据的缺失，而完整病例分析是处理这类缺失数据最常用的策略。这些 RCT 中，18% 的 RCT 脱落率高于 20%[8-9]。因此，在主要结局指标是连续变量或二分类变量的试验中，招募受试者的数量可以通过调整样本量和脱落率来确定，招募人数 = 样本量 /（1–脱落率）[1]。对于时间事件变量或生存数据，更需要调整脱落率。在某些情况下，可能会要求通过期中分析来监测治疗效果，并确保按照特定的计划进行受试者招募 [10-11]。

如果预计治疗组的脱落率高于对照组，可以采用不均等的组间分配比例，以确保在试验结束时两组分布平衡。此外，当组间患者分配人数相等（如安慰剂组或假治疗组）并不符合伦理时，可调整分配和招募比例，在这种情况下样本量可进行调整 [1]。请注意，偏离 1：1 随机化分配比将增加样本量。

常规指南

在样本量估计时，研究的显著性水平（α）通常设定为 0.05（或 5%）[12]。大样本情况下可设为 1% 或更小，小样本情况下可设为 10%。最小检验效能为 80%。此外，为确保在治疗效应或招募人数低于预期时得到更保守的估计结果，应采用更大的检验效能来估计样本量。

样本量估计

估计样本量的方法有很多，常见的估计过程涉及两组间均值、率或时间事件的比较，并检测两组间差异。接下来将详细介绍这些方法。

两组均数的比较

比较两组间均值的试验样本量计算公式为：

$$n_1 = \kappa n_2; \quad n_2 = \left(1 + \frac{1}{\kappa}\right)\left[\frac{(z_{\alpha/2} + z_\beta)^2}{d^2}\right] = \left(1 + \frac{1}{\kappa}\right)\left[\frac{(z_{\alpha/2} + z_\beta)^2(\sigma_1^2 + \sigma_2^2)}{2(\bar{\mu}_1 - \bar{\mu}_2)^2}\right]$$

其中，$Z_{\alpha/2}$ 是标准正态分布在 $\alpha/2$ 处的临界值（如 95% 置信区间和 I 类错误 $\alpha = 0.05$ 的临界值是 1.96），Z_β 是标准正态分布在 β 处的临界值（如检验效能为 80% 和 II 类错误 $\beta = 20\%$ 的临界值是 0.84），κ 是分配比例，μ_i 是 i 组终点指标的平均值，是 i 组终点指标的方差，d 是 Cohen 效应量[13]。在 1：1 随机的研究中，$\kappa = 1$。

两组率的比较

比较两组间率的试验样本量计算公式为：

$$n_1 = \kappa n_2; \quad n_2 = \left[\frac{p_1(1 - p_1)}{\kappa} + p_2(1 - p_2)\right]\left(\frac{z_{\alpha/2} + z_\beta}{p_1 - p_2}\right)^2$$

其中，p_i 是指 i 组终点指标的率，$p_1 - p_2$ 指期望被检测到的效应量或差异[13]。

时间事件比较

分析时间事件（Cox 比例风险模型）的试验样本量计算公式：

$$n = \frac{1}{p_1 p_2 p_A}\left(\frac{z_{\alpha/2} + z_\beta}{\ln(\theta) - \ln(\theta_0)}\right)^2$$

其中，p_i 是指 i 组发生事件占比，p_A 是总体事件发生率，θ 指风险比，θ_0 指原假设下的风险比，In（θ）– In（θ_0）指治疗分组的回归系数[13-14]。请注意，考虑入组和随访时长、脱落的样本量计算公式更复杂。

可用的软件

可进行样本量和检验效能估计的统计软件包包括 SAS（SAS Institute, Inc.; Cary, NC），G*Power（Faul, Erdfelder, Lang, & Buchner, 2007），

PASS(NCSS, LLC.; Kaysville, Utah），R（The R Foundation for Statistical Computing; Auckland, New Zealand），M*plus*（Muthén & Muthén; Los Angeles, CA）和范德堡大学的在线 PS（Dupont & Plummer，1990）[15]。其中有几个软件包可免费使用。

与样本量相关和影响样本量的常见困难

样本量估计面临多方面挑战，包括获得疗效的精确估计值，选择适当的检验效能和显著性水平，以及选择正确的公式[16]。这些挑战都可能导致样本量的低估或高估。

样本量的低估

样本量的低估是指试验通过计算得出的样本量小于实际所需的样本量[16]。这会导致检验效能低于实际需要，甚至得出具有误导性的结果，即当实际存在治疗效应时，统计结果显示没有治疗效应（$P>\alpha$）。尽管治疗效应有临床意义，但并无统计学差异。也就是说，招募的受试者太少可能导致不确定的结果，因为发现临床相关的差异具有统计学意义的可能性很低。

回顾跟腱断裂试验，样本量小是该研究的一个局限（每组 72 名参与者），因此检验效能较低，以至于不足以对再断裂率做出确切的结论[3]。一项 meta 分析的结果显示，手术治疗后的再断裂率约为 2.8%，非手术治疗为 11.7%[17]。由此可见，Rupture 试验低估了所需的样本量。而且，Rupture 试验中观察到手术治疗和非手术治疗组的再断裂率分别为 2.8% 和 4.2%。使用单侧两样本独立率检验，检验水准为 α =0.05 时，基于 meta 分析的结果试验需要每组 104 名受试者，而基于 Rupture 试验的结果则需要每组 2148 名受试者（图 16.1）。尽管每组 72 例的 Rupture 试验比较再断裂率的 Ⅱ 类错误为 88%，实际检验效能仅为 12%（图 16.2），该研究已是迄今为止同类研究中规模最大的试验，该试验结果可提供临床见解和试点数据，仍需要进行更大规模的试验。

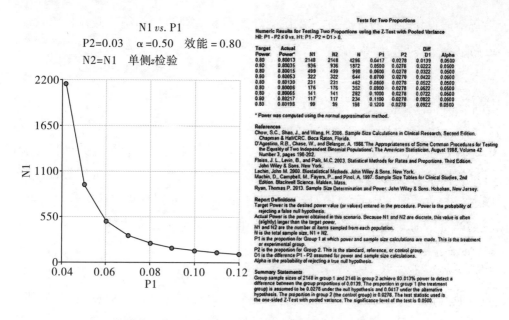

图 16.1 非手术组再断裂率不同情况下比较组间率的样本量估计 [使用 PASS 14 软件（ 2015，NCSS, LLC. Kaysville, Utah, USA, ncss.com/software/pass ）计算]

```
> power.prop.test(n=72, p1=(2/72), p2=(3/72), sig.level=0.05, power= , alternative="one.sided")

    Two-sample comparison of proportions power calculation

              n = 72
             p1 = 0.02777778
             p2 = 0.04166667
      sig.level = 0.05
          power = 0.1169202
    alternative = one.sided

NOTE: n is number in *each* group
```

图 16.2 观察到的再断裂率差异的检验效能分析 [使用 R 软件（ The R Foundation for Statistical Computing; Auckland, New Zealand ）计算]

样本量的高估

选择的样本量远远大于所需的样本量则称为样本量的高估[16]。规模太大的研究同样存在问题，原因至少有两点：首先，若超过实际所需的受试者接受劣效治疗或造成资源浪费，则会引起伦理问题，特别是在统计学显著性强（ P 值非常小 ）的情况下尤为突出。其次，较大的样本量可以检测到较小的差异，即使差异没有临床意义，也具有统计上的差异。在试验设计中，若为避免失败，将每个假设设定得过于保守，往往会导致试验主要目标的统计假设检验效能过高。

选择有临床意义的差异

样本量估计过程中最困难的任务是确定有临床意义的差异，并确保试验有足够的检验效能发现该差异。为获取新疗法潜在疗效的所有可用数据，应该进行非常详细的文献检索，包括已发表的摘要、Ⅱ期试验或预试验的结果，以及来自以前开展的试验的亚组分析。如果有足够多已发表的文章，可以通过 meta 分析来获得潜在治疗效果的估计值。

通常为潜在治疗效果估计提供信息的数据有限。此时，研究者可以参考同领域其他已发表的研究，以确定该研究在设计时所使用的效应量。很多时候美国食品药品监督管理局（FDA）已经确定了判断试验治疗有效所需的效应量水平，该指南不失为一个有用的资源。此外，还可以召集研究领域的专家小组对治疗效应形成一个共识性的估计值。

可用的数据库

有多个数据库可用于获取样本量估计时需要的疗效估计值。1994 年，美国退伍军人事务部（VA）建立了 VA 国家外科质量改进计划（NSQIP），所有进行大手术的医疗中心都参与其中[18]。该数据库包含术前和术后 30 天收集的 135 个变量。数据分为人口统计学，手术资料，术前、术中和术后信息。每家医院平均每年向数据库提交 1600 例重大手术病例[19]。而 NSQIP 的最初目的是通过定期检查和绩效评估提高外科护理的质量，VA 研究人员还能以科学研究为目的查询该数据库，估计用于检验效能分析的事件率，如死亡率、心脏和非心脏并发症、术后肺炎、插管、肺栓塞和静脉血栓形成、肾功能不全和感染。同样，美国外科医师学会国家外科质量改进计划（ACSNSQIP）也可用于样本量估计，如对于慢性阻塞性肺疾病的患者手术行局部麻醉或全身麻醉术后并发症发生率的比较[20-21]。其他有用的数据库包括美国胸外科医师协会（STS）国家数据库，包含成人心脏、普通胸外科和先天性心脏手术

的独立数据库 [22]，以及疾病控制中心（CDC）的癌症注册中心数据 [23]。

参考文献

[1] Sakpal TV. Sample size estimation in clinical trial. Perspect Clin Res, 2010, 1: 67–69.

[2] Jones SR, Carley S, Harrison M. An introduction to power and sample size estimation. Emerg Med J, 2003, 20: 453–458.

[3] Willits K, Amendola A, Bryant D, et al. Operative versus nonoperative treatment of acute Achilles tendon ruptures: a multicenter randomized trial using accelerated functional rehabilitation. J Bone Joint Surg Am, 2010, 92: 2767–2775.

[4] Christensen E. Methodology of superiority vs. equivalence trials and non-inferiority trials. J Hepatol, 2007, 46: 947–954.

[5] Steinijans V, Hauschke D. International harmonization of regulatory bioequivalence requirements. Clin Res Regul Aff, 1993, 10.

[6] Fewtrell MS, Kennedy K, Singhal A, et al. How much loss to follow-up is acceptable in long-term randomised trials and prospective studies? Arch Dis Child, 2008, 93: 458–461.

[7] Akl EA, Briel M, You JJ, et al. LOST to follow-up information in trials (LOST-IT): a protocol on the potential impact. Trials, 2009, 10: 40.

[8] Wood AM, White IR, Thompson SG. Are missing outcome data adequately handled? A review of published randomized controlled trials in major medical journals. Clin Trials, 2004, 1: 368–376.

[9] Bell ML, Kenward MG, Fairclough DL, et al. Differential dropout and bias in randomised controlled trials: when it matters and when it may not. BMJ, 2013, 346: e8668.

[10] Floriani I, Rotmensz N, Albertazzi E, et al. Approaches to interim analysis of cancer randomised clinical trials with time to event endpoints: a survey from the Italian National Monitoring Centre for Clinical Trials. Trials, 2008, 9: 46.

[11] Broglio KR, Stivers DN, Berry DA. Predicting clinical trial results based on announcements of interim analyses. Trials, 2014, 15: 73.

[12] Kadam P, Bhalerao S. Sample size calculation. Int J Ayurveda Res, 2010, 1: 55–57.

[13] Chow S, Shao J, Wang H, editors. Sample size calculations in clinical research. 2nd ed. Boca Raton: Chapman & Hall/CRC, 2008.

[14] Wang H, Chow S. Sample size calculation for comparing time-to-event data//D'Agostino R, Sullivan L, Massaro J, editors. Wiley encyclopedia of clinical trials. New York: Wiley, 2007.

[15] Dupont WD, Plummer WD. Power and sample size calculations: a review and computer program. Control Clin Trials, 1990, 11: 116–128.

[16] Noordzij M, Tripepi G, Dekker FW, et al. Sample size calculations: basic principles and common pitfalls. Nephrol Dial Transplant, 2010, 25: 1388–1393.

[17] Lo IK, Kirkley A, Nonweiler B, et al. Operative versus nonoperative treatment of acute Achilles tendon ruptures: a quantitative review. Clin J Sport Med, 1997, 7: 207–211.

[18] Khuri SF, Daley J, Henderson WG. The comparative assessment and improvement of

quality of surgical care in the Department of Veterans Affairs. Arch Surg, 2002, 137: 20–27.

[19] Fuchshuber PR, Greif W, Tidwell CR, et al. The power of the National Surgical Quality Improvement Program—achieving a zero pneumonia rate in general surgery patients. Perm J, 2012, 16: 39–45.

[20] ACS National Surgical Quality Improvement Program (ACS NSQIP). Participant Use Data Files. Available from https: //www.facs.org/quality-programs/acs-nsqip. American College of Surgeons.

[21] Hausman MS Jr, Jewell ES, Engoren M. Regional versus general anesthesia in surgical patients with chronic obstructive pulmonary disease: does avoiding general anesthesia reduce the risk of postoperative complications? Anesth Analg, 2015, 120: 1405–1412.

[22] The Society of Thoracic Surgeons. STS National Database. Available from http: //www.sts. org/national-database.

[23] Centers for Disease Control and Preventions. National Program of Cancer Registries (NPCR). Available from http: //www.cdc.gov/cancer/npcr/.

（闫云　译，雷翀　审）

统计分析原则

Gary R. Johnson, Tassos C. Kyriakides

引 言

  手术相关临床试验数据的分析计划是由这类研究的设计特征和研究结局指标所决定的。在本章中，我们将针对计划开展或正在开展的临床试验数据分析讨论一些细节和注意事项，包括比较手术程序或设备，以及手术治疗和其他非手术治疗的临床试验。

制定分析计划

  分析计划应在试验方案中预先规定，并在任何计划的期中分析或最终分析之前确定。分析计划必须包括控制试验干预比较中的偏倚的措施。两个主

G.R. Johnson (✉) · T.C. Kyriakides
VA Cooperative Studies Program, Office of Research and Development,
VA Connecticut Healthcare System, Cooperative Studies Program
Coordinating Center (151A), 950 Campbell Avenue,
West Haven, CT 06516, USA
e-mail: gary.johnson4@va.gov

T.C. Kyriakides
e-mail: tassos.kyriakides@va.gov

© Springer International Publishing AG 2017
K.M.F. Itani and D.J. Reda (eds.), *Clinical Trials Design in Operative and Non Operative Invasive Procedures*, DOI 10.1007/978-3-319-53877-8_17

要问题是要确保：①风险期得到同等处理；②主要分析中纳入的研究人群是随机分配的。这通常通过以下方法实现：

1. 定义随机化开始后的随访时间，并确定观察期持续时间的参数，以便干预措施的观察期在组间是均衡的，非预期事件的发生在组间也是相等的。

2. 定义每次干预的结局。这可能是一个单一的指标，如全因死亡率，也可能是一个复合指标，如移植失败、再手术率和后遗症。

3. 定义结局指标的比较方法（例如，寿命表回归分析的风险比，logistic回归的优势比，或使用一般线性模型比较重复测量疗效）。

4. 使用意向治疗原则进行统计分析，应包括所有进行随机化的受试者。这将避免因排除不依从指定干预的参与者而造成的偏倚。这种不依从的问题也可以通过减少从随机到给予干预或手术的时间间隔来控制。

5. 考虑预先指定的分层因素来均衡术前和围手术期干预的危险因素，这些因素可以作为随机化中的分层因素，或作为协变量纳入主要分析。

除了最初研究方案中描述的内容，统计分析计划还需要考虑的重要因素包括［节选自美国退伍军人事务部（VA）合作研究计划 SAP 指南］：

- 所有主要和次要终点的定义。
- 需要检验的假设和参数估计。
- 临床和统计意义水平（单侧或双侧）。
- 描述分析方法和结果展示：
  - 随访或评估时间间隔的处理规则。
  - 在特殊情况下纳入和排除数据的决策规则。
  - 依从性的定义。
  - 多重比较的方法。
  - 用于分层或校正治疗效应的基线测量。
  - 固定或随机效应模型的定义。
  - 分析中处理协变量或相关危险因素的分析方法。
  - 衍生变量的生成和计算规则。
  - 提前终止研究的决策规则。
  - 数据缺失的处理方法。
  - 异常值的处理方法。

　　– 退出试验和偏离方案的处理方法。

　　– 点估计和区间估计方法。

● 对于期中分析和样本量再估计的详细说明。

● 描述最终统计分析报告的内容（例如，罗列期中监测和最终分析的表格模板）。

评估手术程序有效性的研究分析方法

意向性分析（ITT）原则：将患者直接按照随机分配的组别进行对疗效的主要分析。这种分析策略被称为意向性治疗分析，将所有进行随机化的受试者根据其最初分配的治疗组别进行分析，无论随机分配后发生了什么。从分析中剔除随机后的受试者，或者患者接受了不同于最初治疗分配根据其实际治疗进行的分析，都有可能引起偏倚。

在某些情况下，改良意向性分析（MITT）对于主要分析可能更具说服力。MITT 允许将未接受过治疗干预或接受非常有限治疗的受试者从分析中剔除。在这些情况下，不接受分配治疗的原因必须独立于研究干预。涉及外科手术的试验通常不适合 MITT 分析。例如，一项比较两种不同手术干预的试验，在随机化后发现患者不适合于被随机分配的干预（但可能能够接受另一种干预），则不适合 MITT 分析，可能给疗效估计带来偏倚。

对于设计和实施良好的随机试验，主要分析可能非常简单，也可能非常复杂。一项比较两种手术干预 30 天并发症发生率的试验，可以使用卡方检验来比较两组患者术后 30 天发生并发症的比例，或者在一个更复杂的干预试验中，重复测量手术期内和围手术期的临床风险标志物作为主要分析对象。

评估手术成功或失败的一种常见方法是使用生存或失败时间分析，比较随机化或术后随访期间的生存概率或无事件发生的概率。生存数据分析包括比较生存分布的检验[1-3]和寿命表法[4]。

短期结局：当比较两种手术方法或器械 / 设备时，如果本研究的目的是评估围手术期和术后事件的发生和时间，可能适宜于采用时间事件分析。

长期结局：生存分析通常用于比较术后的长期结局，其中结局测量不仅包括短期结局，还包括术后迟发事件、后遗症和可能的复发事件。

一段时间内的重复测量：试验设计可以评估一段特定时间内重复测量中的变化。例如，功能状态的重复测量、标记物的临床风险、术后疼痛或其他症状的严重程度，健康相关生命质量作为主要或次要结局。这些纵向和前瞻性收集的数据可以作为因变量在混合效应模型中进行分析。分析计划中应该明确分析的时间点。

例如腕管综合征：随机接受内镜手术和开放手术的受试者在3周、6周和3个月时评估术后疼痛（主要结局）及其他功能状态和生活质量，并在12个月时再次进行评估。虽然这项研究并没有提供一个很好的例子来评估12个月的总体干预效果，但它确实证明了如何分析患者重复报告结局来比较干预措施。

次要和支持性分析

亚 组

通过干预、亚组参数和交互作用的模型，可以计算风险比（HR）来比较亚组间的干预效应。将这些相对危险度（RR）的估计值（RR及其95%置信区间）取对数后在表格或森林图中罗列，将提供一种简单的方法来评估不同亚组的相对效应。这些亚组可能是由先前的研究或观察确定的危险因素。预先指定的亚组分析或多重检验的校正将有助于研究结果的可接受性，否则将被视为探索性分析。

安全性

手术过程中的不良事件可能与研究结果中报道的事件重叠。例如，外科手术的并发症可能是复合结果的组成部分（例如，在复合结局中，由于术后并发症而再次手术的再入院可能被算作与治疗相关的住院）。

支持性分析

分析计划中应包括支持性分析，如除全因死亡率外，还应包括具体的死因别死亡分析，以及复合结局的组成成分分析。支持性分析还包括ITT分析外的敏感性分析，手术干预的效果评估可针对MITT人群，或基于随机分配和接受组别的情况展开敏感性分析。

这种分析策略被称为符合方案（PP）分析，即仅对实际接受了随机分配组别方案的受试者进行分析。这类分析的结果并不能优先于 ITT 分析的结果，但可以提供额外的支持性信息，显示了 ITT 分析结果可能在多大程度上受到不依从随机分配方案的影响。另一种方法是接受治疗（AT）分析，该分析组别并不基于随机分配的干预组别，而是根据实际接受何种干预的人群划分的。在这种情况下，接受另一种干预（转组）的参与者将会从依从于方案治疗的分组中剔除。与 PP 分析相似，在治分析策略并不基于随机分配的干预，因此存在固有的偏倚。这些敏感性分析的结果可能并不总是与主要分析一致，但其能作为主要分析结果很好地补充和解释。当然，也应充分识别这些支持性分析中的潜在偏倚。

示例： **REFLUX 试验** [6]

在这项试验中，参与者被随机分至腹腔镜胃底折叠术组和长期药物治疗胃食管反流组。主要结局是疾病特异性和一般健康相关的生活质量测量和手术并发症。在公布的试验结果中，展示了 ITT 分析和 PP 分析结果，包括对腹腔镜胃底折叠术组中 38% 未完成手术参与者（38%）的校正。校正后腹腔镜胃底折叠术组的疗效在 PP 分析 [15.4，95%CI（10.0，20.9）] 比 ITT 分析 [11.2，95%CI（6.4，16.0）] 更好。而根据实际接受治疗分析的结果更好 [16.7，95% CI（9.7，23.6）]，尽管置信区间更宽。幸运的是，本例 3 种方法的结果是一致的，支持性分析的偏倚能够被清楚地确定和讨论。

因此，在一项控制良好的随机临床试验中，ITT 分析被认为是研究干预比较中最保守的方法，并最大限度地减少了偏倚。PP 分析和 AT 分析提供了对实际接受治疗情况更直接的比较，但由于随机化受到破坏，因此存在潜在的偏倚。

尽管 ITT 分析在理论上是一种无偏倚策略，但在随机化后仍可引入偏倚。对结果的评价仍会有偏倚，尤其是在已知干预分配的情况下，容易产生对结果的主观解释或主观评估。治疗分配的盲法可以防止结果评价的偏倚，尽管在涉及设备或手术操作的研究中较难实现。随访期间，受试者退出或脱落导致数据缺失，也可能会导致偏倚。当然，这个问题并不是外科手术试验所特有的，用统计方法来解决缺失数据造成的偏倚问题是本书另一章的主题。

成本 – 效益分析

研究方案中可能涉及对成本 – 效益分析的计划。除非研究是在所有费用都能确定的条件下完成的（如在一个机构内），这些分析通常针对手术的直接费用及相关并发症或后遗症进行的，而不包括所有的间接费用。该方案可能只计划试验组操作完成直至观察到治疗效果，即使在没有显著差异的情况下这样的比较也是有价值的。相比对照组或标准护理组，阳性对照组的费用可能更低。

期中分析

期中分析可以采用标准的分析方法。然而，需要预先在分析计划中确定期中分析时间点和研究事件（信息）比例，而不是在开始招募患者或研究过程中确定。例如，如果主要研究结局是随机化两年后的术后状态，那么在分析之前需要积累足够的两年事件。

特别注意事项

非比例风险

对于生存数据的分析可以使用非参数方法，如生存曲线的 Kaplan-Meier 方法；而 log-rank 检验对干预措施进行比较，无需比例风险的假设，即无论事件在什么时候发生，假设受试者发生事件的风险在随访过程中都保持恒定不变。然而，即使计划了协变量校正分析并使用了非参数方法，研究结果仍有可能被错误地解释。因此，应对治疗效应可能的时间依赖性进行评估，并对一段时间内的风险比进行评估。例如，当生存曲线交叉或风险比改变方向（相对于 1.0）时，就是典型的非比例风险问题。在这种情况下，需要考虑时间依赖效应的影响，并考虑风险因素的基线风险率[7]。在某些情况下，对随访时间的分段分析可能有助于结果解释。

示 例

比较 D1 与 D2 手术方式治疗胃癌。几项关于胃癌治疗的试验证明了非比例风险的问题。荷兰胃癌试验[8] 首次比较 D1 与 D2 方法的结果显示，D1 方法在早期获益，尽管存在非比例风险但死亡率无差异。生存曲线在大约 4 年相交，随后的风险比显示 D2 疗效更优。同一人群的长期随访显示，D2 可使患者长期获益（图 17.1）[9]。同样，由 MRC 开展的比较 D1 和 D2 的研究也发现了非比例风险问题。另一篇评估荷兰胃癌试验中比例风险的方法学论文展示了几种处理该问题的方法，包括时间依赖效应和协变量效应分析，以及对基线风险的计算[7]。

学习曲线

如果干预试验是在评估一个新的操作或装置，那么在分析时应考虑学习曲线效应的可能性，特别是将新操作与一个成熟操作进行比较时[10]。

此外，由于干预方式、研究设计或根据需要调整干预技术等，在试验过程中，可能使用多种版本或改良的装置或操作。如果一些设备在试验干预阶段进行生产修订或从市场上撤出，则每个设备可能有不同的可用时间。因此，在随后的或敏感性分析中应该考虑到这一点。设备技术的重大变化可能引入研究偏倚，特别是在观察等待试验中，如果干预在研究过程中接受了不同版

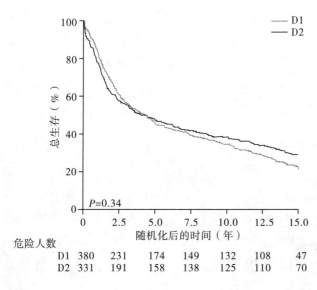

危险人数							
D1	380	231	174	149	132	108	47
D2	331	191	158	138	125	110	70

图 17.1 非比例风险示例：以治疗为目的的患者的总生存率（N=711）。D1：有限标准淋巴切除术。D2：扩展标准淋巴切除术。经 Elsevier 许可，摘自 Lancet Oncology

本的设备或操作，则不是一个好的对照操作。

对于同一受试者中进行多个部位治疗的情况，需要考虑到随机分组的单位是一个受试者，但该操作或干预是实施在多个部位（例如，多个冠状动脉移植或支架，对多个血管的血管成形术，牙齿种植）。许多试验采用的方法是依靠随机化或分层随机化来均衡不同治疗组间的疾病程度，并将主要结局定义为任何部位（如动脉）的结局发生。由于不同部位的疾病和不同结果的可能性，分析计划需要考虑每个随机单位的多重干预措施的结局测量问题。

示例：PREVENT 试验

在本试验中，比较了两种预防冠状动脉搭桥手术（CABG）患者移植失败的方法。在体外用二叶苷或安慰剂在压力介导的传递系统中处理静脉移植物。主要终点为所有移植物的全因死亡率或 75% 以上的狭窄。

由于随机单位是患者而不是动脉，如果组间在冠状动脉数量和不同移植动脉上不平衡，那么分析结果可能会存在偏倚。在患者和移植物的二次分析中，研究者使用了广义估计方程（GEE）方法来校正受试者内部移植物间的相关性。

手术与非手术比较

正如在其他章节中所讨论的，手术与非手术操作的比较研究需要在分析计划中进行一些特殊考虑。手术相关的风险可能在围手术期和术后早期，而非手术操作的风险可能在更晚的时候。因此，在研究方案中，试验的主要假设和研究目的需要明确定义在什么时间段进行干预比较。为了平衡手术和非手术干预间的风险，可以为非手术干预定义一段随机化后相当于手术风险期的时间，以监测安全性或有效性结果。

示例：ADAM 研究

某项研究比较随机后 6 周内腹主动脉瘤（AAA）修复术与监测观察等待动脉瘤生长或破裂症状的死亡时间 [12]。在这个试验中，次要结局是 AAA 相关的死亡，包括随机后检测对照组 30 天内死亡，AAA 术前评估、手术或

AAA 破裂造成的直接或间接死亡，移植失败或并发症， AAA 移植后复发相关的死亡，或任何 AAA 手术后 30 天内的死亡。

平衡手术和非手术干预风险的另一种方法是在分析计划中预先规定首次 AAA 手术不被计算为结果。对于植入设备或手术组，开展了计划手术而住院的患者应被排除在不良经验分析之外，但再次手术则应被包括在内。

示例：COURAGE 研究

该研究比较非致死性心肌梗死患者进行经皮冠状动脉介入（PCI）手术与仅强化治疗护理相比的死亡时间[13]。次要结局是进行血运重建术，对于 PCI 组，首次 PCI 不计为血运重建术，仅将 PCI 组行后续血运重建术的患者与强化治疗组所有行血运重建术的患者进行比较。

对治疗分配依从性的考虑：在观察等待研究中，应该采取措施以减少对手术与非手术操作间的偏倚，在支持性分析中应考虑对不同治疗分配的依从性。如果对一种或多种干预措施的依从性较差，则可能存在治疗分离不良的情况。可能随机到手术组的受试者很大一部分没有接受手术干预，或者非手术组的受试者很大一部分转入手术干预组。即使主要分析是根据 ITT 原则进行的，分析报告中也应包括对依从于干预分配方案的结果的报道。

示 例

在 AAA 修复术的 ADAM 开放研究中（如上所述），随机分组是随机后立即进行 AAA 修手术或监测等待 AAA 大小（生长至 5.4 cm）、AAA 快速生长症状或 AAA 破裂症状直至满足研究标准安排 AAA 修复术[14]。根据研究方案标准，研究对即刻手术组 6 周内进行 AAA 修复的患者比例、监测组随访后续进行 AAA 修复的累积患者比例进行了监测。6 周时，即刻手术组中有 72.7% 的患者进行了 AAA 修复，直至研究结束时 92.6% 的患者进行了 AAA 修复。对照监测组在近 8 年的随访期间（平均 4.9 年），61.6% 的患者进行了 AAA 修复。监测组的大多数修复是根据方案标准进行的，但也报告了方案规定外修复的比例，约有 9% 的监测组受试者进行了不符合修复标准的 AAA 修复。本例在方案标准规定下，干预分离良好，交叉转组率低（即刻手术组修复失败率低，监测组未满足修复标准的 AAA 修复率低）。即使这是一个比较有效的试验策略，如果没有对干预分离率进行明确的区分，试验结果也会受到质疑（图 17.2）。

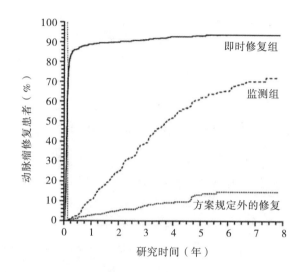

图 17.2 腹主动脉瘤累积修复率，根据治疗组[14]。经马萨诸塞州医学会许可使用

示例：经尿道前列腺切除术（TURP）的 VA CSP 研究 [15]

观察等待研究中分离干预措施的另一个例子——良性前列腺增生进行即时手术与监测症状的比较 [15]。在这项研究中，89% 的手术组在随机 2 周内接受了经尿道前列腺切除术，监测观察组 24% 的患者在大约 3 年内接受了手术。

参考文献

[1] Kaplan EL, Meier P. Nonparametric estimation from incomplete observations. J Am Stat Assoc, 1958, 53: 457–481.

[2] Peto R, Peto J. Asymptotically efficient rank invariant test procedures (with discussion). J R Stat Soc Ser A, 1972, 135: 195–206.

[3] Schoenfeld DA, Tsiatis AA. A modified log rank test for highly stratified data. Biometrika, 1987, 74: 167–175.

[4] Cox DR. Regression models and lifetables. J R Stat Soc, 1972, 34: 187–220.

[5] Atroshi I, Larsson GU, Ornstein E, et al. Outcomes of endoscopic surgery compared with open surgery for carpal tunnel syndrome among employed patients: randomised controlled trial. BMJ, 2006, 332(7556): 1473.

[6] Grant AM, Cotton SC, Boachie C, et al. REFLUX trial group. Minimal access surgery

compared with medical management for gastro-oesophageal reflux disease: five year follow-up of a randomized controlled trial(REFLUX). BMJ, 2013, 346: f1908.

[7] Putter H, Sasako M, Hartgrink HH, et al. Long-term survival with non-proportional hazards: results from the Dutch Gastric Cancer Trial. Stat Med, 2005, 24(18): 2807–2821.

[8] Bonenkamp JJ, Hermans J, Sasako M, et al; Dutch Gastric Cancer Group.Extended lymph-node dissection for gastric cancer. N Engl J Med, 1999, 340(12): 908–914.

[9] Songun I, Putter H, Kranenbarg EM, et al. Surgical treatment of gastric cancer: 15-year follow-up results of the randomised nationwide Dutch D1D2 trial.Lancet Oncol, 2010, 11(5): 439–449.

[10] Cook JA, Ramsay CR, Fayers P. Statistical evaluation of learning curve effects in surgical trials. Clin Trials, 2004, 1: 421–427.

[11] PREVENT IV Investigators. Efficacy and safety of edifoligide, an E2F transcription factor decoy, for prevention of vein graft failure following coronary artery bypass graft surgery PREVENT IV: a randomized controlled trial. JAMA, 2005, 294(19): 2446–2454.

[12] Lederle FA, Wilson SE, Johnson GR,et al. Design of the abdominal aortic Aneurysm Detection and Management Study.ADAM VA Cooperative Study Group. J Vasc Surg, 1994, 20(2): 296–303.

[13] Boden WE, O'Rourke RA, Teo KK, et al; COURAGE Trial Research Group. Optimal medical therapy with or without PCI for stable coronary disease. N Engl J Med, 2007, 356(15): 1503–1516.

[14] Lederle FA, Wilson SE, Johnson GR, et al. Aneurysm Detection and Management Veterans Affairs Cooperative Study Group. Immediate repair compared with surveillance of small abdominal aortic aneurysms. N Engl J Med, 2002, 346(19): 1437–1444.

[15] Wasson JH, Reda DJ, Bruskewitz RC, et al. Acomparison of transurethral surgery with watchful waiting for moderate symptoms of benign prostatic hyperplasia. The Veterans Affairs Cooperative Study Group on Transurethral Resection of the Prostate. N Engl J Med, 1995, 332(2): 75–79.

（贺晨　译，雷翀　审）

第**18**章

高阶统计方法

Hui Wang, Ilana Belitskaya-Lévy, Mei-Chiung Shih, Ying Lu

引　言

随着医学和数据技术的发展，以及现代临床试验面临的治疗问题越来越复杂，研究者需要高阶统计方法的支持。本章向读者介绍了在当前临床试验中可能遇到的一些复杂统计问题，包括多终点结局、亚组分析、研究中心和手术操作者的异质性及时间事件结局。本章对这些方法进行了概述，也可作为"统计学相关考量"这一部分其他章节的补充。

以下内容在各小节分别讨论：①用于测量疾病多个方面的多终点结局，主要讨论高级的多重校正方法和复合指标的构建；②亚组分析，介绍在除总

H. Wang · I. Belitskaya-Lévy · M.-C. Shih · Y. Lu
Cooperative Studies Program Coordinating Center, VA Palo Alto Health
Care System, 701 North Shoreline Blvd, Mountain View, CA, USA
e-mail: Hui.Wang@va.gov

I. Belitskaya-Lévy
e-mail: ilana.belitskaya-levy@va.gov

M.-C. Shih
e-mail: Mei-Chiung.Shih@va.gov

Y. Lu (✉)
Department of Biomedical Data Science, Stanford University School of Medicine,
150 Governor's Lane T101B, Stanford, CA 94305-5405, USA
e-mail: ylu1@stanford.edu

© Springer International Publishing AG 2017
K.M.F. Itani and D.J. Reda (eds.), *Clinical Trials Design in Operative
and Non Operative Invasive Procedures*, DOI 10.1007/978-3-319-53877-8_18

体人群之外的多个亚组进行疗效评价和假设检验的方法；③研究中心和手术操作者的异质性，该异质性可以视为外科手术试验中尤其重要的一种亚组分析；④ meta 分析和混合效应模型；⑤时间事件结局，介绍了生存数据的概念、删失和常用的统计分析方法，如 Kaplan-Meier 曲线、比例风险回归和限制平均生存时间（RMST）。

多终点结局

临床研究可以使用多个主要终点结局揭示疗效，尤其对于单一终点指标不能完全描述疗效结局的复杂疾病。例如，偏头痛患者会出现严重的头痛，通常伴有畏光、畏声、恶心或呕吐。如果一项偏头痛试验显示，治疗仅在"头痛"这一疗效终点获益，而对其他终点没有疗效，那么该疗法可能会被认为仅对头痛有效，并非对偏头痛有效。当主要终点是实验室测量指标时，监管机构可能要求增加功能性终点指标作为共同主要终点，以证明治疗对患者有临床获益。Dmitrienko 等提供了多终点结局的详细介绍[15]。

如果某项疗法的所有终点结局都拒绝原假设（治疗组与对照组无统计学差异）才被认为有效，如上例，应注意 Ⅱ 类错误膨胀的问题。此外，除了每个终点的边际检验效能外，同时需要评估试验的联合检验效能。

然而，更常见的情况为如果某项疗法拒绝至少一个原假设，则该疗法被判断为有效。例如，一项心血管试验，如果确证试验疗法对全因死亡率、心肌梗死或卒中任一结局有效，即认为该试验达到了主要目的——判断试验疗法具有临床获益。在这种情况下，即使该疗法事实上是无效的（检验水准为0.05），多个终点中有一个终点达到有统计学意义界值（如 0.05）的概率也会更大。例如，包含两个主要终点的临床试验，若每个终点的假设检验水准均为 0.05，那么，在原假设（治疗无效）成立的情况下，至少一个终点有统计学意义的概率为 $0.0975=1-（1-0.05）\times（1-0.05）$，远高于设定的 Ⅰ 类错误概率 0.05，这被称为临床试验中的多重性问题。

一个调整多重性的常见方法是控制总 Ⅰ 类错误率（FWER）。FWER 定义为当多个终点的所有原假设为真时，拒绝至少一个原假设（疗法无效）的概率。有很多控制 FWER 的方法，其中一个策略是经典的多重检验校正方法，如 Bonferroni [17-18]，Holm 向下法 [26] 和 Hochberg 向上法 [25]。另一种策略是基于闭合原理的序贯检验过程，如守门法 [14] 和回退法 [40, 51]，它们都属于一类常规方法——链式流程 [31]。

经典的多重检验校正方法

假设我们对 m 个主要终点进行比较，其中至少有一个终点有统计学意义才会认为试验疗法有效。为了将 FWER 控制在 α 水准，Bonferroni 校正是将检验水准对每个终点指标进行等分，即 α/m。例如，总检验水准为 0.05，如果两个主要终点的重要性相同，则每个终点独立假设检验的名义检验水准为 0.025，以维持总体 0.05 的 FWER。这种方法不需要对各检验 P 值间的依赖性进行任何分布假设；其缺点是可能过于保守（拒绝原假设所需的总体 α 水平小于 0.05），特别是对于含有较多主要终点的检验。因此相比其他方法，Bonferroni 校正更不易拒绝原假设。

相比 Bonferroni 校正，Holm 法能更简单且更有力地控制 FWER。这种方法首先对多个主要终点的 P 值从小到大排序，从最小的 P 值往上，如果第 k 个 P 值 $P_k < \alpha/(m+1-k)$，拒绝相应的原假设，继续检验下一个更大的 P 值。一旦 $P_k \geq \alpha/(m+1-k)$，接受相应的原假设和所有比 P_k 大的原假设。Hochberg 法与 Holm 法相反，通过比较最大的 P 值与 α，如果小于 α，拒绝所有原假设；否则，继续将下一个与 $\alpha/2$ 进行比较，依次类推，当第 k 个 P 值 $P_k < \alpha/(m+1-k)$ 时，拒绝相应的假设及所有 P 值小于 P_k 的假设。

序贯检验法

序贯检验法要求终点是有序的。该方法包括守门法 [2, 12-13, 50]、回退法 [40, 51] 和更常规的链式流程 [31]。当假设检验具有清晰的等级层次结构时，最适合采用守门法。当较高层次或检验位次靠前的终点结局在 0.05 检验水准上具有统计学差异，则继续到下一层次的终点结局的检验；否则，停止检验。例如，在糖尿病试验中，对糖化血红蛋白（HbA1c）、空腹血糖（FPG）和餐后血糖（PPG）进行统计检验，HbA1c 通常作为第一个守门员在 0.05 的水准上进行检验。如果 HbA1c 没有统计学差异，守门过程结束，试验失败；如果 HbA1c 有统计学差异，FPG 则作为下一个守门员依次进行检验（图 18.1）。

当守门过程在中间停止，需要进一步讨论以说明完整的疗效。守门法的优点是不必拆分 I 类错误，且对最重要的终点结局能保证足够的检验效能。但是，当各终点的等级层次顺序不明确时，守门法会阻碍低等级终点结局的检验，即使他们的 P 值可能远远小于 0.05，也可能因为上层终点无统计学差异而被终止检验，因此产生了允许所有终点进入检验的回退法。尽管如此，守门法因其操作简易广受欢迎，在过去几年被广泛使用，Dmitrienko 和 Tamhane[14] 详细介绍了按顺序检验假设的守门法。

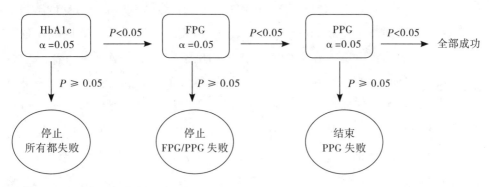

图 18.1　糖尿病试验中守门法的图解

回退法[40, 51] 在降低了的检验水准 α_0 下检验（预期的）统计学差异最不显著的终点结局；如果有统计学差异，检验停止并认为两个终点结局均有效；否则，在 α_+ 水准检验（预期的）更有统计学差异的终点结局；其中 $\alpha_0 + \alpha_+ = \alpha$。回退法将在"亚组分析"一节中进一步阐述。

回退法属于一类常规的多重检验方法——链式流程[31]。该过程分为 α 分配规则和 α 传递规则，前者按分配规则将 α 按比例预先分配给每个假设，后者为拒绝假设时可传递的 α 比例。例如，当两个终点 A 和 B 同样重要，分配和传递规则可以指定为 $\omega_A = \omega_B = 0.5$ 和 $g_A = g_B = 1$。在 $\omega_A \alpha$ 检验水准上对 A 终点的疗效进行检验，如果有统计学差异，则分配给 A 的 α 被传递到 B 终点的检验，对 B 在 $(\omega_A g_A + \omega_B) \alpha = \alpha$ 的水准进行检验；如果 A 没有统计学差异，则在 $\omega_B \alpha$ 水准检验 B 终点，如果 B 有统计学差异，则在 $(\omega_A + \omega_B g_B) \alpha = \alpha$ 的水准对 A 终点再次进行检验。

复合终点

复合终点将多个终点组合成一个终点，提供了一种综合多个独立终点衡量疗效的方法，复合终点可分为两类，其分析方法完全不同。一类是时间事件复合终点，典型的例子是严重不良心脏事件（MACE），包括心血管死亡、非致死性心肌梗死和非致死性卒中。时间事件复合终点通常以多个终点事件中第一个事件发生的时间作为结局，使用常规的生存分析进行分析。

另一类复合终点将多个连续性终点组合成一个单一终点。例如，多发性硬化功能复合评价（MSFC）量表，它包括定时 25 英尺（7.62 m）步行试验、九孔柱测试和同步听觉系列加法测验。组合连续性终点通常需要标准化各个终点及合理的加权方案。在多发性硬化症的例子中，采用 Z 评分方法来创建单个 MSFC 分数。首先将每个组分终点结局与参考人群的均值和标准差进行比较，参考人群包括研究中的普通人群或基线数据，其选择应根据研究目标评估。然后将 Z 分数按相等权重相加，创建 MSFC 分数。另一种广泛使用的方法是 O'Brien 秩和法[32]，以每个组分的秩计算复合终点。创建复合终点后，分析方法不变。

复合终点尤其适用于评价患者在多个维度获益或某个组分事件很少发生的疗法。此外，使用复合终点可以避免前面讨论的多重性问题。复合终点的每个组成部分本身都应具有临床意义，理想情况下，所有组成部分应具有大致相等的重要性和独立性，以保持相同的权重。如果复合终点的统计学意义来自不太有意义的组分，或有证据显示在更有意义的组分上存在负向治疗效应，则不能认为该复合终点有效。此时，需要单独分析复合终点中的每个组分以支持复合终点的分析。

亚组分析

验证性（Ⅲ期）临床试验通常将新疗法与标准疗法比较，旨在为新疗法的有效性和安全性提供确证性的证据。这类试验的结论通常应适用于整个研究人群。然而，随着生物学和制药学向个体化和靶向治疗发展，人们逐渐认识到，一种新药的疗效在整个研究人群中可能并不是同质的[47]。例如在Ⅲ期试验之前，药物基因组学预测因子可用于识别具有某些特征的患者，而这些患者可能对特定的分子靶向治疗特别敏感[42-43]。如，赫赛汀对 HER2 蛋白过表达的转移性乳腺癌患者特别有效[6]。外科手术中，手术部位的损伤程度可能影响术后恢复时间和感染率[44]。研究者在评估整体疗效外，还对具有特定临床或生物学特征的患者治疗效果感兴趣，这类分析称为亚组分析。

　　亚组分析主要有两类：确证性和探索性[33]。确证性亚组分析（通常在整体分析之外）在少数几个事先定义好的亚组中进行，且明确定义了假阳性错误的概率。探索性亚组分析可能会考虑多个亚组，可以是事后分析也可以是预先指定的亚组，但可能无法解决 I 类错误控制的问题。

　　探索性亚组分析常在观察性研究中进行，临床试验中常针对某一基线特征或某一终点进行探索性亚组分析[49]。Pocock 等[35]发现，在 3 个顶尖医学期刊报道的临床试验中，超过 50% 的研究除了主要分析之外，还进行了至少一项亚组分析。

　　探索性亚组分析的结果对指导治疗有重大影响，但有时是有害的[34, 36, 38]。例如，基于治疗前症状持续时间的亚组分析显示，链激酶仅对疼痛发作 6 h 内接受治疗的患者有效，导致许多可能从溶栓治疗获益的心肌梗死患者没能接受这种治疗[29]。其后，一项更大规模的试验表明链激酶在症状出现 24 h 内对心肌梗死患者都是有效的[34]。

　　探索性亚组分析的结论可能会产生不利后果，使特定类别的患者未能接受有效的治疗（"假阴性"结论，如上例所示），或给予某亚组患者无效甚至有害的治疗（"假阳性"结论）。由于检验效能较低，亚组分析可能得到假阴性结论，尤其是患病率较低的亚组分析。同时，亚组分析也可能因多重检验而得到假阳性结论。随着亚组分析的增多，假阳性错误的概率也随之增大[28]。例如，在 0.05 显著性水平上进行 10 个独立亚组分析检验，出现至少一个假阳性结果的概率将超过 40%。因此，解释此类结果时必须谨慎。

　　探索性亚组分析可以事先定义或事后进行[49]。事先定义的亚组分析是对数据进行任何检验之前，在研究方案中计划和记录的分析；事后分析是指在对数据进行任何检验之前，未明确的假设检验分析。此类分析需特别注意，因为通常并不明确将要进行多少次分析，以及某些分析是否为既有数据所驱动。事先和事后的亚组分析都会因多次检验而导致假阳性率增加。

　　众所周知，亚组分析容易出现统计方法学问题，例如由于多次检验而导致 I 类错误膨胀、检验效能低、统计分析不恰当或事先缺乏计划。关于亚组分析设计、分析、解读和报告已有相关指南 [11, 44-46]。亚组分析一般要求：只有在研究主要分析有统计学意义的情况下才进一步进行亚组分析；应控制亚组分析的数量；应基于强有力的生物学推理或前期研究的亚组效应对感兴趣的亚组预先制定分析计划；应包括对多重检验的校正；推荐进行亚组 – 治疗交互检验；应报告所有亚组分析的结果并说明该分析是事先计划的还是事后分析。

如果已有临床或生物学证据显示某种治疗对特定亚组有效，那么亚组分析对于解释临床试验结果至关重要。例如，雌激素受体阳性乳腺癌似乎比雌激素受体阴性乳腺癌对内分泌治疗更敏感 [43]。近年来，已有大量方法学研究旨在通过有效的试验设计和分析策略，验证亚组间治疗效果的异质性。

对于生物标志物相关的确证性 III 期试验，如果前期证据表明生物标志物亚组可能对治疗有不同的反应，通常需要评价干预措施在总体人群和事先计划的特定亚组中的疗效，该亚组一般含有某预测性的基因或蛋白质组学生物标志物。一个长期存在的统计问题是对多个亚组检验如何在控制假阳性率的同时优化检验效能。

生物标志物亚组分析中有一个隐含的假设：当疗法对生物标志物阳性患者无效时，对生物标志物阴性患者也将无效。如果确定该治疗对生物标志物阴性患者无效，那么可仅对生物标志物阳性患者开展一个 III 期富集试验 [42]。然而，如果不确定治疗对生物标志物阴性患者是否肯定无效，则应开展一个完整的 III 期试验，并对生物标志物亚组疗效进行评估 [20-22, 41]。

当确定治疗对生物标志物阳性亚组比阴性亚组更有效时，可以使用平行的亚组特异性设计（也称为生物标志物分层设计）[22]。对生物标志物阳性和阴性患者分别进行检验，并使用 Bonferroni 方法进行多重检验校正。然而，当疗效在所有生物标志物亚组中一致时，亚组特异性设计的检验效能将低于基于总人群的全局检验。

另一种常用的设计是在总人群和生物标志物阳性亚组中检验疗效，而不在生物标志物阴性亚组中进行检验，这种设计更适用于生物标志物对疗效预测依据较弱（即预期疗效对各亚组广泛有效）的情况。这种在总人群 / 生物标志物阳性亚组中进行检验的方法已有很多 [7, 40]，其中较常用的是回退法 [40]：

首先在总人群中检验疗效，如果没有统计学差异，则在生物标志物阳性亚组中重新检验。回退法旨在处理一种不太可能的情况，即治疗获益仅限于相对较小的生物标志物亚组，或者在总人群检验不显著时开展的生物标志物亚组分析[23]。总人群/生物标志物阳性亚组设计的问题是当治疗实际只对生物标志物阳性亚组有效时，总人群的疗效因阳性亚组主导也显示为临床获益，从而错误地认为治疗对生物标志物阴性的患者同样有效[20]。

最新的方法包括标志物序贯检验（MaST）设计[21]和链式流程，前者在 3 个人群（总人群、标志物阳性亚组和阴性亚组）中进行检验，后者是一类可应用于亚组分析的多重检验方法[16, 31]。Song 和 Chi[43]提出另一种序贯检验，考虑了总人群和亚组分析的检验统计量之间的相关性。MaST 优先考虑亚组分析，而回退法及 Song 和 Chi 的方法优先考虑总人群的疗效。

上述大多数方法都是序贯执行的。尽管易于实施，但序贯检验是多步骤的，且每一步的决定都是二选一的，检验是在拒绝总人群或亚组无效的原假设的框架中逐步进行的，这可能会导致检验效能和结论准确性降低。Rosenblum 等[37]使用贝叶斯框架，提出了基于标志物阳性和阴性亚组疗效分布的平行亚组检验。Belitskaya-Levy 和 Wang 提出了同时对标志物阳性、阴性亚组进行检验的频率学方法，用于检测总体人群和目标亚组的疗效[3]。与大多数序贯检验相比，该方法在检测总人群和生物标志物阳性亚组的疗效时具有更高的检验效能，同时能较好地控制 I 类错误。该方法还为标志物阴性亚组的检验统计量提供了一个安全性边界，以解决治疗对阴性亚组中的危害效应被基于总人群的检验所掩盖的问题，满足了欧洲药品管理局（EMA）对亚组分析的安全性要求[19]。

研究中心和手术操作者的异质性

近年来，临床试验通常在多个中心（有多名研究人员）开展。一方面，多中心试验为临床结果的后续推广提供了基础；另一方面，多中心能够加速临床试验进度，在某些情况下，开展多中心试验是在有限时间内实现研究目标的唯一方法。探索多中心试验不同中心间疗效的一致性具有重要研究意义，尤其对于有创手术。由于此类手术的结局很大程度上受到医院治疗水平和操作者经验的影响，可能导致疗效估计的异质性。对不同中心和手术操作者疗效估计的一致性已成为监管机构审查的要点，有时称为可合并性检查。至少需要确定治疗的有效性和安全性并不归因于中心和手术操作者的差异。一些研究只有少量研究中心，每个中心都有大量的入组患者；另一些研究拥有大量研究中心，每个中心的入组人数很少。此处我们暂时不讨论后者的情形，因为这种情况下通常我们不期望研究中心对疗效估计产生有意义的影响。

试验主导者应在试验设计阶段尽可能地解决研究中心的异质性问题。首先，为了使多中心试验有意义和可解释，应在各中心和手术操作者间保证研究方案实施方式的一致性。例如，应确保每个中心入组患者的可比性，以防后续分析各中心的权重过大或不足。对于随机平行组试验，纳入不同级别的医院和手术操作者可以使结果更可信和更具推广性，一般对中心或手术操作者进行分层随机化。对于单臂研究，尽量选择相似的中心和手术操作者以减少混杂。当一项新的外科手术与成熟的术式进行对比时，通常会建立一个导入期，将前几个手术视作"学习"病例，并不纳入最终分析。

在试验分析阶段，可采用统计方法估计不同中心和操作者治疗效果的异质性，主要分为两大类：一类是基于分层的分析；另一类通过中心交互效应（通常在回归模型中）评估疗效。由于检验效能较低，基于交互效应的分析不如分层分析使用广泛。一种常用的分层分析是 Breslow-Day（BD）[5] 检验，该方法通常与 Cochran-Mantel-Haenszel（CMH）联合应用 [8, 30]。BD 法检验分层变量各层列联表的条件优势比（OR），即不同中心（或手术操作者）的疗效 OR 是否相等。但当中心数量很多时，BD 法可能缺乏检验异质性的能力 [1]。

另一种在多类型结局和单臂研究中常用的方法是 meta 分析中的随机效应模型。例如，假设研究中有 k 个中心（$i=1,2,...,k$），每个中心的效应估计值为 T_i。假设中心之间存在疗效差异，每个中心的疗效 θ_i 服从正态分布 $N(\mu, \tau^2)$，则 θ_i 可以写成：

$$\theta_i = \mu + \alpha_i$$

其中，α_i 是服从 $N(\mu, \sigma^2)$ 的随机误差。同样的，T_i 可以写成：

$$T_i = \mu + \alpha_i + e_i$$

其中，e_i 是服从 $N(\mu, \tau^2)$ 的随机误差。α_i 和 e_i 表示 T_i 的两个变异来源：

α_i 是中心间的变异，e_i 是中心内的变异。中心内的变异通常归因于抽样误差。研究中心之间的差异是由于中心之间的医疗能力差异造成的，代表此处我们关注的研究中心的异质性。因此，无异性的原假设相当于 $\tau^2=0$。

基于随机效应模型评估异质性的指标有 3 个，常见的是 Cochran Q 统计量[9]。当中心数量很少时，Q 统计量检验效能不足，而当中心数量很多时，Q 统计量检验效能过高。Higgins 和 Thompson[24] 提出 I^2 指数来量化组间异质性而非对其进行检验。I^2 指数由 Q 统计量与其期望值进行比较得到，可以理解为疗效估计值的总方差中归因于异质性的百分比，因其计算简单和易于解释而广受欢迎[27]。此外，中心间方差也可作为异质性的衡量指标。

中心异质性分析也可以视为亚组分析的一个特例。实际上，任何亚组分析方法都有可能应用于中心异质性分析。之前我们讨论的是最常规的方法，森林图等图示法也常用来实现中心异质性的可视化。处理中心异质性的统计方法种类繁多，主要取决于要回答的具体研究问题。

本小节末，我们介绍"NaviStar ThermoCool 射频（RF）消融导管的上市前批准申请"专家会议的案例研究[4]。在此申请中，RF 消融与抗心律失常药物（AAD）进行比较，主要终点指标是 9 个月内控制复发性心房颤动（AF）的有效率。在治疗 9 个月时，RF 消融和 AAD 控制的 AF 总有效率分别为 63% 和 16%，与 RF 消融和 AAD 的普遍认知一致。然而，当进一步分析各中心 RF 消融的有效性时，发现一个大型研究中心 OUS-1 的 AF 有效率为 100%，且 AAD 的有效率低于其平均水平。而其余中心的 RF 消融合并 AF 有效率却仅为 47%。因此，RF 消融组 63% 的 AF 有效率是由 OUS-1 这个中心的数据驱动的。该研究的结果总结在表 18.1 和图 18.2 中。类似于该例中的中心异质性通常需要进行专家讨论并进一步研究探索。

表 18.1　比较 ThermoCool RF 消融与 ADD 的研究结果总结

中心	受试者数量（例）	AF 在 9 个月内未复发		相对危险度
		RF 消融	AAD	
OUS-1	49	100%	11%	9.0
非 OUS-1	110	47%	18%	2.6
所有中心	159	63%	16%	4.0

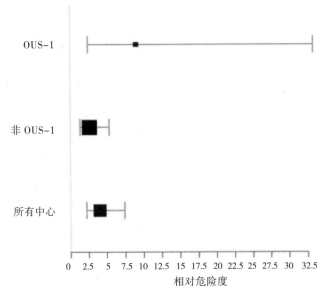

图 18.2 比较 ThermoCool RF 消融与 ADD 的研究结果森林图。展示了 RF 消融比 ADD 的相对危险度及 95% 置信区间。方块的大小代表相对危险度的大小

时间事件结局

许多临床试验以临床重要事件发生的时间作为主要 / 次要终点之一来评估疗效，例如肿瘤试验中的无复发生存时间（RFS）和心脏病试验中主要 MACE 发生时间等。要评估的事件并非仅限于致死的或不良的负性事件，如手术后的住院时间。在统计学中，事件发生时间亦称为生存时间，分析时间事件结局的统计方法称为生存分析。

临床试验中选择时间事件结局终点，需要重点从几方面考虑。首先，必须选择与临床科学问题密切相关的事件，以便两种治疗间的时间差可以指导临床实践。其次，应该有明确的开始时间点，一般使用随机化时间作为起点。在外科试验中，给予干预措施的时间（即手术时间）可能是起点时间更好的选择。第三，应选择可以明确定义和观测的事件，避免含混不清或模棱两可的事件，例如，死亡事件被认为是最客观的测量指标之一。即便如此，有些事件也很难确定。例如，因心血管病死亡通常作为心血管病临床试验中的主要终点事件，需要死因信息来确定，但其不一定能从死亡报告中获得；一些

MACE 的确定需要严格查阅用药记录和病史；肿瘤进展时间需要放射影像根据复杂的图像算法确定。对于许多试验，需要临床终点评估委员会来裁定临床事件的性质并确定它们实际发生的时间。选定适当的事件，确定时间起点和评估事件发生的方法后，就可以使用事件发生时间（生存时间）来评价治疗效果（或安全性）。

在 Statistics 101 中，数据分为 4 种类型：无序分类数据、有序分类数据、离散数据和连续数据。生存时间通常是连续型变量，但也可以是离散的（如天数）。有时我们关注固定间隔内的生存时间，如 5 年无疾病生存时间（DFS）。这种情况下，我们将连续生存时间转换为二分类变量，即是否生存了 5 年或更长时间。虽然生存时间作为连续变量含有大量信息，但不一定与临床研究问题密切相关。例如，某研究比较两种不同类型支架的目标血管失效时间，主要终点为术后一年内的失效率。由于其他诸多因素可能导致一年后的失效，一年内的失效时间比一年后的时间更有临床意义。

如果我们可以观察到每个受试者的事件发生时间，使用常规的生存分析方法即可分析。随着卫生保健系统和信息学融合数据的发展，各种数据源逐渐丰富，未来我们有可能获得大部分甚至全部受试者的生存信息。

然而，生存分析的主要挑战是试验结束前可能无法观察到事件发生的时间。我们无法明确知晓试验终止前未发生目标临床事件或提前退出试验的受试者的事件发生时间。这种在真实事件时间晚于最后一次观察时间的情况，称为右删失。另一个情况常见于肿瘤研究，肿瘤进展可能发生在两次 MRI 检查之间，我们不知道疾病进展发生的确切时间，称为区间删失。大多数生存分析方法要求删失时间是无信息或独立于生存时间的，即我们不能依据患者终止（或继续）试验的时间来判断事件发生时间的差异。

由于时间是单向且总是增加的，所以删失的受试者提供了事件发生时间的部分信息，对于右删失的患者，其生存时间会比退出时间长；对于区间删失的患者，生存时间应该在两次观察时间之间。

生存数据的图示常采用 Kaplan-Meier 生存曲线。图 18.3 展示了表 18.2 生存数据的 Kaplan-Meier 曲线。Kaplan-Meier 生存曲线的 x 轴是从起点开始的时间，y 轴是生存到 x 时间点的概率。研究开始时，每个受试者都活着，生存概率为 1。表 18.2 中的第 7 天和第 18 天观察到一个或多个死亡事件，在这个时间点仍然存活的受试者数量（排除所有之前死亡或删失的受试者），称为处于风险中的受试者数量。在第 7 天和第 18 天发生事件的受试者人数与处于风险中的受试者人数之比分别为存活到第 7 天和第 18 天的受试者发生事件的条件概率，通常称为风险函数。1 减去风险函数即为在 x 时间点仍然存活的受试者在 x 时间点之后的条件生存概率。将此条件生存概率与 x 时间点之前的总生存率相乘，得出 x 时间点的总生存概率（即 y 轴值）。y 轴上的值越高，死亡事件发生的可能性就越小。在存在右删失的情况下，对特定时间点 x 事件发生率的估计即为 x 点 Kaplan-Meier 曲线的 y 值。在 x 时间点之前的所有受试者中或随访到 x 时间点的所有受试者中估计死亡率可能是有偏的，因为这种计算方法对删失观测的处理是错误的。

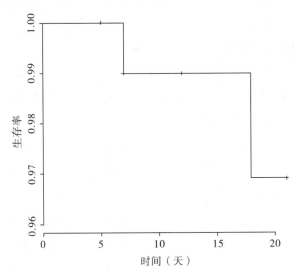

图 18.3 示例中的 Kaplan-Meier 生存曲线

表 18.2　计算 Kaplan-Meier 生存曲线的例子

x 轴：时间（天）	0	5	7	12	18	21
x 时间点的存活数	100	100	99	97	95	93
死亡数	0	0	1	0	2	0
右删失数	0	1	1	2	0	93
风险函数	0	0	1/99=1.01%	0	2/95=2.11%	0
y 轴：生存函数	100%	100%	98.00%	98.99%	96.91%	96.91%

存在删失的情况下，最后的受试者可能截尾，Kaplan-Meier 生存曲线就不会降到零，此时无法估计表示生存时间分布位置的平均生存时间。大多情况下，我们可以观察到 Kaplan-Meier 曲线越过 y 轴 50% 阈值的时间。当 y 值等于 0.5 时，对应的 x 值即为中位生存时间，这是生存数据常见的替代平均生存时间的描述统计量。当最后一个观测时间对应的生存概率高于 50% 时，即曲线没有越过 $y=50\%$ 阈值线（图 18.3）中位生存时间也是无法估计的。此时可采用基于模型的方法或其他统计量，如特定时间点的生存概率或限制平均生存时间来描述数据。

连续时间尺度上的瞬时风险函数定义为风险率，即时间点 x 之前活着的人在 x 时刻死亡的概率。风险率越高，事件在下一瞬时发生的可能性就越大。因此，我们可以使用治疗 A 和 B 的风险率之比来描述两种治疗间的生存时间差异。Cox 回归模型（也称为比例风险回归）假设风险比的对数是独立于时间的协变量函数[10]，其与 Kaplan-Meier 生存曲线是临床试验中生存数据最常用的分析方法。对数秩检验（log-rank test）用于检验两条 Kaplan-Meier 生存曲线间的差异或 Cox 回归中协变量的统计学意义。

Cox 比例风险模型灵活有效，但该模型假设不同协变量（包括治疗）间的风险比在不同时间点是恒定的，且采用风险比描述效应与临床实际中对生存概率的认知可能是反的。例如，治疗 B 相对于 A 的风险比为 0.5，通常解释为治疗 B 相比治疗 A 降低了 50% 的事件发生风险。然而，将风险的降低转化为生存概率的获益并不是 50%，且在不同时间点不恒定。例如，如果治疗 A 的生存概率是 90%，那么 B 的生存概率应该是 95%；类似的关系是 70% *vs.* 84%；50% *vs.* 71%；30% *vs.* 55%，10% *vs.* 32%。因此，治疗 A 的生存概率不同，在相同风险比下对生存概率的相对影响可能不同。

Kaplan-Meier 曲线可以直观地检验比例风险假设：如果两条生存曲线交叉则违背了比例风险假设；也可以绘制两组生存函数的负对数，检验它们是否平行。另一种方法是检验 Cox 回归模型[39]中的 Schoenfield 残差是否与时间无关。如果与时间无关，则比例风险假设成立；否则违背假设，此时风险比不是治疗差异的最佳统计指标，因为治疗获益和危害会随着时间改变。

近年来，有研究者提议采用风险比之外的指标量化生存时间的组间差异[48]，限制平均生存时间（RMST）是其中一种方法。RMST 测量直至临床特定时间点的平均存活时间，如 5 年平均生存时间，可以理解为我们对所有受试者随访 5 年观察到的平均生存时间。从数学角度理解，5 年 RMST 是 Kaplan-Meier 生存曲线 5 年内的曲线下面积。RMST 时间窗的选择取决于临床意义，RMST 间的差异表现为两条生存曲线下面积的差异。RMST 的主要优点包括：①临床意义易于理解，便于临床医生、患者和统计学家间交流；②对于未达到中位生存时间的罕见事件也可估计 RMST；③它是非参数的，无需比例风险等假设；④当比例风险假设不成立时，通过 RMST 比较生存差异可能比对数秩检验更有效；⑤通过 RMST 比较生存差异，整合了从随访时间开始到结束的生存概率差异，差异更有意义。

总之，生存分析是临床试验中的一个重要领域，由于临床研究中时间事件删失机制多样，应特别关注相应的分析方法。Kaplan-Meier 生存曲线是时间事件数据的标准图示法。中位生存时间、特定时间的生存概率、有临床意义的时间窗内的限制平均生存时间是常用的描述统计量。生存分析的其他复杂问题包括但不限于多个时间事件（如复合 MACE 终点中每个事件的单独时间）、复发事件、区间删失、与时间事件相关的信息删失、时间依赖性 Cox 模型、随机模型等。我们建议涉及生存终点的临床研究项目最好咨询专业统计学家。

参考文献

[1] Bagheri Z, Ayatollahi SMT, Jafari P. Comparison of three tests of homogeneity of odds ratios in multicenter trials with unequal sample sizes within and among centers. BMC Med Res Methodol, 2011, 11: 58.

[2] Bauer P, Röhmel J, Maurer W, et al. Testing strategies in multi-dose experiments including active control. Stat Med, 1998, 17: 2133–2146.

[3] Belitskaya-Levy I, Wang H, Shih MC,et al. A new overall-subgroup simultaneous test for optimal inference in biomarker-targeted confirmatory trials. Stat. Biosci. DOI: 10.1007/s12561-016-9174-8.

[4] Biosense Webster Inc. FDA executive summary prepared for the November 20, 2008 meeting of the Circulatory System Devices Panel P030031/S011 NaviStar ThermoCool RF Ablation Catheters, 2008. http: //www.fda.gov/ohrms/dockets/ac/08/briefing/20084393b101%20%20FDA%20executive%20summary% 20FINAL.pdf.

[5] Breslow NE, Day NE. Statistical methods in cancer research: volume 1—the analysis of case-control studies. Lyon, France: IARC Scientific Publications, 1980.

[6] Burstein HJ. The distinctive nature of HER2-positive breast cancers. N Engl J Med, 2005,

353(16): 1652–1654.

[7] Cappuzzo F, Ciuleanu T, Stelmakh L, et al. Erlotinib as maintenance treatment in advanced non-small-cell lung cancer: a multicentre, randomised, placebo-controlled phase 3 study. Lancet Oncol, 2010, 11: 521–529.

[8] Cochran WG. The combination of estimates from different experiments. Biometrics, 1954, 10: 101–129.

[9] Cochran WG. Some methods for strengthening the common v2 tests. Biometrics, 1954, 10(4): 417–451.

[10] Cox DR. Regression models and life-tables. J R Stat Soc, 1972, 34: 187–220.

[11] Dijkman B, Kooistra B, Bhandari M. How to work with a subgroup analysis. Can J Surg, 2009, 52: 515–522.

[12] Dmitrienko A, Offen WW, Westfall PH. Gatekeeping strategies for clinical trials that do not require all primary effects to be significant. Stat Med, 2003, 22: 2387–400.

[13] Dmitrienko A, Tamhane AC, Wang X, et al. Stepwise gatekeeping procedures in clinical trial applications. Biometrical J, 2006, 48(6): 984–991.

[14] Dmitrienko A, Tamhane AC. Gatekeeping procedures with clinical trial applications. Pharm Statistics, 2007, 6: 171–180.

[15] Dmitrienko A, Tamhane AC, Bretz F. Multiple testing problems in pharmaceutical statistics. 1st ed. Boca Raton: Chapman and Hall, CRC Biostatistics Series, 2009.

[16] Dmitrienko A, D'Agostino RB. Tutorial in biostatistics: traditional multiplicity adjustment methods in clinical trials. Stat Med, 2013, 32: 5172–5218.

[17] Dunn OJ. Estimation of the medians for dependent variables. Ann Math Stat, 1959, 30(1): 192–197. DOI: 10.1214/aoms/1177706374.JSTOR2237135.

[18] Dunn OJ. Multiple comparisons among means. J Am Stat Assoc, 1961, 56(293): 52–64. DOI: 10.1080/01621459.1961.10482090.

[19] European Medicines Agency, Committee for Medicinal Products for Human Use. Concept paper on the need for a guideline on the use of subgroup analyses in randomized controlled trials, 2010[2016–01–14]. http: //www.ema.europa.eu/docs/en_GB/document_library/ Scientific_guideline/2010/05/WC500090116.pdf.

[20] Freidlin B, Korn EL. Biomarker enrichment strategies: matching trial design to biomarker credentials. Nat Rev Clin Oncol, 2014, 11(2): 81–90.

[21] Freidlin B, Korn EL, Gray R. Marker sequential test (MaST) design. Clin Trials, 2014;11(1): 19–27.

[22] Freidlin B, McShane LM, Korn EL. Randomized clinical trials with biomarkers: design issues. J Natl Cancer Inst, 2010, 102: 152.

[23] Freidlin B, Simon R. Adaptive signature design: an adaptive clinical trial design for generating and prospectively testing a gene expression signature for sensitive patients. Clin Cancer Res, 2005, 11: 7872–7878.

[24] Higgins JPT, Thompson SG. Quantifying heterogeneity in a meta-analysis. Stat Med, 2002, 21: 1539–1558.

[25] Hochberg Y. A sharper Bonferroni procedure for multiple tests of significance. Biometrika, 1988, 75: 800–802.

[26] Holm S. A simple sequentially rejective multiple test procedure. Scand J Stat, 1979, 6(2): 65–70.

[27] Huedo-Medina, TB, Sánchez-Meca J, Marín-Martínez F, et al. Assessing heterogeneity in meta-analysis: Q statistics or I2 index. Psychol Methods, 2006, 11(2): 193–206.

[28] Lagakos SW. The challenge of subgroup analyses—reporting without distorting. N Engl J Med, 2006, 354: 1667–1669.

[29] Lee TH, Weisberg MC, Brand DA, et al. Candidates for thrombolysis among emergency room patients with acute chest pain. Ann Intern Med, 1989, 110: 957–962.

[30] Mantel N, William Haenszel W. Statistical aspects of the analysis of data from retrospective studies of disease. J Natl Cancer Inst, 1959, 22(4): 719–748.

[31] Millen BA, Dmitrienko A. Chain procedures: a class of flexible closed testing procedures with clinical trial applications. Stat Biopharm Res., 2011, 3: 14–30.

[32] O'Brien PC. Procedures for comparing samples with multiple endpoints. Biometrics, 1984, 40 (4): 1079–107.

[33] Ondra T, Dmitrenko A, Friede T, et al. Methods for identification and confirmation of targeted subgroups in clinical trials: a systematic review. J Biopharm Stat, 2016, 26(1): 99–119.

[34] Oxman AD, Guyatt GH. A consumer's guide to subgroup analyses. Ann Intern Med, 1992, 116: 78–84.

[35] Pocock SJ, Hughes MD, Lee RJ. Statistical problems in the reporting of clinical trials. NEJM, 1987, 317: 426–432.

[36] Pocock SJ, Assmann SF, Enos LE, et al. Subgroup analysis, covariate adjustment and baseline comparisons in clinical trial reporting: current practice and problems. Stat Med, 2002, 21: 2917–2930.

[37] Rosenblum M, Liu H, Yen E-H. Optimal tests of treatment effects for the overall population and two subpopulations in randomized trials, using sparse linear programming. J Am Stat Assoc, 2014, 109(507): 1216–1228.

[38] Rothwell PM. Subgroup Analysis in randomized controlled trials: importance, indications, and interpretation. Lancet, 2005, 2005(365): 176–186.

[39] Schoenfeld D. Partial residuals for the proportional hazards regression model. Biometrika, 1982, 69: 239–241.

[40] Simon R. The use of genomics in clinical trial design. Clin Cancer Res, 2008, 14: 5984–5993.

[41] Simon R. Clinical trials for predictive medicine. Stat Med, 2012, 31: 3031–3040.

[42] Simon RM, Maitournam A. Evaluating the efficiency of targeted designs for randomized clinical trials. Clin Cancer Res, 2004, 10: 6759–6763.

[43] Song Y, Chi GYH. A method for testing a prespecified subgroup in clinical trials. Stat Med, 2007, 26: 3535–3549.

[44] Sun X, Heels-Ansdell D, Walter SD, et al. Is a subgroup claim believable? A user's guide to subgroup analyses in the surgical literature. J Bone Joint Surg Am, 2011, 93: e8.

[45] Sun X, Briel M, Busse JW, et al. Credibility of claims of subgroup effects in randomised controlled trials: systematic review. BMJ, 2012, 344: e1553.

[46] Sun X, Ioannidis JP, Agoritsas T, et al. How to use a subgroup analysis: users' guide to the medical literature. JAMA, 2014, 311: 405–411.

[47] Tanniou J, van der Tweel I, Teerenstra S, et al. Subgroup analysis in confirmatory clinical trials: time to be specific about their purposes. BMC Med Res Methodol, 2016, 16: 20.

[48] Uno H, Claggett B, Tian L, et al. Moving beyond the hazard ratio in quantifying between-group difference in survival analysis. J Clin Oncol, 2014, 32(22): 2380–2385.

[49] Wang R, Lagakos SW, Ware JH, et al. Statistics in medicine—reporting of subgroup analyses in clinical trials. NEJM, 2007, 357(21): 2189–2194.

[50] Westfall PH, Krishen A. Optimally weighted, fixed sequence and gatekeeper multiple testing procedures. J Stat Plan Infer, 2001, 99: 25–41.

[51] Wiens BL, Dmitrienko A. The fallback procedure for evaluating a single family of hypotheses. J Biopharm Stat, 2005, 15(6): 929–942.

（李晨　译）

第 **19** 章

缺失数据

Kousick Biswas

引 言

随机临床试验（RCT）主要结果的有效性在很大程度上取决于所收集数据的完整性和准确性。完整和准确的数据，能够保证研究足够的检验效能，控制分析偏倚。如果忽略了 RCT 中缺失数据的存在，那么对试验结果的解释就会出现问题，因为它不仅降低了检验效能，还引入了估计偏倚，降低了随机化结果的稳健性。RCT 在不同时间点的研究过程中可能有众多造成数据缺失的原因（例如，受试者拒绝继续接受干预，受试者因感到无效 / 非常有效或经历了不良事件而退出研究，受试者离开研究区域等），例如，基线、一个、几个或所有的随访等，由此为各种数据缺失的机制提供了基础。在选择缺失数据的处理策略时，应考虑到缺失机制。RCT 的设计阶段，最好提前基于缺失机制提出相应的处理策略。由于很难完全估计到假设的缺失机制，因此还没有广泛认可的方法来处理缺失数据[1]。一种更普遍的做法是，利用各种方法进行敏感性分析，以此说明研究结果的稳健性。总而言之，无论哪个疾病

K. Biswas (✉)
US Department of Veteran Affairs, Cooperative Studies Program Coordinating Center,
Office of Research and Development, VA Medical Center, 5th Boiler Street,
Perry Point, MD 21902, USA
e-mail: Kousick.Biswas@va.gov

© Springer International Publishing AG 2017
K.M.F. Itani and D.J. Reda (eds.), *Clinical Trials Design in Operative and Non Operative Invasive Procedures*, DOI 10.1007/978-3-319-53877-8_19

领域，预防和处理缺失数据都是在计划 RCT 时必须考虑的重要问题，以确保根据预期缺失机制进行有效推断。

背 景

符 号

一般来说，数据集被组织为一个 m 行和 n 列的矩阵 Y，m 行一般对应观察单位（或参与者），n 列则对应不同的随访时间点（如基线、疗后 3、6、9 个月等）的多个变量（年龄、性别、结局指标，如 CAPS 分数等）。所以，y_{ijk} 是变量 j 的一个值（j 介于 1 和 n 之间），参与者 i（i 可以介于 1 和 m）在 k 时间点（k 可以介于 1 和试验时间点的总数），它可以是一个或多个值的结局指标或一组协变量的值。M 是指示缺失数据的矩阵，其中每个条目 M_{ijk} 可以取 1（如果 y_{ijk} 可观察到）或 0（如果 y_{ijk} 缺失）。

缺失数据模式

RCT 中常见以下缺失数据模式[2]：

1. 单一缺失——收集了所有的协变量，但结局指标缺失。结局指标可以是单一结局，也可以是一组结局数据，这些结局数值可以被完全观察到或完全缺失（y_{ijk} 是单一或一组结局指标）。

2. 单调缺失——这种模式在纵向研究中常见，一旦受试者退出试验，其后所有未来时间点的重复观测值都将缺失 [y_{ijk} 在退出时间点之后，无论何种类型的数据（结果或协变量）都缺失]。

3. 任意缺失——在矩阵（$Y_{m \times n}$），任何受试者的任何数据值都可能缺失，不遵循任何特定的模式。受试者偶尔错过随访（但不是完全退出）或被错误地遗漏报告记录可能产生这种数据缺失模式（任何 y_{ijk} 都可能缺失）。

缺失数据的机制

缺失数据机制或脱落机制 [用 $P(M|Y, \theta)$ 表示，其中 θ 是兴趣参数] 涉及缺失信息和已观察与未观察数据间潜在的依赖关系。Rubin[3]、Little 和 Rubin[4] 提出并详细描述了 RCT 中缺失数据的机制，现简述如下：

1. 完全随机缺失(MCAR)——缺失概率与任何观测或缺失数据的值无关。如果缺失比例很高，这些缺失值不会引起估计偏差，但会影响分析的检验效能。对于 MCAR，在有限缺失信息数据集中，任何标准方法都能得到有效分析结果。然而，MCAR 假设在 RCT 中发生的可能性却非常小。

$$P（M|Y, \theta）=P（M/\theta）$$

例如：数据缺失是由于参与者被监禁或由于工作变动离开研究区域。

2. 随机缺失(MAR)——缺失概率与观测数据有关,但与未观测数据无关。在 MAR 假设下的缺失数据是可忽略的。换句话说，如果一个缺失的观察结果本身不能提供疗效信息，那么它将满足这个假设。

$$P（M|Y, \theta）=P（M/Y_{obs}, \theta）$$

例如：由于研究结局达到某一测量阈值，如收缩压上升至规定的安全界值，受试者被终止研究。

3. 非随机缺失（MNAR）——缺失概率与未观测到的未来数据有关。如果缺失的数据既不是 MCAR 也不是 MAR，那么它们就是 MAR。MAR 数据是不可忽视的，因此需要纳入分析。

$$P（M|Y, \theta）=P（M/Y_{miss}, \theta）$$

例如：受试者在上一次随访后因症状恶化而退出，但并未向研究调查员报告。

缺失数据的影响

如果在分析过程中没有考虑到缺失数据和潜在缺失机制，了解缺失数据对 RCT 主要发现的影响是非常重要的 [5]。

检验效能和变异性——在 RCT 中，对于特定的结果分析，检验效能与观察数成正比，与兴趣结果的变异性成反比。因此，如果有缺失数据的受试者被删除，那么分析可用的观察数据数量就会减少，从而削弱分析的检验效能。另外，大多数情况下，退出受试者可能会有更极端的结果。因此，排除这些非完成者的分析会降低研究变异性，缩小置信区间，从而错误地显示出更精确的疗效。

偏倚分析——对信息缺失的 RCT 数据的分析有两种偏倚：

1. 治疗组中差异的缺失比例。如果分析中只包括完整的病例，且缺失数据的比例在治疗组中不均衡，那么分析将趋于偏向缺失信息最少的治疗组疗效。

2. 缺失数据和潜在机制之间的关系。如果预期缺失机制并不适合缺失数据的类型，从而使用不适当的统计方法进行推断，那么分析就会有偏差。

缺失数据的处理策略

RCT中处理缺失数据的策略分两步：首先，应采用以患者为中心的试验设计或实施计划来最小化缺失。其次，基于预期缺失数据的模式（如MAR），选择合适的分析方法，以尽量保证无偏和稳健的结果。

缺失数据的预防措施

RCT过程中，在各种试验设计和实施场景中都可能出现数据缺失。大部分缺失数据可以在研究设计和实施中进行简单修改来防止或最小化缺失[1,6]。这些缺失数据的驱动因素可以分为三大类[6]：①由于受试者作为或不作为而缺失的数据；②由于调查者或研究人员作为或不作为而缺失的数据；③由于研究设计缺陷而缺失的数据。Biswas建议改进研究设计和实现、设计数据收集工具及研究人员的工作，从而在研究过程中尽可能地防止缺失发生[6]。

处理缺失数据的统计方法

即使经过严格的试验设计和实施，也不可能完全消除缺失数据。处理具有缺失信息的数据集的唯一方法，是依据缺失机制选择统计方法[1]。重要的是，基于以往的RCT经验，在类似人群或疾病区域，根据预期缺失机制（如MCAR或MAR）预先估计可能会造成缺失的参与者比例。提前预估缺失数据的比例并在设计阶段扩大样本量，有助于保证足够的检验效能，确定合适的数据分析方法。由于无法检验预设缺失机制的，敏感性分析（在不同缺失数据机制假设下使用相应的分析方法）能够在偏离预设缺失数据机制的情况下保证分析的稳健性[1]。

可忽略缺失数据的统计方法（MCAR 和 MAR）

完整数据集（CC）分析（成列删除）：假设缺失的数据是完全随机的（MCAR），仅保留完整数据进行分析。在 MCAR 假设成立的情况下，CC 提供了有效的参数估计，但降低了检验效能[7]。

可用数据集（AC）分析（成对删除）：采用不同的数据集估计不同的兴趣参数（最大限度地保留可用信息）。如果变量是中度或弱相关的，AC 能得到一致的估计。但如果估计相关性超过 –1.0~1.0 的范围，AC 会产生错误的协方差矩阵[6]。即使在 MCAR 假设下，AC 也不能充分处理缺失值[7]。

单一插补：以一个可能的数值填补缺失值，如观测值的平均值[8]。这种插补法根据试验设计保留了所有的观察数据（没有成列或成对删除数据），但是当缺失值被某个值取代时，即使是数据集其余观察值的均值，变量分布也会因变异减少而发生变化。由此标准误减小，形成了数据不确定性降低的错误印象。常用的单一插补法[9]：①均值插补——以观测值的均值替换缺失值；② Hot Deck 插补——以具有相似属性的受试者的观测值替代缺失值；③条件均值插补——（作为响应变量）以观察值预测缺失值；④条件分布插补——由观测到的数据的条件分布中随机抽取填补缺失值。

基于模型的方法

基于模型的方法需要基于两个假设：①数据的联合分布是多元正态的；②数据的缺失机制是可忽略的（MAR）。

使用期望最大（EM）算法的极大似然（ML）估计——ML 方法对兴趣参数（如平均值）进行估计，使观测到现有数据（y_{ijk}）的概率最大化。构建对数似然（LL）函数，描述现有数据和未知参数的概率函数，使用迭代过程以平均值最大化。

根据 Little 和 Rubin[4] 和 Schafer[2] 的建议，EM 算法在数据是多元正态的假设下，得到缺失数据的 ML 估计。这涉及两个步骤：首先，根据当前的参数值，对观测数据得到 LL 函数的期望值（E 步）；然后，将期望的 LL 值最大化，得到新的参数值（M 步）。重复上述过程，直到满足收敛准则[8]。对于多元正态数据，兴趣参数是均值、方差和协方差。EM 算法的 ML 方法并不能直接估计缺失值，而是估计缺失值变量的均值和方差 – 协方差矩阵，从而获得模型参数的估计，如回归模型的系数[8]。

多重插补（MI）：基于给定的观察值从缺失值的分布中随机抽取数值作为插补值来输入，以生成一个完整的数据集。此过程重复多次（生成至少5个完整的数据集）。使用标准的统计方法对每个完整的数据集进行分析，然后使用Rubin[7]建议的规则将估计参数合并，得到最终估计。

不可忽略缺失数据（MNAR）的统计方法

如果缺失数据是不可忽略的，那么需要对完整数据和缺失同时建模。以下方法可以实现：

模式混合：根据观察对象的缺失模式和每种模式的可用数据进行分类。使用完整的数据模型对每个模式中的参数进行估计，并通过对缺失的数据模式进行平均获得最终估计[10]。

选择模型：首先定义完整数据的分布，然后指定缺失如何依赖于数据。基于完整数据的边际分布和缺失数据的条件分布，构建完整数据与缺失数据的联合分布选择模型。Little[11]及 Verbeke 和 molenberg[12] 曾详细介绍过纵向缺失数据选择模型。

敏感性分析

在研究的设计阶段，试验设计者需要提前考虑可能的预设缺失数据机制。这些假设将为敏感性分析提供基础。一般来说，MAR假设可能是一个合理的起点，应根据疾病领域与临床医生协商作出假设。进行敏感性分析的主要思路是保持分析的稳健性。如果缺失数据机制的基本假设成立，那么参数估计和标准差的变异将是最小的[1]。一种常用的敏感性分析方法可以在SAS的"临界点方法"中实现。在这种方法中，采用递进应力测试，在假设的MNAR缺失机制下使用MI来识别与分析结论相反的"临界点"。例如，在MAR假设下采用MI进行分析时，差异有统计学意义（$P<0.05$）变为无统计学意义（$P>0.05$）。应力测试是通过漂移参数逐步调整插补值来实现的，通常只在阳性组进行。如果逆转原始分析结论所需的变化（漂移参数的大小）是不可信的（根据主题专家），那么MAR假设对缺失值成立。该方法可以通过

SAS 中的 PROC MI 和 PROC MIANALYZE 来实现[13]。

参考文献

[1]   National Research Council of the National Academies. The prevention and treatment of missing data in clinical trials. Washington DC: National Academies Press, 2010.

[2]   Schafer JL. Analysis of incomplete multivariate data. New York: Chapman & Hall, 1997.

[3]   Rubin DB. Inference and missing data. Biometrika, 1976, 63: 581–592.

[4]   Little RJA, Rubin DB. Statistical analysis with missing data. 2nd ed. Wiley: New York, 2002.

[5]   European Medicines Agency. Guideline on missing data in confirmatory clinical trials, 2009. EMA/CPMP/EWP/1776/99 rev. 1, Committee for Medicinal Products for Human Use (July). Available from http: //www.ema.europa.eu/docs/en_GB/document_library/Scientific_guideline/2010/09/WC500096793.pdf.

[6]   Biswas K. Prevention and management of missing data during conduct of a clinical study. Biostatistics Psychiatry, 2012, 24(4): 235–237.

[7]   Rubin DB. Multiple imputation for non-response in surveys. New York: Wiley, 1987.

[8]   Pigott TD. A review of Methods for Missing Data. Educ Res Eval, 2001, 7(4): 353–383.

[9]   Schafer JL, Graham JW. Missing data: our view of the state of the art. Psychol Methods, 2002, 7(2): 147–177.

[10]   Ratitch B, O'Kelly M. Implementation of pattern-mixture models using standard SAS/STAT procedures, 2011. PharmaSug2011—Paper SP04. Available: http: //pharmasug.org/proceedings/2011/SP/PharmaSUG-2011-SP04.pdf.

[11]   Little RJA. Modeling the dropout mechanism in repeated-measures studies. J Am Stat Assoc, 1995, 90: 1112–1121.

[12]   Verbeke G, Molenbergs G. Linear mixed models for longitudinal data. New York: Springer, 2000.

[13]   SAS/STAT(R) 13.1 User's guide, the MIANALYZE procedure. SAS Institute; Available From http: //support.sas.com/documentation/cdl/en/statug/66859/HTML/default/viewer.htm#statug_mianalyze_examples13.htm.

（贺晨　译，雷翀　审）

Joseph F. Collins

期中监测

　　临床试验的首要关注点都是患者的安全。虽然研究设计、数据完整性、研究方法等非常重要，但患者的安全是最重要的。需要对研究进行例行审查，以确保受试者不受任何伤害。此外，临床试验作为耗时、耗力、耗钱的工作，需要定期监测，以确保研究按预期进行，且研究结果尚未确定（阳性或阴性）。

　　期中监测是为确保患者安全、研究进展、方案依从性及研究结果（在可能的情况下）而进行的常规审查，是对各组患者结局数据的持续审查，以判断临床试验是否需根据有效性或安全性而修改或提前终止。需要进行结果监测的试验是指治疗方法可能产生不良或有益治疗效果，且在试验过程中可能会因发现这种效果而采取干预的试验。虽然大多数随机临床试验可以对招募、方案依从性和患者安全性进行监测，但有些试验不能对研究结果进行有意义的监测。例如，一项招募期为一年和一年或以上随访的外科研究不会从结果监测中获益较多，因为可能在结果确定之前，所有的治疗都已经结束。

J.F. Collins (✉)
Department of Veteran Affairs, Cooperative Studies Program Coordinating Center,
VA Medical Center, Building 362T, Perry Point, MD 21902, USA
e-mail: joseph.collins2@va.gov

© Springer International Publishing AG 2017
K.M.F. Itani and D.J. Reda (eds.), *Clinical Trials Design in Operative and Non Operative Invasive Procedures*, DOI 10.1007/978-3-319-53877-8_20

研究开始前就需要制定好期中监测方案，并明确由谁进行监测。美国国立卫生研究院（NIH）建议，每项临床试验都应有经机构审查委员会（IRB）批准的有关数据安全监察的相关规定。多中心试验应有独立的数据安全监察委员会（DSMB）。对于 I 期和 II 期临床试验，NIH 要求研究者提供关于数据安全监察方案的总体描述，作为研究申请的一部分。至少，该方案应向 IRB、美国食品药品监督管理局（FDA）和 NIH 报告不良事件的原因。对于多中心试验，NIH 需要总负责单位准备不良事件的汇总报告，并分发至其他中心和 IRB，以及 FDA 和 NIH。

期中监测也应列入研究方案。方案应至少包括将监测哪些变量、多久监测、由谁监测、如何监测，以及使用何种统计方法（如果有的话）。这些变量至少应包括招募和安全相关的变量。应定期审查招募情况，以确保试验能够如期完成。如果研究未走入正轨，研究者则需考虑是否对研究方案进行修改，如放宽纳入标准或延长研究时间，或考虑终止研究。安全变量也需常规经过深思熟虑。发现严重不良事件（SAE）时应向 IRB 和资助机构（如果适当）汇报，同时应定期对不良事件进行总结，以确保患者没有意外的或超出预期的风险。除招募和安全指标外，还应考虑将结局测量纳入期中监测，至少应该包括主要结局指标。某些情况下，应包括对主要结局指标有重要影响的次要结局指标。纳入的次要结局指标应限于重要指标，以防止偶然结果的发生。

监测方案需要预先说明研究过程中，拟对主要和任何次要结局变量进行观察的次数。虽然招募和安全数据可以定期提交（如每月），但结局指标需要收集够一定数量才能呈现有意义的结果。对数据进行统计分析时，需要确定监测数据的合理时间间隔，以确保有意义的结果不会被延迟监测，同时也不会因多次数据分析而得到偶然结果。

由谁进行监测取决于风险水平、试验阶段，以及该试验是多中心研究还是单中心研究。对于单中心研究，监测可以是：①指定的监测者；②由研究人员或全体人员组成的委员会；③某些机构常设的 DSMB；④独立的委员会，如独立研究机构或中央 DSMB。多中心试验，特别是由 NIH、美国退伍军人事务部（VA）或其他联邦机构资助的试验将使用独立或中央 DSMB。这些试验监测者独立于当地或中央伦理审查委员会的安全审查之外。

当独立委员会负责监测某项试验，特别是多中心试验时，则该委员会应该是一个具有良好的医学、生物统计学和生物伦理学专业知识的多学科审查小组。至少有一名小组成员应对正在研究中的治疗方法有临床经验，并熟悉治疗方案的细微差别。任何具有投票权的成员都应与试验资助无关，不能从有关试验结果的建议中获利或有经济利益损失。DSMB 的主要职责是：①定期审查和评估有关参与者的安全性、研究实施和进展的累计数据，在适当的时候评估其有效性；②提出有关试验继续、修改或终止的建议。该委员会还应该：①监督研究机构的表现和对方案的依从性；②监测数据的质量、完整性和及时性；③考虑外部因素的影响，如可能影响平等性、受试者安全或继续参与研究意愿的科学或治疗发展；④审查和批准对方案或任何子方案的修改建议。

期中监测方案应明确说明将监测哪些数据，以及如何向监测者提交数据。表格模板应在研究方案附录和（或）统计分析计划中提供。模板应详细说明如何监测数据，包括是否按照具体治疗组或治疗组编号来监测数据，如治疗 A 和治疗 B。一些监测者或 DSMB 想知道具体干预组别，而另外一些人更倾向于盲态下审核。虽然我们希望研究方案或研究申请中能够提供确切需要监测的数据，但实践中不太可能完全实现，因为监测者或 DSMB 或许会在第一次审查或试验期间希望得到其他更多的数据信息。因此，监测方案需要兼具灵活性。

许多Ⅲ期临床试验和一些较小的试验将在试验过程中对结局指标进行期中分析。这些期中分析存在潜在的生物统计学缺陷，需要在期中监测方案中解决。P 值或检验水准为 0.05 是基于单次分析，其意义是假设治疗组之间实际并无差异，对于单次分析，可能有 5% 的概率由于偶然而得到差异结论。如果分析不止一次，那么 P 值将增加到 5% 以上。例如，Fleming 等[1]报道，如果连续 3 年每 3 个月进行一次期中分析，那么至少有一次 P 值达到 0.05 的概率可高达 26%。因此，有必要在研究一开始就制定好方案，以防止对偶然结果的报道和过早终止研究。

有许多统计设计可用于期中分析，以防止偶然结果的报告[2-6]。这些方法各不相同，但基于同样的原则：在一个较低的显著性水平上进行期中分析，并根据先前的分析对最终的检验结果进行校正。例如，Pocock[2] 的方法是指在有计划的分析里均使用相同的 P 值，包括最后一次分析（如 4 次分析的 P 值均为 0.012 5）。对于 Peto[3] 的方法，期中分析检验的 P 值非常低（如 $P = 0.001$），这对最终检验的检验水准几乎没有影响。O'Brien-Fleming[4] 的方法介于以上两种方法，第一次检验以极低的 P 值进行检验，第二次以稍高的 P 值进行检验，依次类推，直到最后一次检验，P 值为减去之前 P 值剩余的值。其他方法使用灵活可变的检验水准，可改变分析次数，并保证研究被延期时，P 值可用于最后检验[5-6]。

值得注意的是，以上每种方法及其他未讨论的方法各有其优缺点。例如，Pocock 的方法可能会较早发现有意义的事件，但如果最终分析的 0.012 5<P<0.05（4 次检验水准均为 0.012 5），则可能错过总体有统计学差异的结果。此外，Pocock 分析次数在研究开始即固定了。在 Peto 的方法中，由于期中分析时 P 值较小，统计学差异可能直至最后分析才会被发现。O'Brien-Fleming 法可能会延迟发现统计学差异，如果 P<0.05，直至最终分析可能也不会发现统计学差异，且该方法也要求固定分析次数。对于一些分析次数灵活可变的方法，如 Lan-DeMets[5]，期中分析时 P 值较小，但也可能直至最终分析才发现统计学差异。

期中分析除了用来确定研究如何实现主要目的，在审查结果数据时（特别是主要结局指标）需要开展无效分析以从患者安全和资源利用的角度明确是否有必要继续进行研究。例如，如果在一项比较有效药物和安慰剂的研究中，安慰剂效果更好，无效分析将提供该有效药物在研究结束时可能表现更好这一有价值的信息。条件概率是检验这种情况的一种方法[7]。

在临床试验过程中进行期中监测时，重要的是及时收集数据，并及时提交数据以生成报告，以确保期中监测时的报告包含最新数据。同样重要的是，应定期生成和审查这些报告以确保尽快发现相关问题。同时，这些期中报告不能提供给研究者或赞助商，特别是有效性相关数据。了解这些期中数据可能：①改变招募模式，研究者可能根据这些结果限制纳入的患者类型；②在一个或多个期中分析后考虑改变分析方法，引起偏倚；③导致研究提前终止，从而无法对研究问题作出有结论性的回答。

期中监测中，监测者或 DSMB 同样面临伦理学问题，包括下一个符合条件的受试者需求的个人伦理问题。我们都不希望将参与者随机分配至既定的劣效治疗中。另外，关于未来患者正确政策的群体伦理。需要有足够的证据来改进临床实践，防止未来患者不拒绝接受优效治疗。如果不能明确得到令人信服的结果，则可能会使受试者参与劣效研究而不符合伦理。监测员或DSMB 在审查期中报告时需平衡这两个问题。

以下例子说明了期中监测的重要性，以及需要监测者或 DSMB 来审查研究进展。第一项研究是 VA 合作研究，名为"氧甲氢龙治疗脊髓损伤患者的压疮"[8]。该研究是一项纳入了 400 名受试者的平行、安慰剂对照的多中心随机试验，以研究与安慰剂相比，氧甲氢龙能否在 24 周内增加目标压疮的愈合率。DSMB 要求对治疗组设盲。164 例患者获得完整资料后，药物 A 愈合率为 25%，药物 B 愈合率为 31%。如果药物 A 是安慰剂，药物 B 是氧甲氢龙，DSMB 同意继续研究，反之，则进行无效分析。结果事实为第二种情况，于是开展无效分析，结果显示，剩下的 236 名受试者，试验组愈合率需从当前25% 增至 50% 以上方可达到最初估计的 40% 愈合率，安慰剂组愈合率需从目前 31% 降至 20% 才可达到最初估计的 25%。这种情况发生的条件概率为$P=0.00\ 000\ 5$[7]。DSMB 建议终止该研究，该研究在 2 个月内终止。因此，这项研究的期中监测结果是：受试者不用接受无益的药物治疗。VA 也节省了宝贵的资源。

第二项研究也是 VA 的合作研究，表明了招募过程的监测、安全性和不要过早终止研究的重要性。该试验是关于 4 种治疗全面性惊厥性癫痫持续状态的比较[9]，是一项随机、多中心、双盲临床试验，测试 4 种静脉注射药物方案（劳拉西泮、苯巴比妥、苯妥英钠、地西泮和苯妥英钠）治疗两种类型全面性惊厥性癫痫持续状态，患者被分为具有明显的全身性癫痫持续状态组和轻微癫痫持续状态组。在研究过程中出现两个亟须解决的问题——招募效率低和治疗组间非预期的 30 天死亡率差异[10]。该研究的 DSMB 每年都会召开一次会议，在第一次年度会议上就发现了招募问题：实际纳入 78 例患者，但预期纳入人数为 305 例（占计划的 25.6%）。DSMB 建议：①在可能的情况下，从退伍军人医疗中心附属的大学招募；②研究主席亲自访问每个研究中心；③替换纳入率低的中心。在第 2 次年会上，招募情况仅有小幅改善，达到预期的 30%。研究领导提出改进计划：将招募期从 3 年增至 5 年，并将明显状态组的样本量从 512 例减少至 436 例，将轻微状态组的样本量从 640 例减少至 348 例。DSMB 同意该设计，并取消无纳入的研究中心。4 个中心立即终止，一个中心被置于考察期。在 DSMB 的建议下，VA 中央办公室批准了该计划。到第 3 次年会时，明显状态组基本上达到更新后的样本量目标，但轻微状态组仍严重滞后。DSMB 建议继续两组人群的纳入。由于招募依赖于因紧急情况而转诊的受试者，如果研究开始不纳入轻微状态的患者，转诊到明显状态的人数可能会减少。此外，可以从轻微状态的患者获得其他一些有用的信息。在 5 年后结束时，纳入 395 例明显状态组（占预期 91%）和 175 例轻微状态患者（占预期 50%）。因此，招募情况的监测有助于这项研究的成功。

本研究监测提出的第二个问题是安全问题。在第二次年会上，研究者发现其中一种研究药物的 30 天死亡率远高于其他药物（34.2% *vs.* 15.8%、17.1%、27.6%）。尽管差异没有统计学意义（整体 $P=0.193$）。但这是死亡结局，一种药物的死亡人数比其他两种药物高出 2 倍，这引起了人们的高度关注。由于差异没有统计学意义，DSMB 决定继续进行研究，但希望加强监测，包括每月的死亡报告。这些月度报告继续显示两种药物间的巨大差异（$P=0.056$）。此外，不是一种药物的死亡人数比其他药物多一倍，而是两种药物的死亡人数比另两种药物多一倍，这两种药物属于同一类，即地西泮和劳拉西泮。虽然死亡人数翻倍的情况持续了 10 个月，但在最初几个月后，DSMB 要求对治疗组人口学特征、主要和次要死亡原因、使用不抢救（DNR）指令及死亡时间进行分析，以探索死亡人数不均衡的潜在原因。分析表明，服用高死亡率药物的患者比服用其他 3 种药物的患者年龄大 4~6 岁；相比其他两组低死亡率组患者，高死亡率组患者的并存疾病更多、DNR 高于其他两组。即使其 P 值有所降低，但这些发现说服了 DSMB 继续进行该研究。在观察 10 个月后 P 值降至 0.056 时，情况开始改善，到研究结束时，30 天死亡率的 P 值为 0.862，死亡率为 23.9%、27.0%、29.3% 和 27.9%。此外我们还发现，在寻找潜在死亡原因时发现的组间差异也随着时间的推移而消失。因此，虽然安全性监测发现了一个潜在的重大问题，但在与 DSMB 合作探索两个药物组死亡人数增加的原因后，研究得以继续进行并顺利完成。

在第 3 项试验中，DSMB 在期中审查中面临一个困难的决定，这是一项外科 VA 研究，比较开放 Chevrel 和腹腔镜腹侧切口疝修补术[11]。该试验的主要结局是术后 8 周的并发症发生率，目标样本量为 310 例，提供 80% 的检验效能来检测主要结局32%和17%的差异。该研究面临着相当大的招募问题，DSMB被要求在没有资金的情况下延长招募。在资助结束后，162例患者被随机纳入试验。DSMB要求审查主要结局，并确定有统计学差异[腹腔镜修复（31.5%），开放修复（47.9%），$P=0.03$]。通常情况下，DSMB希望查看至少连续两次的数据，以确保在招募额外的患者后观察的差异是否仍存在。然而，这将要求无资助的试验延期。为评估观察到的差异是否可靠，DSMB要求进行额外分析。DSMB投票不延长招募期，因为主要结局的统计学差异与时间的变化及4个研究中心间存在一致性。虽然如果研究继续进行，结果可能发生改变，但在这次期中监测中，DSMB审查节省了VA资源，并防止额外的受试者暴露于较差的治疗。

总之，期中监测是临床试验的一个重要工具。它能确保患者的安全及研究过程和实施的合理性，并能在研究早期确定疗效或有效性。期中监测的一个重要组成部分是独立的监测者或DSMB。监测者和DSMB可以为研究人员提供有关研究的合适建议，并帮助他们解决可能出现的任何伦理问题，如个人和群体伦理问题。因此，期中监测计划应包括在研究方案和（或）统计分析计划中。

参考文献

[1]   Fleming TR, Green SJ, Harrington DP. Considerations for monitoring and evaluating effects in clinical trials. Control Clin Trials, 1984, 5: 55–66.

[2]   Pocock SJ. Interim analyses for randomized clinical trials: the group sequential approach. Biometrics, 1982, 38: 153–162.

[3]   Peto R, Pike MC, Armitase P, et al. Design and analysis of randomized clinical trials requiring prolonged observation of each patient. I. Introduction and design. Br J Cancer, 1976, 34: 585–612.

[4]   O'Brien PC, Fleming TR. A multiple testing procedure for clinical trials. Biometrics, 1979, 35: 549–556.

[5]   Lan KKG, Demets DL. Discrete sequential boundaries for clinical trials. Biometrika, 1983, 70: 659–663.

[6]   Kim K, DeMets DL. Designs and analysis of group sequential tests based on Type I error spending rate Function. Biometrika, 1987, 74: 149–154.

[7]   Lan KK, Wittes J. The B-value: a tool for monitoring Data. Biometrics, 1988, 44: 579–585.

[8]   Bauman WA, Spungen AM, Collins JF, et al. The effect of oxandrolone on the healing of chronic pressure ulcers in persons with spinal cord injury. Ann Int Med, 2013, 158: 718–726.

[9]   Treiman DM, Meyers PD, Walton NY, et al. A comparison of four treatments for generalized convulsive status epilepticus. NEJM, 1998, 339: 792–798.

[10]   Collins JF. Data and safety monitoring board issues raised in the VA status epilepticus study. Control Clin Trials, 2003, 24: 71–77.

[11]   Itani KMF, Hur K, Kim LT, et al. Comparison of laparoscopic and open repair with mesh for the treatment of ventral incisional hernia. Arch Surg, 2010, 145: 322–328.

（闫云　译，雷翀　审）

第 4 部分

伦理考量

第21章
临床试验中的伦理考量

Jennifer Tseng, Peter Angelos

　　临床试验对于回答外科手术中的重要问题至关重要，但它们确实会引发伦理问题。二战期间，纳粹医学研究人员对集中营的关押人员进行了人体试验，自此暴行之后，目前的伦理行为标准都是基于保护人类受试者的。在确定人体试验的伦理性时，有几个关键问题：什么时候医学实践跨越了生物医学研究的界限？什么时候风险大于收益？在临床研究中什么构成知情同意？

　　《纽伦堡法典》（*Nuremberg Code*）、《赫尔辛基宣言》（*Declaration of Helsinki*）、《贝尔蒙特报告》（*Belmont Report*）和《涉及人类受试者的生物医学研究国际伦理准则》（*International Ethical Guidelines for Biomedical Research Involving Human Subjects*）构成了目前临床研究伦理行为的基础。1947年的《纽伦堡法典》被认为首次概述了人体试验应植根于知情同意，强调了同意的必要性和有利的效益风险比[1]。《赫尔辛基宣言》强调了独立审查的必要性，区分了治疗性和非治疗性研究[2]。《贝尔蒙特报告》是在 Tuskegee 和 Willowbrook 丑闻之后为保护弱势群体而编写的[3-6]。Beauchamp 和 Childress

J. Tseng (✉) · P. Angelos
Department of Surgery, The University of Chicago Medicine,
5841 S. Maryland Avenue, Chicago, IL 60637, USA
e-mail: jennifer.tseng@uchospitals.edu

P. Angelos
e-mail: pangelos@surgery.bsd.uchicago.edu

© Springer International Publishing AG 2017
K.M.F. Itani and D.J. Reda (eds.), *Clinical Trials Design in Operative and Non Operative Invasive Procedures*, DOI 10.1007/978-3-319-53877-8_21

提出了生物医学伦理的 4 个经典原则：自主、不伤害、有利和公正 [7]。不伤害行为的定义是为达到有益的结果而造成尽可能小的伤害。有利要求研究者将人类参与者的福利作为最终的总体试验目标。在他的研究中，David Resnik 为生物医学研究提出了 4 个稍有不同的"标准"或伦理原则 [8]。这 4 个理想原则包括说真话或诚实，对话或自由交流，谨慎或审慎，社会责任或公民义务。

"实话实说"在研究中是至关重要的，因为科学家有道德义务报告准确的结果，避免任何伪造、篡改和剽窃数据。伪造是在没有试验结果的情况下编造数据。1974 年，William T. Summerlin 虚假陈述了小鼠移植组织免疫排斥反应的结果，这是一个较为臭名昭著的研究造假案例。这一丑闻凸显了临床研究人员在公布阳性结果时所面临的一些压力 [10]。篡改指改动或歪曲试验结果，可以发生在数据收集、统计分析期间，或漏掉有矛盾的发现 [9]。剽窃被定义为窃取他人工作的成果，包括剽窃想法、方法和技术，或者不给之前的工作应有的功劳。不诚实侵蚀了科学界和广大公众对研究成果的信任。不幸的是，科学欺诈可能是模棱两可的，难以被证明。

在理想的情况下，科学界通过同行评议过程促进思想的自由交流。然而，研究人员经常在同样的资金资源、学术晋升和声望上存在竞争，这可能导致想法和技术的保密。公开对话促进信息、方法和数据的共享，可以使资源得到更有效的利用，并可能更快地实现研究目标 [9]。

谨慎或审慎对于减少错误是至关重要的。错误可以分为实践错误（人们使用仪器、执行计算或记录数据所产生的错误）和理论错误（分析中的偏差）。Resnik 提出了科学方法论的非形式规则，包括使用对照试验，重复试验以确认发现，使用可靠的仪器，正确可靠地使用仪器的必要性，仔细记录和重复数据记录，定期参与对试验设计和数据解读的非正式同行评审 [8]。临床研究人员在设计和实施试验时应有一种行为符合伦理和明智地利用稀缺资源的社会责任。此外，他们应该努力减少伤害，确保他们的研究的社会效用和益处 [9]。

以 Resnik 的工作为基础，Emanuel 等随后定义了临床研究的 7 项伦理要求。这些要求包括社会或科学价值、科学正当性、公平的受试者选择、良好的效益风险比、独立的审查、知情同意，以及尊重潜在和入选的受试者。这些要求基于稀缺资源和非剥削、公正、不伤害、公共责任和尊重受试者自主权的伦理原则（表 21.1）[11]。

表 21.1 确定研究试验是否符合伦理的 7 个要求 [11]

要求	解释	证明伦理价值	评估的专业知识
社会或科学价值	对能够改进医疗、提升福祉或增加知识的治疗、干预或理论的评估	稀缺资源和非利用性	科学知识；公民对社会优先权的理解
科学正当性	使用公认的科学原则和方法，包括统计方法，以产生可靠和有效的数据	稀缺资源和非利用性	科学和统计知识；对研究状况和人群的知识，以评估可行性
受试者选择的公正性	在受试者的选择中不会让被歧视和弱势的个体成为有风险研究的目标，而让富裕和社会阶层较高的个体更容易参与有潜在获益的研究	公正	科学知识；伦理和法律知识
有利的效益风险比	最小化潜在风险；提高潜在效益；受试者所面临的风险与其获益和社会获益成正比	不伤害；获益和非利用性	科学知识；公民对社会价值观的理解
独立的审查	审查研究的设计，研究提出的设想受试人群，以及独立于研究的个体的效益风险比	公共问责制；尽量减少潜在利益冲突的影响	知识，财务和其他方面独立的研究人员；科学和伦理知识
知情同意	向受试者提供有关本研究目的、操作、可能的风险和获益及可替代方案的信息，以便其能理解这些信息，并自愿决定是否参与	尊重受试者自主权	科学知识；伦理和法律知识
尊重潜在和入选的受试者	尊重受试者： 1. 允许退出研究 2. 通过保密原则保护受试者隐私 3. 告知受试者新发现的风险/获益 4. 告知受试者临床研究结果 5. 维持受试者的福利	尊重受试者的自主权和福利	科学知识；伦理和法律知识；有关特殊受试者群体的知识

195

在设计临床试验、评估手术和非手术操作时，会出现某些伦理问题。关于"假手术"的伦理一直存在争议。Beecher 于 1961 年发表了第一篇关于外科手术作为安慰剂对照的论文[12]。从那以后，偶有患者为了做手术试验的安慰剂组，而被麻醉后行手术切口[13-14]。反对者认为，与没有风险的安慰剂药物（或糖丸）不同，研究参与者在假手术试验中必然会面临一些风险，这违反了不伤害原则。相反，那些支持安慰剂对照手术试验的人认为为了排除安慰剂效应，有必要进行这类试验来确定治疗的真正疗效[15]。支持者认为，在临床研究领域，没有要求为参与者提供直接获益。安慰剂组的参与者实际上暴露的风险更小，因为他们不会遇到干预措施的可能不良影响。

假手术要求参与者完全知情同意。研究人员在招募没有决策能力的患者时应谨慎。安慰剂对照试验应最大限度地降低风险，合理地传递临床知识，并充分披露用于对安慰剂组设盲的行为（表 21.2）[16-17]。研究必须经过同行评议，以确定所提出的问题对临床医学是重要的，获得的知识值得去设定安慰剂组来确定研究干预是否真正有益。应声明安慰剂组不会产生直接治疗获益，其风险应最小化，不应被认为是过度的。在可能有争议的临床试验中，研究前咨询患者群体可能是有用的，以减轻患者顾虑和优化患者教育材料。如有可能，应事先寻求非外科临床医生（如麻醉医生）和需要参与研究的支持人员的同意[15,18-19]。

表 21.2　安慰剂对照试验[16-17]

研究设计为一个有价值的临床相关问题
安慰剂对照在方法学上是必要的
安慰剂风险被最小化，不超过可接受的研究风险，即将获得的临床知识值得承担此风险
已经向受试者披露了为安慰剂组设盲所需的屏蔽行为，并获得其授权
可以跨越至主动干预组

参考文献

[1] Nuremberg Military T. The Nuremberg code. JAMA, 1996, 276(20): 1691. PubMed PMID: 11644854.

[2] World Medical Association declaration of Helsinki. Recommendations guiding physicians in biomedical research involving human subjects. JAMA, 1997, 277(11): 925–926.

[3]   United States. National Commission for the Protection of Human Subjects of Biomedical and Behavioral Research. The Belmont report: ethical principles and guidelines for the protectionof human subjects of research. Bethesda, Md. Washington: The Commission; for sale by the Supt. of Docs., U.S. Govt. Print. Off.,1978. 20 p.

[4]   Jones JH, Tuskegee Institute. Bad blood: the Tuskegee syphilis experiment. New York London: Free Press; Collier Macmillan Publishers, 1981. xii, 272 p., 8 leaves of plates p.

[5]   Rothman DJ, Rothman SM. The Willowbrook wars. 1st ed. New York: Harper & Row, 1984.viii, 405 p.

[6]   Krugman S. The Willowbrook hepatitis studies revisited: ethical aspects. Rev Infect Dis, 1986, 8(1): 157–162.

[7]   Beauchamp TL, Childress JF. Principles of biomedical ethics. 3rd ed. New York: Oxford University Press, 1989. x, 470 p.

[8]   Resnik DB. The ethics of science: an introduction. London; New York: Routledge, 1998. ix,221 p.

[9]   Souba WW, Wilmore DW. Surgical research. San Diego, CA: Academic Press, 2001. xxxii,1460 p.

[10]   Hixson JR. The patchwork mouse. 1st ed. Garden City, N.Y.: Anchor Press, 1976. x, 228 p.

[11]   Emanuel EJ, Wendler D, Grady C. What makes clinical research ethical? JAMA, 2000, 283(20): 2701–2711.

[12]   Hk B. Surgery as placebo: a quantitative study of bias. JAMA, 1961, 176(13): 1102–1107.

[13]   Moseley JB, O'Malley K, Petersen NJ, et al. A controlled trial of arthroscopic surgery for osteoarthritis of the knee. N Engl J Med, 2002, 347(2): 81–88. DOI: 10.1056/NEJMoa013259.

[14]   Freeman TB, Vawter DE, Leaverton PE, et al.Use of placebo surgery in controlled trials of a cellular-based therapy for Parkinson's disease.N Engl J Med, 1999, 341(13): 988–992. DOI: 10.1056/NEJM199909233411311.

[15]   Rogers W, Hutchison K, Skea ZC, et al. Strengthening the ethical assessment of placebo-controlled surgical trials: three proposals. BMC Med Ethics, 2014, 15: 78. DOI: 10.1186/1472-6939-15-78. PubMed PMID: 25341496; PMCID: PMC4223753.

[16]   Horng S, Miller FG. Ethical framework for the use of sham procedures in clinical trials. Crit Care Med, 2003, 31(3 Suppl): S126–130. DOI: 10.1097/01. CCM.0000054906.49187.67.

[17]   Horng SH, Miller FG. Placebo-controlled procedural trials for neurological conditions. Neurotherapeutics, 2007, 4(3): 531–536. DOI: 10.1016/j.nurt.2007.03.001. PubMed PMID: 17599718; PMCID: PMC2043150.

[18]   Marsden J, Bradburn J, Consumers' Advisory Group for Clinical T, et al. Patient and clinician collaboration in the design of a national randomized breast cancer trial. Health Expect, 2004, 7(1): 6–17. DOI: 10.1111/j.1369-7625.2004.00232.x. PubMed PMID: 14982495.

[19]   Koops L, Lindley RI. Thrombolysis for acute ischaemic stroke: consumer involvement in design of new randomised controlled trial. BMJ, 2002, 325(7361): 415. PubMed PMID: 12193356; PMCID: PMC119434.

（ 苏斌虓　译，路志红 审 ）

第22章

机构审查委员会和多中心试验的评审过程

Jennifer Tseng，*Peter Angelos*

　　《共同规则》（*Common Rule*）是一项关于人类受试者保护的联邦政策，规定了机构审查委员会（IRB）成员、功能、操作、研究审查和记录保存的要求。IRB 传统上是由医疗机构的同行专家组成的地方机构。他们在审查临床研究的科学有效性和伦理基础方面发挥着法律授权的作用。研究人员必须遵守进行人体研究的某些最低要求（表 22.1）[1-2]。IRB 审查研究的设计和方案，参与研究者的知情同意，并在整个试验期间监察研究的进行。研究者必须在伦理和法律上向 IRB 报告不良事件。IRB 评估利益冲突的程度及潜在的偏倚是否妨碍研究者继续研究。IRB 制定当地的研究政策，并确定审查人类受试者研究的标准，以及处理违反本机构政策和利益冲突的行为 [1]。独立审查允许社会问责。由于临床研究对受试者构成风险，IRB 确保在各个参与中心对受试者进行伦理审查 [3]。

　　尽管 IRB 传统上是在地方机构进行的，但美国国立卫生研究院（NIH）从 2014 年底开始推广在大型多中心临床试验中使用单一的 IRB。由于没有证

J. Tseng (✉) · P. Angelos

Department of Surgery, The University of Chicago Medicine,

5841 S. Maryland Avenue, Chicago, IL 60637, USA

e-mail: jennifer.tseng@uchospitals.edu

P. Angelos

e-mail: pangelos@surgery.bsd.uchicago.edu

© Springer International Publishing AG 2017

K.M.F. Itani and D.J. Reda (eds.), *Clinical Trials Design in Operative and Non Operative Invasive Procedures*, DOI 10.1007/978-3-319-53877-8_22

据表明多次 IRB 审查可加强对人类受试者的保护，因此人们认为单一的 IRB 可能会通过"消除分散问责问题和减小机构利益冲突"来增强保护[4]。然而，不同机构的伦理指南中对"最小风险"的定义各不相同，这也引发了担忧[5]。因此，尽管研究界正在努力规范对临床试验的监管，但在中央化的过程中，对于弱势群体的保护方面，仍有必要在单个机构层面上继续保持警惕。

随着各个全球卫生基金会的出现和制药公司的跨国经营，现在多中心临床试验面临着更多的国际挑战。有人担心发展中国家可能被资源更丰富的国家利用。由于不同的文化和社会因素，自主权和知情同意的定义在不同的国家有所不同。当一项试验涉及多个不同国家时，确定应用什么标准是很有挑战性的。研究者和研究对象之间的语言障碍也令人担忧。受试者不太可能向被视为权力较高的翻译人员提问[6]。必须考虑到，当只有参加研究才能获得某种药物或操作时[7]，研究对象（同时也是患者）是否能够真正自由地选择参加临床试验。此外，研究者可能有显性或隐性的压力让他们无法拒绝研究方案，因为拒绝可能导致企业申办者把研究转到别处去做[8]。

解决这些问题的建议包括在研究方案中加入专门的研究前启动伦理审查。这样研究人员可以在确定各中心前就能发现研究的伦理顾虑（如沟通问题、利益冲突、文化差异）[9]。研究披露和结果应以受试者的语言传达给他们，

表 22.1   进行人体研究的最低要求 [1-2]

研究设计和实施
研究必须预期能给患者个人或社会带来显著获益
研究的风险必须与预期的获益成正比
所讨论的问题必须证明参与者承受的风险是合理的
研究必须设计良好
计划的试验操作必须事先在动物模型中进行过实验
研究必须诚实进行
人类受试者的权利
知情同意
能够拒绝或放弃
隐私和保密
匿名

以确保透明度。IRB 的潜在成员应来自研究所包括的不同地区的专业人员。然而，即使是设在参研中心所在国的伦理委员会也可能面临一些局限（与美国一样），包括缺乏伦理培训和专业知识，存在与同事或机构支持相关的利益冲突[10]。持续的培训和审查对于确保多中心多国家临床试验的伦理规范尤为重要。

参考文献

[1]   Souba WW, Wilmore DW, Buchman TG. Surgical research. San Diego, Calif.: Academic Press, 2001. xxxii, 1460 p., [16] p. of col. plates p.

[2]   Sharrott GW. Ethics of clinical research. Am J Occup Ther, 1985, 39(6): 407–408.

[3]   Emanuel EJ, Wendler D, Grady C. What makes clinical research ethical? JAMA, 2000, 283(20): 2701–2711.

[4]   Request for Comments on the Draft NIH Policy on the Use of a Single Institutional Review Board for Multi-Site Research. National Institutes of Health (NIH). December 2014. http: //grants.nih.gov/grants/guide/notice-files/NOT-OD-15-026.html.

[5]   Caulfield T, Ries NM, Barr G. Variation in ethics review of multi-site research initiatives. Amsterdam Law Forum, 2011.

[6]   Loue S, Pike EC. Case studies in ethics and HIV research. New York, NY: Springer, 2007. DOI: 10.1007/978-0-387-71362-5.

[7]   Li R, Barnes M, Aldinger CE, Bierer BE. Global clinical trials: ethics, harmonization ad commitments to transparency. Harvard Public Health Review, 2015, 5.

[8]   Coleman CH, Bouesseau MC. How do we know that research ethics committees are really working? The neglected role of outcomes assessment in research ethics review. BMC Med Ethics, 2008, 9: 6. DOI: 10.1186/1472-6939-9-6. PubMed PMID: 18373857; PMCID: PMC2324094.

[9]   MRCT Workshop Meeting Summary "Ethics Committee Panel (A. Davis)" Nov 20, 2011.

[10]   Ellenberg SS FT, Demets DL. Data monitoring committees in clinical trials: a practical perspective. USA: Wiley, 2003.

（苏斌虓 译，路志红 审）

第23章

试验广告

Jennifer Tseng，*Peter Angelos*

美国食品药品监督管理局（FDA）对直接向研究对象投放广告的定义是，利用报纸、广播、电视、公告板、海报和传单来招募研究参与者。其中不包括和卫生专业人员的交流、新闻报道或旨在向其他受众（如可能的投资者）的宣传。FDA认为直接广告"是知情同意和受试者选择过程的开始"[1]。广告不是患者获取信息的唯一来源，但是临床试验给参与者的第一印象，有时甚至是持久的印象。如果广告强调的是物质回报而不是健康风险，那么在受试者的心目中，临床试验可能出现的不良事件就会被淡化[2]。因此，作为一个额外的安全方面，广告应该被适当的机构审查委员会（IRB）审查和批准。FDA希望伦理委员会确保广告的真实性，并确保研究参与者不受强迫[1]。

FDA认为具有误导性的广告包括"明确或含蓄地声明该药物、生物制剂或设备对于研究目的来说是安全或有效的"，或者"已知该试验品与其他任何药物、生物制剂或设备等效或优于其他任何药物、生物制剂或设备"。此外，禁止在广告中使用"新"一词，因为这意味着"经证明有价值的新改进的

J. Tseng (✉) · P. Angelos
Department of Surgery, The University of Chicago Medicine,
5841 S. Maryland Avenue, Chicago, IL 60637, USA
e-mail: jennifer.tseng@uchospitals.edu

P. Angelos
e-mail: pangelos@surgery.bsd.uchicago.edu

© Springer International Publishing AG 2017
K.M.F. Itani and D.J. Reda (eds.), *Clinical Trials Design in Operative
and Non Operative Invasive Procedures*, DOI 10.1007/978-3-319-53877-8_23

产品"[1]。

尽管有这些警告，但最近一项关于网络广告的研究发现，相当大比例的网络广告在措辞或出版物展示方面存在伦理问题。互联网营销使用专门用于临床试验的网站、临床试验数据库和直接的电子邮件征求[3]。排版上的变化已经被证明是具有欺骗性的[4]。"免费""不收费"或"无费用"等词具有诱导性，且没有提到不良影响或对伤害的补偿。该问题的解决办法可能是世界卫生组织提出的广告标准化模式，以避免含糊不清和防止强调报酬[3,5]。

参考文献

[1]   Dickert N, Grady C. What's the price of a research subject? Approaches to payment for research participation. N Engl J Med, 1999, 341(3):198–203. DOI:10.1056/NEJM199907153410312.

[2]   Phillips TB. Money, advertising and seduction in human subjects research. Am J Bioeth, 2007, 7(2):88–90. DOI:10.1080/15265160701307621.

[3]   Bramstedt KA. Recruiting healthy volunteers for research participation via internet advertising.Clin Med Res, 2007, 5(2):91–97. DOI:10.3121/cmr.2007.718. PubMed PMID: 17607043;PMCID: PMC1905931.

[4]   Childers TLJJ. All dressed up with something to say: effects of typeface semantic associations on brand perceptions and consumer memory. J Consum Psych, 2002, 12:93–106.

[5]   Clinical Trials Advertising Toolkit. Wake Forest Baptist Health. January 2015. http://www.wakehealth.edu/uploadedFiles/User_Content/AboutUs/Contact_Us/Departments/Creative_Communications/Brand_Center/Downloads/Advertising_Toolkit.pdf.

（苏斌虓　译，路志红　审）

第24章

研究受试者的补偿

Jennifer Tseng，Peter Angelos

对研究对象进行补偿有助于减少研究的时间和资源代价。补偿的形式可以是金钱、礼物、免费医疗或报销旅费。补偿可以产生积极的影响。事实证明，补偿可以提高调查的回复率和参与意愿[1]。美国长期以来就有付钱给人体试验对象的传统，19世纪的William Beaumont和20世纪初的Walter Reed等著名外科医生就为研究对象提供了金钱补偿[2]。自20世纪50年代以来，美国国立卫生研究院（NIH）就定期向参与研究的"正常"健康志愿者支付报酬。

美国食品药品监督管理局（FDA）允许对研究受试者补偿进行宣传，但是补偿的具体信息（如金额）不能被强调（如加大字号或加粗字体）[3]。医学科学组织理事会建议补偿金额不宜过高，以免志愿者"承担不适当的风险"，因为这违反了自由选择的原则[4]。必须区分强迫和诱导。强迫是一种极端的影响，它控制着一个人的决定，违反了自主选择权，因此本质上是不符合伦理的。诱导是一种激励因素，它本身并不具有强制性，但在某些消极的情况下会变得具有强制性；因此，诱导不一定是不伦理的。这种区别还取决于受试者的社会经济地位，因为一个人的不当诱导可能很难吸引高收入人

J. Tseng (✉) · P. Angelos
Department of Surgery, The University of Chicago Medicine,
5841 S. Maryland Avenue, Chicago, IL 60637, USA
e-mail: jennifer.tseng@uchospitals.edu

© Springer International Publishing AG 2017
K.M.F. Itani and D.J. Reda (eds.), *Clinical Trials Design in Operative and Non Operative Invasive Procedures*, DOI 10.1007/978-3-319-53877-8_24

群的兴趣。Macklin 试图通过将"诱导"一词分成两种不同的类型来解决其伦理上的模糊性：适当和不适当的诱导。适当的诱导通常基于一个确定、合理的服务收费表，通常以最低时薪为基础，并为提供实验室样本或参与更不受欢迎的研究提供额外的小额补偿。不适当的诱导可能导致受试者说谎、欺骗或隐瞒 [5]。例如，金钱报酬远远超过受试者通过其他工作收入所赚取的工资。Emanuel 强调了不当诱导的 4 个关键特征：夸大好处、不可抗拒、判断失误及可导致严重伤害的高危行为 [6]。

在考虑给予受试者报酬时，要考虑到以下问题。受试者会因为担心可能被取消研究资格而隐瞒真实信息。一些人反对任何可能将患者置于风险中的诱导，他们担心这会导致研究过程中出现偏倚 [7]。当金钱吸引低收入人群时，样本可能会出现倾斜 [8]。此外，对涉及儿童研究的报酬应格外谨慎。报酬可能会降低让儿童参与研究的成本和不便，也可能会影响家长的决策 [1]。

Dickert 和 Grady 提出了 3 种支付模式。市场支付模式是建立在供求经济模式的基础上的，其支付依据是招募受试者需要的费用。工资支付模式以非熟练工人的标准工资支付为基础，补偿劳动时间和精力。补偿模式虽然是对损失的工资进行补偿，但依据受试者收入水平进行补偿会造成受试者得到的补偿不一致。工资支付模式是伦理上最有利的选择，因为它减少了不当诱导并规范了报酬标准 [3]。

为了符合不伤害的伦理原则，即为了避免伤害受试者，如果研究对象因为参与临床试验而受到伤害，《涉及人类受试者的生物医学研究国际伦理准则》（*International Ethical Guidelines for Biomedical Research Involving Human Subjects*）建议"对这种伤害进行免费医疗"，并对任何残疾进行赔偿。如果研究受试者死亡，其家属在伦理上有权获得赔偿。不应要求研究对象放弃赔偿的权利。在设计研究时应确定制药公司、组织、机构、政府或研究者是否对这些费用负责 [4]。然而，这些是伦理而非法律规定 [9]。2012 年，美国只有 16% 的学术医疗中心对研究受试者所受的伤害进行了赔偿，没有一个中心对损失工资或遭受伤害的患者进行赔偿 [10]。在发生伤害时，个人健康保险仍然是赔偿的主要来源。虽然其他国家、NIH 临床中心和华盛顿大学已经过渡到"无过错"赔偿受伤害的受试者的方案，但绝大多数医疗中心仍将赔偿负担推给研究人员个人 [11]。所有研究人员都有责任充分了解所在机构的补偿计划，研究对象也必须充分知情在研究相关损害的情况下可有的补偿选项。

参考文献

[1]   Bentley JP, Thacker PG. The influence of risk and monetary payment on the research participation decision making process. J Med Ethics, 2004, 30(3): 293–298[2004–06–03]. DOI: 10.1136/jme.2002.001594. PubMed PMID: 15173366; PubMed Central PMCID: PMCPMC1733848.

[2]   Rosner D. Human guinea pigs: medical experimentation before World War II. [Review of: Lederer SE. Subjected to science: human experimentation in America before the Second World War. Johns Hopkins University Press, 1995. Rev Am Hist ,1996,24(4): 652–656[1996–12–01]. PubMed PMID: 11618486.

[3]   Dickert N, Grady C. What's the price of a research subject? Approaches to payment for research participation. N Engl J Med , 1999, 341(3): 198–203[1999–07–15]. DOI: 10.1056/nejm199907153410312. PubMed PMID: 10403861.

[4]   International ethical guidelines for biomedical research involving human subjects. Bull Med Ethics, 2002, 182: 17–23[2004–02–27]. PubMed PMID: 14983848.

[5]   Macklin R. On paying money to research subjects: 'due' and 'undue' inducements. Irb, 1981, 3(5): 1–6[1981–05–01]. PubMed PMID: 11649367.

[6]   Emanuel EJ. Ending concerns about undue inducement. J Law Med Ethics, 2004, 32(1): 100–105[2004–05–22]. DOI: 10.1111/j.1748-720x.2004.tb00453.x. PubMed PMID: 15152431.

[7]   McNeill P. Paying people to participate in research: why not? A response to Wilkinson and Moore. Bioethics, 1997, 11(5): 390–396[2001–10–20]. DOI: 10.1111/1467-8519.00079. PubMed PMID: 11655118.

[8]   Wilkinson M, Moore A. Inducement in research. Bioethics, 1997, 11(5): 373–389[2001–10–20]. DOI: 10.1111/1467-8519.00078. PubMed PMID: 11655117.

[9]   Pike ER. Recovering from research: a no-fault proposal to compensate injured research participants. Am J Law Med, 2012, 38(1): 7–62[2012–04–14]. DOI: 10.1177/009885881203800101. PubMed PMID: 22497093.

[10]   TL G. Task Order Proposal No. 2: care/compensation for injures in clinical research.Draft of the final report prepared for the Department of Health and Human Services Office of the Assistant Secretary for Planning and Evaluation. Falls Church, VA: The Lewin Group, 2005.

[11]   Elliott C. Justice for injured research subjects. N Engl J Med , 2012, 367(1): 6–8[2012–07–06]. DOI: 10.1056/NEJMp1205623. PubMed PMID: 22762312.

（朱守强　译，路志红　审）

第25章

利益冲突

Jennifer Tseng，*Peter Angelos*

利益冲突是偏倚的根源。利益冲突被定义为"对于主要利益的专业判断受到次要利益过度影响的一种情况"[1]。这降低了公众对医学研究者的信任。最常见的人们知道的利益冲突是对研究者的经济支持。最近美国国立卫生研究院（NIH）资助临床试验的资金有所下降，结果临床试验越来越多地由制药公司发起和支持。因此，医生或研究人员可通过成为药物试验的研究者而获得报酬[2]。报告和出版物要求对这些利益冲突进行企业资助支持的声明，以保持透明性。在一些极端的情况下，研究申办者曾经试图改动结果或阻止发表[3-4]。在学术环境中，晋升和对终身职位及专业地位的追求与金钱支持一样也会产生影响。

医生 – 科学家的双重角色可能会产生冲突，因为医生作为治疗者的职责有时与科学家作为研究人员的角色相矛盾。利益冲突本身并非不符合伦理，但是医生 – 科学家的行为会引起担忧[2]。美国医学院协会（AAMC）发布了帮助减少这些利益冲突的指南：全面披露、积极监察和不当行为管理[5]。完

J. Tseng (✉) · P. Angelos
Department of Surgery, The University of Chicago Medicine,
5841 S. Maryland Avenue, Chicago, IL 60637, USA
e-mail: jennifer.tseng@uchospitals.edu

P. Angelos
e-mail: pangelos@surgery.bsd.uchicago.edu

© Springer International Publishing AG 2017
K.M.F. Itani and D.J. Reda (eds.), *Clinical Trials Design in Operative
and Non Operative Invasive Procedures*, DOI 10.1007/978-3-319-53877-8_25

全披露适用于个人和家庭的财务和职业利益。机构审查委员会（IRB）在研究监察和确定是否存在及在多大程度上存在利益冲突方面起关键作用。

　　研究人员的利益冲突披露不仅要出现在展示研究结果的时候，更重要的是，如果研究人员有利益冲突，必须在受试者参与之前告知。监察利益冲突并确保受试者在知情同意过程中知晓这些可能的利益冲突，是每个中心IRB的核心责任。

　　在研究的利益冲突中，主要的担忧是赞助试验的公司可能会对试验结果产生影响。虽然研究资助与研究结果间有明确的关联，但这种关联尚未被证明具有统计学意义[6-7]。《临床试验报告统一标准》（CONSORT）指南要求披露研究受资助情况[8]。国际医学期刊编辑委员会（ICMJE）也建议声明作者和申办者之间的财务关系[9]。然而，研究资助和利益冲突仍然是自我报告的，因此可能被少报。手术和操作专业人员在很大程度上依赖于技术，与公司的合作也很普遍，这本身并不违反伦理。然而，读者们应该知晓这些关系，因为这些关系可能会影响读者对发表结果的看法[10-11]。Bridoux等发现，他们审查的2005—2010年的650多项外科研究中，超过一半的研究没有披露资金来源，且3/4的研究没有披露利益冲突[12]。期刊编辑人员对利益冲突、研究经费和数据/论文内容独立监管的声明也有不同的要求[13]。推动利益冲突能有更统一的编写和发表政策，可能会使作者在透明度这一重要方面更加一致。

参考文献

[1] Thompson DF. Understanding financial conflicts of interest. N Engl J Med, 1993, 329(8): 573–576. DOI: 10.1056/NEJM199308193290812.

[2] Souba WW, Wilmore DW. Surgical research. San Diego, CA: Academic Press, 2001: 1460.

[3] McCarthy M. Sponsors lose fight to stop thyroxine study publication. Lancet, 1997, 349(9059): 1149. DOI: 10.1016/S0140-6736(97)23016-3.

[4] Constantinou G, Melides S, Modell B. The Olivieri case. N Engl J Med, 2003, 348(9): 860–863;author reply -3. DOI: 10.1056/NEJM200302273480919. PubMed PMID: 12606746.

[5] Guidelines for dealing with faculty conflicts of commitment and conflicts of interest in research. July 1990. Association of American Medical Colleges Ad Hoc Committee

on Misconduct and Conflict of Interest in Research. Acad Med, 1990, 65(7): 487–496. PubMedPMID: 2242216.

[6] Momeni A, Becker A, Bannasch H, et al. Association between research sponsorship and study outcome in plastic surgery literature. Ann Plast Surg, 2009, 63 (6): 661–664. DOI: 10.1097/SAP.0b013e3181951917.

[7] Voineskos SH, Coroneos CJ, Ziolkowski NI, et al. A, systematic review of surgical randomized controlled trials: part 2.Funding source, conflict of interest, and sample size in plastic surgery. Plast Reconstr Surg, 2016, 137(2): 453e–461e. DOI: 10.1097/01. prs.0000475767.61031.d1.

[8] Moher D, Hopewell S, Schulz KF, et al. Consolidated standards of reporting trials G. CONSORT 2010 explanation and elaboration: updated guidelines for reporting parallel group randomised trials.J Clin Epidemiol, 2010, 63(8): e1–37. DOI: 10.1016/ j.jclinepi.2010.03.004.

[9] Drazen JM, de Leeuw PW, Laine C, et al. Toward more uniform conflict disclosures: the updated ICMJE conflict of interest reporting form. Ann Intern Med, 2010, 153(4): 268–269. DOI: 10.7326/0003-4819-153-4-201008170-00261.

[10] Chaudhry S, Schroter S, Smith R, et al. Does declaration of competing interests affect readers' perceptions? A randomised trial. BMJ, 2002, 325(7377): 1391–1392. PubMed PMID: 12480854; PMCID: PMC138516.

[11] Schroter S, Morris J, Chaudhry S, et al. Does the type of competing interest statement affect readers' perceptions of the credibility of research? Randomised trial. BMJ, 2004, 328(7442): 742–743. DOI: 10.1136/bmj.38035.705185.F6. PubMed PMID: 14980983; PMCID: PMC381324.

[12] Bridoux V, Moutel G, Schwarz L,et al. Disclosure of funding sources and conflicts of interest in phase III surgical trials: survey of ten general surgery journals. World J Surg, 2014, 38(10): 2487–2493. DOI: 10.1007/s00268-014-2580-5.

[13] Forbes TL. Author disclosure of conflict of interest in vascular surgery journals. J Vasc Surg, 2011, 54(3 Suppl): 55S–58S. DOI: 10.1016/j.jvs.2011.06.019.

（范倩倩　译，路志红　校）

第 5 部分

手术或操作性试验
的具体考量

第 26 章

操作性研究的质量控制

Nicole E. Lopez, Lawrence T. Kim

操作性研究的质量控制

什么是质量?

质量控制的概念最初是在 20 世纪 30 年代的制造过程中发展起来的。在这种背景下,质量通常被定义为产品或服务满足顾客需求的能力[1]。后来这些方法越来越多地被应用于卫生保健,特别是临床试验[2-3]。在临床试验中,人们认识到一种略有差别但类似的质量定义,即质量代表着在保护人类受试者的同时,可有效和高效地回答有关特定医疗产品或操作的风险和收益问题的能力[4]。

一些组织试图将这一过程标准化,以便更一致地实现将质量作为终点。国际协调理事会(ICH)是一个成立于 1990 年的国际性组织,其目标是解决医疗产品开发和授权中的安全性、质量和有效性问题,负责制定药物的《良好临床实践》(GCP)指南[5]。这些指南在美国临床试验中是强制性的,并

N.E. Lopez · L.T. Kim (✉)
Division of Surgical Oncology, Department of Surgery, University of North Carolina,
170 Manning Dr, CB #7213, Chapel Hill 27599-7213, NC, USA
e-mail: Lawrence_Kim@med.unc.edu

© Springer International Publishing AG 2017
K.M.F. Itani and D.J. Reda (eds.), *Clinical Trials Design in Operative
and Non Operative Invasive Procedures*, DOI 10.1007/978-3-319-53877-8_26

且已经制定了国际指南以确保药物开发具有统一的伦理和质量标准[6]。除了保障临床试验受试者的权利、安全和福利外，GCP 还致力于改善和确保临床试验产生的数据的质量[7]。

与此类似，美国食品药品监督管理局（FDA）和杜克大学于 2007 年建立的具有公私合作伙伴关系的临床试验变革倡议（CTTI）组织，旨在发展和鼓励提高临床试验质量和效率的实践[8]。这个组织将质量描述为可有效回答有关医疗产品（治疗或诊断的）或操作的益处和风险的特定问题，且可同时确保对人类受试者的保护能力[8]。

这些组织及其他具有类似目标的组织提供的指南和干预措施已经有效地建立了具有明确程序的药物研究方案，以确保药物试验的质量。然而，确保操作性试验质量的挑战远不止此。

为什么质量很重要？

确保临床试验的质量至关重要，原因有：①保护受试者；②确保试验数据的可靠性[6]。在随机试验中提供适当的质量保证对于保障试验参与者的权利和安全至关重要。同样重要的是，虽然有些偏理论，但保证操作质量的目的是尽量减少影响试验结果的偏差，进而潜在地保护呈指数增加的未来患者的安全[9]。

外科试验的质量现状如何？

随机对照试验（RCT）和对 RCT 的 meta 分析为干预性研究中确定因果关系提供了最高质量的数据[10]。它们是临床试验的黄金标准，也是循证医学（EBM）的关键，然而，在外科手术领域 RCT 研究却很少见[11-12]。2012 年，Wenner 等[13] 报告称，只有 7.6% 评价有创操作的论文使用了对比性的临床试验设计和方法来控制偏倚。这与 Wente 等[14] 和 Chang 等[15] 之前的报告一致，他们分别得出了 RCT 占外科期刊发表论文的 3.4% 和 7.9% 的结论。其实这个比例更低，因为在外科杂志上发表的 RCT 研究中，手术过程本身很少是研究的重点，更常见的是围手术期医疗管理[14]。这些数据有助于解释几位作者的研究结果，他们认为与医疗实践相比，可能只有不到一半的手术操作受来自 RCT 研究证据指导[16-18]。

缺乏 RCT 研究突出了外科试验质量有明显的缺陷，但外科 RCT 研究提供的数据质量差是第二个同样令人担忧的问题。Wenner 等在上述提到的文献中还发现，即使在这些少量的外科 RCT 中，许多试验设计也缺乏关键部分 [13]。Ahmed Ali 等 [19] 证实了这些发现，他们认为，总体而言，手术试验的方法学质量较低，只有大约 1/5 的试验符合欧洲或北美低偏倚风险的标准。因此，大多数外科 RCT 的结果存在较高的偏倚风险，提供的数据质量较差。

RCT 数量少和外科 RCT 数据质量差是不同的令人担忧的问题。然而，它们却共同形成了一个更麻烦的情景，在这种情况下，外科手术中缺乏 RCT 导致人们过分热衷于采用由小样本、设计不佳的 RCT 得出的有偏差的结果支持实践 [20]。

实施高质量外科 RCT 面临哪些挑战？

系统的复杂性影响手术干预

由于手术和其他介入治疗领域的复杂性，在控制可能影响预后的众多变量方面存在挑战 [21]。在操作领域，结局取决于患者、实施者和环境，以及他们之间的相互作用 [22]。患者存在不同类型的疾病、既往病史和风险因素。实施者有特定的技能、培训背景和经验水平，这些都会影响他们的喜好和决策。每个机构都有多个团队（麻醉、疼痛服务、护理）来负责照顾患者及基于特定机构目标和价值观的不同基础设施。

确定哪些组成部分对感兴趣的结果最重要，并量化每部分的贡献程度可能是困难的，甚至是不可能的。这使在试验中决定哪些部分需要标准化成为一个问题。即使可以识别单个元素，将它们标准化也可能是不切实际或不可能的。因此，控制这些支持系统内的机构差异可能是一个几乎不可克服的挑战。尽管这些影响很重要，但很难确定和量化每个方面对结果的影响，这也常导致在试验设计中忽略这些因素 [22]。因此，操作性试验与药物试验相比，往往具有较差的内部效度 [12]。

操作性研究难以确定适当的试验时机——对均衡性的威胁

实施操作性试验的困难中，时机问题并不常被识别。尽管如此，时机可能是需要克服的第一个障碍。药物试验有明确定义的 4 个阶段，每个步骤都有明确的目标要完成，但操作性试验的等级定义不清、缺乏规范。这种缺乏监管的情况导致实践操作处于不断演变的环境中，这些持续的变革促使新外科手术和技术的发展，且以循序渐进的方式随着时间推移而发生（如冠状动脉搭桥、移植和微创手术）[23]。这一进程的成功开创了外科领域的许多重要进展，因此为了保持均衡性，尽量减少对进展的负面影响，很难预测最佳的研究时机。

由于提高现存技术而产生的巨大好处很可能是连续不断修改的结果，而不源自任何单次的修改，因此对每一小步都进行 RCT 将大大延缓发展[20]。同样，在新技术发展的早期就进行研究，可能会因为过早地放弃这些手术而阻碍技术进步。这种情况可能发生在评估尚未完全成熟的新手术，或者评估仍处于学习阶段的实施者提供的数据时。此外，等待太长时间进行试验可能会给患者带来不必要的伤害，正如消化性溃疡患者的胃冷冻技术和食管静脉曲张患者的预防性门静脉分流术等手术普及的过程一样[24]。

保持均衡性的时机也很重要；手术的普及通常伴随着均衡性丧失，这会妨碍患者纳入试验，一旦手术普及了就会阻碍研究的完成[25]。布鲁克斯顿定律最能描述这种困境[26]，它指出："严格的评估总是为时过早，不幸的是，等它突然出现就太晚了。"一位作者提出了一个 S 曲线模型来描述这一现象，认为一个手术的最大接受率大约发生在有 20% 的使用率时，将这个拐点比作 Malcom Gladwell 的"临界点"[27-28]。这一论点强调了在关键时刻识别和研究新技术的重要性，关键时刻常发生在技术充分成熟之后但手术被广泛接受之前。不幸的是，没有可靠的方法来预测这个关键窗口在什么时间点发生。

招　募

为确保研究的完整性和有效性需充分招募。然而，外科试验中的招募被认为并不可靠，在一项研究中，只有不到 3% 的符合条件的患者进入了外科试验[29-30]。患者和实施者因素都增加了招募患者进行外科试验的难度。

如上所述，均衡性的丧失会导致患者获益较差。Abraham 等在 2006 年进行的一项系统综述中报道，对一种治疗形式的偏好是患者不参与外科 RCT 的最常见原因[31]。其他经常被引用的与患者相关的不参与研究的原因包括难以理解试验假设，不喜欢随机化过程，以及担心不良预后或疾病复发。另一方面，实施者认为，难以遵循复杂的治疗方案和随访要求是符合条件的患者未加入 RCT 的最常见原因。同样的，对一种手术的偏好高于另一种手术或对另一种手术特别不喜欢是符合条件的患者不加入 RCT 的第二常见原因，再次强调了在试验设计这一关键方面失去均衡性的重要性 [31]。

交 叉

除了招募方面的问题，均衡性的丧失也会增加交叉的可能性。交叉可能会对试验检测治疗效果差异的灵敏度和特异度产生负面影响，从而威胁到研究的可信度。因此，应尽一切努力尽可能地减少交叉。探讨内科治疗与手术干预的试验特别容易发生交叉，可能超过 50%[32-34]。这通常是由于患者状况的变化导致患者和实施者决定患者从内科组转到手术组。发生这些是不可避免的，但交叉也可能是患者或实施者对一种治疗方案有强烈偏见，或者当实施者对一种治疗方案比对另一种更满意的结果 [35]。为了避免不必要的交叉，应尽量避免招募有明显喜好倾向的患者或实施者。此外，一旦出现交叉，应根据意向性治疗原则进行数据分析，尽量减少这种效应的影响。虽然没有完美的机制来评估真正的治疗效果，但使用意向性治疗分析是标准的方法，因为它保留了随机化，使偏倚最小化 [33]。

操作学习曲线

如前所述，操作和实施者的学习曲线均增加了干预性试验的复杂性和获得高质量结果的难度。解决学习曲线一直被认为是在建立干预性操作 RCT 中最难克服的障碍之一 [11]。在外科发展中，几乎没有选择来确定进行研究的正确时机，而控制和调整操作者学习曲线则稍微更可行一些。减少外科医生学习曲线影响的策略会在研究设计或分析方法中提出 [11]。

解决试验设计中学习曲线问题的方法包括：预先指定最少病例数，为所有参与的实施者提供培训或要求其进行培训，在接受操作者进入研究之前评估未经编辑的操作视频片段或在直视下对操作进行评估，要求结果符合药物临床试验管理规范并确定切除标本的质量评分 [12]。这些做法都有局限性，因此它们经常被联合使用以实现利益最大化。

外科医生缺乏方法学方面的培训

外科试验产生的数据质量差也归因于外科医生缺乏适当的方法学方面的培训。虽然几乎没有直接的数据支持这一假设；但 NIH 对外科研究人员的资助明显少于非外科科学家[36]。目前还缺乏证据来证明这种差异是继发于培训上的差异[37]。然而，如果外科医生在研究方法上缺乏训练，人们可能会说这并不是主要问题，而是一种历史文化现象使然——临床自主性和实践依靠观点而不是证据进行[38]。因此，重视对外科医生临床试验方法培训的重要性可能会改变我们的理解、努力和文化，从而提高试验质量及从外科干预试验中收集的数据质量[39-40]。

糟糕的试验报告

试验数据的正确报告对于试验结果的透明度、批判性审查、准确解释和适当应用至关重要[41]。试验中报告不佳可能导致在确定干预措施的真正疗效时出现错误[42-43]。不幸的是，有研究显示操作性试验的报告存在严重不足[41,43]。但是，应当指出，这一缺陷并非操作性试验特有的。1996年，美国和加拿大的研究小组发布了《临床试验报告统一标准》（CONSORT）声明以解决 RCT 报告中试验结果报告的不足之处。该声明于 2010 年进行了修订，其目的是为试验报告提供一个标准体系以减少结果的偏倚[44-45]。同时，几项研究已经证实使用 CONSORT 指南后报告质量有改善[46-48]。虽然 CONSORT 指南最初可能是为药学试验考量，但有几位作者建议，CONSORT 列出的原则和清单对提高非药学试验结果的质量也有很大的帮助[43,49]。

如何修改试验设计以解决进行高质量外科 RCT 时面临的一些更困难的挑战？

追踪试验

追踪试验可以帮助外科试验解决确定时机选择这个挑战，以平衡有可能失去均衡性与外科手术充分发展之前推迟研究之间的矛盾。这个试验设计将多个新的操作或技术与标准进行对比，也允许比较不同的治疗组成部分。对数据的持续分析有助于及早确定效果不佳的操作策略，从而可以迅速放弃有害的处理措施，并最终确定效果最佳的处理措施[50]。值得注意的是，英国腔内动脉瘤修复（EVAR）试验采用了一些试验追踪方法学的概念，将 EVAR 与最好的内科治疗或手术干预进行了比较[51]。该策略的其他优势包括：在研究正在发展的手术的同时保持均衡性的能力，纳入所有实施者和所有治疗中心的能力，以及在合并出现的类似手术时的灵活性[50]。

操作标准化

操作标准化在卫生保健中越来越普遍。通过定义关键步骤并为实施者列出这些步骤，过程标准化可以减少错误、确定需要改进的领域并方便培训。在外科中这种行为已经通过建立术前深静脉血栓（DVT）预防标准和预防性抗生素给药时机得到证实。然而，即使有可能，使有创操作标准化本身也是很困难的。为了帮助完成这个过程，一个组织提出了一个由"任务、子任务和元素"组成的分层分类法，这种方法对实施者做什么、如何做、使用哪些工具及相关结果均进行了描述[52]。

最近在D2淋巴结清扫和手术质量控制试验（KLASS-02-QC）中实施了一个类似的手术标准化系统，研究者旨在建立一个对D2淋巴结清扫质量的客观评估标准[53]。在招募患者之前，专家们使用了一份包含完整切除基准的22项核查表，以评估可能参加的外科医生的未经编辑的手术视频的技术质量。这些专家是根据一份关于他们的经验和患者数量的问卷调查答案而获批的。

在对视频进行审查后，由一个委员会决定评估标准，并根据提交视频标准的符合性确定一名外科医生是否有能力参与试验。此外，该委员会会做一个经过注释的他们期望的完全淋巴结清扫的视频样本，并要求按照这些视频进行淋巴结清扫。外科医生可以根据自己的喜好来指导不受调查部分的手术，如重建方法、重建器械的使用和引流管的置入。

这种标准化方法已经在神经外科和眼科提出。然而，这类活动的成本可能令人望而却步，限制了在临床试验中尝试操作标准化必需原则的广泛应用能力[54-55]。

基于专家经验的试验设计

改变研究的设计也可以帮助最小化学习曲线的影响，从而提高RCT在外科领域的有效性和完整性[35]。例如，基于专家经验的试验通过只选择专家来执行试验操作以减少学习曲线效应。因此，不是要求每个参与的实施者提供研究中的所有操作，而是根据操作经验将患者随机分配给实施者。这种设计通常用于比较两种基于技能的干预措施或比较由两个不同专业的实施者实行的干预措施，如心脏外科医生进行的冠状动脉搭桥术（CABG）与介入心脏病专家放置的药物洗脱支架（DES）[56]。尽管基于专业知识的试验消除了在基于技能的干预措施中进行传统 RCT 的一些挑战，但这种方法学的应用还不是很普及 [35,57]。

随机化和随机化组成部分在随机化操作性研究中具有挑战性，但对保持 RCT 质量至关重要

随机化

随机化的目的是防止选择偏倚。在药理学研究中进行随机化诚然不易，但在干预性试验中更具挑战性。这是基于以下几个原因：首先，关于安慰剂/假手术的伦理考虑使针对这种类型的对照组的随机化备受争议 [58-59]。事实上，许多人发现除了非常有益的干预外，很难证明假手术是正当的。虽然在随机试验中已经成功且有意义地实施了假手术，但这却引起了较大的对手术适应证的再思考。例如，在针对膝关节骨关节炎的干预试验中，有人发现假手术相当于关节镜清创或关节镜冲洗 [60]。

操作性试验中随机化的另一个大的障碍是可察觉的均衡性缺乏，无论是参与者还是操作者，任何一方都可能认为新的操作更好。对于参与者来说，这可能是由于在参与之前受广告或其他有偏见的信息影响，也可能是由于研究人员有意或无意表现出来的偏见。例如，投资者或早期采纳者可能会在一个新的操作中投入大量的研究人员。

针对罕见疾病的随机试验也很困难。在这些情况下进行随机试验是不切实际的，通常需要非随机设计来获得一些有意义的结论。在这种情况下，应通过预后因素和倾向性评分多因素分析来仔细匹配患者，以减少因无法随机化患者而带来的偏倚。此外，尽管在大型试验中有望通过 RCT 来平均分配具有不同预后变量的患者，但当参与者数量小于 200 例时，平均分配的可能性较小。在这些情况下，应采用最小化方法来协助根据预后特征分配患者 [61]。对于质量控制问题，应预先描述随机化的方法并不再更改。

分配隐藏

当随机化是研究设计的一部分时，应尽可能在要干预时进行分配，以确保患者可参与任何一种操作，同时也可尽量减少交叉。这在操作性试验中尤为重要，因为它们可能更容易发生交叉，其次是丧失实施者和患者间的均衡性。

因此，最理想的情况是，应在术前征得患者对所有可能的干预措施的同意，并在手术中进行分配，一旦确认患者要参与其中一种手术，实施者将实施此种手术。此外，为了避免随机化中有意或无意的偏倚，应该始终由第三方执行随机化。这种策略可以帮助确保分配隐藏，在控制选择偏倚的情况下保障随机化的益处。

盲 法

在操作性试验中，分配隐蔽并不困难，但盲法一定会带来挑战。很多情况下都无法实施操作性试验中的盲法。与研究设计的许多方面一样，盲法的目的是限制偏倚。具体来说就是盲法可限制确认偏倚（实施和测量偏倚）。事实上，试验设计的这一方面已经变得如此不可替代以至于几乎获得了与高质量数据和避免偏倚同等的意义。然而，盲法与试验的质量并不是一回事。事实上，有盲法的试验可能不是高质量的试验，反之亦然；缺乏盲法的非盲试验也可能非常有科学性 [62]。这一点在操作性试验中要谨记，因为在操作性试验中，这个基准本来就很难或不可能实现。在这些情况下，可以采取某些措施来减少观察者偏倚。例如，虽然不可能对实施者设盲，可以对但那些评估结果的人设盲。或者，那些独立的和结果没有利益冲突的人员可以执行评估。同样，由多人进行评估也可以限制偏倚的可能性。最后，为了更准确地评估使用盲法带来的试验质量的提高，CONSORT 声明建议全面报告盲法，包括被设盲的对象和盲法是如何实施的 [63]。

结局参数的选择

尽可能使用客观的结局参数也可以减少偏倚，因为主观结果更容易受到测量或观察者偏倚的影响 [12,64]。

系统的解决方案

由于干预性试验面临如此多特殊的挑战，研究人员为外科试验提出了独特的研究流程。2002 年，McCulloch 提出了一个外科研究的框架，包括前瞻性监测数据的收集及使用质量控制技术来评估技术创新，包括相关的学习曲线、差异和手术质量。他提出了一个早期非随机阶段，以考虑这些评估内容，并更准确地指出何时进行 RCT 是合适的，以及更有根据地估计充足的样本量。此外，他呼吁开展更多合作以促进更大规模 RCT。最后，他提出在外科试验中需要接受其他研究设计[20]。

近 10 年后，他和他的同事发表了一系列的论文，提出了 IDEAL 框架，该框架专门讨论了操作性研究中需要解决的方法、质量等级和标准[22,65-67]。在这一策略中，McCulloch 等描述了为操作性试验设计和划定的 5 个阶段，类似于为药物试验规划的 4 个阶段：①创新；②（a）发展，（b）探索；③评估；④长期研究。他们提出了这个大纲以期能够提高外科试验的标准化，以产生更高质量的数据来支持外科干预措施。同样，在外科 RCT 和 meta 分析中分别遵循 CONSORT 和 PRISMA 等准则可以提高操作性试验获得的数据质量[64,68]。

结　论

操作性试验的质量受多方面的影响。为了在高质量证据的基础上尽可能为患者提供好的治疗，必须提高数据的可靠性。在这里，我们讨论了在进行操作性试验之前、期间和之后要考虑的设计措施，这些措施可以用来限制偏倚并提高操作性试验的数据质量。

参考文献

[1] Shewhart WA. Economic control of quality of manufactured product. New York: D. Van Nostrand Company, Inc., 1931.

[2] Kopach-Konrad R, Lawley M, Criswell M, et al. Applying systems engineering principles in improving health care delivery. J Gen Intern Med, 2007, 22(Suppl 3): 431–437.

[3] Institute of Medicine (U.S.). Committee on Cancer Clinical Trials., National Academies Press(U.S.), Institute of Medicine (U.S.). Board on Health Care Services., NCI Cooperative Group Program (National Cancer Institute). A national cancer clinical trials system for the 21st century: reinvigorating the NCI Cooperative Group Program. Washington, D.C.: National Academies Press, 2010：xviii, 297.

[4] Toth-Allen J. Building quality into clinical trials—an FDA perspective//Office of Good Clinical Practice OotC, ed, 2012.

[5] International Council for Harmonisation (ICH). History, 2016[2016–06–04]. http: //www.

ich.org/about/history.

[6]   Bhatt A. Quality of clinical trials: a moving target. Perspect Clin Res, 2011, 2(4): 124–128.

[7]   Group IEW. ICH harmonised tripartite guideline: guideline for good clinical practice E6(R1).International Conference on Harmonisation of Technical Requirements for Registration of Pharmaceuticals For Human Use, 1996.

[8]   Clinical Trials Transformation Initiative. Mission Statement. http: //www.ctti-clinicaltrials. org/who-we-are/mission on May 24, 2016.

[9]   Baigent C, Harrell FE, Buyse M, et al. Ensuring trial validity by data quality assurance and diversification of monitoring methods. Clin Trials, 2008, 5(1): 49–55.

[10]   Centre for Evidence-Based Medicine (CEBM). Oxford centre for evidence-based medicine—levels of evidence (March 2009). http: //www.cebm.net/oxford-centre-evidence-basedmedicine-levels-evidence-march-2009/ on June 5 2016.

[11]   Cook JA. The challenges faced in the design, conduct and analysis of surgical randomised controlled trials. Trials, 2009, 10: 9.

[12]   Farrokhyar F, Karanicolas PJ, Thoma A, et al. Randomized controlled trials of surgical interventions. Ann Surg, 2010, 251(3): 409–416.

[13]   Wenner DM, Brody BA, Jarman AF, et al. Do surgical trials meet the scientific standards for clinical trials? J Am Coll Surg, 2012, 215(5): 722–730.

[14]   Wente MN, Seiler CM, Uhl W, et al. Perspectives of evidence-based surgery. Dig Surg, 2003, 20(4): 263–269.

[15]   Chang DC, Matsen SL, Simpkins CE. Why should surgeons care about clinical research methodology? J Am Coll Surg, 2006, 203(6): 827–830.

[16]   Howes N, Chagla L, Thorpe M, et al. Surgical practice is evidence based. Br J Surg, 1997, 84(9): 1220–1223.

[17]   Ellis J, Mulligan I, Rowe J, et al. Inpatient general medicine is evidence based. A-team, nuffield department of clinical medicine. Lancet, 1995, 346(8972): 407-410.

[18]   Kenny SE, Shankar KR, Rintala R, et al. Evidence-based surgery: interventions in a regional paediatric surgical unit. Arch Dis Child, 1997, 76(1): 50–53.

[19]   Ahmed Ali U, van der Sluis PC, Issa Y, et al. Trends in worldwide volume and methodological quality of surgical randomized controlled trials. Ann Surg, 2013, 258(2): 199–207.

[20]   McCulloch P, Taylor I, Sasako M, et al. Randomised trials in surgery: problems and possible solutions. BMJ, 2002, 324(7351): 1448–1451.

[21]   van der Linden W. Pitfalls in randomized surgical trials. Surgery, 1980, 87(3): 258–262.

[22]   Ergina PL, Cook JA, Blazeby JM, et al. Challenges in evaluating surgical innovation. Lancet, 2009, 374(9695): 1097–1104.

[23]   McKneally MF, Daar AS. Introducing new technologies: protecting subjects of surgical innovation and research. World J Surg, 2003, 27(8): 930–934; discussion 4–5.

[24]   Salzman EW. Is surgery worthwhile? Arch Surg, 1985, 120(7): 771–776.

[25]   Black N. Why we need observational studies to evaluate the effectiveness of health care. BMJ, 1996, 312(7040): 1215–1218.

[26]   Buxton M. Problems in the economic appraisal of new health technology: the evaluation of heart transplants in the UK. In: MF D, ed. Economic appraisal of health technology in

the European Community. Oxford, UK, 1987：103–118.

[27] Wilson CB. Adoption of new surgical technology. BMJ, 2006, 332(7533): 112–114.

[28] Gladwell M. The tipping point: how little things can make a big difference. 1st ed. Boston: Little, Brown, 2000.

[29] Allen PJ, Stojadinovic A, Shriver CD, et al. Contributions from surgeons to clinical trials and research on the management of soft tissue sarcoma. Ann Surg Oncol, 1998, 5(5): 437–441.

[30] Jack WJ, Chetty U, Rodger A. Recruitment to a prospective breast conservation trial: why are so few patients randomised? BMJ, 1990, 301(6743): 83–85.

[31] Abraham NS, Young JM, Solomon MJ. A systematic review of reasons for nonentry of eligible patients into surgical randomized controlled trials. Surgery, 2006, 139(4): 469–483.

[32] Prasad KS, Gregson BA, Bhattathiri PS, et al. The significance of crossovers after randomization in the STICH trial. Acta Neurochir Suppl, 2006, 96: 61–64.

[33] Peduzzi P, Detre K, Wittes J, et al. Intent-to-treat analysis and the problem of crossovers. An example from the veterans administration coronary bypass surgery study.J Thorac Cardiovasc Surg, 1991, 101(3): 481–487.

[34] Weinstein JN, Tosteson TD, Lurie JD, et al. Surgical vs nonoperative treatment for lumbar disk herniation: the spine patient outcomes research trial (SPORT): a randomized trial. JAMA, 2006, 296(20): 2441–2450.

[35] Devereaux PJ, Bhandari M, Clarke M, et al. Need for expertise based randomised controlled trials. BMJ, 2005, 330(7482): 88.

[36] Mann M, Tendulkar A, Birger N, et al. National institutes of health funding for surgical research. Ann Surg, 2008, 247(2): 217–221.

[37] Solomon MJ, McLeod RS. Should we be performing more randomized controlled trials evaluating surgical operations? Surgery, 1995, 118(3): 459–467.

[38] Rothenberger DA. Evidence-based practice requires evidence. Br J Surg, 2004, 91(11): 1387–1388.

[39] Sprague S, Pozdniakova P, Kaempffer E, et al. Principles and practice of clinical research course for surgeons: an evaluation of knowledge transfer and perceptions. Can J Surg, 2012, 55(1): 46–52.

[40] Fischer L, Bruckner T, Diener MK, et al. Four years of teaching principles in clinical trials—a continuous evaluation of the postgraduate workshop for surgical investigators at the study center of the German Surgical Society. J Surg Educ, 2009, 66(1): 15–19.

[41] Madden K, Arseneau E, Evaniew N, et al. Reporting of planned statistical methods in published surgical randomised trial protocols: a protocol for a methodological systematic review. BMJ Open, 2016, 6(6): e011188.

[42] Moher D, Pham B, Jones A, et al. Does quality of reports of randomised trials affect estimates of intervention efficacy reported in meta-analyses? Lancet, 1998, 352(9128): 609–613.

[43] Jacquier I, Boutron I, Moher D, et al. The reporting of randomized clinical trials using a surgical intervention is in need of immediate improvement: a systematic review. Ann Surg, 2006, 244(5): 677–683.

[44] Altman DG. Better reporting of randomised controlled trials: the CONSORT statement. BMJ, 1996, 313(7057): 570–571.

[45] Moher D, Hopewell S, Schulz KF, et al. CONSORT 2010 explanation and elaboration: updated guidelines for reporting parallel group randomised trials. BMJ, 2010, 340: c869.

[46] Plint AC, Moher D, Morrison A, et al. Does the CONSORT checklist improve the quality of reports of randomised controlled trials? A systematic review. Med J Aust, 2006, 185(5): 263–267.

[47] Moher D, Jones A, Lepage L, et al. Use of the CONSORT statement and quality of reports of randomized trials: a comparative before-and-after evaluation. JAMA, 2001, 285(15): 1992–1995.

[48] Devereaux PJ, Manns BJ, Ghali WA, et al. The reporting of methodological factors in randomized controlled trials and the association with a journal policy to promote adherence to the consolidated standards of reporting trials (CONSORT) checklist. Control Clin Trials, 2002, 23(4): 380–388.

[49] Adie S, Harris IA, Naylor JM, et al. CONSORT compliance in surgical randomized trials: are we there yet? A systematic review. Ann Surg, 2013, 258(6): 872–878.

[50] Lilford RJ, Braunholtz DA, Greenhalgh R, et al. Trials and fast changing technologies: the case for tracker studies. BMJ, 2000, 320(7226): 43–46.

[51] Brown LC, Epstein D, Manca A, et al. The UK endovascular aneurysm repair (EVAR) trials: design, methodology and progress. Eur J Vasc Endovasc Surg, 2004, 27(4): 372–381.

[52] Armstrong T, Yu D, Frischknecht A, et al. Standardization of surgical procedures for identifying best practices and training. Work, 2012, 41(Suppl 1): 4673–4679.

[53] Kim HI, Hur H, Kim YN, et al. Standardization of D2 lymphadenectomy and surgical quality control (KLASS-02-QC): a prospective, observational, multicenter study [NCT01283893].BMC Cancer, 2014, 14: 209.

[54] Feldon SE, Scherer RW, Hooper FJ, et al. Surgical quality assurance in the ischemic optic neuropathy decompression trial (IONDT). Control Clin Trials, 2003, 24(3): 294–305.

[55] Taussky P, Lanzino G, Cloft H, et al. A checklist in the event of aneurysm perforation during coiling. AJNR Am J Neuroradiol, 2010, 31(7): E59.

[56] Hannan EL, Wu C, Walford G, et al. Drug-eluting stents vs. coronary-artery bypass grafting in multivessel coronary disease. N Engl J Med, 2008, 358(4): 331–341.

[57] Cook JA, Elders A, Boachie C, et al. A systematic review of the use of an expertise-based randomised controlled trial design. Trials, 2015, 16: 241.

[58] London AJ, Kadane JB. Placebos that harm: sham surgery controls in clinical trials. Stat Methods Med Res, 2002, 11(5): 413–427.

[59] Edward SJ, Stevens AJ, Braunholtz DA, et al. The ethics of placebo-controlled trials: a comparison of inert and active placebo controls. World J Surg, 2005, 29(5): 610–614.

[60] Moseley JB, O'Malley K, Petersen NJ, et al. A controlled trial of arthroscopic surgery for osteoarthritis of the knee. N Engl J Med, 2002, 347(2): 81–88.

[61] Treasure T, MacRae KD. Minimisation: the platinum standard for trials? Randomisation doesn't guarantee similarity of groups; minimisation does. BMJ, 1998, 317(7155): 362–363.

[62] Schulz KF, Grimes DA. Blinding in randomised trials: hiding who got what. Lancet, 2002, 359(9307): 696–700.

[63] Schulz KF, Altman DG, Moher D, et al. CONSORT 2010 statement: updated guidelines for reporting parallel group randomised trials. PLoS Med, 2010, 7(3): e1000251.

[64] Boutron I, Moher D, Altman DG, et al. Extending the CONSORT statement to randomized trials of nonpharmacologic treatment: explanation and elaboration. Ann Intern Med, 2008, 148(4): 295–309.

[65] Meakins JL. Surgical research: act 3, answers. Lancet, 2009, 374(9695): 1039–1040.

[66] Barkun JS, Aronson JK, Feldman LS, et al. Evaluation and stages of surgical innovations. Lancet, 2009, 374(9695): 1089–1096.

[67] McCulloch P, Altman DG, Campbell WB, et al. No surgical innovation without evaluation: the IDEAL recommendations. Lancet, 2009, 374(9695): 1105–1112.

[68] Moher D, Liberati A, Tetzlaff J, et al. Preferred reporting items for systematic reviews and meta-analyses: the PRISMA statement. BMJ, 2009, 339: b2535.

（范倩倩　译，聂煌　审）

第 *27* 章

预试验

Ryan E. Ferguson，*Mary T. Brophy*

概　述

预试验是研究过程的基本组成部分，其目的是检验随后进行更大规模研究的试验方法的可行性。传统探索性临床研究（如随机对照试验）的高昂成本和资助机构对财务支持的限制，导致了人们对预试验的兴趣与日俱增，以至在全面资助一项试验之前需要了解预试验的结果。尽管资助机构对预试验的需求不断增加，在学术界中也普遍采用这种方法，然而在临床科学研究人员的正式培训计划中，关于预试验的设计、规划和执行的培训往往不足 [1]。据我们所知，流行病学或生物统计学教科书中很少对这部分内容进行必要的阐述。一些教材可能会对这些设计内容一带而过，很少有单独拿出一整章的篇幅详细介绍这一主题。本章的目的是详细介绍在临床研究环境下进行预试验的设计和实施需要重点关注的问题。

R.E. Ferguson (✉) · M.T. Brophy
Massachusetts Veterans Epidemiology Research and Information Center, Boston Cooperative
Studies Program Coordinating Center, VA Boston Healthcare System, 150 South Huntington
Ave (151-MAV), Boston 02130, MA, USA
e-mail: ryan.ferguson@va.gov

M.T. Brophy
e-mail: mary.brophy@va.gov

© Springer International Publishing AG 2017
K.M.F. Itani and D.J. Reda (eds.), *Clinical Trials Design in Operative
and Non Operative Invasive Procedures*, DOI 10.1007/978-3-319-53877-8_27

什么是预试验？

预试验是一种准备性研究，旨在"测试研究设计、测量、流程、招募标准和操作策略的表现特征和能力，这些都是考虑在后续研究（通常是更大规模的研究）中使用的"[1]。因此，预试验是全面临床研究的先锋。表 27.1 按药物开发的"阶段"对临床试验类型进行说明。一般来说，预试验仅限于药物研发的第Ⅲ阶段或第Ⅳ阶段进行，而不可以在首次人体试验、早期安全性试验或Ⅰ、Ⅱ期研究中进行。

我们将集中讨论表 27.1 中定义的Ⅲ期临床研究所进行的预试验。这一范围限制与英国医学研究理事会最近的建议一致，该建议明确推荐在进行Ⅲ期临床研究之前实行可行性研究，特别是那些包括复杂干预措施的试验[2]。本章围绕预试验在第Ⅲ阶段的使用进行讨论，并不意味在其他情况下不能进行预试验。事实上，它们可以在药物开发、人口科学、基因组分析等不同的研究领域展开，也可以应用于随机试验、前瞻性队列研究等各种类型的研究设计，在定性研究中也经常使用。

表 27.1　临床研究阶段

阶段	目标
Ⅰ	研究药物的药代动力学，确定最小毒性耐受量。通常不随机化；样本量较小
Ⅱ	评估临床疗效的初步证据。可以是随机化的或非随机化的；通常样本量较小
Ⅲ	为了比较两种（或更多）干预措施的有效性和安全性，通常是检测药物与安慰剂。研究通常是随机的；样本量非常大
Ⅳ	评估药物上市后的反响（例如，长期安全性、药物间的相互作用等）。研究通常是非随机的；样本量很大。

预试验的分类

预试验大致可分为 4 类：过程、资源、管理和科学[3]。

过程——适用于预试验评估将在主要试验中进行的关键程序的可行性时，例如，考虑到不同类型的知情同意文件或程序的同意拒绝率及方案的总体入组率。病例报告表草案（如数据收集表）通常在实施前试行，以评估问题的易完成性、跳过模式和问题的条件限制。其目的是通过修订不断地提高质量。

资源——适用于对主要试验重要的时间和资源问题进行评估的预试验。例如，可以评估完成受试者访谈的时间，以了解这将如何影响研究人员的工作量需求，并最终将研究中心的招募潜力考虑进去。资源试点也有助于评估试验所需设备的可用性和使用情况，特别是在设备与临床工作人员共享的情况下。

管理——适用于目标是评估主要试验中可能出现的潜在人力和数据管理问题，并为最大限度地提高数据完整性和人力资源的利用提供机会。以管理问题为重点的预试验往往将评估研究人员在进行主要试验的不同方面时将遇到的挑战。关键问题的例子包括：参与中心是否能够在预期的就诊时间间隔内看到患者？所有中心能够收集和获取数据吗？

科学——评估了研究结果，如治疗效果大小和估计值的差异，从而可以对研究假设进行"微调"。在有限的情况下，可以评估其他参数，如药物安全性和剂量。通常，这些预试验将估计与分析相关的重要的率（即缺失数据率和参与者流失率），为主要试验的分析计划提供信息。

近年来，预试验变得越来越普遍，并且成为获得一些赞助商投资的前提 [4]。美国国立卫生研究院（NIH）的国家心肺血液研究所（NHLBI）有一个既定的资助机制（R34），专门用于更大、更全面的临床试验前的预试验。NHLBI 的指导意见建议，预试验只应解决进行或设计主要试验所需的认知差距。

总体而言，通过预试验可以使研究假设更清晰明朗；发现实施研究过程的潜在障碍；评估试验系统的性能及其对试验参与者和提供者的可接受性；以及加强数据完整性和对人类受试者的保护。

内部与外部预试验

预试验可以分为内部研究和外部研究，每种研究都有其优缺点。外部预试验是完全独立于主要试验来评估其可行性的研究。它们有自己的具体目标、数据收集程序和分析计划。来自外部预试验的数据不应与主要试验的数据合并 [5]。合并数据可能会导致选择偏倚，并会增加研究 I 类错误的概率。图

27.1 展示了外部预试验的简化工作流程图。

内部预试验是适应性试验，其目的主要是用来重新估计主要试验的样本量 [3]。在这种类型的研究中，主要试验计划使用现有的最佳数据，根据预先设定的受试者数量启动。使用在预试验中观察到的结果率和效应量来重新计算样本量。如果最初计算的样本足够大（或太大），那么最初的估计将成立 [5]。内部预试验的主要优点是允许进行样本量估计，而不会增加完整试验的时间 [5]。从初始患者收集的所有数据都可以用于主要试验，不会浪费工作量（或数据）。图 27.2 展示了内部预试验的流程。内部预试验的一个主要缺点是无法评估其他因素的可行性，因为预试验阶段实际上是主要试验的一部分。此外，由于试验受试者和主要试验参与者被认为是独立的，因此 I 类错误会被轻微夸大 [5]。只要 α 的水平得到控制，内部预试验就能提供更高的灵活性和把握度 [6]。

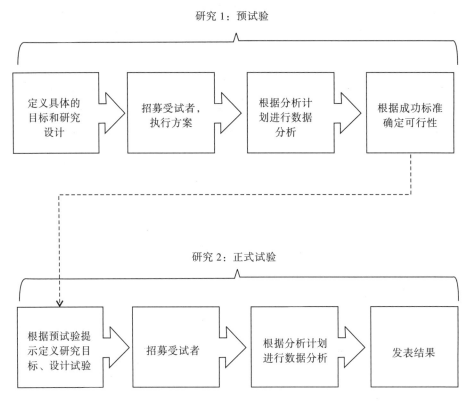

图 27.1 外部预试验的简化流程图

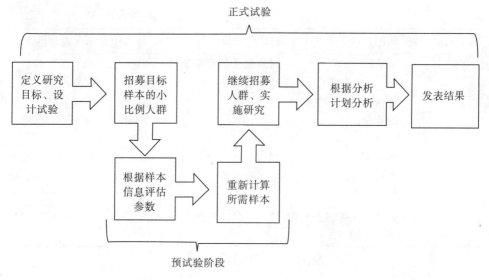

图27.2 内部预试验的简化流程图

统计考量

设计和分析计划

预试验的设计应遵循与母体临床试验相同的原则，特别是讨论的核心问题是母体研究的可行性时。预试验必须有一个清晰的统计分析计划，并仔细制定实现每个目标的策略。分析计划应明确每个关键要素的结果、措施和接受标准。这一公理适用于所有类型的预试验，而这并不意味着需要用推论统计进行正式分析。例如，一项研究调查预防糖尿病患者造影剂肾病合适的水合水平，所以在一家大型医疗机构进行了可行性预试验。表27.2 提供了每类预试验可能会提出的示例问题，以及应包括在分析计划中的样本结果。如上所述，预试验将重点放在可行性上。因此，通过预试验分析计划对有效性和安全性终点进行假设检验并不合适。由于专注于可行性，试点的分析计划将在很大程度上依赖于点和区间估计，并且应该只涉及有限的假设检验（后文将详细介绍）。

表 27.2　每个分类预试验的分析计划和接受标准示例

预试验的类别	示例目标	可能的结果	样本接受标准或分析计划
过程	评估招募的可行性	同意接受血管造影且符合条件的患者的百分比	20% 以上符合条件的患者同意参加该方案
资源	评估基线参与者面谈的资源需求	完工时间	成功的访谈应纳入 20 例患者，且平均不超过 20 min
管理	测试术后水合方案是否可以在临床护理工作中实施	同意接受术后水合治疗方案的患者比例	90% 以上的患者同意在手术后 3 h 内接受 100% 的水合方案
科学	估计卫生保健系统内事故率的方差	结果（事件）率	手术 96 h 内事件的发生率和分布

样本量

因为有限的假设检验和受限的统计推论，经常会错误地认为预试验的样本量估计是"不必要的"。然而，这是一个只关注使用推理统计数据的误解。相反，样本量应该足够大，以为每试验获得精确的点估计和置信区间估计。因此，非常有必要有一个明确和充分的理由来确定预试验的参与人数。理由必须立足于分析计划，并与预试验的每个目标保持一致。因此，选择合适的样本量将取决于正确的判断和预试验的目标，并具体考虑实际可行性问题，而不是与把握度有关的考虑。

2005 年，Cook 等[7] 报告了一项为准备预防血栓栓塞症的大规模研究而进行的预试验的结果。该预试验聚焦于研究可行性，报告了招募率、方案依从率及对工作量的评估。试验选择了来自 16 个重症监护病房（ICU）的 120 名参与者：①以获得符合资格标准的人员比例的估计（置信区间）；②允许足够的样本（每个 ICU 至少有 3 个），在全面部署之前完善方案和筛查程序。然后将预试验中观察到的所有率与先验指定的率进行比较，并根据这些"接受标准"确定更大规模试验的"可行性"。

对于预试验的最佳样本量并没有明确的规定或指导方针。它应该足够大，以提供足够精度的点估计和置信区间，降低统计的不确定性。然而在实践中，它们通常太小而无法实现这一目标。Billingham 等最近一份研究了英国临床研究网络数据库记录的 79 项资助试验样本量的报告，发现在预试验和可行性研究中,二分类和连续终点的研究的平均样本量分别为每组 36 例(10~300 例)和 30 例（ 8~114 例 ）[8]。

效能计算和假设检验

虽然预试验在检验母研究假设方面的效能不足，但它们的规模应该足够大，以测试操作问题并指导决定如何进行母研究。例如，RNA 检测是否比抗原检测更准确、更精确？一种特定的膳食补充剂的味道能被至少 95% 的目标人群接受吗[1]？在这些情况下，假设检验的效能将取决于样本的选择，并且将是假设参数值的函数。因此，计算不同样本量的效能并在分析计划中呈现把握度曲线是非常有用的。生物统计学和假设检验文献中有大量指导给定参数估计的适当样本或幂的计算例子和公式。

总而言之，预试验是假设驱动的研究进程中的重要准备步骤，但研究本身可能无法验证一个假设。将重点放在给定估计的精度水平（即统计不确定性和置信区间）上是合适的，而不一定要关注测试程序的效能水平。

一个关于使用预试验数据来指导效能计算的警示故事

Kraemer 等（ 2006 年 ）的研究表明，预试验受限于自身的小样本，可能会对母研究产生不可靠、不现实和带有偏差的样本量[3,9]。因此，在估计较大人群中的效应大小时，应极其谨慎地使用由预试验产生的参数估计。用预试验得到的参数作为效能计算的基础或者决定是否资助主要试验的决策基础可能不够准确[9]。使用预试验数据来推动效能计算的两个可能结果如下：

1. 即使实际效果有临床意义，研究建议也会被终止。

2. 如果不终止，从预试验数据估计的研究样本将太小，并将导致研究在检测临床意义的效能方面能力不足。

简而言之，根据预试验估计的效应大小来计算样本量的研究将"很可能"以失败的临床试验而告终，并导致资源浪费。因此，应谨慎使用预试验的结果，因为这些数据可能会误导样本量计算。

伦理考量

知情同意

关于进行效能不足的研究的伦理考量，争论由来已久。特别是，效能不足的研究被认为是不合伦理的，因为这样的研究不会充分检验潜在的假设，并且"在科学上毫无用处"[10]，但会让参与者暴露于风险和负担中。然而，在本文中，缺乏对预试验的类似讨论。虽然预试验主要解决研究的可行性，而不是强调统计效能，但考虑知情同意的一致原则是适当的[10]。具体地说，预试验知情同意的过程中必须告知受试者该研究的局限性[10]。

Thabane 等[3] 调查了研究人员对患者或受试者告知预试验的可行性和有限科学价值的义务。作者回顾了文献中被引用最多的研究指南（如《纽伦堡法典》《贝尔蒙报告》、ICH GCP 等），并发现这些指南中均未提及预试验[3]。Thabane 等[3] 得出结论：鉴于可行性或预试验的特殊性，向研究参与者披露其目的需要特殊措辞——告知他们预试验的定义、研究的可行性目标，并明确界定可行性的成功标准。为了充分告知参与者，作者建议使用知情同意文件的模板语言[3]。

发 表

虽然预试验可以提供非常丰富的信息，但很少有人发表，可能是因为过度强调了研究结果的统计意义，而不是作为预试验主要焦点的可行性问题[3]。对预试验数据的漏报导致了发表偏差[5]，并进一步加剧了对预试验的伦理考量。

关于开展预试验的建议

1. 一切为了主要试验服务！预试验的设计应最大程度地提供主要试验所需的信息，预试验的设计也应模仿主要试验和研究程序。

2. 保持方法严谨。预试验应遵循与主要研究设计相同的原则。规模较小及专注于可行性都不能作为忽视数据精准性的理由。

3. 明确目的、目标和成功的定义。目的、目标和设计都应该一致。应预先明确说明成功的接受标准和定义，并应制定使用预试验所产生的数据的计划。

4.分析计划与研究的目标和设计保持一致。分析应该主要是描述性的，并尽量避免假设检验。如果使用假设检验，也应说明所得仅为初步结果，而非确定结论。样本量必须在分析计划中进行合理说明。

5.必须向受试者阐述有限的价值。伦理原则要求获得知情同意，并告知预试验的有限价值。

6.发表结果。所有预试验的结果都应该报告。结果的报告应遵循Thabane等在2010年采用的CONSORT声明的指导方针。该报告有助于减少发表偏倚的影响，并将促进科学的发展。

参考文献

[1]   Moore CG, Carter RE, Nietert PJ, et al. Recommendations for planning pilot studies in clinical and translational research. Clin Transl Sci, 2011, 4(5): 332–337.

[2]   Craig P, Dieppe P, Macintyre S, et al. Developing and evaluating complex interventions: the new medical research council guidance. BMJ, 2008, 29(337): a1655.

[3]   Thabane L, Ma J, Chu R, et al. A tutorial on pilot studies: the what, why and how. BMC Med Res Methodol, 2010, 10(1): 1.

[4]   Leon AC, Davis LL, Kraemer HC. The role and interpretation of pilot studies in clinical research. J Psychiatr Res, 2011, 45(5): 626–629.

[5]   Lancaster GA, Dodd S, Williamson PR. Design and analysis of pilot studies: recommendations for good practice. J Eval clin Pract, 2004, 10(2): 307–312.

[6]   Wittes J, Brittain E. The role of internal pilot studies in increasing the efficiency of clinical trials. Stat Med, 1990, 9(1/2): 65–72.

[7]   Cook DJ, Rocker G, Meade M, et al. Prophylaxis of thromboembolism in critical care (PROTECT) trial: a pilot study. J Crit Care, 2005, 20(4): 364–372.

[8]   Billingham SA, Whitehead AL, Julious SA. An audit of sample sizes for pilot and feasibility trials being undertaken in the United Kingdom registered in the United Kingdom clinical research network database. BMC Med Res Methodol, 2013, 13(1): 1.

[9]   Kraemer HC, Mintz J, Noda A, et al. Caution regarding the use of pilot studies to guide power calculations for study proposals. Arch Gen Psychiatry, 2006, 63(5): 484–489.

[10]   Halpern SD, Karlawish JH, Berlin JA. The continuing unethical conduct of underpowered clinical trials. JAMA, 2002, 288(3): 358–362.

（许帅　译，聂煌　审）

第28章

外科医生培训和学习曲线

Kamal M.F. Itani

引　言

每一次干预、操作、测试的解读，甚至每一次新的治疗，都有一个学习曲线。基于背景、培训、技能、环境、可用支持，以及新旧干预措施的相似性，这种学习曲线因提供者而异。此外，在一种新的干预措施中，超越学习曲线到有经验的提供者是可以根据观察者、其在该领域的背景及其在该干预措施学习曲线上的地位进行解释的。

在前瞻性随机试验中测试一项新干预措施时，研究者必须决定每个参与的研究者的专业水平及其在学习曲线上的位置，以及在招募患者前每个调查者必须具备的专业水平。还需考虑如何测量及与患者和社会相关的伦理因素。本章将讨论以上所有，以及如何在大型前瞻性随机临床试验中解决这些问题。

K.M.F. Itani (✉)
Department of Surgery, VA Boston Health Care System, Boston University
and Harvard Medical School, VABHCS(112A), 1400 VFW Parkway,
West Roxbury, MA 02132, USA
e-mail: kitani@va.gov

© Springer International Publishing AG 2017
K.M.F. Itani and D.J. Reda (eds.), *Clinical Trials Design in Operative
and Non Operative Invasive Procedures*, DOI 10.1007/978-3-319-53877-8_28

定 义

学习曲线被定义为为了获得合理的结果,外科医生独立进行操作平均所需时间和(或)学习次数[1]。其他人则将学习曲线表示为新操作或技术的经验与结果变量(如手术时间、并发症发生率、住院时间或死亡率)之间的关系[2]。学习曲线也可以在操作上定义为随着时间的推移表现的改善。因此,它意味着一个基线表现,一个可以在不同速度下发生的随时间推移的改进,以及之后表现的平台期。达到平台期的速度取决于初始表现水平和达到平台期的改善速度。需要注意的是,根据学习曲线阶段的不同,可能存在缺乏研究者均衡的情况,在基线或改善阶段需要传统干预,在平台期进行新的干预。

1.基线表现:取决于个人的基线技能和对过去有过类似的干预或接触过类似的干预的熟悉程度。例如,进行髋关节或膝关节置换手术的骨科医生可能会对常用的一两个假体感到熟悉。然而,当一个新的假体被引入实践时,它可能对应一套新的技能,其中一些与旧的相似,一些是全新的。相似程度也取决于外科医生正在使用的假体类型。

2.改进阶段:取决于每个外科医生的专业技能、技术背景、学习能力及执业环境。学习环境可能会有其他专家提供有关进展的反馈,可进行新干预的大体量患者,尸体、动物实验室或模拟训练器。所有这些都将影响平台期的到达速度。

3.平台期:参与者应该是熟悉、舒适的,并且在进行新的干预方面经验丰富,应该能够把它教给对获得这些技能感兴趣的人。评估参与者是否处于平台期是任意的,可以是一个函数、体积、时间、观察,或以上所有因素的组合。任何审查这项新技术的人员都应该处于平台期。

试验中研究人员的选择

参与临床试验要求研究人员在进行研究相关操作方面具有经证明的能力和知识,最好是在稳平台期。外科医生需要进行多少次手术的参数必须通过评估确定的结果指标来确定。在某些情况下,可以通过提交手术和病理结果记录来进行认证。或者，外科医生可能需要提交可以审核和审查的视频。对于其他手术，监督者可以确认外科医生已经准备好作为临床试验的一部分进行手术。已经是外科医生技能一部分的技术和手术也需要评估，以衡量外科医生按照研究要求进行手术的能力。正如关于研究者会议（见第37章）和现场考察（见第38章）的章节所述，研究负责人必须为培训做预算，包括为培训副调查人员提供资金、津贴和差旅费。

在比较腹腔镜与开腹腹股沟疝修补术的前瞻性随机试验中，腹腔镜技术相对较新，在临床实践中的应用尚未达到中等程度。在专家的指导下，任意决定参与试验的外科医生都应至少有25例腹腔镜手术的经验，在研究开始前由主要研究者审查腹腔镜修补术录像，以及在研究过程中发送供审核的随机手术视频[3]。自委员会认证以来，对数量、年龄和时间影响的数据进行事后分析发现，需要250例手术才能通过腹腔镜修复达到与开腹手术患者相同的复发和并发症水平[4]。很明显，参与试验的大多数外科医生仍处于改进阶段。这项试验明确证明了腹腔镜腹股沟疝修补术的学习曲线陡峭，为了达到预期效果，外科医生最好在学习曲线的平台期进行手术。

在评估根据病理结果确认的2或3期直肠癌切除术腹腔镜辅助与开放手术的前瞻性随机试验中[5]，成立了一个认证委员会，审查35家机构46名参与手术的外科医生未经编辑的录像带、手术报告和病理报告。参与研究的外科医生的认证机制见已发表研究的在线补充材料[6]。此外，对前100例腹腔镜病例进行的随机审查证实了在整个试验过程中所使用技术的专业性。研究负责人希望确保所有参与的外科医生对于该试验中包含的每一项手术至少处于稳定期。这使全直肠系膜切除率达到93%的依从性，这是本研究的一个重要目标，反映了该研究中进行的高质量手术。

审查结果

主要调查人员和执行委员会有责任审核并监督所有新手术操作。必须制定停止规则，以确保补救或移除在手术方面表现不符合预期或将患者置于风险中的外科医生。需要事先确定来自剔除外科医生的数据是否能用于结果的最终分析。

审查可以通过对调查人员现场的现场访问、录像带或进行结果的密切监测。

统计分析

在学习曲线的评估中报告了各种统计方法[7]。常用的数据被分成任意的组，通过卡方检验或方差分析比较平均值。一些研究以图表的形式展示了数据而没有统计分析。其他人则使用单因素分析经验与结果的关系。一些研究使用多因素分析方法以校正混杂因素，如 logistic 回归和多元回归。一项系统综述得出结论，用于评估学习曲线的统计方法都很粗略，报告也很差[8]。认识到更好的学习曲线可能产生于非临床领域（心理学和制造业），一项系统综述检索了非临床领域的研究以确定建模学习曲线的新统计方法。这项综述确定了一些技术，包括广义估计方程和多层次模型。鉴于学习曲线数据的层次性和调整混杂因素的需要，对于协变量，应使用分层统计模型。Ramsay 等[8]进一步提出贝叶斯层次模型，以调整效应大小。

Biau 等[9]提出了学习曲线的累积总和测试，允许对学习曲线进行定量和个性化评估。累积求和测试已应用于学习曲线，旨在指出流程何时偏离可接受的水平。

其他可用于处理学习曲线的统计工具包括组内相关系数。在多中心试验中，来自同一中心的数据比来自不同中心的更相似。这些相似之处在学习曲线上包含中心的整体水平，从而产生数据相关性，称为中心效应。该中心效应由组内相关系数评估[10]。

最后，一种基于专业知识的试验设计方法，只有在措施提供者有专业知识的情况下才进行，这被提议作为替代的方法。应该考虑以专业知识为基础的试验设计，但其价值似乎需要具体分析，特别是当研究中的对照和干预措施有很大差异或由不同的医务人员提供时[11]。

伦理考量

毫无疑问，在学习曲线中早期接受手术的患者比在平台期接受手术或由经验丰富的外科医生进行手术的患者发生不良事件的风险更大。与新手术相关的信息和外科医生的学习曲线应包括在知情同意书中，并与患者进行讨论。这本身就会使患者对手术产生偏见，并阻止受试者参加试验，因为他们害怕接受经验不足的外科医生的新手术。

现在存在一种困境，即有潜在前景的手术难以被学习、复制或教授。这种手术的可推广性有限，并且在多中心的背景下进行测试有风险。

结　论

当测试一种新的干预措施时，研究负责人有责任评估学习曲线和每个研究者在学习曲线上的状态。受试者应被告知治疗他们的研究者的专业水平。基于学习曲线，可能会引入研究者之间缺乏均衡或患者对新手术的偏见。应经常监测和审查，以避免暴露风险和损害试验结果。也可以应用各种统计工具以解决由学习曲线导致的可变性。

参考文献

[1] Subramonian K, Muir G. The learning curve in surgery: what is it, how do we measure it and can we influence it? BJU Int, 2004, 93(9): 1173–1174.

[2] Michel LA. Epistelogy of evidence-based medicine. Surg Endosc, 2007, 21(2): 145–151.

[3] Neumayer L, Giobbie-Harder A, Jonasson O, et al. Veterans affairs cooperative studies program 456 investigators: open mesh versus laparoscopic mesh repair of inguinal hernia. N Engl J Med, 2004, 29, 350(18): 1819–1827.

[4] Neumayer LA, Gawande AA, Wang J, et al. CSP #456 investigators: proficiency of surgeons in inguinal hernia repair: effect of experience and age. Ann Surg, 2005, 242(3): 344–348.

[5] Fleshman J, Branda M, Sargent DJ, et al. Effect of laparoscopic-assisted resection vs open resection of stage II or III rectal cancer on pathologic outcomes: the ACOSOG Z6051 randomized clinical trial. JAMA, 2015, 314(13): 1346–1355.

[6] Fleshman J, Branda M, Sargent DJ, et al. Effect of laparoscopic-assisted resection vs open resection of stage II or III rectal cancer on pathologic outcomes: the ACOSOG Z6051 randomized clinical trial. JAMA, 2015, 314(13): e-appendix B.

[7] Ramsay CR, Grant AM, Wallace SA, et al. Statistical assessment of the learning curves of health technologies. Health Technol Assess, 2001, 5: 1–79.

[8] Cook JA, Ramsay CK, Fayers P. Statistical evaluation of learning curve effects in clinical

trials. Clin Trials., 2004, 1: 421–427.

[9]   Biau DJ, Porcher R, Boutron I. The account for provider and center effects in multicenter interventional and surgical randomized controlled trials is in need of improvement: a review.J Clin Epidemiol, 2008, 61(5): 435–439.

[10] Vierron E, Giraudeau B. Sample size calculation for multicenter randomized trial: taking the center effect into account. Contemp Clin Trials, 2007, 28(4): 451–458.

[11] Cook JA, Elders A, Boachie C, et al. A systematic review of the use of an expertise-based randomised controlled trial design. Trials, 2015, 16(241): 1–10.

（张慧　译，聂煌　审）

第**29**章

使用安慰剂或假手术作为对照：伦理和实际应用

Joshua S. Richman

新的外科治疗方法通常是在没有随机对照试验的有效性验证的情况下引入的，而且一些被认为有效的操作从未经过严格的测试[1-2]。21世纪初，两项特别有争议的外科干预随机对照试验的结果发表在2001年的《新英格兰医学杂志》（*New England Journal Of Medicine*）上。FREED试验测试了胚胎干细胞移植作为帕金森病的试验性先锋疗法与未植入的对照组相比。与大多数对照手术试验不同，对照组接受了与干预程序几乎相同的"假手术"，包括在额骨上钻4个孔，然而对照组患者并未穿透硬脑膜。这一操作使受试者对自己是否接受干预设盲，从而避免手术干预本身的安慰剂效应。

次年，Mosely等公布了他们的一项研究结果，该研究将膝关节骨关节炎患者随机分为关节镜下清理组和其他两组：①关节镜灌洗组；②安慰性手术组。两组患者分别接受关节镜下清理术（当时是一种普遍接受的疗法）或安慰性手术（手术进行了详细模拟，但实际操作仅限于皮肤上3个1 cm的切口）。Freed试验测试的是一种新的治疗方法，而这项研究则采用

J.S. Richman (✉)
Department of Surgery, University of Alabama at Birmingham and the Birmingham VAMC,
Kracke 217C, 1922 7th Ave South, Birmingham, AL 35203, USA
e-mail: jrichman@uabmc.edu

© Springer International Publishing AG 2017
K.M.F. Itani and D.J. Reda (eds.), *Clinical Trials Design in Operative
and Non Operative Invasive Procedures*, DOI 10.1007/978-3-319-53877-8_29

了一种安慰性手术的设计来测试一种已被接受的疗法是否真的有效。

近年来，越来越多的随机试验采用安慰剂或假手术作为手术干预的对照。2015年发表的两篇综述研究了外科手术中对照组采用安慰剂或假手术的随机对照试验[1-2]。两篇综述都发现，在对照组中有超过50%的研究取得了显著改善，治疗组只在不到50%的试验中优于安慰剂组。此外，在大多数情况下，干预措施和安慰剂之间的差异很小。这项来自安慰剂治疗的显著效应的证据强调了在外科试验中考虑安慰剂效应的必要性。然而，安慰剂对照的外科试验仍然存在争议，可能很难进行。

盲法和安慰剂

临床试验中随机分配治疗的盲法是保证试验设计完整性的关键。根据盲法的程度（单盲或双盲），它可控制由于参与者（单盲）和研究人员（双盲）的预期而产生的偏倚[3]。长期以来，医学界一直承认，采取一些公认的治疗方法比不采取治疗措施的治疗效果更好，然而经过严格的测试后，发现这些公认的治疗方法并不比安慰剂有效。在这些情况下，接受治疗产生的效果可能在很大程度上是由于患者对疗效的期望。这种安慰剂效应的存在强调了管理有意识和无意识预期的重要性。为了将观察到的差异归因于安慰剂效应的可能性降至最低，当一项研究比较两种或两种以上的治疗方法时，应该注意让它们看起来尽可能相似。在某些情况下，如在比较两种药物的研究中，使用安慰剂对照可能会很简单。在比较两种手术技术或一种手术技术与非手术治疗的研究中，盲法实施的难度会很大，甚至无法保证盲法。

假手术或操作的独特之处

安慰剂对照药物试验和手术之间最明显的区别是，对于需要进行麻醉和产生瘢痕等术后问题的有创外科手术，如何进行合适的安慰剂对照变得更为困难。对于涉及注射或输液的试验，可以使用生理盐水作为安慰剂，因为注射盐水对人体的危害要小于抽血进行实验室检查等常规的医学检测。这使这些安慰剂造成的"风险最小"。

有证据表明，有创手术的安慰剂效应比药物更强，相反，适合作为手术安慰剂的操作肯定比注射的创伤更大，因此超出了可以被认为是最小风险的范围 [4]。总结各种试验的研究证据发现，在安慰剂对照试验中，注射安慰剂的改善效果要优于口服安慰剂，假针灸安慰剂同样比口服安慰剂有更大的安慰剂效应 [4]。作者提供了更多的证据，证明了各种早期报道成功的新操作在后来都没有得到对照试验的验证，这表明当安慰措施比吞咽药片更复杂时，产生的安慰剂效应也会更强。他们还提出了一项前瞻性随机试验的设计，以比较安慰剂操作（假针灸）和口服安慰剂。随后，Kaptchuk 在治疗手臂疼痛的背景下进行了该试验并证明，假针灸比口服安慰剂更有效 [5]。研究发现，干预措施的安慰剂效应可能比口服安慰剂更明显，这意味着纳入安慰剂或假手术对评估外科干预措施可能比评估药物干预更重要。这还强调了设计一种现实而合适的安慰剂手术以确保盲法，并解释仅由安慰剂效应本身带来的益处的重要性和难度。

伦　理

帕金森试验初步结果的报道引发了一场伦理争议，因为安慰剂操作并不是完全无害的，这引发了关于安慰剂操作是否以及在何种情况下可以被认为是符合伦理的讨论 [6-7]。Ruth Macklin 的批判性分析确定了 3 个需要主要考虑的伦理问题：①找到研究设计最高标准和伦理最高标准之间的平衡点；②研究风险和收益分析中的不确定性和分歧；③知情同意问题。

第一个问题是在研究和伦理标准之间找到平衡，考虑何时在外科试验中设置安慰剂对照比较合适。有一个普遍的共识，就像医学试验一样，当没有标准的有效治疗方法时，安慰剂对照可能是可以接受的。另外，当主要结果是疼痛程度等主观和自我感知的指标时，可能更适合采取安慰剂对照，因为众所周知，疼痛容易受到安慰剂效应的影响 [8-9]。即使在安慰剂对照看起来符合伦理、设计最有力的情况下，安慰剂手术在没有预期治疗获益的情况下无疑会造成伤害，这一事实似乎与伦理研究应将伤害风险降至最低的要求相冲突。Macklin[6] 的结论是，将伤害降到最低是至关重要的，安慰剂手术是不合伦理的。其他人则认为在真正均衡的情况下，安慰剂手术不会比治疗手术造成更大的伤害，甚至在治疗手术被发现无效时会对患者造成更小的危害[8,10]。他们的结论是，应该在回答科学问题的背景下将风险降至最低。关节镜检查试验是在研究范围内将伤害降至最低的一个很好的例子。随机至安慰剂组的参与者并未接受全身麻醉或气管插管，而是只切了 3 个 1 cm 的皮肤切口，因此接受了比干预组更小的有创操作[11]。

第二个问题涉及分析和比较拟进行研究的风险和收益，特别是关于安慰剂组受试者的风险。在这里，对立的观点在权衡个人面临的风险与个人潜在利益或可获得知识的潜在利益方面存在差异。Macklin 从个人角度对帕金森试验的分析认为，该研究的效益风险比在最理想的状态下也不确定，而在最坏的情况下则是明显不利的[6]。然而，其他人更多地从获得的知识和避免未来无效手术的潜在数量方面考虑获益，从而最终降低了许多人的风险[9,12]。一些学者甚至建议考虑安慰剂手术的预期获益，而不是只考虑手术风险[13]。虽然人们一致认为应该在不牺牲试验设计有效性的情况下尽可能降低安慰剂操作的风险，但伦理学家们在如何决定何时潜在的获益大于风险的问题上几乎难以达成一致。由于提议的安慰剂手术涵盖从表面的皮肤切口到在头骨上钻孔等不同的干预程度，使这个问题变得更加复杂。

Macklin 评论中的第 3 个问题是考虑使用安慰剂操作的研究中的知情同意是否足以保护患者的利益。首先，知情同意是必要的，但不足以让研究被认为符合伦理。机构审查委员会（IRB）负责判断风险是否存在潜在利益，在某些情况下即使获得同意也应判定是不合伦理。一个更令人担忧的问题是，参与者是否真的有能力理性地分析安慰剂操作，并提供知情同意。有一些证据表明，有部分签署了知情同意的患者并不了解他们在研究中所扮演的角色。Macklin 指出："在一项研究中，曾经的参与者告诉采访者，他们信任他们的医生，相信他们的医生不会做任何伤害他们的事，并认为医生和研究人员的行为总是符合他们的最佳医疗利益。"Macklin 进一步报道，帕金森病研究中的患者被告知，如果随机接受安慰剂治疗，而干预治疗被证明有效时，他们将被提供有效的干预治疗。最终，干预导致了比预期更严重的不良事件，并没有提供给安慰剂受试者。当被告知他们不能接受真正的干预时，一些参与者并没有因为他们避免了一个可能危险且无效的治疗操作而庆幸，反而表现出愤怒的情绪。

采用安慰剂操作的试验可能会使参与者陷入一定程度的欺骗，而不是在同意的时候披露随机和盲法设计。在帕金森病研究中，外科医生询问接受安慰剂治疗组的患者："你现在准备好植入了吗？"这种主动的欺骗，即使在研究的背景下也可能误导患者，使他们认为尽管是随机设计，他们实际上已经接受了干预。这突显了安慰剂操作之间的变异性。在关节镜检查试验中，所有的手术都是在镇静或麻醉下进行的，此时这些描述并不会产生影响。帕金森病研究也可以使用更中性的术语，如"你准备好继续了吗？"以尽量减少任何刻意的欺骗。因此，还不清楚参与者是否真正了解他们在研究中的角色，接受的操作可能不符合他们的最佳利益，以及充分设盲的程度。因此，即使是看似令人满意的知情同意程序也可能无法确保参与者理解研究的风险和收益。

实际考虑因素和指导方针

2002年，美国医学会伦理和司法事务委员会在《外科年鉴》上发表了一份题为《外科"安慰剂"对照》的报告，对伦理和实践方面的考虑进行了令人信服的概述，并提出了5点建议 [9]。

首先，只有当没有其他试验设计能提供必要的证据时，才应该考虑安慰剂手术。提出安慰剂或假手术在伦理上是有争议的，只有在真正必要的时候才能使用。

第二，应特别注意知情同意程序。应向准参与者仔细解释手术的风险，并强调研究采取的随机设计。应该仔细解释研究分组之间的区别、设盲的重要性，以及参与者不应该知道接受哪种治疗的事实。可以采取其他措施来确保受试者真正知情，例如在同意过程中增加一名中立的证人或一名训练有素的监督员。关节镜检查试验甚至要求同意的参与者在他们自己的文件中写下以下陈述 [11]："在进入这项研究时，我意识到我可能会只接受安慰剂手术。我同时了解这意味着我不会再做膝关节手术。这种安慰剂手术对我的膝关节炎并无益处。"在那次试验中，只有44%的患者同意参与，这表明同意过程是有效的。在3个研究组中，大约13%的参与者认为他们接受了安慰剂治疗，这一事实表明，盲法是有效的，即使采取严格的知情同意程序，参与者仍可能倾向于高估他们接受试验性治疗的可能性。

第三，当正在测试的试验操作是改进的已被接受的操作时，设置外科安慰剂组是不合理的。在这种情况下，合适的对照组是已经接受的操作。例如，比较机器人手术和腹腔镜手术的标准操作，或者使用和不使用补片的腹股沟疝修补术。

第四，当测试一种未接受手术治疗的情况，或测试一种已接受的手术时，可以考虑手术安慰剂组。然而，只有当相关结果可能受到安慰剂效应的影响且安慰剂操作的风险相对较小时才是合适的。一般来说，对安慰剂效应有反应的结果往往是患者自我感知的主观结果（如疼痛），或功能测试等其他相关结果。这也可以延伸到生理指标，如血压[14]。确定安慰剂操作的风险是否足够低需要进行仔细的考量，最终是主观评判。关节镜检查试验中，安慰剂手术仅仅涉及 3 个小皮肤切口，并将麻醉风险降至最低，这一案例就很好地体现了如何将风险降至最低。此外，在帕金森病试验中，安慰剂治疗更具侵入性，潜在地突破了可接受风险的界限。安慰剂手术能否被设计成保持盲法并具有可接受的低风险将取决于所进行测试的操作。如果操作流程过于复杂且恢复时间较长，则可能并不可行。

第五，当有可接受且有效的非手术治疗，而拒绝或放弃该治疗可能导致损伤时，则应向所有的受试者提供该治疗。这与帕金森病试验的实施是一致的，在整个试验过程中继续进行标准的药物治疗。

结　论

有充分的证据表明，手术患者可以获得安慰剂效应，而这种安慰剂效应可能比药物安慰剂更明显。在安慰剂对照试验中，一些以前被接受的、似乎有效的外科手术被证明并不比安慰剂手术更有效。因此，需要精心设计的随机试验对一些外科手术的疗效进行严格评估，其中对照组包括安慰剂或假手术，并用适当的盲法来避免安慰剂效应。然而，尽管"最好的"试验设计可能需要安慰剂手术，但任何手术都会造成一些伤害并增加对照组参与者的风险，这一事实带来的伦理问题必须解决，以证明使用安慰剂手术是合理的。采用安慰剂对照手术的试验，必须没有已知的优于安慰剂的手术治疗，试验和安慰剂操作之间必须实现真正的均衡。在手术试验中使用安慰剂对照时，需要更加注意设计的安慰剂操作在保持盲法的同时将风险最小化，并谨慎注意知情同意过程。

参考文献

[1] Holtedahl R, Brox JI, Tjomsland O. Placebo effects in trials evaluating 12 selected minimally invasive interventions: a systematic review and meta-analysis. BMJ Open, 2015, 5(1): e007331.

[2] Wartolowska K, Judge A, Hopewell S, et al. Use of placebo controls in the evaluation of surgery: systematic review. BMJ, 2014, 348: g3253.

[3] Schulz KF, Grimes DA. Blinding in randomised trials: hiding who got what. Lancet, 2002, 359(9307): 696–700.

[4] Kaptchuk TJ, Goldman P, Stone DA, et al. Do medical devices have enhanced placebo effects? J Clin Epidemiol, 2000, 53(8): 786–792.

[5] Kaptchuk TJ, Stason WB, Davis RB, et al. Sham device v inert pill: randomised controlled trial of two placebo treatments. BMJ, 2006, 332(7538): 391–397.

[6] Macklin R. The ethical problems with sham surgery in clinical research. N Engl J Med, 1999, 341(13): 992–996.

[7] Stolberg SG. Ideas & trends; sham surgery returns as a research tool. The New York Times, 1999.

[8] Rogers W, Hutchison K, Skea ZC, et al. Strengthening the ethical assessment of placebo-controlled surgical trials: three proposals. BMC Med Ethics, 2014, 15: 78.

[9] Tenery R, Rakatansky H, Riddick FA Jr, et al. Surgical "placebo" controls. Ann Surg, 2002, 235(2): 303–307.

[10] George AJT, Collett C, Carr A, et al. When should placebo surgery as a control in clinical trials be carried out? Bull Royal Coll Surg Engl, 2016, 98(2): 75–79.

[11] Moseley JB, O'Malley K, Petersen NJ, et al. A controlled trial of arthroscopic surgery for osteoarthritis of the knee. N Engl J Med, 2002, 347(2): 81–88.

[12] Miller FG. Sham surgery: an ethical analysis. Sci Eng Ethics, 2004, 10(1): 157–166.

[13] Brim RL, Miller FG. The potential benefit of the placebo effect in sham-controlled trials: implications for risk-benefit assessments and informed consent. J Med Ethics, 2013, 39(11): 703–707.

[14] Bhatt DL, Kandzari DE, O'Neill WW, et al. A controlled trial of renal denervation for resistant hypertension. N Engl J Med, 2014, 370(15): 1393–1401.

（许帅　译，聂煌　审）

第**30**章

操作试验中患者的招募和保留

Drew Moghanaki, Tomer Z. Karas

概　述

人类疾病的有创手术技术往往是在没有更好选择的时代开创的。随着时间的推移，它们通常会发展成为几年、几十年甚至几代人的治疗标准。历史上的例子包括乳腺癌根治术（Halsted 手术）和治疗消化性溃疡病的胃大部切除术（Billroth 手术）。尽管这些治疗方法可能与高发病率和死亡率有关，但由于缺乏更有效的替代治疗，它们成了当时的最佳治疗方法并被广泛接受。

幸运的是，医学领域很少是一成不变的，人们经常探索出新的治疗方法。一旦它们的应用前景得到证实，甚至可能在没有随机试验的情况下被广泛使用。当这种情况发生时，人们往往会争论新术式的作用，即与既定标准相比，它的获益程度，甚至是等效性。最终，人们将新术式的结果与历史对照进行比较。然而由于回顾性研究设计的局限性，这些结果通常会被拒绝。因此关

D. Moghanaki (✉)
Radiation Oncology Service, Hunter Holmes McGuire VA Medical Center,
1201 Broad Rock Blvd, Richmond, VA 23249, USA
e-mail: drew.moghanaki@va.gov

T.Z. Karas
Surgical Service, Bruce W. Carter VA Healthcare System, Miami,
1201 NW 16 Street (112), Miami, FL 33125, USA
e-mail: tomer.karas@va.gov

© Springer International Publishing AG 2017
K.M.F. Itani and D.J. Reda (eds.), *Clinical Trials Design in Operative and Non Operative Invasive Procedures*, DOI 10.1007/978-3-319-53877-8_30

于理想治疗标准的分歧可能会变得两极化，特别是当新的手术是资源密集型的时候。当实施旧标准的医生的职业生涯可能受到威胁时，争议也许会进一步扩大。

尽管如此，在产生高质量的科学证据以指导临床建议的激励下，Ⅲ期试验往往被设计用来解决有关新方法优势的问题。虽然这些研究者的努力令人钦佩，但将患者纳入随机化诊疗的研究往往难以完成。主要原因与临床医生和患者偏倚有关，这些偏倚导致人们对随机分配不同治疗方案的担忧，但这种担忧有时是不合理的。也就是说，临床医生和患者的偏好和偏倚通常会干扰均衡。即使医学界普遍接受了研究的治疗方法之间结果差异的不确定性，这种情况也有可能发生。幸运的是，提高临床试验团队对这些挑战的认识并审查可以优化的招募策略，有助于促进任何将有前途的新疗法与旧的既定治疗标准进行比较的随机化临床试验的成功。

临床医生的偏好和偏倚

临床医生可能并不总是赞同招募患者进行随机试验，以挑战已被广泛接受的治疗标准。即使在口头或书面同意参与的人中，也经常发现有人不愿意支持正在进行的研究。常见的原因通常与个人对新的临床试验或旧的对照治疗的偏见有关。

公平地说，临床医生对某种特定的治疗方法产生好感是很正常的，尤其是当这种治疗方法被广泛接受，而且他们也已经掌握了这种方法时。然而当新的治疗方法出现时，这些偏好会变得更加根深蒂固，难以动摇。甚至在有证据表明替代方法可能对患者的治疗效果更好的情况下，这些偏见仍然存在。值得注意的是，这种不屑一顾的行为并不总是有意识的。相反，对既定范式的偏见是一种公认的人类倾向[1]。行为科学家研究发现，在不确定的条件下，当对支持一个新想法的证据不熟悉时，这种倾向尤其明显。正如诺贝尔奖获得者 Daniel Kahneman 所描述的那样，当一个新的想法需要智力处理时，个人通常更倾向于精神上的捷径，即更容易回忆起的理念。这种行为被正式称为"可得性启发"。在医学中，当临床医生的影响仅限于在自己专业领域内的医学会议上进行讨论、阅读呼应共同理念的期刊、与志同道合的同行交流时，这种行为往往会变得更加明显。

临床医生也可能有认知偏倚，即使在人们对新疗法的潜在优势有了更多的认识之后，也会对新想法持反对态度。在那些习惯于提供标准治疗程序的人中可以观察到"选择支持性偏倚"[2]。它被描述为一种"认为个人决定更理想"的行为，因为他们是推荐者。在洞察力有限的情况下，这可能导致"过度自信效应"，即使客观信息超过了他们主观信念的准确性，也会影响判断。

除了个人对新疗法潜在优势的不确定性之外，经济报酬的影响也值得关注。这与在收费医疗系统中进行临床试验的情况有关。在这些情况下，将患者随机分配到不同临床团队提供的治疗组中进行试验，通常会带来损失收入的风险，这可能会影响到日常的临床操作。因此，有机会参与随机临床试验的临床医生往往面临着艰难的财务抉择，可能宁愿拒绝参与。对于这一困境，没有简单的补救办法，除非临床医生拿到薪金或与参与试验的其他人分享收入。

患者的偏好和偏倚

虽然认识到参与的临床医生的偏倚至关重要，但同样重要的是要了解可能影响患者参与意愿的潜在偏见。下面重点介绍了几个主要影响因素，并在后文提供了每个影响因素的解决方案。

临床试验的想法可能让人不知所措

这种现象甚至是发生在引入随机化的概念之前。当患者最初了解到他们的治疗选择时，通常仍关心对疾病性质的认知。一旦了解到这一点，他们可能更愿意把重点放在了解是否有必要马上进行治疗。接下来，他们会查询有哪些额外的选择，以及其他人通常是如何接受治疗的，然后希望自己有资格接受"标准护理"治疗。所收集到的信息量往往让人应接不暇、难以处理，尤其是对于那些没有医疗背景的人。健康知识水平较低的患者甚至更加担忧。他们可能会在就诊时想要问清楚，但常常忘记在临床医生面前提出问题。更糟糕的是，在繁忙的临床环境中，医生可能没有足够的时间来回答他们所有的问题。

因此毫不奇怪的是，那些被邀请参加临床试验的患者往往对这个想法犹豫不决，特别是如果他们以前从未听说过这种选择。这个概念可能很模糊，尤其是在告知标准治疗方案才被介绍。这是因为所有"替代方案"的想法可能都难以理解，有些人甚至会产生一种误解，认为他们会是试验中的"小白鼠"，医生只关心医学界的利益而不考虑患者本身。每当出现这些担忧时，认知差距就会使患者失去决策能力，无法考虑参加一个"可选择"的试验。患者可能会试图简化这种情况，仅仅了解人们通常接受的治疗（即标准治疗）。在这种情况下，除非花时间了解患者的健康知识水平，并对患者的信念和价值观有一个全面的了解，否则临床医生提供更多研究策略的信息几乎没有帮助。

患者可能对更多或更少的有创治疗有偏见

与临床医生一样，患者也有先入为主的观念，这会影响他们的决定。例如，他们可能多年来一直认为更多或更少的有创治疗是卫生保健中更好的方法。有些人可能更喜欢具有"攻击性"和"破坏性"的有创手术，而另一些人则可能对接受大手术感到恐惧，即使有创性较小的替代方案被认为效果不佳[3]。其次，如果患者患有危及生命的疾病，而目前的标准治疗并没有提供太多的希望，他们可能更倾向于试验性治疗，从而拒绝任何标准治疗。因此，患者可能会对其中一个研究治疗产生偏好，特别是在风险不同的情况下。有些人甚至会决定成为选择治疗方案的人，因为这样可以保持对他们治疗的控制。

患者普遍面临临床试验错误信息的风险

患者拒绝参加临床试验的一个不太常见的原因是他们在招募时接触到不准确的信息。当患者被邀请参加临床试验时，他们通常已经与不同的人讨论过如何更好地管理他们的疾病。在转诊过程中，耐心的临床医生通常会花费大量的时间向患者介绍当前的护理标准，尤其是在不熟悉现有试验的情况下。

除了来自咨询医生的错误信息外，患者也有可能从非临床人员或其他患者那里得到错误的建议，通常发生在候诊室。对于那些在医疗领域没有熟人的人来说，他们甚至可能求助于邻居、朋友和家人，而这些人往往会借助没有足够细节的传闻来帮助他们。患者可能已经接触过有关他们病情的纪录片，但他们正在接受的研究性治疗通常太新，没有被报道过。简短的电视报道可能提供了一个关于临床试验领域的介绍，但很少能产生有意义的见解。患者也可能会从印刷品、互联网网站或博客中寻找信息，但在辨别同行评议和准确信息方面，他们往往并不成熟。

改进招募和保留的策略

幸运的是，大多数患者寻求并依赖临床医生的建议来指导他们。他们通常愿意了解试验中每种治疗方法的潜在优势，并且承认他们缺乏足够的能力来独立选择一种治疗方法。当一项研究以平衡的方式呈现时，患者通常会认识到，临床医生的平衡只是基于不知道哪种治疗方法更好，而目前正在进行的临床试验正是为确定这一点。此外，当他们得知研究有伦理监督，并不会被当作"小白鼠"时，通常会感到放心。实际上，患者同意参加试验只是为了有机会帮助未来患有类似疾病的患者。在认识到个人偏见和错误信息的风险后，我们提出了以下建议，以帮助克服上述在招募患者参加随机操作性试验时常遇到的挑战。

1. 确保临床医生的支持：

当临床试验比较不同的治疗方法时，务必要意识到参与的临床医生偏倚。当治疗方法涉及不同的专业时，应该解决专业偏倚带来的潜在影响。当难以得到招募医生的支持时，在研究小组中增加一名来自其他相关领域的无偏倚的医生可能是有益的。例如，在比较肺癌切除术和放射治疗时，呼吸科医生或肿瘤内科医生虽然不做任何手术，但对病理有深刻的了解，将是一个理想的"非战斗人员"。他们的中立立场可能会促成更有意义的关于平衡的讨论，因为他们没有任何利益关系。当这样的中立方同时作为转诊医生时，他们也可能对转诊途径上的临床医生的细微差别和偏见提出有用的见解，从而帮助设计招募策略。此外，这些临床医生将更有能力在招募途径的早期将试验介绍给患者。

另一个需要解决影响招募的问题是，当患者可能被随机分配到不同的医生那里接受治疗时，存在收入损失的潜在影响。我们可以考虑分享收入，这可能需要与科室主任和（或）财务人员讨论。我们认识到，一个研究小组最终可能无法解决招募临床医生对报酬的担忧。如果发现了这一点就应该停下来，承认在这样的临床环境下招募工作不可能成功。在这种情况下，研究小组可以考虑在退伍军人事务部、凯萨医疗机构或梅奥诊所等领薪医疗系统内进行试验，这些系统通常不会对治疗进行经济激励。

2. 转诊过程中建立组间均衡：

如上所述，患者通常对自己的疾病很好奇，可能会从多个渠道寻找信息。如果在整个招募过程中保持平等，患者将更有可能加入。因此，研究小组必须联系那些在招募初期为潜在研究参与者提供咨询的人，因为他们会影响患者参与临床试验的意愿。由于这通常包括非医生及非临床人员，研究小组应考虑与医疗系统中患者可能寻求建议的任何个人联系。绘制潜在的转诊路径是一个有用的起点，可以识别和查询那些可能产生影响的人。研究人员应该识别那些对所研究的临床问题不了解的人，这为制定有针对性的教育策略提供了机会，当面讨论时通常更有效。这也有助于策划更多的教育策略，包括在个别部门的讲座或大查房。这些努力往往是富有成效的，但可能需要反复进行，特别是在人员流动大或所研究的临床问题相对不常见的情况下。

3. 以强调建立信任的方式接近患者：

这可能是有助于招募的最重要因素之一。和善的态度、同理心和倾听患者关切的简单技巧是最宝贵的技能，可以建立患者参加临床试验所需的信任。然而要建立信任最重要的是患者能够方便地接触到研究团队。因此，为患者提供一个联络点就很有价值，如研究协调员，当患者有关于研究的问题时可以随时联系他。当患者被太多的信息冲击并有问题时，这可能特别有帮助，否则他们可能会向朋友、家人或互联网寻求答案。通过开辟直接的沟通渠道，协调员可以帮助患者放心，确认临床试验的目的是为他们找到最好的治疗方法，而且两种治疗方法都被认为对他们有好处。

4. 使用以患者为中心的教育策略：

最近正在进行的研究促进了决策辅助工具的发展，并帮助患者理解了复杂的临床信息。有时这些工具甚至可以用来招募患者参加临床试验。目前还不清楚每种工具对特定患者的帮助有多大，因为每个人的学习风格不同。例如，有些人喜欢简单总结，而有些人则寻求更严格的证据。许多患者不喜欢书面材料，而更喜欢与临床医生直接对话。同时，某些新的决策辅助工具，如临床试验问题提示表（QPL-CT）可能特别有用[4]。QPL-CT 是一个经过验证的工具，它为患者提供了 11 个类别的 33 个问题，供他们在与临床医生会面前了解参加临床试验的选项。目前正在开发一个比较简短的 22 个项目的版本。QPL-CT 中的每一个问题都涉及敏感和困难的话题，如预后、诊断，围绕生命末期护理的问题，改善结果及人类受试者保护。它帮助患者寻求对他们来说最重要的信息。因此它减少了花在那些可能是无聊的、令人不快的或对特定患者价值较低的话题上的时间。

5. 考虑保护患者不受偏见影响的策略：

通常，如果治疗医生对特定治疗方法的热情降低，则他们在招募临床试验人员时就会更成功。因此，对每种治疗方法的风险和收益提出更平衡的看法是更有用的。如果他们带头在员工中促进这种均衡，他们甚至可以激发研究团队的活力，使其更有效地进行招募。然而主观偏见总是存在于招募医生的潜意识中，特别是如果他们是提供方案规定治疗的人。即使在潜意识中，任何感知到的均衡的丧失都会对临床人员和患者的参与意愿产生负面影响[5-6]。因此，考虑将治疗医生的偏倚风险降至最低的招募策略可能是有价值的。

最近一系列 Ⅲ 期临床试验旨在回答一个类似的研究问题，但都因招募不足而提前结束，这为临床医生的偏倚风险和上述挑战提供了宝贵的经验。每项试验都是为了将可手术的早期肺癌患者在手术切除和放射治疗之间随机分配，但招募情况非常糟糕。回顾发现，患者是在胸外科诊所招募的，通常是在他们完成评估并被发现适合接受手术之后（目前的治疗标准）。临床试验监督员发现，患者通常急于了解他们是否符合手术条件，并对最后一刻选择随机接受不同的治疗感到不舒服。人们还发现，有时临床试验被认为是一个不太有吸引力的选择，因为它可能将患者随机分配到一个"非标准"治疗中去。吸取教训后，新的随机试验最终以改进后的招募策略开始。目前正在进行的旨在对早期肺癌患者进行手术切除和立体定向放疗的研究，包括 STABLE-MATES（NCT02468024）、SABRTooTH（NCT02629458）和 VALOR（NCT02984761）试验。每项试验都采用了更加以患者为中心的招募模式。

STABLE-MATES 的招募计划采用了一种预随机化技术，即在患者同意之前将其随机分配到任何一种治疗中，这一过程被称为 Zelen 设计。其主要目的是为了尽量减少患者了解每种治疗方法的认知需求，并保护他们不必权衡两种或多种不同治疗方法的选择。在这种研究设计中，患者在了解研究之前就被随机化了。一旦接触到，他们可以选择接受指定的治疗或接受非方案治疗。如果他们同意，接下来他们将与胸外科医生和（或）放射肿瘤科医生会面，了解他们被随机安排接受的治疗。他们可能会被告知另一种治疗方法，但不一定会去见其他专家。

类似地，SABRTooTH 研究通过限制与胸外科医生和（或）放射肿瘤科医生的接触，直到呼吸科医生完成知情同意和随机化过程，来保障患者免受专科偏倚的影响。与 STABLE-MATES 研究一样，患者只需要见被随机分配的治疗对应的临床医生。另外，VALOR 研究团队注重在患者和整个研究团队之间建立信任。作为其中的一部分，研究协调员实际上披露了患者可能会遇到偏倚。在最初的同意程序之后，研究导航员帮助促进两种治疗之间的平衡，并在每次与胸外科医生和放射肿瘤医生的强制性临床预约之前为患者提供咨询。他们甚至提供了陪同患者参加会面的机会。在整个筛查过程中，他们作为一个直接的联系点，帮助安排和协调预约。这提供了一个机会，在任何新诊断为肺癌的患者所面临的困难时期提供持续的情感支持。

英国的 ProtecT 试验证明了与研究协调员密切接触的好处，该试验成功地将 1643 例前列腺癌患者在手术、放疗和主动监测之间进行了随机分配 [7]。通过研究护士对患者的早期参与，甚至在前列腺特异性抗原（PSA）筛查之前，该研究最终对 62% 的合格患者进行了随机治疗 [8]。这超过了类似的 PIVOT 随机试验中 15% 的招募率，该研究分为前列腺切除术与密切观察等待组，是在患者被诊断后招募的 [9]。

6. 考虑持续学习策略：

尽管为应对所有临床试验预测的挑战做出了大量努力，但在开始后才发现不明问题的情况很常见。出于这个原因，建议研究小组经常开会，与招募人员分享他们的见解。研究小组负责人应定期向尽可能多的人征求反馈意见。这可以包括招募工作上游的临床医生，以及愿意提供他们观点的患者本人。表 30.1 中总结的简短策略清单，可以为每次会议提供一个框架。在多个中心进行的试验中，成功的（高招募率）中心的策略可以与不太成功的中心分享，以提高招募率。为了使这种方法获得成功，整个研究团队必须保持活跃状态。

这样一来，灵活调整自己的招募策略将使团队更容易应对所有不可预见的挑战，并及时做出改变。

表 30.1 优化招聘的策略

1. 确保临床医生支持
2. 在转诊过程中建立组间均衡
3. 以强调建立信任的方式接近患者
4. 应用以患者为中心的教育策略
5. 坚持保障患者不受偏见影响的策略
6. 持续学习战略

结 论

将患者纳入随机操作试验，通常面临着与医生和患者的偏倚和偏见有关的挑战。使问题进一步复杂化的是，在招募过程中，错误的信息可能会影响判断。因此，任何试验的成功都可能取决于解决这些潜在干扰的策略，如本章所提供的这些。

参考文献

[1] Kahneman D. Thinking, fast and slow. 1st pbk. ed. New York: Farrar, Straus and Giroux, 2013.

[2] Mather M, Johnson MK. Choice-supportive source monitoring: do our decisions seem better to us as we age? Psychol Aging, 2000, 15: 596–606.

[3] McNeil BJ, Weichselbaum R, Pauker SG. Fallacy of the five-year survival in lung cancer. N Engl J Med, 1978, 299: 1397–1401.

[4] Brown RF, Bylund CL, Li Y, et al. Testing the utility of a cancer clinical trial specific Question Prompt List (QPL-CT) during oncology consultations. Patient Educ Couns, 2011, 88: 311–317.

[5] Huddart RA, Hall E, Lewis R, et al. Life and death of spare (selective bladder preservation against radical excision): reflections on why the spare trial closed. BJU Int, 2010, 106: 753–755.

[6] Van Schil PE, Van Meerbeeck J. Surgery or radiotherapy for early-stage lung cancer—a potential comparison bias. Lancet Oncol, 2013, 14: e390.

[7] Hamdy FC, Donovan JL, Lane JA, et al. 10-Year outcomes after monitoring, surgery, or

radiotherapy for localized prostate cancer. N Engl J Med, 2016, 375: 1415–1424.

[8] Lane JA, Donovan JL, Davis M, et al. Active monitoring, radical prostatectomy, or radiotherapy for localised prostate cancer: study design and diagnostic and baseline results of the ProtecT randomised phase 3 trial. Lancet Oncol, 2014, 15: 1109–1118.

[9] Wilt TJ, Brawer MK, Barry MJ, et al. The Prostate cancer Intervention Versus Observation Trial: VA/NCI/AHRQ Cooperative Studies Program #407 (PIVOT): design and baseline results of a randomized controlled trial comparing radical prostatectomy to watchful waiting for men with clinically localized prostate cancer. Contemp Clin Trials, 2009, 30: 81–87.

（李雨濛　译，聂煌　审）

第31章

干预试验中的均势

Judy C. Boughey

干预试验中的均势

均势的介绍

均势原则是临床试验研究的伦理基础，涉及接受不同治疗的患者的随机分配。临床均势意味着专业医学界对于一种治疗是否优于另一种治疗存在不确定性。Benjamin Freedman 于 1987 年首次使用术语"临床均势"。从伦理角度来看均势至关重要，因为如果研究人员有证据或确信其中一个试验组的干预优于另一个，那么将患者随机分配到临床试验中将会是存在伦理困境。因此，随机临床试验设计要求没有决定性证据表明所研究的干预优于或劣于另一组干预或无干预。

均势的定义

均势是指不知道干预组和对照组孰优孰劣的情况。这同时适用于对照组和试验组，并且是随机对照试验（RCT）的关键要求。当正在评估的两种或

J.C. Boughey (✉)
Department of Surgery, Mayo Clinic, 200 First Street SW,
Rochester, MN 55905, USA
e-mail: Boughey.judy@mayo.edu

© Springer International Publishing AG 2017
K.M.F. Itani and D.J. Reda (eds.), *Clinical Trials Design in Operative and Non Operative Invasive Procedures*, DOI 10.1007/978-3-319-53877-8_31

多种治疗方案之间没有很好的选择基础时，就会出现真正的均势状态。因此，存在一种真实的不确定状态，也称为诚实零假设。

谁应该在临床试验的设计中保持均势一直存在争议。对某些人来说，个别医生确实不确定哪种治疗最适合患者，因此，在临床试验中遵循不确定性原则的随机化被认为是可以接受的。对其他人来说，"临床均势"的水平需要相关干预的集体专业不确定性，并被认为是最强烈的伦理准则。本质上，普遍认为随机试验需要干预措施的不确定性，讨论的重点是它是基于个体医生的不确定性还是整个医学界或专家的群体不确定性。

个人均势与医生的信念有关，当参与研究的医生没有偏好或确实不确定两种治疗方法对患者的总体益处或危害时，就会存在这种信念。如果医生相信、认为他知道或有充分的理由相信某种干预比另一疗法更好，他就不能在伦理上参与该对比试验，也不能与患者讨论这个随机试验。从伦理上讲，医生有义务向每个患者提供最佳推荐。临床均势的定义是专业医学界内对于干预的真正不确定性，它允许进行 RCT，因为均势的定义是整个专家医学界的均势，而不一定是治疗患者的个别医生的均势。在这种情况下，医生可以联系患者参与临床试验。但是，如果研究者有明显的偏倚，则不太可能与患者进行平衡的讨论，而患者最有可能参加临床试验。

临床均势被定义为一组专家之间确实对于哪种干预措施更好存在分歧的不确定性。选择充足的比较对照是临床试验设计中解决临床均势问题的一个重要方面。临床均势是在审查方案期间进行评估和赋予的，该方案通常需要多个委员会的严格审查，如通过国家癌症研究所合作小组机构和其他国家试验网络和多中心机构审查。这一审查过程确保了全国专家对于一种干预措施相对于另一种干预措施的优效性存在确实的不确定性，并且不允许包含高度偏倚申请的临床试验继续进行；由此保护患者避免其中一种干预措施为劣效治疗的 RCT。在支持临床试验的个别医生的层面上，主治医师和患者之间的讨论很重要，在医生认为一种治疗优于另一种治疗的情况下，通常可能不会向患者建议临床试验，或在讨论过程中，患者可能会感觉到治疗医生对其中一个治疗组的偏见或偏好，因此决定不参加临床试验，而是选择接受医生认为是最佳选择的干预措施.

在整个试验过程中必须持续评估均势

干预试验中临床均势的重要性也反映在数据安全监察委员会（DSMB）和机构审查委员会（IRB）年度持续审查的重要性上，这样如果在试验进行期间获得了足够的证据证明干预或无干预措施的优劣，将导致试验暂停，并向所有患者推荐优级干预。对正在进行的临床试验进行年度审查也很重要，以确保与所研究问题相关的临床均势得到维持，并且在全国或国际上进行的其他研究中，不会影响正在测试的干预措施均势的其他数据。

整个专家界不确定性的临床均势允许进行临床试验，直到获得足够的证据证明一种干预措施优于另一种。这反映了 DSMB 作为独立机构审查临床试验正在进行的结果，并向试验发起人建议试验在任何时间点终止的重要性，如果临床试验组数据反映了一组在统计上优于另一组[1]。

均势对患者和临床试验招募的重要性

随机临床试验的成功在很大程度上取决于患者的招募。从患者的角度来看，在考虑参加临床试验时，患者寻求并期望得到保证，他们不会故意接受劣效治疗或故意受到伤害，并且通过参与临床试验，他们有机会获得最优的治疗。临床试验中干预措施的均势使医生更容易与患者讨论临床试验，并使患者更容易考虑参与这些临床试验。

均势是所有 RCT 的重要组成部分，临床试验中的患者入组更容易，而且 IRB 会批准该研究。通过患者招募和 IRB 批准，可以成功进行临床试验，从而发现和（或）验证新的干预措施。如果治疗成功的概率太高或太低，患者将不愿意参加临床试验，而更愿意在临床试验之外接受更好的治疗。在这种情况下，临床实践的进步将受到阻碍，新的干预措施或技术无法被发现或验证。

均势和临床试验的成功

根据随机临床试验中的定义，在试验设计中具有适当的均势，所有试验中新干预的成功机会应为 50∶50（1∶1）。然而，根据定义，最佳治疗成功率为 50∶50 的事实表明，临床试验的很大一部分将面临负面结果，由此限制了最终改变这种临床实践的突破性干预措施的比例。根据定义，可以取得的进步是有限的，最终所有临床试验的成功率预计约为 50%。正是因为手术干预操作的进展通常依赖于前瞻性随机试验的数据，以验证干预的可行性、安全性和有效性，因此设计具有干预均势的临床试验的能力对于使患者愿意参与这些干预性试验至关重要 [2]。

手术和干预性试验的挑战

普通外科治疗基于 RCT 证据的可能性是内科治疗的一半，这是由很多因素造成的。许多当前的操作是在随机试验在医学领域建立之前就引入的，不像许多现代药物是在更近的时代开发的。此外，新外科手术的评估和接受不受美国食品药品监督管理局（FDA）监管，除非该手术涉及使用设备或其他受监管的治疗方面。因此，与随机临床试验相比，新的手术技术可以在安全性和有效性的正式证据较少时就被广泛使用。一旦外科手术/干预作为标准治疗被引入临床实践，对照安慰剂（无干预）测试这种干预就变得困难了。从本质上讲，由于手术治疗的悠久历史和对许多手术条件的监管权限有限，许多疾病的手术标准基础已经在缺乏随机临床试验的情况下建立。然而，虽然它是在没有临床试验的情况下建立的，但现在随机试验中研究外科手术相对于安慰剂的益处不再符合伦理。

这种情况的一个例子是阑尾切除术对阑尾炎患者的作用。这可能是普通外科医生进行的、存在最久的手术之一，因此当患者出现阑尾炎时，标准治疗是阑尾切除术。目前，考虑到抗生素和避免手术，这一手术信条开始受到挑战。尽管对许多人来说这似乎是一种退步，但这是一个需要评估的重要问题。这种情况下的均势一直具有挑战性，尽管越来越多的小型系列报告显示，在没有手术干预的情况下，口服抗生素治疗的患者结果越来越多。临床均势正被确立为 RCT 的基础。

有创手术和非手术治疗的临床试验还面临其他挑战，其中一个重要挑战是缺乏资金，因为制药公司倾向于投资评估药物性能的临床试验，但干预性试验的可用资金更有限。许多应该研究的干预措施涉及操作技术的变化，而设备制造商通常对资助此类研究不太感兴趣。

干预操作和手术是复杂的程序，并且都与训练曲线相关。因此，外科手术/干预的执行质量随着操作者的经验程度而变化。质量表现需要随着时间的推移频繁重复。在外科医生已经进行多年的熟悉手术和对于外科医生来说是全新手术的陌生手术之间进行随机化是不可行的。这将引入对新手术的偏倚，因为质量结果会随着多次重复执行该手术而提高。因此，在两种干预之间实现随机化的最佳方法是确保两种手术均由熟悉并胜任这两种手术的外科医生或操作医生执行，并已多次执行这些手术并且对良好结果感到满意。在一些比较外科手术的试验中，一个研究中心的同一名外科医生不需要执行这两种手术。相反，对任一手术操作有足够经验的外科医生可以在试验中执行该手术操作。

与内科医生相比，外科医生更可能有预先存在对特定干预或治疗方法一定程度的偏爱。外科医生不太可能有意识地犹豫两种治疗中哪一种更好。这是大多数外科医生的性格特点，外科医生善于快速做出重要决定，尽管有时信息不完整但在手术环境中需要这样。

一般来说，外科医生似乎更愿意为癌症化疗试验招募患者，但通常更不愿意让患者参加评估手术技术的试验。与介入/外科试验相关的多重挑战体现在外科/干预试验的数量相对较少。以外科肿瘤学为例，外科肿瘤学研究仅占所有癌症研究的 9%，而在已发表的外科肿瘤学研究中，临床试验仅占 6%[3]。临床试验的资金持续减少，外科人员申请美国国立卫生研究院（NIH）拨款的数量也在减少，授予外科医生的拨款数量也在减少。在 2001—2011 年北美外科肿瘤学研究的一项研究中，总共 9961 项癌症试验中只有 10.5%（1049 项）评估了癌症和手术。其中，898 项为干预研究，只有 125 项研究（占所有癌症试验的 1.3%）是将手术作为变量的干预性研究 [4]。

当考虑设计招募成功可能性最高的临床试验，并为临床影响提供适当的信息和比较时，零干预试验设计是重要的评估。从临床均势和患者入组的角度来看，将个体患者随机分配到干预与不干预的研究通常比将患者随机分配到一种干预与另一种干预的临床试验更具挑战。在考虑侧重于手术干预的临床试验设计时，存在许多关键问题。首先，如果该干预涉及受 FDA 监管的成分，该成分是否获得了将用于试验的上市批准，或者在进行研究之前是否需要 FDA 的任何特殊批准？在一种干预和另一种干预之间随机分配患者是否符合伦理，医学领域的专家之间是否存在适当的临床均势？鉴于临床试验设计和实施所需的时间长度，考虑这种干预的时间框架很重要。是否预计正在评估的新干预措施可能会随着临床试验的进行而过时？如果存在这种可能，临床试验就不太可能成功改变临床实践。应考虑的其他方面包括干预的时间安排、干预的时长，以及在干预之前或执行干预之后进行评估所需的任何特殊测试。

对照组

在设计一项临床试验以评估有创治疗操作的有效性时，对照组的选择可能包括非手术治疗、替代有创操作或潜在的假手术。假手术通常可以提供最好的比较，但实施起来可能更具挑战性，尤其是因为这可能涉及手术室费用，并可能使患者处于麻醉状态，甚至在皮肤上做切口。当对照是一个假手术时，允许在两组之间进行随机分配，从而控制选择偏倚。此时允许对患者设盲，从而控制期望偏倚。它还允许对结果评估员进行设盲，因为在随访中看到患者的医生或医护人员可以成功地对患者参加的组设盲，并且还最大限度地减少了研究组之间的交叉，保留了随机的最佳属性分配。相比之下，非手术对照组在这些部分就有困难。它确实允许在 RCT 中进行随机分配，但不能在手术干预和非手术治疗之间对患者设盲；同样地，评估结果的人通常不能设盲，并且两个干预组之间存在显著的交叉可能性。在两种干预措施之间随机化的随机试验可能提供非手术治疗和假手术之间的折中。替代有创操作确实允许基于 RCT 设计的随机分配。在某些情况下，它可以允许根据替代的有创干预对患者所在的干预组进行设盲，并且还可以允许对评估结果的医护人员进行设盲。它确实保留了随机分配的属性，并最大限度地减少了预计在干预之间交叉的患者数量。

我们看一些过去改变临床实践的大型 RCT 例子，如 NSAPBB-06 试验。当时，在试验进行时，治疗选择确实存在临床均势。对照组是乳房全切除术，这是当时的标准治疗。其他组的干预符合伦理，与对照组不同，因此是合理且有意义的。该试验改变了临床选择，允许保乳手术和乳房切除术都成为早期乳腺癌女性的手术选择。外科医生的经验在研究中没有得到很好的记录，很可能一些当时没有进行过很多肿块切除术的外科医生处于学习曲线的早期。参与试验的外科医生数量众多，这是一项多中心合作组试验，确保结果可推广到更大的患者人群。

随着我们进入一个技术和科技更先进的时代，在参与临床试验之前进行手术认证对于保证所产生结果的真实完整性至关重要。美国退伍军人事务部（VA）随机试验比较开放式腹股沟疝修补术与腹腔镜腹股沟疝修补术，要求每名外科医生在参与临床试验之前至少进行 25 次他们正在执行的开放式疝气或腹腔镜疝气干预手术，此外，在参与试验之前，需要提交腹腔镜疝病例视频以供中央审查。这种手术认证和评估是一种引入新的手术操作时控制学习曲线的方法。该试验凸显了新手术操作的一个重要困境。从开放手术修复到腹腔镜手术修复的转变可能在没有充分评估临床试验的情况下发生，如腹腔镜胆囊切除术的发展主要是由患者的要求而不是对前瞻性手术结果的验证驱动的。

对于外科手术，方案应包括外科手术的所有关键步骤的清晰记录，以确保在参与研究的所有患者中以类似的方式进行操作。在查看英国关于食管反流的试验时，他们将患者随机分配接受手术治疗和药物治疗。然而，手术干预建议常规的食管裂孔疝修补和不可吸收的合成缝合线，但所进行的胃底折叠术的类型由外科医生决定。这会在整个手术过程中引入显著的可变性，从而影响临床试验的结果。因此，对于干预性研究，在方案中概述有关操作关键步骤的具体细节很重要，与药物干预研究类似，方案中明确规定了剂量 – 剂量间隔和剂量调整。《美国外科医师学会手术标准手册》是第一本旨在概述肿瘤手术最低术中要求以规范手术方法并可用于临床试验标准化的教科书[5]。提高干预试验组标准化的一种方法是要求外科医生在参与临床试验之前获得认证，并要求提交手术视频以供中央审查。对于手术切除操作，切除标本的照片记录及标本的标准化病理评估是重要的组成部分。在手术干预之前对患者进行类似的标准化成像和详细描述的资格标准至关重要。

参考文献

[1] Freedman B. Equipoise and the ethics of clinical research. N Engl J Med, 1987, 317(3):141–145.

[2] Djulbegovic B. The paradox of equipoise: the principle that drives and limits therapeutic discoveries in clinical research. Cancer Control, 2009, 16(4):342–347.

[3] Purushotham AD, Lewison G, Sullivan R. The state of research and development in global cancer surgery. Ann Surg, 2012, 255(3):427–432.

[4] Menezes AS, Barnes A, Scheer AS,et al.Clinical research in surgical oncology: an analysis of ClinicalTrials.gov. Ann Surg Oncol, 2013, 20(12):3725–3731.

[5] Nelson H, Hunt KK, Blair S, et al. Operative standards for cancer surgery. Wolters Kluwer, 2015：332.

（马黎娜　译，聂煌　审）

第 6 部分

监管的注意事项

第 32 章

建立临床试验办公室

Kamal M.F.Itani

引 言

临床试验的成功取决于主要研究者（PI）设置的组织基本架构。主要研究者和执行委员会负责管理广泛分布的多家机构、委员会、庞大的预算、入选受试者的安全和隐私，以及数据的完整性。本章将讲述如何设置基本架构（图 32.1）。

主席办公室

主席办公室，也被称为临床协调中心，应包括研究主席（通常是整个研究的 PI）、领导各中心研究协调员的国家护士协调员，预算允许的情况下还应配备一名管理助理。PI 和国家护士协调员通常不担任本中心的研究者和研究协调员，以保证临床协调和数据收集间互不相通。研究和研究协调通常由

K.M.F. Itani (✉)
Department of Surgery, VA Boston Health Care System/Boston
University and Harvard Medical School, VABHCS(112A),
1400 VFW Parkway, West Roxbury, MA 02132, USA
e-mail: kitani@va.gov

© Springer International Publishing AG 2017
K.M.F. Itani and D.J. Reda (eds.), *Clinical Trials Design in Operative and Non Operative Invasive Procedures*, DOI 10.1007/978-3-319-53877-8_32

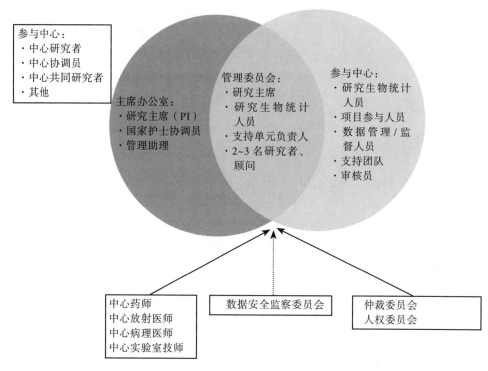

图 32.1 临床研究基本架构

其中心其他人员承担。PI 所在的中心参与研究是有利的，可以使 PI 和国家护士协调员都能有与本研究相关的所有问题的第一手经验。

一旦该研究获得批准和资助，首要任务是招募一名国家护士协调员，其将与 PI 和协调中心在该研究的各个方面密切合作。

原始提案中将对参与中心的确定和招募的时间表、机构审查委员会的批准（中央和地方）及研究的进程都进行描述。主席办公室必须尽一切努力遵守进度表。

主席办公室的首要活动之一就是为整体研究编写一份研究手册，即操作手册。操作手册将逐步描述研究的所有活动，以及研究任务的授权和研究中每个人的培训。该手册旨在为研究方案提供补充信息，并提供关于具体研究操作的更多细节。如果发生人员更替或突发紧急情况，任何研究人员都应能够从操作手册中获得有关研究中的任一步骤或角色的信息。

主席办公室还应确定第一次研究人员会议的日期，这应与所有或大部分参与中心的人员能到位的时间一致。会议应至少包括各个中心的研究者，如果预算允许的话还应包含共同研究者、中心协调员、协调中心成员，包括放射、检验、病理和顾问等所有支持单元的代表在内的执行委员会成员，以及仲裁委员会的成员。在会议期间，PI和协调中心的工作人员将一步步讨论研究的各个方面，审查研究方案，招募方案、受试者的保留、数据工具和操作手册。对于具体的操作或手术，细节和材料将由研究者通过视频、人体模型或尸体（如有必要）在首次会议时亲自议定。各中心协调员将就数据录入工具的各个方面进行自己的培训。在该次会议期间，还应设有一个关于人类研究的临床试验管理规范的审查板块。

在第一次会议上，所有的人员都要见面，了解彼此的角色，并确定研究的基调、期望和细节。所有可能的问题都应该得到回答。在第一次会议期间，问题可能没有得到解决，或者根据研究者协商的一致意见，方案中的某个步骤可能实现不了。这些问题可以被带回执行委员会，执行委员会可以提供答案或决定是否进行需要机构审查委员会（IRB）批准的方案修改。如果有预算，而且认为对研究进展有必要的话，每年都可以举行面对面的会议。

主席办公室将组织每月与所有中心研究者和协调员举行的电话会议，讨论遇到的挑战，从中学习并回答问题。这些电话会议的频次不一，取决于遇到的困难和研究的进展。

国家护士协调员应该至少每月与各中心协调员进行一次单独的电话会议，讨论与招募、筛选策略、数据输入和传输及参与者依从性和保留的相关问题。

对于主席办公室来说，至少每季度发布一份研究简报，提供关于每个中心的招募情况、总体研究进展、常见问题的解答，每次可着重解决一个中心的问题，也是非常有益的。

研究协调中心

研究协调中心，有时也被称为生物统计和数据协调中心，由首席生物统计学家领导，经常与主席办公室密切互动。根据研究的大小，研究协调中心可为研究分配各类工作人员，包括程序员、数据管理人员、其他统计学人员和支持人员[1]。

协调中心建立的随机化程序和工具，将监察每个参与中心的筛查、招募、数据质量、方案依从性和参与完成度。协调中心将在执行委员会会议之前向主席办公室提供报告和存在的问题。协调中心还将为定期会议准备将交由独立数据监察委员会审查的包括安全性和有效性在内的问题的各种报告。其他委员会要求的仲裁终点或其他议题，只要不损害结果的完整性和对参与工作人员的盲法，就可以提供。

执行委员会

执行委员会，有时也被称为指导委员会，由 PI 领导，首席生物统计学家、2~3 名主要研究者、国家护士协调员、关键顾问和所有支持单元（放射学、药房等）的负责人组成。

执行委员会担任研究中操作层面的管理小组和决策机构。他们通常每月举行会议，并根据需要审查进度表依从性、招募策略、所做的其他努力和研究参与者的保留情况。基于在各中心研究电话会议上的反馈，委员会对方案修订作出决议，并对表现不佳的医疗中心采取行动。执行委员会可对研究中心进行访视，以审查方案依从性或对操作 / 手术进行观察。根据对某些中心的担忧程度，执行委员会可能会作出决定，派遣 PI、顾问或中心 PI，或多学科团队来审查和报告令人关注的问题。

如果研究结果不清楚，执行委员会可将案件提交给仲裁委员会，如果存在安全漏洞或伦理问题，可将案件提交给伦理委员会。这些委员会将反馈报告给执行委员会，以便其采取行动。

数据安全监察委员会

数据安全监察委员会（DSMB）是由研究申办者组织的一个独立的监督委员会。它负责监察研究的进展。首席生物统计学家根据预先设定的计划为 DSMB 提供非盲报告的疗效和安全性结果。DSMB 还会考虑来自研究之外、对研究可能产生影响的新的科学信息，以确定这项研究是否应该继续下去。DSMB 是一个建议性机构，它与研究申办者沟通其提出的建议。如果研究申办者接受了 DSMB 的建议，那么研究申办者将这些信息传达给研究执行委员会。但研究者不会收到任何关于非盲数据的讨论。在第 39 章中将对 DSMB 有更详细的描述。

支持单元

不同的研究可能需要不同的服务来支持研究的不同功能。如果研究药物是试验性药物或没有上市，可以通过中央药房配药；对于设备和植入物，可通过中央供应站逐个受试者供应，或采取小范围批次供应，以确保正确处理、存储和符合有效期。特殊实验室检测，如遗传标记物和生物标记物的特殊组织学染色，将被送往中心实验室以便标准化。这将需要针对按国际航空运输协会（IATA）条例正确处理人体标本和进行安全运输进行培训。放射检测可以在当地进行，但可能需要中央中心专门的工作人员进行读片，以便标准化。执行委员会中应有来自各支持单元的代表，以讨论各种议题、挑战或进展。

其他委员会

应设立所研究领域的各类专家组成的仲裁委员会或终点委员会。在对试验结果进行临床解读时常出现分歧，很有必要有一个无偏倚的意见来裁决结果。

虽然 IRB 对研究的各个方面都提供了监督，但重要的是要有人权委员会，特别是对于操作和手术类的试验，以确保方案各方面的实施能够符合伦理和安全、没有偏倚，避免揭盲，特别是在对照组为假手术或假操作的情况下。在某些情况下，DSMB 可能包含一个或多个伦理学家或患者代表，而非设立单独的人权委员会。

大型试验可能有几个亚研究时可以建立发表委员会。然而，若无单独的发表委员会，执行委员会同时兼任发表委员会也不少见。该研究的任何成员提出的所有发表请求都应通过该委员会来批准和发布数据。在提交之前，委员会对文稿的准确性、作者资格和所需费用进行审查。

大型复杂试验还可能有额外的委员会来负责研究实施的各个方面，如招募、保留及质量控制。

中心研究者办公室

中心研究者办公室设置类似于主席办公室。中心 PI 招募中心协调员和共同研究者来帮助完成研究各个方面的工作。中心 PI 不在研究地点时，应指定一个或多个共同研究者作为其代表。共同研究者应熟悉该方案和研究操作手册。他们中的一个或几个将参加研究者会议，并接受有关研究操作或手术的全面培训。PI 负责维护最新的文件、同意书和伦理委员会批件等，将在要求的时间内向主席办公室报告中心的方案违背及所有不良和严重不良事件，并负责确保数据安全和保护所有患者的个人健康信息。中心 PI 还必须提供 IRB 履行其监督职责所需的信息，如严重不良事件和有关知情同意过程的文件。中心 PI 还将确定放射、检验、病理，以及本研究所需的其他专业的辅助工作人员。研究中心与受试者的沟通和受试者能联系到研究中心，这两方面对于每家研究中心都非常必要。

虽然研究对象的招募和保留策略是由主席办公室规定的，但最终要由各中心研究者来负责制定出最适合本中心文化和环境的计划。

此外，重要的一点是，各中心的研究人员要参加预定的电话会议和会议，了解与该研究有关的所有改动和问题。

结　论

综上所述，组织主席办公室、各委员会和研究协调中心，该办公室与各部门保持沟通并对各种问题和挑战及时做出回应，这些对于研究的成功至关重要。一个大型前瞻性随机试验的花费通常以数百万美元计，并需要大量的参与中心、人员，最重要的是需要大量患者的参与，这些都使研究主席办公室责任重大，需要确保研究的每个方面都以公平、公正和负责任的方式得到管理。

参考文献

[1]　Williford WO, Krol WF, Bingham SF,et al. The multicenter coordinating center statistician: "More than a consultant". Am Stat, 1995, 49(2):221–225.

（张慧　译，路志红　审）

第33章

监管的注意事项：临床研究协调员

Marie Campasano，*Kamal M.F. Itani*

临床研究协调员，也称护士研究协调员、研究协调员或试验协调员，在临床试验的实施和成功中起着关键作用。协调员一直被认为是临床试验的"心和灵魂"[1]。尽管所有的责任都落在主要研究者（PI）身上[2]，但临床研究协调员管理和监督研究的日常操作，以确保临床试验的各个方面从研究开始到结束都能顺利进行。

专业背景

2007 年，美国国立卫生研究院临床中心（NIHCC）发布了角色描述项目的结果，奠定了临床研究护理专业中临床研究护理实践的基础。该文件描述了研究护理实践的范围，并将其归为两种角色[3]：临床研究护士（CRN）和研究护士协调员（RNC）。在某些设置下，这些角色并不相互排斥。CRN 在

M. Campasano (✉)
Department of Surgical Service, VA Boston Healthcare,
1400 VFW Parkway, MS 112, West Roxbury, MA 02132, USA
e-mail: Marie.Campasano@VA.gov

K.M.F. Itani
Department of Surgery, VA Boston Health Care System/Boston University and Harvard
Medical School, VABHCS(112A), 1400 VFW Parkway, West Roxbury, MA 02132, USA
e-mail: kitani@va.gov

© Springer International Publishing AG 2017
K.M.F. Itani and D.J. Reda (eds.), *Clinical Trials Design in Operative
and Non Operative Invasive Procedures*, DOI 10.1007/978-3-319-53877-8_33

研究单位内工作，如 NIHCC、临床转化科学奖颁发地的研究单位、临床研究总中心（GCRC），或关注临床研究的专业医疗项目[3]。他们的作用是提供和支持一个研究方案所有临床相关的活动。而 RNC 主要负责研究协调和数据管理，主要专注于患者招募、完整性、试验对监管条例的依从性和报告[3]。NIH 的角色描述项目定义了研究护理专业实践中 5 个维度不同种类的活动内容。

临床实践

为临床研究的参与者提供直接的照护，并给予他们的家庭和其他重要的人以支持。照护要求是根据研究的范围、患者的临床状况，以及研究步骤的要求和临床效果，包括病史和体格检查、研究药物的给药、效果监测及标本的采集、处置和处理来建立的[3]。

研究管理

研究协调员确保遵守方案的各个步骤，准确的数据收集和表格完成。他 / 她需要与研究申办者、机构审查委员会（IRB）和不同的监管机构沟通[3]。

照护的协调与连续性

在不干扰必要的临床医疗和需求的情况下协调研究活动是临床研究协调员的一个重要作用，同时其应与转诊医生和首诊医生保持关系[3]。这一维度下的活动，如就研究方案中的医疗措施对所有患者进行宣教，协调安排受试者的访视，作为研究参与者的病例管理员，解答参与者和医务人员的问题和担忧。

人类受试者保护

研究协调员有助于来自不同背景的参与者知情地参与临床研究[3]。例如，他 / 她通过解释研究方案、解答和关注问题获得参与者初步和持续的知情同意。研究协调员还与 PI 和其他研究人员团队合作来解决任何潜在的伦理冲突。

为科学作贡献

研究协调员处于独特的地位，可以在研究期间进行观察，根据他们的观察结果，可能为了尽量降低参与者的风险而修改研究方案，也可能改进研究流程或产生新的研究思路。此外，研究协调员可随时让参与者了解一项研究的新发现，以及这些发现对参与者的影响。

教育和培训

传统上，研究协调员的角色是由一名注册护士担任的。最近，其他一些人员，如高级执业护士（NP）、医生助理（PA）和可能选择不在美国获得医疗执照的国外培训的医生，开始担任研究协调员并对临床试验的开展作出了重大贡献。历史上的试验协调员、研究协调员和护士研究协调员最初是由PI、其他中心协调员或场外研究人员指导的[4]。虽然这在今天仍然被接受，但其复杂性和行政要求更高，可能需要更正式的培训。

临床研究培训是通过获得证书、助理学位或学士学位的课程提供的。这些培训项目使研究候选人在该领域能获得初级职位，为他们提供认证。其他工作，如高级研究协调员和项目经理，可能需要获得硕士学位。临床研究中的助理学位课程包括一般课程和专业的临床研究课程，还可能包括实习[5-6]。

注册护士或其他有医疗背景的人，如NP、PA或来自其他国家的没有在美国获得认证的临床医生，一个认证课程可能就足够了。基于多年在护理或医疗领域的经验，有坚实的基础，使临床研究协调员（CRC）能成为优秀的候选人。其他没有医学基础的人需要完成助理学位证书，证书课程包含医学和研究术语的基础课程和临床研究的入门水平课程。CRC教育项目包括临床研究管理、药物安全管理、法律和法规遵从性、临床统计、临床试验的药理学和研究伦理等。作为CRC工作需要临床研究和临床经验的教育。虽然不是强制性的，但可以通过临床研究协会学会（SOCRA）和临床研究专业人员协会（ACRP）获得专业认证[7-8]。

认 证

由SOCRA提供的临床研究专业认证（CRP）可提供给那些在研究领域全职工作的协会成员。申请人必须具备的经验取决于所完成的教育和培训水平。SOCRA有3个类别，这将使候选人有资格进行他们的认证考试：

第一类：在过去的 5 年内，至少有 2 年全职从事临床研究专业人员。

第二类：拥有助理，本科或研究生项目的"临床研究"学位。在过去的 2 年中，作为一名临床研究专业人员，有至少 1 年的全职工作经验。

第三类：持有本科或研究生项目的"临床研究"证书，并持有科学、医疗、药学或相关领域的助理或学士学位，在过去的两年中，作为一名临床研究专业人员，有至少一年的全职工作经验。

CRP 可用于临床研究协调员、PI、研究者和其他从事临床研究工作的人员 [7]。

临床研究协调员证书由 ACRP 提供。要获得 ACRP 认证，申请人必须提供助理或学士学位或注册护士（RN）的证据，并至少有 3500 h 的工作经验。高中文凭或有担任 LVN、LPN、医疗助理或实验室技术员的经验，以及 4500 h 的相关工作经验也可满足要求。ACRP 还提供其他认证，如临床研究助理（CRA）和临床医师研究者（CPI）。每项认证都要求申请人符合资格并通过考试 [8]。

除了培训和认证外，所有从事人体学科研究的研究人员都必须完成一个 IRB 合作培训计划（CITI）[9] 或国家研究院健康（NIH）课程，满足人类受试者保护和临床试验实施规范的教育要求 [10]。这些项目都是线上项目。不同的研究机构还要求对《1996 年隐私和健康保险可携带性和责任法案》（HIPAA）条例进行其他年度培训 [11-12]。

临床研究中的角色

CRC 的作用是复杂的；CRC 监督和协调临床研究的日常活动，与临床多学科团队和研究人员密切合作，以确保所有方案要求的步骤和研究访视都按照方案规定的指南进行。CRC 在许多不同的环境中工作，包括大学或私立医院、政府机构［如美国国家卫生研究院、退伍军人事务部、美国疾病控制和预防中心（CDC）］及美国国防部（DOD）等。他们也可以受雇于制药行业和私人研究机构。CRC 需要拥有丰富的技能和知识 [13]。优先次级和决策技能对这个角色至关重要。优秀的沟通能力和互动能力是必须的，因为 CRC 与临床医生、患者、申办者和 IRB 都有接触。一系列的计算机技能也是必要的。他们通常管理受试者的筛选和确保对方案和其他适用法规的依从性，确定临床试验遵从政府法规和指南、国际协调会议认证（ICH）法规 [14]、GCP 指南、各中心的标准操作程序（SOP）及其他政策和程序（表 33.1）。

表 33.1　临床研究协调员的作用

与研究申办者准备中心启动、监察和停止访视

参加研究者会议

促进了 NDA^a 的执行

准备和管理 IRB 和伦理委员会的文件 ^b

参与准备研究预算和 CTA^c

参与 CRADA^d 的开发和执行

阅读和实施方案、知情同意书、研究者手册和其他研究指南

在 CRF/eCRF 中维护参与者数据

培训新的人员 / 医务人员，以执行和遵守方案

协助制定和执行招募策略

筛选和纳入 / 排除受试者

维护招募日志 ^e

作为研究对象和主要研究者之间的联络人

与主要研究者合作，获得 ICF，并将其维护于监管文件夹内

为研究对象制定并实施保留计划

早期退出试验对象的监测

确保主要研究者执行方案规定的任务

随机分配受试者并分配研究编号

通知受试者并分发研究药物或器械

管理研究的经费和受试者津贴

向主要研究者、研究申办方和 IRB 记录 / 报告所有（严重）不良事件

记录和解释研究药物或试验产品的任何提前揭盲

管理所有临床用品的接收、分发、检索和退回

确保主要研究者审查并签署所需的研究文件

与研究申办者就研究活动进行交流和知识更新

答复数据质询

准备一个记录的保留和存储计划 ^f

NDA：保密协议；IRB：机构审查委员会；CTA：临床试验协议；CRADA：临床合作研究和开发协议；CRF：病例报告表；eCRF：电子病例报告表；ICF：知情同意书。
a：至少双方之间的法律合同，概述了双方希望与之分享但希望对第三方限制的机密材料、知识或信息。b：原始提交、年度更新、方案修订或违背、不良事件、数据安全监察报告、访视报告、参与者招募工具和研究申办者提供的其他报告。c：包括赔偿、保密、发表、知识产权、保险、数据安全和监察委员会、受试者伤害、适用法律和终止条款 [15]。d：政府机构和私人公司或大学之间对研究和研发的合作协议 [16]。在联邦政府的研究地点，如退伍军人管理局。e：列出了参与纳入 / 排除的受试者和受试者不能参与的原因，包括拒绝参与、符合排除标准或不符合纳入标准。f：必须遵守研究中心的政策和程序，并符合研究中人类受试者的保护要求（45CFR 46.115）[17] 和美国食品药品监督管理局（FDA）设备政策 [18]

在人类受试者保护中的作用

　　临床试验对于提高患者的照护标准和患者对卫生保健的满意度至关重要。临床研究协调员地位独特，在临床试验进行中既支持患者也支持研究。研究护士协调员最重要的角色之一是确保研究对象的安全和福祉。基于他／她所受的教育、背景及临床技能，CRC 能够优先考虑患者的需求和最佳利益，并在试验期间保护他们的福祉。同时作为受试者的支持者，CRC 更有助于对研究的知情参与 [19]。通过实施研究方案的目标，CRC 对研究有利，可确保遵循试验方案并实现科学目标。由于中立立场、整体的观点，以及在支持患者、受试者与研究间维持的平衡，CRC 在推进保护人类受试者和增进知识的目标方面具有独特的地位。

参考文献

[1]　Fedor CA, et al. (2006 Remedica). Responsible research a guide for coordinators 1st edition. London/Chicago: Remedica Publishing, 2006. ISBN 1-901346-68-4.

[2]　US Department of Health and Human Services Food and Drug Administration Center for Drug Evaluation and Research (CDER) Center for Evaluation and Research (CBER) Guidance for Industry E6 Good Clinical Practice: Consolidated Guidance April 1996 ICH[2016–05]. http: //www.fda.gov/downloads/Drugs/.../Guidances/ucm073122.pdf.

[3]　CRN 2010 Domain of Practice Committee 2009. Building the foundation for clinical research nursing: domain of practice for the specialty of clinical research nursing. National Institutes of Health Clinical Center, Nursing and Patient Care Services[2016–05]. Available at: http: //www.cc.nih.gov/nursing/crn/DOP_document.pdf.

[4]　Mueller MR. From delegation to specialization: nurses and clinical trial co-ordination. Nurs Inq, 2001, 8(3): 182–190.

[5]　National Institutes of Health. Required education in the protection of human research participants, notice OD-00-039 (2000-06-05) [2000–08–25]. Available at http: //grants.nih. gov/grants/guide/notice-fifiles/N0T-0D-00-039.html.

[6]　How do i become a certified clinical research coordinator?. Learn.org[2016–06–06]. http: //learn.org/articles/How_Do_I_Become_a_Certified_Clinical_Research_Coordinator. html. 2003–2016.

[7]　The Society of Clinical Research Associates. The Society of Clinical Research Associates.2005. http: //www.socra.org/.

[8]　The Association of Clinical Research Professionals. The association of clinical research professionals. 2005. http: //www.acrpnet.org/.

[9]   Collaborative Institutional Training Initiative. A division of BRANY NY[2016–05]. https: //www. citiprogram.org/.

[10]   National Institutes of Health. National Institutes of Health: required education in the protection of human research participants. 2000. http: //grants.nih.gov/grants/guide/notice-fifiles/NOT-OD-00-039.html.

[11]   National Institutes of Health and Offifice of Extramural Research. National Institutes of Health, and Offifice of Extramural Research: OER: peer review and policy issues. 2005. http: //grants. nih.gov/grants/peer/peer.htm.

[12]   U.S. Department of Health and Human Services, et al. U.S. Department of Health and Human Services, Food and Drug Administration, Center for Drug Evaluation and Research, and Center for Biologics Evaluation and Research: guidance for industry, E6 good clinical practice: consolidated guidance. 1996. International conference on harmonisation of technical requirements for registration of pharmaceuticals for human use.

[13]   Pick A, Liu A, Drew VL,et al. The role of the research nurse. Nursing Times; 107 on line edition, 26 Apr, vol 107 on line edition/www.nursingtimes.net.

[14]   World Medical Association Declaration of 2004. World medical association declaration of Helsinki: ethical principles for medical research involving human subjects. Verney-Voltaire, France: World Medical Association Declaration of Helsinki, 2004；2004.

[15]   Non-disclosure agreement. Wikipedia.org[2016–05]. https: //en.wikipedia.org/wiki/Non-disclosure_ agreement.

[16]   VHA Directive 1206 Transmittal sheet. Use of a cooperative research and development agreement (CRADA)[2015–05–13].

[17]   US Department of Health and Human Services. Code of federal regulations tittle 45Part 46.115 protection of human subjects effective, 14 Jul 2009[2016–06–01]. http: //www.hhs.gov/ohrp/regulations-and-policy/regulations/45-cfr-46/.

[18]   US Food and Drug Administration（2016-06-02）[2016–06–06]. http: //www.fda.gov/MedicalDevices/.

[19]   Davis AM, Hull SC, Grady C, et al. The invisible hand in clinical research: the study coordinator's critical role in human subjects protection. J Law Med Ethics, 2002, 30(3): 411–419.

（张慧　译，路志红　审）

第 **34** 章

数据采集表

William G. Henderson, Marie Campasano

引 言

数据采集表是将对临床研究中患者的观察和测量输入试验数据库中的载体，以便根据试验目的对数据进行分析。不管输入数据用的是什么设备（纸质表格、用个人计算机分别录入、互联网录入等），数据采集表设计的原则是一致的。临床试验的目的和设计决定了所需数据采集表的类型和内容。尽管很多研究者认为数据采集表的设计和使用烦琐而乏味，但这些表格的设计对于数据采集的效率和准确性，乃至对试验最终能否成功至关重要，因此需要外科医生和生物统计人员密切合作。在临床试验计划阶段对数据采集表计划得越周密、付出的心血越多，临床试验后期遇到需要修改表格的情况和数据质量方面的问题就越少。

W.G. Henderson (✉)
Adult and Child Consortium for Outcomes Research and Delivery Science (ACCORDS)
and Department of Biostatistics and Informatics, Colorado School of Public Health,
University of Colorado Denver, 13199 E. Montview Blvd., Suite 300, Aurora, CO 80045, USA
e-mail: William.Henderson@ucdenver.edu

M. Campasano
Department of Surgical Service, VA Boston Healthcare, 1400 VFW Parkway,
MS 112, West Roxbury, MA 02132, USA
e-mail: Marie.Campasano@VA.gov

© Springer International Publishing AG 2017
K.M.F. Itani and D.J. Reda (eds.), *Clinical Trials Design in Operative
and Non Operative Invasive Procedures*, DOI 10.1007/978-3-319-53877-8_34

临床试验数据采集表的初始设计和构成

只要计划用计算机来分析数据，就应当在临床试验中使用数据采集表。数据采集表应当清晰、有逻辑且方便使用，这样数据采集者易于完成，数据录入人员也易于将数据输入计算机可读的表格内。在数据采集表定稿前最好让数据采集者和数据录入人员也审一下。

如果研究项目相对简单（如需要采集的是单个时间点的数据），可能每个患者只需要一个或两个数据采集表。然而，在更大规模的研究中（例如，患者需采集基线和随访数据，且可能每次访视都需要采集多个类别的数据），表格的组织变得更加重要。在后一种情况下，按患者在研究中的进程将表格以时间顺序组织起来是个好办法。单个表格应专门用于具体某个范围的内容，例如，筛选和人口统计学数据、病史、查体、实验室检查、治疗等。单个表格不应太长、太复杂，理想长度是 1~4 页。在许多临床试验中，表格可细分为基线时完成的表格、定期随访时完成的表格，以及只有特定事件发生时完成的表格（如计划外的临时就诊、住院、死亡、脱落等）。创建一个表格来记录每次研究访视时应当完成哪些表格会有助于研究的实施。应给出每种类型的表格的题目和编号。

我们将以美国退伍军人事务部（VA）第 456 号合作研究为例（CSP #456，无张力腹股沟疝修补术：开腹和腹腔镜外科技术的比较）[1-2]。这是一项多中心随机临床试验（RCT），于 1999 年 1 月至 2003 年 11 月在弗吉尼亚州 14 个医疗中心进行（VAMC）。该 RCT 的目的是比较开腹无张力腹股沟疝修补术和腹膜前无张力腹腔镜下腹股沟疝修补术（Lichtenstein 法）对 2 年复发率的影响（主要结局）。次要结局包括术后并发症、疼痛、恢复日常活动的时间、与健康相关的生活质量、患者满意度、护理者的负担和费用。

对在参与试验的 VAMC 的普通外科诊所就诊的男性进行筛选以随机，纳入标准为年龄 ≥ 18 岁，诊断为腹股沟疝，并签署知情同意书。排除标准为美国麻醉医师协会分级Ⅳ级或Ⅴ级，有全身麻醉禁忌证，肠梗阻、肠绞窄、腹膜炎、肠穿孔、局部或全身感染，盆腔腹腔镜禁忌证，既往补片修补史，预期寿命不到 2 年，或正在参加另一项临床试验。将患者按疝气类型（原发或复发）、单侧或双侧疝气及研究中心分层随机至两个干预组之一。

患者基线筛选信息包括社会人口统计学数据、疝气的特征、合并疾病列表、一般的健康问题、纳入和排除标准及分层和随机化信息。对所有被筛选的患者均采集这些数据。随机化后和接受干预前，患者还需填写健康相关生活质量的标准 SF-36 表格，以及评估患者活动水平、疼痛和不适程度的表格。患者的护理者还填写一份表格，说明他们如何看待疝气对该患者日常活动能力的影响，以及他们需要帮助患者到什么程度。

手术数据包括外科医生经验、手术时间、麻醉的细节、使用的抗生素、疝气的特征、补片大小、失血量、所进行的其他操作的现行程序术语（CPT）代码，以及关于 Lichtenstein 或腹腔镜手术的一些具体细节。

术后 2 周、3 个月和 1 年对患者进行复查，然后由一名未参与患者手术的外科医生确定是否有疝复发；若可能有复发，则由一名独立的外科医生通过超声检查或二次手术确认。

次要结局是并发症、以患者为中心的结局（疼痛、与健康相关的生活质量、活动评估、对医疗的满意度、护理者的负担）及费用。术中和术后 2 周、30 天记录手术并发症。患者术后每天完成疼痛的视觉模拟量表，直到第一次术后随访。术后第一次随访时和术后 3 个月、6 个月采集其他以患者为中心的指标，随后每年一次。

术后最初 3 个月通过患者日志来收集资源利用情况和费用数据，随后从管理数据库来收集，直至术后一年。这些数据包括住院和门诊的资源利用情况。

表 34.1 和 34.2 总结了 CSP #456 中使用的表格。表 34.1 包括诊所就诊表，表 34.2 包括管理和资源利用 / 费用表，涵盖表格编号、表格标题及表格是何时、由谁收集的。这些表格是按照典型的患者在研究过程中的进程来组织的，并按数据采集的领域（如并发症、活动评估、疼痛和不适、对医疗的满意度等）设计。术中并发症、术后并发症和术后危及生命的并发症分别需要单独的表格，因为不同类型的并发症是在不同的时间段收集的（表格 3–5）。术前和术后活动评估（表格 6–7）可以只使用一个表格，因为两次评估使用的是相同的评分表；但是表格使用说明会略有不同，因此调查人员决定对术前和术后评估使用不同的表格。术前和术后疼痛和不适表格（表格 9–10）也是如此。SF-36 数据采集在基线检查和术后期间使用相同的表格，因此它们只有一个表格编号（表格 11）。对医疗满意度的表格（表格 12–13）在不同时间点所包含的问题略有不同，因此采用了两个不同的表格。

有的表格是管理性的，例如，表格 20 是用于记录遗漏访视或未填写的表格；表格 21 是用于记录每例转至中央数据库的患者所完成的表格；表格 90 是记录方案违背的。有的表格只有在事件发生时才填写，例如，表格 15（终止）是在患者死亡、失访或撤回知情同意时填写的；表格 40-42 是在患者发生了不在弗吉尼亚医疗系统的医疗行为时填写的。

大多数表格由研究雇佣的专业研究助理（PRA）填写。由于这项研究还收集了相当多以患者为中心的结局数据，因此患者和护理者也填写了大量表格（表格 6-7 和 9-14）。重要的是当表格由患者或护理者直接完成时，这些表格的结构和填写说明应当非常清晰。

表 34.1　CSP #456"无张力腹股沟疝修补：开腹和腹腔镜手术技术的对比"中使用的临床访视表格

表格编号	表格题目	何时采集	谁来完成
1	患者筛选	基线	PRA
2	手术数据	术中	PRA
3	术中并发症	术中	PRA
4	术后并发症	术后 2 周	PRA
5	危及生命的并发症	术后 30 d	PRA
6	术前活动评估	基线	患者
7	术后活动评估	术后 2 周、3 个月、6 个月，每年	患者
8	活动恢复	术后 6 周	PRA（电话随访患者）
9	术前疼痛和不适	基线	患者
10	术后疼痛和不适	术后 2 周、3 个月、6 个月，每年	患者
11	SF-36 健康相关生活质量	基线，术后 3 个月、6 个月，每年	患者
12	对医疗的满意度	术后 2 周	患者
13	对医疗的满意度	术后 3 个月，1 年	患者
14	护理者的评估	基线，术后 2 周、3 个月	护理者
15	终止	事件发生时	PRA
16	复发的评估	术后 3 个月和每年	PRA 或独立的外科医生
	长期并发症	术后 3 个月和每年	PRA
	外科医生满意度调查	术后	手术医生

PRA：专业研究助理

表 34.2　CSP #456 "无张力腹股沟疝修补：开腹和腹腔镜手术技术的对比"中使用的管理和资源利用／费用表格

表格编号	表格题目	何时采集	谁来完成
20	遗漏访视／未填写表格	事件发生时	PRA
21	表格提交时的封面页	事件发生时	PRA
30	入院／住院资源利用索引表 床位	术中，术后 3 个月	PRA
31	入院／住院资源利用索引表 操作和检查	术中，术后 3 个月	PRA
33	VA 门诊临床就诊	术后 3 个月	PRA
34	VA 门诊操作、化验和影像学	术后 3 个月	PRA
40	非 VA 就诊的总结	事件发生时	PRA
41	非 VA 的住院	事件发生时	PRA
42	非 VA 的门诊／急诊就诊	事件发生时	PRA
90	方案违背	事件发生时	PRA

PRA：专业研究助理

建立一个表格（可以是表格 0）来登记所有患者基本的定位信息也有助于研究进行。这些信息包括患者姓名、地址、电话号码、电子邮件地址、病历号、社会保险号、患者研究 ID，以及一些能知道患者所在的人员的姓名、地址和电话号码。这些数据可以保存在与主体研究数据分开的数据文件中，以维护受保护的健康数据的隐私性。可以使用患者研究 ID 链接这两个数据文件，患者研究 ID 可由中心编号（如果 RCT 为多中心）和每个中心从 001 开始的患者编号组成，按筛选进入研究的顺序递增。

单个表格上的标识信息

表格的每一页都应包含标识信息，以备不小心打散后可以被正确地重新组装。这些信息应包括研究名称，表格编号，表格题目，页码和表格总页数（如，"第 1 页，共 4 页"），患者研究 ID 号和就诊号。如果机构审查委员会（IRB）

允许，还可以加上患者的姓名首字母，以利于双重核查以确保表格与正确的患者相关联。在每个表格的末尾，应该留空间给填写表格的人员签名和完成表格的日期。如果中央数据协调中心在审查表格内容的准确性时需要联系完成表格的人员答疑或解决可疑的错误，这些签名信息会很有用。

单个数据项的选择

在计划临床试验的数据采集时，研究人员必须确保包含了所有重要的数据采集区域和变量，但应避免数据采集过度。随着研究中收集的每例患者数据量的增加，确保所收集数据的准确性也会变得越来越困难。纳入 RCT 的理想变量的选择应至少包括：①方案中所述的 RCT 的主要和次要目标；②安全议题；③ RCT 中的干预措施（剂量、频率、持续时间、依从性、手术技术）；④所有终点或结局指标；⑤预计与结局变量高度相关的变量，即从文献中获悉的对结局指标的预测变量；⑥人口统计学、疾病阶段和其他作为受试者特征并用于表格 1 报告的变量，这些变量用于观察随机后处理组之间是否均衡；⑦选定的合并疾病；⑧伴随治疗；⑨死亡、日期和死亡原因；⑩一些管理变量（如遗漏访视、终止、方案违背及发生这些事件的原因等）。

在确定了数据采集的整体范围及表格编号和标题之后，下一步是为每个表格选择特定的数据项。可以先为每个表格选择好数据采集的子范围，然后选择子范围内的特定数据项。例如，在 CSP #456 的筛选表 #1 中，子范围为社会人口统计学、疝气特征、合并疾病、一般健康变量、排除和纳入标准以及分层和随机化信息。一旦确定了这些子范围，就可以建构具体的数据项。例如，对于社会人口统计学，具体数据项包括种族／民族、就业状况、婚姻状况、教育、医疗保险和护理人员的可及性。疝气特征包括原发性／复发性、过去 6 周内增大、疝气病程时长、是否可还纳，及查体发现。可以找到使用类似表格的其他研究，并在其基础上建构自己的表格，这一方法可能有帮助，而不会"浪费时间做无用功"。

Knatterud 等 [3] 提出了一个很好的有关选择数据采集项的注意事项清单：

1. 试验治疗是否会对此数据项产生有利或不利的影响？这些数据项是研究的主要和次要结局指标或因变量。

2. 此数据项的基线观察结果是否可能与该研究的主要反应变量高度相

关？如果是，那么该数据项就是有助于评估各治疗组基线可比性的变量。

3. 表格中是否已包含与此数据项类似和可能与其高度相关的其他数据项？对于那些最重要的变量，如主要和次要终点，通常内置一些此类冗余性数据项，以便计算机可进行额外的编辑和核查以提高数据质量；对于不太重要的变量，最好避免这种冗余。

4. 数据项的预期质量（即有效性和可靠性）是否能保证其被纳入？

5. 询问该问题或进行数据测量是否可能带来任何伤害？

6. 测量该数据项并在数据协作中心处理该数据项的成本是否与其对研究的预期价值相称？

数据采集的频率

在一项研究中，随访时间的长短与治疗需要多长时间发挥作用、是否既关注短期效应也关注长期效应及是否预计在不同时间段治疗效应不同等有关。数据采集的频率取决于预计的治疗效果是否会迅速变化，还是在较长时间内相对稳定。VA 合作研究中的数据采集频率从数周 1 次到每月 1 次、到每 6 个月或每年 1 次。当随访频率低于每 6 个月 1 次时，失访会是个问题。可临时进行电话沟通来跟进患者。在一些研究中，治疗开始时，对治疗的反应往往相对不稳定，随后的维持期会变得更加稳定。在这种情况下，研究者可能希望在患者参与的早期阶段数据采集频率高一些，而后期频率低一些。

一旦确定了随访的频率，研究者需要确定每次访视应收集的数据范围或项目。数据采集的频率可能因数据类型而异。然而，保持所有数据项的随访频率一致的好处是，研究助理更容易记住每次访视的时候该做什么。

单个数据项的建构

有 3 种基本类型的数据项——具有固定字段大小的写入响应（数值数据）、多项选择题或清单及开放式问题。数值数据通常需要写入响应。不应简单画一条实线在上面写数字，因为数据采集者不知道要输入多少位数。而且表格上应注明小数点和变量单位。可为每一位数字设置一个方框或短下划线。应设置足量的方框或短下划线以便能容纳变量的最大可能值。如果不确定，最好额外多加一个方框或短下划线。

多项选择题是获得分类、非数值数据的首选方法。表格设计者应尝试列出所有可能的选项，然后将最后一个复选框设为"其他"，以防有未考虑到的选项。还可以加一条划线以供填写"其他"的具体内容。"其他"这一选项的答案需要进行组织和编码，以便用于统计分析。

应尽量减少需要书面回答的开放式问题，因为难以对此类问题进行统计分析编码。为了对这类数据进行分析，必须先人工浏览，将它们分类放置，然后对不同分类编码。如果研究的样本量和数据采集的频次很大，这将是一项艰巨的工作。

研究表格的格式

设置研究表格格式的一个简单方法是将所有问题列在页面左侧栏，将所有回答列在页面右侧栏。当描述数据项的文本长度相似（如可能合并疾病的列表）或对每一项的回答都相似时（如是和否），这一方法尤其好用。

对于答案数目 ≤ 3 个的多项选择题，Knatterud 等 [3] 建议将答案与问题放在同一行。如果答案不止 3 个，他们建议每个答案各占一行列在问题下面。

不同表格或访视中的类似问题应采用相同的措辞，除非因为要核查可靠性而需要换个角度问问题。此外，二分类的回答选项中"否"和"是"所对应的录入数据时的数值应始终顺序相同（如"否"始终对应 0，"是"始终对应 1）。

表格上的每个数据项都应该编号，以便中央数据协调中心在质询某一变量值时可以引用这些编号。此外，表格中常包含记录编号和数据所处范围的编号，以便将数据录入计算机可读表格。

应对每个数据项进行数据定义。若定义较短，可以将其列在数据采集表上。否则应在研究操作手册中单独备一份数据释义。

数据采集表格的预测试和修订

由于在设计数据采集表格时无法预想到所有因素，因此表格的预测试非常重要。应在不纳入主体研究的几例患者中对表格进行预测试。

所有的主要修订（如将大块的数据从一个表格移到另一个表格）均应在主体研究开始之前完成，否则将严重破坏数据文件和数据管理程序。小的修改（如添加或删除某一数据项）可以在研究过程中进行。若添加数据项，应将其放在表格末尾，以免影响其他数据项。若删除某一数据项，可在该数据项上加文字说明，而无需印制新表格。

研究中表格的标准化

对所有进行大量研究的研究机构而言，尝试将研究中的表格和数据元素标准化都是有好处的，既有利于为新研究制定表格，也使比较不同研究中的数据项成为可能。一些组织机构，如制药公司和合作肿瘤小组，创建了标准化病例报告页面库，每个页面用于记录特定类型检查、化验或测量的数据[4]。美国国立卫生研究院也开展了一些工作对不同研究的数据采集进行标准化[5-7]。

参考文献

[1] Neumayer L, Jonasson O, Fitzgibbons R Jr, et al. Tension-free inguinal hernia repair: the design of a trial to compare open and laparoscopic surgical techniques. J Am Coll Surg, 2003, 196: 743–752.

[2] Neumayer L, Giobbie-Harder A, Jonasson O, et al. Open mesh versus laparoscopic mesh repair of inguinal hernia. N Engl J Med, 2004, 350: 1819–1827.

[3] Knatterud GL, Forman SA, Canner PL. Design of data forms. Cont Clin Trials, 1983, 4: 429–440.

[4] Hosking JD, Newhouse MM, Bagniewska MS, et al. Data collection and transcription. Cont Clin Trials, 1995, 16: 66S–103S.

[5] NINDS Common Data Elements[2016–11–03]. www.commondataelements.ninds.nih.gov.

[6] Health Measures. www.nihpromis.org[2016–11–03].

[7] CDISC. www.cdisc.org[2016–11–03].

（路志红　译）

第35章

数据的安全性

Jennifer M. Gabany, Kamal M.F. Itani

背　景

　　数据安全受到美国几个州和联邦法规，以及地方机构政策的法律保护。这些政策受许多联合国际共识声明的原则的影响，如《纽伦堡法典》《赫尔辛基宣言》《贝尔蒙特报告》和国际协调委员会，这些国际声明都强调要尊重人和个人的权利。美国食品药品监督管理局（FDA）引用21CFR820.180对医疗记录的存储、保密和保留做出了总体要求，而1996年《健康保险可携带性和责任法案》（HIPAA）是处理医疗过程中采集的个人可识别信息的核心立法。该法于2003年执行，要求美国卫生与公众服务部制定法规来保护某些健康信息的隐私和安全，从而出台了HIPAA隐私规则和HIPAA安全规则[1]。隐私规则的3个关键要素包括：

J.M. Gabany (✉)
Division of Cardiac Surgery Research (112), VA Boston Healthcare System,
1400 VFW Parkway, West Roxbury, MA 02132, USA
e-mail: Jennifer.Gabany@gmail.com

K.M.F. Itani
Department of Surgery, VA Boston Health Care System/Boston University and Harvard
Medical School, VABHCS(112A), 1400 VFW Parkway, West Roxbury, MA 02132, USA
e-mail: kitani@va.gov

© Springer International Publishing AG 2017
K.M.F. Itani and D.J. Reda (eds.), *Clinical Trials Design in Operative
and Non Operative Invasive Procedures*, DOI 10.1007/978-3-319-53877-8_35

● 去标识化的健康信息不是隐私或受保护的健康信息（PHI），因此不受隐私规则的保护。PHI通常指人口统计信息、病史、化验和实验室结果、保险信息和其他医务人员收集来识别某个患者和确定适宜诊疗的数据。

● 可以个人书面授权的形式将PHI用于研究和披露。

● 个别情况下可以未经授权使用和披露PHI进行研究：在豁免授权的情况下；作为具有数据使用协议的有限数据集；研究前准备工作；对死者信息的研究。

对于高度敏感主题的研究，38 U.S.C.7332（b）（2）（B）为其提供了额外的法律保障，如药物滥用、酒精滥用、人类免疫缺陷病毒（HIV）感染和镰状细胞性贫血（收集到的数据可能会对受试者甚至其家庭成员产生负面影响）。

PHI有不同定义，但通常指包含能特定地识别某个人的标识特点的信息，例如，若人口统计信息足够特异，则有理由相信它能被用于识别某个人。PHI是个体的可识别的信息，包括：

● 个人过去、现在或将来的身体或心理健康或状况，向个人提供的医疗服务。

● 过去、现在或将来向个人提供医疗服务的费用。

HIPAA法规给出了标准的18个标识要素的列表，这些要素构成了一个完整的数据集。表35.1列出了这些标准HIPAA要素。

要想成为一个完全不可识别的数据集，或在欧洲更常应用的匿名数据集，必须删除全部18个标识要素。这一去标识化过程可通过两种不同的方法进行，以满足HIPAA的要求：

1. 专家判定法。专家应具备信息去标识化的统计和科学原则，以及方法方面的知识和经验：①应用这些原则和方法后，预期接收信息的人在单独使用或与其他的信息结合使用这些信息时，能识别作为信息主体的个体的风险很低；②记录能证明这一风险判定的分析的方法和结果，这一方法没有设定数据的有效期，因此专家们应认识到随着技术发展，一段时间后要对去标识化的质量进行再次评估。

2. 安全港法。①去除个人或其亲属、雇主或家庭成员的18类身份识别信息；②涵盖实体不知道该信息可能会被单独或与其他信息合用于识别作为信息主体的个体。不应保留任何能使数据被重新识别的链接代码，并且数据提供者应不知道重新识别数据的方法。

表 35.1　HIPAA 识别信息的 18 个要素

1. 姓名

2. 所有小于州的地理分区，包括街道地址、城市、县、区、邮政编码及其等效地理编码，邮政编码的前 3 位数字除外，因为根据人口普查局的当前公开数据：①由相同前 3 位数字的所有邮政编码构成的地理单位内人数 >2 万人；②若相同前 3 位数字邮政编码的地理单位内人数 ≤ 2 万人，则这 3 位数字将变更为 000

3. 与个人直接相关的日期的所有日期元素（年除外），包括出生日期、入院日期、出院日期、死亡日期；所有 89 岁以上的年龄和所有指示该年龄的日期（包括年），除非该年龄和相关信息被归入一个 90 岁或以上的单一类别

4. 电话号码

5. 传真号码

6. 电子邮箱地址

7. 社会保险号码

8. 病历号

9. 健康计划受益人号码

10. 账户

11. 认证 / 执照号码

12. 车辆识别信息和序列号，包括车牌号

13. 设备识别信息和序列号

14. 网络统一资源定位信息（URL）

15. 网络协议（IP）地址号

16. 生物学特征识别信息，包括指纹和声纹

17. 全脸和可比对的图像

18. 其他唯一识别号、特征或代码（注意这不是研究者编码数据时设定的唯一代码）

　　如果信息作为有限数据集提供，则涵盖健康实体可能会未经授权或豁免授权下使用和披露一些用于研究、公共卫生或卫生保健业务的信息。有限数据集会删除 18 个 HIPAA 标识信息中的 16 个，但允许保留日期和其他唯一识别号、特征或代码（注意这不是研究者编码数据所设定的唯一代码）。

　　随着遗传学、统计学和计算机软件等多个领域的技术进步，尽管数据挖掘是一种保护隐私的挖掘，但越来越智能化的方法可对数据进行重新识别，因此去标识化一词的含义也逐渐被重新审视。由于重新识别的风险，共享去标识化数据的某些组织可能仍希望和试图使用数据的合作者执行数据使用协

议（DUA），以防合作者尝试重新识别受试者[2]。与此同时，使用去标识的大数据集的更大规模的 meta 分析正在进行中。Naessens 等[3]确定，为管理数据添加个人社会保险号码（SSNL4）的最后 4 个号码，辅以适当的数据使用和数据发布政策，可以使受信任的存储库以近乎完美的准确性链接数据，且不损害患者的保密性，因此建议州一级维护的中央去标识化数据库在数据规范中添加 SSNL4。随着 2013 年医学研究所关于临床试验数据共享的报告[4]和国际医学期刊编辑委员关于去标识化个体临床试验参与者数据共享的草案[5]的发布，如何共享匿名数据这一问题将始终是业界关注的焦点。

正如每个研究项目都应该进行人体受试者保护的风险评估一样，每个项目还应进行数据风险评估。除了具有成本效益外，风险评估对数据准确性和共享也有好处，是数据安全管理的必要工具。对数据去标识的风险模型的研究表明，设定重新识别风险的级别，并根据此级别定制数据计划，有助于提高研究的整体质量，可使更多的数据以原始形式被共享[6]。

数据安全工具

安全数据应能一直准确地维护信息，发送请求后才能获取，且仅那些有登入权限的人可获取[7]。数据保护始于训练有素的工作人员和优质的方案。一项标准规范的研究计划或研究方案应具备一个全面的数据管理计划，详细说明收集、存储、共享和传播数据的策略。这一计划应准确、适当地反映隐私和信息安全规则。纸质和电子系统所带来的需求和挑战是不同的，两者基本上都受管理医疗记录的相同原则的约束，目标是保护隐私，同时让那些允许进入的人员能较容易地进入数据系统。为研究目的而收集 PHI 不在治疗、支付和医疗机构的日常运营的 HIPAA 要求的豁免范围内，因此研究活动必须获得特别许可。调查人员确保遵守隐私规则经常使用的 3 个关键工具是：数据使用协议（DUA）、HIPAA 医疗记录发布授权（HIPAA 授权）和（或）出于研究目的豁免 HIPAA 授权（HIPAA 豁免）。后两者要求机构审查委员会（IRB）在任何研究活动启动之前进行审查和批准。这些文档通常包含在首次提交给 IRB 审查的文件中，同时还有在知情同意时提供给受试者的 HIPAA 撤销表。作为审查过程的一部分，机构的隐私委员会也应对文件是否符合要求进行审查，若文件不完整则应给出意见。

与外部团体合作时，数据使用协议 DUA 可有效管理 PHI。符合要求的 DUA 应清楚地描述原始数据源、谁拥有数据、谁可以查看数据，以及分析完成时如何处理数据。通常主要研究者（PI）被视为数据所有者，合作者应在分析完成后将数据返回给 PI。DUA 应描述数据是如何从合作者处传出和返回的，数据如何储存，是物理存储还是电子存储，还应确定为确保数据安全而采取的措施，如双锁的办公室或计算机防火墙。DUA 应说明合作者将以与 PI 机构所要求的相同的安全级别保护数据。

所有收集 PHI 的研究均应获得 IRB 批准的 HIPAA 授权，并提供研究团队所有预期数据使用和披露的详细说明，以便受试者在允许自己的数据被按说明中所述的方式使用前，能够有充分知情决策的机会。所有 HIPAA 授权中均需包括以下要素：

- 描述将要使用或披露的 PHI（以具体而易于理解的方式清楚叙述信息）。

- 被授权进行所要求的使用或披露的人员或人员类别的姓名或其他特定标识信息。

- 可能使用或可能被涵盖实体要求披露 PHI 的人员或人员类别的姓名或其他特定标识信息。

- 说明所要求的使用或披露的每个目的。研究人员应该注意的是，这一要素必须是针对某一研究的，而不是面向将来尚未确定的研究的。

- 与个人有关的或与使用或披露的目的相关的授权到期日期或事件（术语"研究终点"或"无"可用于研究，包括用于构建和维护研究数据库或存储库）。

- 个人可以书面形式撤销授权的声明，以及关于如何行使此类权利及与谁联系的说明。

- 关于接收方可能重新披露 PHI 且不再受隐私规则的保护的声明。

- 个人签名和日期。如果授权书由受试者的代理人签署，则应描述该代理人被授权代表受试者可进行的行为。

每个 HIPAA 授权都包含一个 HIPAA 撤销表，该表明确描述受试者如何撤销先前签署的对使用 PHI 的授权。撤销表在使用前由 IRB 审查，并且必须包含关于如何签署撤销表并将书面说明提供给研究 PI，从而撤回 PHI 使用授权的书面说明。研究人员的姓名和通讯地址必须与研究名称和机构一起提供在表格上。同意授权时不签署撤销表，但如果签署了 HIPAA 授权，则必须向受试者提供撤销表文件。同意授权过程中的一个常见错误是，当多个页面被草签和签名时，也会错误地在撤销表上签名，因此在签名完成之前，应将撤销表文件与知情同意书（ICF）和 HIPAA 授权分开，以避免误签。

HIPAA 豁免是指研究人员在获得个人同意之前或未获得个人同意的情况下向机构提出的采集 PHI 的请求，因此本文件不是由研究对象签署，而是连同知情同意书和 HIPAA 授权书一起由 IRB 批准。HIPAA 豁免应清楚描述研究团队对 PHI 的所有预期用途和披露，因此该机构应备有所需文件，以保符合州和联邦的法规。需要 HIPAA 豁免的可能是某些计划进行的研究活动，也可能是整个研究方案。通常情况下，研究人员仅会出于招募目的请求 HIPAA 豁免，以便研究人员查阅可能入选的受试者的医疗记录，以确认其是否符合某一研究方案的纳入标准，从而显著减轻可能已多次向机构提供这些信息的患者的负担。在某些情况下，可能会要求对整个方案进行 HIPAA 豁免，例如，当未采集可识别信息且不存在能重新识别受试者的链接代码时。DUA 下的有限数据集在某些情况下可能也符合 HIPPA 豁免。在隐私规则前提下要想批准豁免授权，必须满足 3 个标准：

1. PHI 的使用或披露仅涉及对个人隐私的最小风险，依据至少以下因素的存在：①充分的计划，保护标识免于不恰当的使用和披露。②充分的计划，根据研究的进行尽早销毁标识信息，除非有健康或研究理由要保留标识信息或法律另有要求要保留。③充分的书面保证，确保除非法律要求、用于授权监督研究项目或其他研究，否则 PHI 不会被重新使用或披露给任何其他人或实体。

2. 如果没有豁免，则研究将不可行。

3. 如果没有获取和使用 PHI，则研究将不可行。

提交 IRB 初始审查请求的研究人员需要为上述 3 项标准中的每一项提供具体理由，例如需要准确识别患者，以及需要根据病历中的信息准确识别符合纳入标准的患者。在提交 IRB 后续审查请求时，研究人员还需要提供经批准的 HIPAA 豁免的副本。

在研究项目过程中，根据将来受试者的需要，可向 IRB 提交对这些文件的修订，以供审查和批准，而且根据修订的内容，可能还需之前知情同意的受试者重新进行知情同意。

公钥基础设施（PKI）是个数据电子共享的强大的安全工具，它包括加密和数字识别签名选项，以维护安全可靠的电子工作环境。联邦信息处理标准（FIPS）是用于认证密码模块的政府计算机安全标准。包含任何形式的PHI 或其他类型敏感数据的电子邮件在发送前都需要加密。雇主通常会提供个人身份验证（PIV）卡，使获得许可的员工能够在连接到系统时阅读加密电子邮件。值得注意的一个事实是，许多未经授权的访问均始于员工在打开电子邮件时访问嵌入式链接或回复电子邮件，从而导致系统遭到黑客攻击。任何要求获取敏感或可识别信息的未知来源的电子邮件都应删除，因为任何雇主或机构都不会以将数据暴露于风险的方式获取敏感信息。

远程访问正日益成为工作空间不足的雇主和新一代工作人员的有用工具，他们期待技术进步能通过提供极大便利改善日常生活，但也可能暴露出安全过程中的严重漏洞。在授予远程访问的特权之前，应保持对远程访问能力的严格审批，且每个访问者都应有访问的充足理由。这里 PIV 卡也是一个有价值的工具，用于管理该访问及两步验证过程。员工还应意识到，带有嵌入式电子芯片的 PIV 卡包含大量敏感信息，并且应始终放在卡套内随身携带，防止没有在计算机终端使用该卡时员工信息被无线窃取。

数据存储

虽然数据采集方法对安全至关重要，但数据的存储可能会引起更多的关注，特别是在电子数据获取和存储的利用方面。目前，FDA 要求收集关键文件的纸质文件，但清晰指明未来的方向是电子数据管理，平价医疗法案专门为电子病历系统的实施划拨了大量资金。许多人没有认识到将数据保存在计算机硬盘（我的文档、桌面、C 盘驱动器）上的风险，这些硬盘有一天会被移动或更换为新的计算机。应通过机构的信息技术部门设置密码保护的共享驱动器，在足够的防火墙后设置访问控制文件夹，并在刚一开始的时候建立适当的映射和权限。任何电子数据系统都应按照能反映数据内容的时间表定期备份。关键医疗信息应存储在经常备份的系统上，例如每 24 h 备份一次，而存储不太关键信息的系统可以每周或每月进行适当备份。

外部存储设备（数据棒、DVD、内存驱动器）只有在得到服务器维护机构批准的情况下才能连接到系统，并且每次将外部设备连接到系统时，都应进行病毒扫描。一旦与系统断开连接，该设备应以与敏感纸质文件相同的方式存储，使用双重锁定的归档系统，包括加锁办公室中的加锁文件柜，该文件柜仅可供研究团队的指定成员访问。如果外部数据存储设备与 DUA 下的外部实体共享，则应通过保管链或具有追踪功能的安全邮件系统传输，如美国邮政服务注册邮件、UPS 或 Fed-ex。事实上，最好的数据保护策略在于简单的日常行为，如离开正在使用的计算机时进行注销，意外进入时显示隐私屏幕，以及永远不要和别人共享密码。任何有关安全代码泄露的问题都应报告给主管，并立即更改密码。

结 论

安全和隐私是所有成功的成长和发展的基础要素，研究数据的保护也不例外。在民权办公室被指派负责监督和执行影响患者招募和数据采集等核心研究活动的众多隐私和安全法律时，立法者始终秉承这一理念的价值观。研究人员和监管机构对这些价值观的承诺对于维持公众信任和成功招募受试者进行临床试验至关重要，否则，卫生保健领域不断新发现和获取知识的整个体系就会崩塌。

参考文献

[1] U.S. Department of Health & Human Services Office for Civil Rights. HIPAA for professionals. Available at: http://www.hhs.gov/hipaa/for-professionals/index.html.

[2] Garfinkel SL. De-identification of Personal Information. National Institutes of Standards and Technology U.S. Dept. of Commerce. 2015 Oct. Retrieved from: http://dx.doi.org/10.6028/NIST.IR.8053.

[3] Naessens JM, Visscher SL, Peterson SM, et al. Incorporating the last four digits of social security numbers substantially improves linking patient data from de-identified hospital claims databases. Health Serv Res, 2015, 50(Suppl 1):1339–1350. DOI:10.1111/1475-6773.12323.

[4] Institute of Medicine. Sharing clinical research data. Workshop summary. Washington, DC:National Academies Press, 2013.

[5] Dal-Re R. The ICMJE trial data sharing requirement and participant's consent. Eur J Clin Invest, 2016. DOI:10.1111/eci.12694.

[6] Prasser F, Kohlmayer F, Kuhn K. The importance of context: risk-based de-identification of biomedical data. Methods Inf Med, 2016, 55(4). DOI:10.3414/ME16-01-0012.

[7] Lee L, Gostin L. Ethical collection, storage, and use of public health data: a proposal for a national privacy protection. JAMA, 2009, 302(1):82–84. DOI:10.1001/jama.2009.958.

（路志红　译）

第36章

数据质量的远程监察

Jennifer M. Gabany

定义和目的

在定义基于风险的监察（RBM）之前，研究人员可能会发现重新审视国际协调会议（ICH）E6 的第 5.18 节会有所帮助，该节确定了监察科学研究活动的 3 个主要标准[1]。《美国联邦法规》（CFR）也对这些原则进行了强调（21 CFR 312.50、812.40 和 812.25），要求在研究方案中必须有合适的监察和书面的监察程序。这些包括：保护受试者的权利、安全和福利；确保数据准确、完整和可验证性；确保试验的实施符合方案、《良好临床实践》（GCP）和法规。

2011 年，美国食品药品监督管理局（FDA）发布了基于风险的监察方法的指导草案以征询公众意见，并于 2013 年 8 月发布了最终的指导文件。该文件将基于风险的监察定义为由申办者或代表（如临床监察员、数据管理人员或生物统计学专家）在临床研究地点以外的地点进行的远程评估。此外，这种方法侧重于检测"重要的错误"。相比之下，FDA 将现场监察定义为由

J.M. Gabany (✉)
Division of Cardiac Surgery Research (112), VA Boston Healthcare System,
1400 VFW Parkway, West Roxbury, MA 02132, USA
e-mail: Jennifer.Gabany@gmail.com

© Springer International Publishing AG 2017
K.M.F. Itani and D.J. Reda (eds.), *Clinical Trials Design in Operative
and Non Operative Invasive Procedures*, DOI 10.1007/978-3-319-53877-8_36

申办者或代表在临床研究地点进行的亲自评估 [2]。

虽然任何监察策略的主要目的都是为了保护受试者和确保数据的完整性，但目前的监察方法各不相同，一般由定期、现场、面对面的访视组成，其中涉及进行 100% 的原始数据验证。根据 FDA（2013 年）[2] 的要求，这些访问是资源密集型的，需要熟练和有经验的人员才能真正有效的实施，尽管如此，仍然可能无法解决系统性错误的风险。RBM 为提高效率和更好地理解数据趋势提供了独特的机会。由经验丰富的统计专家研究时，RBM 产生的数据趋势能够识别出肉眼甚至是最有经验的监察者都不能识别的缺陷。

背　景

目前的 RBM 指南主要源于一项临床试验转型计划（CTTI）实施的研究，该研究涉及对 200 多个机构进行关于当前监察实施状况的调查——《有效和高效的监察应作为临床试验进行中质量保证的组成部分》（2011 年）[3]。此外，该研究还审查了 FDA 的警告信、300 个其他调查、专家小组会议及对现有文献的全面审查。在这项研究中，CTTI 承认存在多种监察策略，反映出不同机构的特性。虽然大多数研究机构根据研究设计制定监察计划和频率，但学术机构最有可能将标准实践排除在其监察计划之外。合同研究组织（CRO）更有可能通过标准操作程序来指导他们的监察，而行业机构似乎在制定监察计划时只考虑研究设计。然而，CTTI 报告称，行业机构和 CRO 进行现场监察访视的频率应该更高。

确定监察计划显然是研究设计时需要考虑的重要因素，但是其他因素可能会影响申办者的决策。现场监察在新研究开始时被认为更有效，而且当研究方案中包含新技术或研究者不常做的操作时也是如此 [4]。现场监察的支持者强调它更有助于在申办者和中心之间建立关系，而且有更多针对方案要求和受试者纳入 / 排除的培训机会。尽管申办者强调 RBM 节省了 25% 的成本，但其他人认为这可能只是代表成本的转移 [5]。事实上，研究中心通常需要花费时间以电子方式提交某些文件，如特定的筛选、登记和跟踪数据，而不是由监察人员在现场监察访问这些文件，从而使研究团队能够继续正常进行日常研究活动，包括筛选和纳入 / 排除。此外，有人认为现场监察仍然是确定几种特定研究问题的关键工具，例如：

- 识别数据输入错误或转录错误。
- 识别原始记录或病例报告表中缺失的临床数据。
- 确保研究原始文件的存在。
- 研究中心研究人员对研究方案和所需操作的熟悉程度。
- 确保符合研究方案和研究用品。

FDA 指南

尽管申办者在监察方面进行了大量投资，但多年来 FDA 对已获批产品的几次高调召回导致其对监管批准过程进行了全面审查。2013 年 FDA 发布的指南明确指出，临床研究在适当的时候应更加重视 RBM，这在很大程度上受许多因素影响，包括：申办者使用电子系统；申办者有途径进入受试者电子病历，如果适用的话；从纸质 CRF 录入的数据的及时性，如果适用的话；申办者和研究中心之间可用的交流工具。

该文件还指出，中央监察程序可以实现许多现场监察的功能及其他附加功能，包括可以对数据的范围、一致性和完整性进行标准检查，识别异常分布的数据，识别风险较高、可作为现场监察目标的中心，并实时对数据进行例行审查。另一个来自该指南的重要信息是，FDA 承认并接受各个机构的监察策略，但监察策略应该是针对不同研究中心和研究的，而不是一种适用于所有人的策略 [2]。因此，研究申办者应该积极对选定的高风险指标进行中央分析，并制定远程监察数据的最佳方法。尽管 RBM 已经存在多年，临床试验行业估计，大约 50% 的申办者是在最近两年才实施了 RBM，大约 25% 的申办者仅在 II 期研究应用 RBM[5]。

应　用

不管采用哪种方法，有效监察的第一步都是建立设计良好的方案。中央监察策略的设计是为了所有研究者在临床试验期间收集数据时使用的术语、定义和操作能保持一致。一份清晰的书面方案不仅可以为采集数据提供标准，还可以为检查和分析中解读数据提供标准。

在手术或非手术操作中，医生应该能够根据术中或操作中发现的问题对方案进行调整和修改，这种灵活性有时必不可少。但这对于临床试验中数据的完整性和可重复性可能是个大问题，特别是对于期望不同机构不同研究人员能统一实践的多中心方案。这种多中心试验的小组培训通常仅限于试验启动时的 1~2 d 的课程。各中心的现场培训可能会继续进行，申办方在研究干预时提供监督人员，并通过中心访视或远程视频监察进行额外的监察。当来自各种监察工具的信息被反馈给当地研究团队时，他们的学习效果是最好的。

继方案撰写的质量之后，病例报告表的设计是成功建立和实施 RBM 的第二大因素。据报道，原始文件不完整是 FDA 检查临床研究机构时最常认定的第二大缺陷 [6]。电子病例报告表（eCRF）显然有助于更有效的远程监察，并且可以从电子病历文档中自动创建或编程信息，以便将 eCRF 作为原始源文档创建。即使在远程审查数据之前，这些电子表格也能够从编程到系统中的自动参考范围里捕获大量数据信息。

这种级别的自动数据审查不一定涵盖源数据验证的 ALCOA 原则的所有必要元素：可归因性（Attributable）、易读（Legible）、同时发生（Contemporaneous）、原始（Original）和准确（Accurate）[6]，但是，高级别的中央统计分析可能很容易完成这项任务。George 和 Buyse 提出了一个场景 [7]，使用气泡图来识别大型临床试验中伪造完成的受试者自我评估问卷。在这样的图中，每个中心都由一个气泡表示，其中水平轴与受试者的数量成比例，垂直轴表示该中心的数据不一致分数。高于设定的一致性线的气泡（中心），其数据极不一致且不能仅靠偶然性来解释的可能性更高。现场审查显示，在一个确定没有不一致之处的中心，工作人员提交了已完成的问卷并声明它们是由受试者完成的，而事实上是由工作人员完成了这些问卷，且从未向受试者展示过这些问卷。虽然在监察访视期间问卷本身看起来没有任何差异，但与其他中心相比，统计学家在观察气泡图中的总体数据模式时可以很明显看到，每份问卷都不是由不同的个体受试者来回答的。这只是一个例子，说明如果应用适当，RBM 对一项研究的总体监察计划具有重要的作用。

美国退伍军人事务部合作研究计划（CSP）是另一个很好的例子，说明了 RBM 是如何基于 FDA 的指导意见并以对受试者的保护、数据的完整性和研究的高效性为目标来在整个研究计划范围内得以应用的[8]。CSP 是美国退伍军人事务部（VA）的一个大型协调中心网络，负责与 VA 研究人员合作开展大型多中心研究。虽然 CSP 自 2005 年以来一直给各研究分配风险类别，但在 2014 年大幅度拓展了这一工作，以整合中央化的活动来促进研究的成功实施。CSP 计划内的多个领域与数据协调中心结合在一起，包括现场监察和审计资源团队（SMART）和临床研究药学协调中心（PCC），它们负责安全报告、法规遵从性和产品责任认定。每个数据协调中心还有一名质量保证护理专家，他们可以访问受试者的电子病历，并可以进行远程源数据验证。CSP 中一系列内部中央化活动会被启动，包括现场性能指标、数据伪造检测方法、远程监察、良好数据管理实践，以及创建电子化中心研究文档以收集研究文件。

性能指标分为管理性（入选和随机数、会议的团队出席率）、数据完整性（数据质询率、开放数据质询的时间长度、失访率）和安全性（纳入错误、方案违背和严重不良事件发生率）。所需指标的参数用于识别和分级本研究中心是否达到中或高度预警状态，根据预先确定的界限是否需要数据团队进行干预。基于风险的评估结果为纠正活动计划提供了一条直接的途径，若以适当的形式呈现，还可促进分中心的学习教育（例如，原始数据可能会分散注意力，但信息图表可能会有利于讨论）。

总而言之，RBM 是利用最近的技术进步大大扩展了远程监察能力的有效工具。虽然研究领域的专家很喜欢这一强大的工具，但许多人认为，它只是有效监察和高效进行临床试验所需的诸多策略之一。快速的技术发展给 RBM 带来了无限的潜力，它会一直作为研究工具被使用，而且有必要在大型临床试验制订方案的早期阶段进行规划。

参考文献

[1] International Conference of Harmonisation. E6: guideline for good clinical practice, 1996. Available at:http://www.ich.org/fileadmin/Public_Web_Site/ICH_Products/Guidelines/Efficacy/E6/E6_R1_Guideline.pdf.

[2] US Food & Drug Administration. Guidance for industry: oversight of clinical investigations—a risk-based approach to monitoring, 2013. Available at: http://www.fda.

gov/downloads/Drugs/.../Guidances/UCM269919.pdf.

[3]   Clinical Trials Transformation Initiative. Effective and efficient monitoring as a component of quality assurance in the conduct of clinical trials. 2011. Available at:http://www.ctticlinicaltrials.org/files/Monitoring/Monitoring-Recommendations.pdf.

[4]   Lightfoot, J. The history of risk-based monitoring. Monitor, 2013, 12:15–17.

[5]   Causey JM. Voices from the field—risk-based monitoring. Clin Res, 2015, 29(5):59–62. DOI:10.14524/CR-15-4085.

[6]   Bargaje C. Good documentation practice in clinical research. Perspect Clin Res, 2011;2(2):59–63.DOI:10.4103/2229-3485.80368.

[7]   George S, Buyse M. Data fraud in clinical trials. Clin Investig (Lond), 2015, 5(2):161–173. DOI:10.4155/cli.14.116.

[8]   Veterans Affairs Cooperative Studies Program-wide Adoption of Risk-based Monitoring. 2014.VA CSP RBM Guidance Policy.June 23,2014.

（王丽妮　译，路志红　审）

第**37**章
研究者会议

Kamal M.F. Itani

引 言

研究者会议是临床试验中的一项既定日程，将为整个试验定下基调和方向。虽然面对面会议更好，但现在技术的发展使电话会议、视频会议或网络会议等虚拟会议也非常便利。在面对面会议中，研究者和研究协调员可以会面并就每个中心招募、纳入和保留研究受试者的策略、遇到的问题及如何解决进行交流和相互学习。

一般来说，面对面会议应该安排在一个便于所有研究者参加的地点。对于政府资助的会议，会议期间的食宿费用应符合政府在当地的允许标准。

所有基于互联网的会议应满足安全会议的最低标准，以防讨论患者的具体信息，或不讨论患者具体信息。

主要研究者办公室负责安排面对面或虚拟会议的所有事宜。当然，如果有预算，可以聘请专业会议组织人员。

临床试验的计划和实施过程中需要筹划多次会议。这些会议将包括方案

K.M.F. Itani (✉)
Department of Surgery, VA Boston Health Care System/Boston University and Harvard
Medical School, VABHCS (112A), 1400 VFW Parkway, West Roxbury, MA 02132, USA
e-mail: kitani@va.gov

© Springer International Publishing AG 2017
K.M.F. Itani and D.J. Reda (eds.), *Clinical Trials Design in Operative
and Non Operative Invasive Procedures*, DOI 10.1007/978-3-319-53877-8_37

制定期间 1~2 次规划会议、1 次研究者启动会议、1 次年会和 1 次总结会议。

临床研究规划会议

当就临床问题，主要和次要结局指标、干预组和对照组设置达成一致后，主要研究者与生物统计学家及对该研究领域感兴趣的研究者和专家合作，制定详细的研究方案大纲。如果该课题获得资助，该小组的成员通常将组成研究执行委员会。在就大纲达成一致意见后，该小组通常会举行 1~2 次面对面会议，详细讨论研究计划书的各个方面。主要研究者负责确定最终方案，并提交给资助机构。

在退伍军人事务部（VA）系统内，研究大纲将作为意向书提交给 VA 合作研究项目（CSP）。如果这一想法和研究提案获得批准，研究执行委员会成员将获得资助来举行面对面会议以充分制定研究方案。在 VA 系统之外，研究者一般自费或通过机构基金组织面对面会议或进行网络会议。

临床规划会议对于成功制定符合资助机构要求的详细、可行的计划书至关重要。

研究启动会议

一旦研究得到批准资助，启动会议应在所有研究人员就位后立即举行。对于来自各个机构的参与研究人员（包括研究协调中心和执行委员会成员）来说，首次会议最好是面对面会议。

在会议期间，所有研究者和研究协调员都应对研究方案进行非常详细的审查，会议应预留充足的时间进行提问和解答。执行委员会通常会根据会议期间的关注点和提出的意见进行研究方案的修正。会议要有一个板块专门审查对研究指南、伦理议题和机构审查委员会（IRB）规定的遵守情况。还要有一个板块针对研究对象的招募、纳入和筛选，以及研究的知情同意等各个方面进行专门讨论。

无论是手术还是非手术的干预措施，研究者都应该就干预的技术方面安排实践操作板块。该板块可能涉及视频、实体或其他实践技术，目的在于熟悉和标准化所有干预步骤。由于每个外科医生或操作实施者都可能存在偏倚或偏好，所以向主要研究人员强调标准化的重要性以保证整个试验的均衡可比非常重要。这一板块还可能包括实验室操作。根据参与的研究者的建议、反馈或共识可对操作步骤进行细微的修改。

如果试验涉及 MRI 等诊断设备的应用，则可能还需要开展相关设备的培训，以确定具有开展试验的资格。对于可能影响认知功能的试验，需要针对这类结局对研究人员进行标准化评估的培训。也可以出资聘用已经接受过相关评估培训的人员，以便其在试验中履行相应职能。

研究协调员将单独举行会议，对数据采集、表格填写、与协调中心的互动、账目审计、不良事件和严重不良事件的处理及维护筛查、纳入日志和监管文件夹进行详细审查。

建议在培训会议之前确定认证标准，并制定认证的评估程序，以保证每个试验人员都根据方案中的标准得到了认证。

研究人员出现变动时通常需要为新晋人员召开专门的培训会议，随后他们才能开始参与受试者的招募和随访工作。

主席办公室和协调中心的人员需要经常访问那些进行试验时存在问题的研究机构。这将有助于确定问题的性质和原因，进而找到解决方案。

年度会议

建议每年举行一次面对面会议，与所有机构的研究人员一起回顾研究进展。然而目前随着资源的减少和技术的进步，通过网络举办年度会议日益普遍。年度会议使所有的研究者和研究人员聚集在一起，为研究的继续开展提供了更多的信心和动力。

首席生物统计专家会准备一份进度报告，该报告涉及各研究机构进行受试者招募、纳入、筛选工作及方案执行和数据质量的各个方面。另外还需提供所有未揭盲的数据表，以指出在数据收集方面存在的问题和优势。

然后，中心研究员将就受试者的纳入、保留及依从性方面讨论并改进研究策略。各研究机构之间可以相互学习，分享其应对各种挑战和问题的解决方案。应该关注表现良好的研究机构并让其发挥擅长的方面。

经常会有新的机构加入年度会议以加快纳入，也经常有参与机构由于表现不佳而退出的情况。

总结会议

总结会议在研究结束后举行，将对研究数据进行分析，揭盲数据和最终结果将呈现给所有研究者。该会议经常会由于预算原因被省略。然而这是将所有研究者和研究协调员聚在一起，感谢其努力并向他们展示研究结果的一次很好的机会。

研究员在这次会议期间通常会提出研究问题，这些问题可以通过额外的研究分析来回答，并将成为该研究的第二篇文章或新想法的基础，而这些新想法可以作为未来研究的基础。

结　论

在提交方案之前召开一次研究规划会议将有助于主要研究者与该领域的专家合作并讨论所有研究细节，使该提案有更多的机会获得资助。一旦获得资助，研究启动会议将对于所有研究者、研究协调员和其他研究人员一起全面讨论研究方案至关重要。作为第一次会议，将确定研究预期时间和研究基调。年度会议更适合展示总体进展、解决瓶颈问题和突出最佳实践。总结会议并不是必需的，但如果预算允许，将召开终审会议向参会研究者介绍最终研究结果，并确并分配给感兴趣的研究者。

（张晓　译，路志红　审）

第**38**章

中心访视

Kamal M.F. Itani

引 言

涉及多个研究中心的大型前瞻性随机试验都应该为多个研究中心的访视进行计划和预算。通过研究前筛选访视将确保参加研究的是适合的中心。一旦被选中并被批准进行研究，另一项称为"中心启动访视"的中心访视将确保研究人员熟悉研究的所有方面，并确保研究中心已按照方案的规定完善了研究所需的相关基础设施。在试验进行期间，可以进行多次中心访视，以核实受试者的权利和获益受到了保护，确保数据准确、完整和可验证，并确保研究人员遵守方案的所有方面和临床研究操作规范，并遵从所有法规要求。还可针对药品或设备责任、审查所有法规文件和记录保留指南进行中心关闭访视。每一次中心访视都应有详细的记录。此外，本章还将介绍因故中心访视。

在联邦政府资助的试验中，大多数中心访视由执行委员会成员或其他以此目的按需招募的本领域专家进行。在由企业申办的试验中，赞助商更有可能将所有中心访视承包给临床研究组织。临床研究组织通常会雇用专门从事

K.M.F. Itani (✉)
Department of Surgery, VA Boston Health Care System/Boston University and Harvard
Medical School, VABHCS (112A), 1400 VFW Parkway, West Roxbury, MA 02132, USA
e-mail: kitani@va.gov

© Springer International Publishing AG 2017
K.M.F. Itani and D.J. Reda (eds.), *Clinical Trials Design in Operative
and Non Operative Invasive Procedures*, DOI 10.1007/978-3-319-53877-8_38

研究的临床联络专家、审核员和研究监察员，也称为临床研究监察员（CRA），他们将按计划进行中心访视。大多数临床研究机构也有能力担任大型企业申办试验的协调中心。在联邦资助的试验中，将中心访视承包给临床研究组织的相关成本可能会高得令人望而却步，但如果有必要且合理，可以在试验中做出预算。

本章不详述美国食品药品监督管理局（FDA）或人类研究保护办公室（OHRP）等外部机构进行的中心访视，但将说明如何做好准备，以便在有此类中心访视时做好预案。

研究前筛选访视

对于大型多中心前瞻性随机试验的主要研究者来说，通常根据研究中心在研究领域的声誉、中心研究人员的能力和声誉、先前参与临床试验的情况及招募研究对象的能力来选择研究中心。在美国退伍军人事务部（VA）进行的开腹与腹腔镜腹股沟疝修补术试验中，使用了 VA 国家外科数据库来评估每个 VA 中心开腹和腹腔镜手术的数量。研究还对那些对腹腔镜腹股沟疝手术感兴趣的微创外科医生的能力进行了评估，以避免影响患者手术方式的选择而对受试者的纳入造成不利影响[1]。虽然这些目标有时被认为是理所当然的，但在有效地将中心纳入研究之前，评估它们是极其重要的。研究前筛选中心访视，也称为"可行性中心访视"，通常在研究者会议之前进行，评估研究者、工作人员和研究中心的适宜性，并详细审查申办者的预期。

对于规模较小或不太复杂的研究，研究前筛选访视可以用电话访谈、中心研究者和工作人员的资格审查、由中心向主要研究者提交数据等形式替代。然后，主要研究者和执行委员会根据中心对于试验的适宜性做出决定。

中心启动访视

中心启动访视最好在研究者会议之后进行。关于研究者会议 （见第 37 章），关键的中心人员有机会在研究者会议上研究和讨论与方案相关的所有步骤、审查数据录入表格，并讨论《良好临床实践》。根据研究的不同，研究者会议还可能进行针对手术或非手术介入操作细节的培训。

中心启动访视将审查在研究者会议上提出的研究步骤。中心访视人员将与所有研究人员一起审查方案和数据处理准则。中心访视人员还将审查招募的策略，以确保研究的成功进行。在这次访视中审查的其他项目属于监管性质，包括审查监管文件夹、向机构审查委员会（IRB）提交的文件及其他监管相关的文书，对《良好临床实践》的讨论，原始文件、中心每个研究人员的角色和责任，以及不良事件报告。当试验中要用到研究用物品时，中心访视人员将对这些物品进行清点。一些申办者倾向于在中心启动访视后发运研究用物品，以确保该研究中心有资格开始招募受试者。

在有手术和非手术操作的情况下，建议中心的研究者跟进一些病例采集，并在有一名研究者在场的情况下完成操作，该研究者通常是执行委员会的成员。这将能够确认中心的研究人员确实遵守了标准化程序，并确保有合适的基础设施来完成这些病例。如果适用，没有对操作的现场中心审查的话，中心的研究者可以对操作进行录像，并将录像发送至主要研究者办公室进行审查。

中心监察访视

中心监察访视的目的是审查临床研究的进展，确保研究遵守方案，并确保数据的准确性和受试者的安全，以及研究中心符合所有法规要求。中心监察访视可以按固定的时间间隔安排，也可以根据预先计划好的受试者纳入目标来安排。确定监察访视频率的其他标准还有方案的复杂性、工作人员的经验和研究中心的进程。表 38.1 描述了中心访视人员在每次监察时通常会审查的要素。在中心访视结束时，监察员将在现场与主要研究者和研究协调员分享调查结果，包括所有需进行改正的方面和任何必要的培训或补救性培训。监察员发现的最常见的缺陷包括研究人员未能遵守方案、未能进行准确的记录、知情同意书存在问题、未上报不良事件，以及未能对研究药物或设备的处置做出合适的解释。这些不足之处可以在中心访视时解决，也可以由申办方发出正式质询，以答复质询的形式来解决。研究中反复出现错误或违背《良好临床实践》可能会对研究中心和主要研究者产生负面影响。结果是研究中心可能被研究剔除，未来的研究也可能不会再考虑该研究者。

表 38.1　中心监察访视期间的审查要素

1. **监管文件活页夹**

   所有版本的方案和批件

   所有版本的研究者手册

   实验室认证和检验结果的正常范围

   所有版本的 FDA 1572 表格

   所有研究人员的简历、执照和财务披露，并签名、注明日期

   所有申办者的联系方式

   严重不良事件

   根据需要更新的责任授权 / 签名表

2. **所有 IRB 的联系方式（在监管文件活页夹内）**

   IRB 收到的修正、严重不良事件和方案违背

   持续审查

3. **医疗记录中有知情同意书原件（可提供复印件）**

4. **原始文件**

   所有实验室检查报告（由主要研究者审查并签字）

   X 线片和扫描报告（由主要研究者审查并签字）

   医生和护士的病程记录

   由主要研究者审阅和签署的操作记录

   用药和依从性

   获取知情同意的程序文件

   缺失信息和其缺失原因的文件

5. **病案报告表**

   审查完整性和准确性

   监察日期

   不良事件和原因

   研究药物开始使用和停止的时间

   合并用药开始使用和停止的时间

6. **筛选和纳入日志表**

7. **研究用品管理职责表**

   药物和器械管理职责表

   按照建议妥善储存药物或器械

   正确处置、退还或过期处理研究药物或设备

中心关闭访视

中心关闭访视将在研究完成时进行，或者偶有其他情况，包括受试者纳入不足、违背方案、违反法规或存在安全隐患。中心访视者将再次审查所有法规文件、研究设备或研究药物管理职责记录表，并将与中心的研究人员一起审查申办者预期保留研究文件的方式。为了将来的稽查或联邦机构对药物或设备的安全性考察，保留记录是很重要的。

因故中心访视

可以由试验执行委员会、申办者或资助机构、研究中心的 IRB 或研究与发展委员会发起因故中心访视。进行中心访视的原因通常包括不符合《良好临床实践》、未遵循研究方案、存在安全隐患或不符合标准化的手术或非手术有创操作。出现一系列严重的不良事件或怀疑数据造假或伪造，也可能导致对有问题的中心进行紧急中心访视。

稽　查

稽查由一个独立机构进行，评估所有与研究有关的活动和文件。稽查通常会评估受试者的一个随机子集，并审查与监察访视相同的项目（表38.1）。

虽然稽查可以由申办者或资助机构进行，但最重要的是由 FDA 或 OHRP 进行的稽查。当研究可能涉及新药或新设备申请或生物许可证申请时，FDA 通常会参与稽查。稽查可以是例行的，也可以是因故的。选择一个研究中心或主要研究者进行稽查的最常见原因是该研究超出了主要研究者的专业领域、结果与其他中心或其他类似研究结果不一致、收到了 IRB 投诉，以及与其他中心相比受试者人数异常得多。稽查的审查项目与监察相同，可能需要几天时间。

OHRP 审查的是美国卫生与公众服务部资助的研究中研究机构对保护人类受试者的联邦法规的遵守情况。稽查可以是因故的，也可以是例行的，稽查将涉及机构管理人员、IRB 主席和成员，以及参与人类受试者研究的研究者和工作人员。

结　论

中心访视是大型多中心前瞻性随机试验的计划性活动。试验期间可进行多种类型的中心访视，以确保研究中心遵守了研究方案的各个方面和对研究人类受试者安全的监管要求。

参考文献

[1]　Neumayer L, Giobie-Hurder A, Jonason O, et al；The VA Cooperative Studies Investigators. Open versus laparoscopic mesh repair of inguinal hernia. N Engl J Med, 2004, 350: 1819–1827.

（王丽妮　译，路志红　审）

第39章

数据安全监察委员会的组成及其职能

Marco A. Zenati, William G. Henderson

引 言

　　数据安全监察委员会［DSMB；也称为数据监察委员会（DMC）］，在 20 世纪 60 年代首次被引入临床研究，用来监察临床试验中的初始数据，以确保受试者的安全[1]。然而，并不是所有的随机对照试验（RCT）都需要DSMB[2]。以下情况应设 DSMB：多中心试验和（或）样本量较大；如果计划进行期中分析，以确定是否因达到疗效或者无效而提前终止试验；如果主要研究结局是死亡率或严重发病率；如果研究人群是高危人群；如果是安全数据较少的新的干预措施。如果研究者提出不设 DSMB，那么他们应该在研究方案中制定一个监察患者安全、数据采集和研究完整性的计划。

M.A. Zenati (✉)
Department of Cardiac Surgery, Harvard Medical School, Boston VA Medical Center,
301 Prospect Street, Belmont, MA 02478, USA
e-mail: Marco_Zenati@hms.harvard.edu

W.G. Henderson
Adult and Child Consortium for Outcomes Research and Delivery Science (ACCORDS) and
Department of Biostatistics and Informatics, Colorado School of Public Health, University of
Colorado Denver, 13199 E. Montview Blvd., Suite 300, Aurora, CO 80045, USA
e-mail: William.Henderson@ucdenver.edu

© Springer International Publishing AG 2017
K.M.F. Itani and D.J. Reda (eds.), *Clinical Trials Design in Operative
and Non Operative Invasive Procedures*, DOI 10.1007/978-3-319-53877-8_39

组　成

在建立 DSMB 时，研究人员和申办方应该仔细考虑 RCT 的所有重要方面，并确保 DSMB 在这些方面具有代表性。例如，退伍军人事务部（VA）在 20 世纪 90 年代进行的一项晚期喉癌的研究中[3]，治疗方式包括化学治疗、放射治疗和手术。此外，功能结局（保留嗓音和喉切除术康复）是重要的次要结局指标。因此，DSMB 包括代表每种治疗方式的医生，除了一名生物统计学家外，还包括一名语言病理学家。如果 RCT 中的重要结局包括一些非传统的结局（如花费或心理测试），那么 DSMB 中也应有这些领域的人员。

DSMB 包括至少 3 名（通常不超过 5 名）具有投票权的研究专家，其中至少有一名是统计学专家。更复杂的试验可能需要更多的 DSMB 成员。在临床试验期间均需 DSMB 成员参与。如果在试验的过程中有成员离开 DSMB，申办方应立即指定一名替代人员。DSMB 成员由研究申办者推荐和批准。由申办者或者申办者批准的 DSMB 成员选出的 DSMB 主席通常是在试验的主题方面有很强背景的临床科研人员。投票人员必须由公正、独立于研究的个人组成，与研究应无任何经济、科学或其他方面的利益冲突。DSMB 成员可以与申办者代表和研究者在约定的时间地点面对面或通过电子邮件、电话会议（视情况而定）联系。会议频率至少为一年一次。会议不对外公开，因为讨论可能涉及保密的患者数据，而且每次会议至少有一部分内容对参与试验设计和实施的研究人员保密。确定法定人数（如 3 名成员），以便就研究中报告的趋势、发生率和总体安全结果、相关的安全不良事件和死亡提出预期的建议，以适合研究的进行。通常是通过达成共识来作决定和给出建议。

RCT 期中分析的安全性和有效性结果的设盲是一个重要的问题。标准做法是在 RCT 实施期间对研究人员和申办者就期中结果设盲，只有准备 DSMB 统计报告的 DSMB 成员和生物统计人员才能在 RCT 的实施过程中看到期中结果。

角　色

为了使 DSMB 履行其职责，成员将遵守以下准则：①成员不能有明显的涉及经济、科学或监管事项的利益冲突；②成员将公正地评估试验的目的和设计；③成员将审查安全性和有效性数据及相关程序，以确定决策所依据的数据是准确和完整的；④ DSMB 的所有决定应独立于所有研究人员；⑤ DSMB 会议的主要目的是确定研究的安全性数据和关键的疗效终点[4]。

在每次会议结束时，DSMB 将提出以下建议之一：①建议研究继续进行，不做重大修改；②建议该研究继续进行并做出具体修改；③建议因安全或疗效问题而终止全部或部分研究；④建议终止这项研究。这些建议将被分享给研究人员、申办者和监督 RCT 的机构审查委员会（IRB）。

启动 DSMB 会议

在数据收集开始前或接近开始时，DSMB 与申办方、首席研究者和生物统计学家召开第一次启动会议。在启动会议上将审查临床试验设计。对试验进行科学审查不在 DSMB 的权限内，因为它已经接受了同行审查，可能还接受了美国食品药品监督管理局（FDA）的审查。然而，对于 DSMB 来说，仔细考虑研究设计是最重要的，这样它才能确定试验过程中需要监察的重要内容。

DSMB 将审查参与研究的生物统计人员在研究期间提供的数据总结和分析。DSMB 还将对期中监察计划和安全监察计划进行审查。DSMB 还将审查和批准 DSMB 章程，其中会列出 DSMB 的权限和运作规则。

"公开"会议

为了使 DSMB 能够充分获得申办方和研究人员提供的信息，DSMB 成员、申办方代表和研究人员（通常是主要研究者和生物统计学家）将举行"公开会议"。由 DSMB 自行决定，这一会议给予 DSMB 机会向申办方和（或）临床试验研究人员询问患者招募和保留、研究进展和数据质量等问题。这种形式可以促进重要的互动，从而识别和解决影响试验顺利进行的安全性和其他方面的问题。这些人将出席 DSMB 会议或通过电话联系。在公开会议后，将酌情举行闭门会议，在闭门会议期间，DSMB 将进行独立、保密的评估。

"闭门"会议

闭门会议将由 DSMB 成员和生物统计学家进行，举行会议是为了讨论临床试验的保密数据，包括有关干预的安全性和有效性的信息。负责管理患者的申办方代表和研究人员不能参加这些会议。在闭门会议结束时，DSMB 主席将以书面形式把决定和建议传达给 DSMB 委员会及申办方和研究人员。

DSMB 的主要职责

DSMB 主要职责如下：

1. 监察安全性：DSMB 的主要职责是审查 DSMB 报告中提交的数据的安全性，以评估受试者是否存在任何增加的风险或异常的风险，导致需要更改方案（干预或操作）或终止部分或整个研究。数据安全性的审查级别因研究而异，并在研究方案和（或）DSMB 监察计划中进行描述。此外，建议提前终止一项研究的标准指征由 DSMB 制定，并包括在研究方案和（或）DSMB 监察计划中。按照 DSMB 定义的时间表提交安全性数据给 DSMB，其中包括在整个研究人群中发生需报告的不良事件和严重不良事件的受试者比例的总结（用于公开会议报告）及盲法治疗组的这类受试者比例（如果 DSMB 要求闭门会议报告）。这些通常整体按诊断组表示（如 MedDRA 系统器官分类或身体系统）。不良事件表样本包括在 DSMB 监察计划中。DSMB 通常审查总体不良事件，但不审查报告的每个不良事件或严重不良事件的详细信息。这将由申办方负责，他们必须确保对此类事件进行及时审查。个别不良事件报告可能会被审查是否为特别关注的不良事件。

2. 对研究的继续进行提出建议：DSMB 根据正在进行的研究信息和（或）可能使原始研究不合伦理、设计不当或研究问题不再具有科学意义的新的外部信息，或使研究对象面临风险的安全信息，就是否继续、修改或终止临床研究向申办方提出建议。与此相关的问题包括患者的获利、整体研究进展、治疗效果、不良事件和参与者的安全性、无效性，以及确保受试者安全和数据完整性的充分监察和报告。

3. 评估参与中心的表现：DSMB 评估每个参与中心的表现，并对存在问题的中心就继续、试用状态或终止提出适当的建议。申办方、研究负责人和生物统计学家还评估每个参与中心的表现，并就终止中心或启动新中心提出建议。

4. 审查并提供有关方案变更、期中分析、样本量重新估计和亚组方案的建议。

5. 确保监管合规不是 DSMB 的职责。

6. 请 DSMB 审查和评论研究文稿（特别是主要结局的分析）是一种好的做法，因为他们往往是研究领域的专家，能够为结果的解读提供重要的见解。然而，他们需要保持独立于申办者和研究人员，应在文稿中对其致谢，但不应列为共同作者。

独立 DSMB 委员会

研究者和申办者与 DSMB 的任何互动都被认为是不适当的，打破这堵"墙"被认为是对其独立性的威胁。存在这堵"墙"的原因之一是为了防止可能影响研究的初步结果的泄露。例如，如果研究者或申办者知道 DSMB 在试验中发现心血管风险有轻度增加，那么未来的招募可能发生偏倚，因为他们可能会排除有此类事件风险的受试者。最近发表了一些明确违背 DSMB 完整性的报告[5]；在最近的两个案例中，发起研究的商业实体决定对试验数据进行非盲处理，而不是让 DSMB 行使其重要职责[6]。

DSMB 的一项改革提议呼吁在一个独立的公共机构（如 NIH 或类似机构的基金会）的主持下召集 DSMB：根据这项提议，申办方将向负责选择 DSMB 成员、监督专家小组活动并确保其完整性的第三方提供资金。为了防止申办方干扰正在进行的研究，试验指导委员会将只向 DSMB 报告[5]。

参考文献

[1] Slutsky AS, Lavery JV. Data safety and monitoring boards. N Engl J Med, 2004, 350: 1143–1147.

[2] Ellenberg S, Fernandes RM, Saloojee H, et al；StaR Child Health Group. Standard 3: datamonitoring committees. Pediatrics, 2012, 129: S132–137.

[3] The Department of Veterans Affairs Laryngeal Cancer Study Group. Induction chemotherapy plus radiation compared with surgery plus radiation in patients with advanced laryngeal cancer.N Engl J Med, 1991, 324: 1685–1690.

[4] Hulley SB, Cummings SR, Browner WS, et al. Designing clinical research. 4th ed. Philadelphia: Wolters Kluwer/Lippincott Williams & Wilkins, 2013.

[5] Drazen JM, Wood AJJ. Don't mess with the DSMB. N Engl J Med, 2010, 363: 477–478.

[6] Califf RM, Harrington RA, Blazing MA. Premature release of data from clinical trials of ezetimibe. N Engl J Med, 2009, 361: 712–717.

（刘仁怀　译，路志红　审）

第40章
终点委员会

Leigh Neumayer, William G. Henderson

研究终点的裁定是一项临床试验规划中的重要考虑事项[1]。非致死事件的定义往往是主观的，裁定的目的是帮助这些数据的收集更加统一和无偏倚。这将让临床试验的消费者对临床试验结果更加有信心。

临床试验方案应具体明确判决过程的细节，包括：①主要终点的定义；②如何选择事件进入裁定；③将哪些数据元素呈现给终点委员会以协助其履行职责；④终点委员会的组成和职责；⑤委员会会议的频率和形式；⑥裁定过程将如何与数据安全监察委员会（DSMB）对研究的期中审查过程结合。如果未计划对终点的裁定，则应在方案中说明这一点，并说明未裁定的原因。

在大多数情况下，只对临床试验的主要结局指标进行裁定。然而，在一些试验中，其他终点（如重要的安全事件）也会被裁定。理想情况下，应对裁定事件的时机做出计划，以便 DSMB 仅在已裁定事件的基础上作出决定。

L. Neumayer (✉)
Department of Surgery, University of Arizona College of Medicine-Tucson,
1501 N. Campbell Ave, PO Box 245066, Tucson, AZ 85724, USA
e-mail: lneumayer@surgery.arizona.edu

W.G. Henderson
Adult and Child Consortium for Outcomes Research and Delivery Science (ACCORDS) and
Department of Biostatistics and Informatics, Colorado School of Public Health, University of
Colorado Denver, 13199 E. Montview Blvd., Suite 300, Aurora, CO 80045, USA
e-mail: William.Henderson@ucdenver.edu

© Springer International Publishing AG 2017
K.M.F. Itani and D.J. Reda (eds.), *Clinical Trials Design in Operative
and Non Operative Invasive Procedures*, DOI 10.1007/978-3-319-53877-8_40

Dechartres 等 [2] 对 2004—2005 年在 5 种高影响力医学期刊上报道的随机临床试验（RCT）中终点委员会（EC）的计划和报告进行了有趣的系统回顾。314 项 RCT 中，33.4 % 报告了 EC。与其他医学领域（从报告率 8.8% 的传染病到报告率 28.6% 的神经内科）相比，心血管领域的 RCT 是迄今为止 EC 最主要的使用者（81.3%）。更大规模的多中心 DSMB 试验也会更多使用 EC。在绝大多数使用 EC 的 RCT 中（93.3%），由本中心研究者确定的可疑事件是被裁定的事件。56 项试验报告了向 EC 提供的信息，其中 32.1% 提供了所进行的操作和化验的结果，25% 提供了每个病例完整的医疗档案，23.2% 使用了标准化的病例报告表。92% 的 EC 是独立的，但令人惊讶的是，仅有 54% 的 EC 对治疗分组是设盲的。EC 成员的中位数为 3 人（四分位数间距 3~6）。研究者在该系统综述中提出了一些重要建议：①所有主要结局指标为主观性指标的 RCT 均应使用 EC，特别是如果干预不是以盲法的方式进行的；②应定义需要裁定的可疑事件，并应使用合理的方法（如本中心研究者识别和根据化验检查）对可疑事件进行识别；③应定义提供给 EC 的每个病例信息，并且这些信息不应该包含可能导致裁定者揭盲的变量；④ EC 至少应有 3 名临床专家，如果主要结局指标涉及不同的医疗领域，则可能需要多个 EC 或 EC 可能需要包括更多不同的人；⑤ EC 成员应保持独立，对治疗分组不知情；⑥对裁定者进行培训，并在 RCT 开始前确定达成共识的方法；⑦应当随机选择一些案例进行再次裁定。

EC 是在传统 DSMB 的基础上建立起来的，但职责不同，成员也不同 [3]。鉴于临床试验通常是将一种治疗方案与另一种治疗方案进行比较（药物 *vs.* 安慰剂，一种外科技术 *vs.* 另一种外科技术，外科治疗 *vs.* 内科治疗），主要和次要结局指标是证明或否定假设的关键。EC 的目的是客观地确定结果指标是否已经实现。在临床试验中，只有一个结局指标可以真正做到 100% 无偏倚，那就是死亡（受试者不是死亡就是存活）。任何其他结局指标都有可能产生偏倚，不管它是致死的原因还是其他结局。即使是传统上认为客观的指标，如化验检查的值，也可能因机器校准或测量环境而产生偏倚。

EC 由独立专家组成，他们将以盲法和无偏倚的方式对结局指标（无论是主要的还是次要的，或特别关注的事件）进行集中审查和分类，以确定终点是否符合方案定义 / 标准。由独立委员会审查的集中裁定提高了临床研究结果的一致性、有效性和完整性。

对临床结局的评估特别容易产生偏倚。例如，当结局指标是疝气复发时，没有能衡量复发的"金标准"。表40.1列出了评估疝气复发的可选方法（以及可能的偏倚来源）。

评估中出现偏倚风险的不仅是主要的结局测量标准。对于试验中出现的任何结局或副作用，也有类似的风险。当使用副作用来确定药物或操作的安全性时，评估和归因就极为重要。例如，在美国退伍军人事务部（VA）腹股沟疝试验[4]，研究人员想探索与麻醉类型相关的并发症。在研究设计中，他们确定需要使用缩血管药物（去氧肾上腺素）的手术室内低血压为一个重要并发症，该指标定为"需给予缩血管药物"。在第一次DSMB会议上，14个中心中有1个发生了6次这一"并发症"（其他中心没有发生过这种并发症的病例）。而当查阅这些患者的病例和该中心的临床实践时，发现很明显在该中心缩血管药物是预防性给予的，是为了预防脊椎麻醉后低血压的。EC可以尽量减小偏倚，使用预先定义的标准来确定并发症是否符合标准，如果符合，则对其归因进一步作出裁定。EC可用于客观地评估事件并将其归因，如判定死亡原因等事件，或是否存在副作用和（或）该副作用是否归因于治疗。

EC应该独立于试验的研究者和申办方，以最大限度地减少偏倚出现和引入。委员会应该有明确的定义、评估结局指标的书面程序，以最大限度地减少观察员的偏倚。他们应尽可能对受试者的分组不知情。委员会需要明确规定裁定结局指标的程序，在审查员不同意时不可含糊其词。此外，EC应该

表40.1　疝气复发的可能评估方法

评估方法	潜在偏倚	设计响应
体格检查	不同的评估者评估结果不同，可能无法发现微小的复发	两名独立审查员必须达成一致
患者症状	症状不能很好地预测复发	可作为替代方法使用，但对复发的评定效果较差
再次手术时的发现	大多数外科医生在再次手术时可以发现复发（如一个小的残留斜疝）。外科医生可能会有一些先入为主的偏倚，因为如果他们不相信有复发，他们就不会手术	提供操作视频供独立操作人员查看

有独立于审查员和申办者的质量管理体系（表 40.2 ）。

表 40.2　终点委员会的关键结构

明确所有小组的角色（中央审查员、申办方、承办方、FDA 等）
制定处理从研究地点或中心研究办公室收到的数据的书面策略和程序，例如，如何处理丢失的数据或质量较差的数据
处理各种形式的所有数据的质量控制程序和保证程序
确保对数据进行盲法审查（如有可能）的书面程序
与承办方和（或）中央审查员之间进行数据传输的书面程序
委员会期中报告和终期报告的内容和格式
规定了选择和补偿中央审查员的标准
对中央审查员进行系统数据评估培训的书面程序
数据分析中使用的所有数据库的验证流程
数据和材料存储程序（符合 HIPAA）
所有可能的结局类型的明确定义
明确当中央审查员或委员会成员之间意见不统一时进行裁定的程序
如果适用，明确在中心医生的评估和中央审查员的评估之间进行裁定的程序

经 Sage 出版公司许可，摘自 Kradkin 等 [3]。FDA：美国食品药品监督管理局；HIPAA：《健康保险可携带性和责任法案》

EC 的另一个好处是，在研究中有较多评审人员使用一组复杂的医疗终点标准时，可以控制固有的变异性。由于每个人在医疗培训和临床判断方面存在差异，不同评审者做出的分类也可能会有所不同。EC 对进行这种分类的个人 / 专家的数量做了限制，从而控制了变异性。

必须慎重选择 EC 成员。他们应经过严格的审查，以确保是研究主题（结局指标）方面的专家，并确保他们能获取数据 / 变量（例如，如果结局是基于影像学的，他们必须能符合标准和隐私法规地访问数字系统）。成员必须能够承担其职责的工作量、工作时间和时间期限，具备医疗相关的判断能力，并能适当地独立开展工作，以便他们提供的结果既符合临床要求，又不受偏倚的影响 [5]。EC 成员不应是研究人员，也不应在研究的 DSMB 中任职。

EC 在外科临床研究中相对较少。最近的一些例子包括血管外科中影响止血的物质的研究 [6] 和涉及骨折愈合评估的骨科试验 [7]。最近开发了基于网络的终点裁定系统，以提高裁定的效果和效率[8-9]。

我们的建议是，当主要结局是主观的（如有无疝复发）或结局需要归因（如死因）时，应考虑设定 EC。EC 应成为试验设计的一部分，充分独立于研究人员和申办方，并具备充足的专业知识和培训经验。

参考文献

[1] Granger CB, Vogel V, Cummings SR, et al. Do we need to adjudicate major clinical events? Clin Trials, 2008, 5: 56–60.

[2] Dechartres A, Boutron I, Roy C, et al. Inadequate planning and reporting of adjudication committees in clinical trials: recommendation proposal. J Clin Epidemiol, 2009, 62: 695–702.

[3] Kradjian S, Gutheil J, Baratelle A, et al. Development of a charter for an endpoint assessment and adjudication committee. Drug Inf J, 2005, 39: 53–61.

[4] Neumayer L, Giobbie-Hurder A, Jonasson O, et al；for the Veterans Affairs Cooperative Studies Program 456 Investigators. Open mesh versus laparoscopic mesh repair of inguinal hernia. N Engl J Med, 2004, 350: 1819–1827.

[5] Tyner CA, Somaratne RM, Cabell CH,et al. Establishment and operation of clinical endpoint committees: best practice for implementation across the biopharmaceutical industry.http: //www.quintiles.com/library/white-papers/establishment-and-operation-of-clinicalendpoint-committees.Quintiles white paper, 29 Feb 2012.

[6] Bergqvist D, Clement D. Adjudication of endpoints in studies on substances influencing haemostasis—an example from vascular surgery. Eur J Vasc Endovasc Surg, 2008, 36: 703–704.

[7] Vannabouathong C, Sprague S, Bhandari M. Guidelines for fracture healing assessments in clinical trials. Part I: definitions and endpoint committees. Injury, 2011, 42: 314–316.

[8] Nolen TL, Dimmick BF, Ostrosky-Zeichner L, et al. A web-based endpoint adjudication system (WebEAS) for interim analyses in clinical trials.Clin Trials, 2009, 6: 60–66.

[9] Zhao W, Pauls K. Architecture design of a generic centralized adjudication module integrated in a web-based clinical trial management system. Clin Trials, 2016, 13: 223–233.

（刘仁怀　译，路志红　审）

第 **41** 章

临床试验中设备的监管问题

Gregory Campbell

植入式医疗设备

　　植入式医疗设备需要有创操作，而且大部分需要外科手术。在医学各领域有很多植入式设备。据《华尔街日报》（2011 年 7 月 18 日）报道，美国排名前 11 位的植入式医疗设备的年销量从 13 万到 250 万不等：①人工晶状体；②耳管；③冠状动脉支架；④人工膝关节；⑤金属螺钉、针、板、棒（创伤性骨折）；⑥宫内节育器；⑦脊柱融合器；⑧乳房假体；⑨心脏起搏器；⑩人工髋关节；⑪ 植入式心律转复除颤器。如果一家医疗设备公司有一种新的研究性植入设备想在美国进行临床研究，以便提供证据给美国食品药品监督管理局（FDA）以进行设备安全性和有效性的评估，他们通常会依托外科医生（或介入医生）作为临床研究人员来植入设备。因此，这些临床医生需要知道他们参与这类研究的监管要求是什么，以及更广泛地了解这些植入物的临床试验。由于可植入的医疗设备种类繁多，有创操作可能会需要各个医学专业的外科（或介入）技能：骨科、心血管、心胸、产科/妇科、眼科、整形、口腔、神经、耳鼻喉科（ENT）或普通外科。

G. Campbell (✉)
GCStat Consulting LLC, 14605 Sandy Ridge Road, Silver Spring, MD 20905, USA
e-mail: GCStat@verizon.net

© Springer International Publishing AG 2017
K.M.F. Itani and D.J. Reda (eds.), *Clinical Trials Design in Operative
and Non Operative Invasive Procedures*, DOI 10.1007/978-3-319-53877-8_41

美国的医疗设备管理

FDA 负责监管医疗设备。这源于 1976 年国会通过并由总统批准的一项法案，该法案修订了《食品、药品和化妆品法》，纳入了医疗设备监管条款。这些修正案建立了医疗设备的分类体系。医疗设备分为 3 类：第 1 类是一般控制；第 2 类需要所谓的特殊控制，并通过上市前通知［也称为 510（k）］获得"批准"；第 3 类设备包括挽救生命的、威胁生命的或新的技术。植入式设备可被归入第 2 类或第 3 类。大多数 3 类器械需要上市前批准（PMA）申请。在 PMA 申请中，向 FDA 提交证明医疗器械的安全性和有效性的临床研究；一小部分上市前通知［510（k）］提交也可能需要临床研究数据。在这些情况下，申办者对研究设备实施临床研究。

重大风险设备和研究设备豁免

对于任何具有重大风险的器械，研究发起者都需要向 FDA 提交研究设备豁免（IDE）申请，并且在美国进行临床研究之前必须得到 FDA 的批准。在美国药品和药物及生物治疗产品的监管中类似的是新药研发（IND）申请。重大风险设备是指可能对受试者的健康、安全或福利造成严重风险的设备，这包括大多数植入物。除了与新研究设备相关的潜在风险，如果植入该设备需要手术，该设备极有可能被归类为重大风险设备，因为任何手术都有一定的风险。在某些情况下，外科手术可能需要麻醉，这增加了额外的风险。FDA 针对重大风险的决定可以上诉。此外，申办者可以通过提交豁免请求和支持文件，请求 FDA 豁免 IDE 法规的任何要求。

已被批准某一适应证的重大风险设备在进行一项针对不同（或扩展）适应证的研究时，通常需要另一个 IDE。涉及可植入设备的调查研究，如果是合法销售的设备，并按照其标签使用，则有可能豁免 IDE 法规。然而，如果一种设备用于一项不同的适应证（不同的标签），而不是它被批准的适应证，那么该设备的使用被称为"超适应证"。例如，如果研究针对的是不同的人群，而不是该产品被批准的人群，那就是不同的适应证。如果医生超适应证使用设备，他们有责任充分了解该设备，将使用建立在坚实的科学依据和可靠的医学证据基础上，并记录该产品的使用和效果。当意图是"医学实践"时，以这种方式使用已上市的设备不需要提交 IDE 或由机构审查委员会（IRB）进行审查[1]。有了上述警告，IDE 规定不仅适用于作为医疗产品公司的申办者，而且也适用于进行研究的个人申办者 – 研究者[2]。因此，对于新型植入物或非"医学实践"的超适应证使用植入物设备的研究，无论申办者是设备公司还是申办者 – 研究者，IDE 规定均适用。但需注意，不涉及研究性医疗设备的人体外科手术试验不受 FDA IDE 法规的约束，但研究者仍需获得 IRB 的批准，并遵循《良好临床实践》（GCP）。

经批准的 IDE 允许申请人（也称为申办者）继续进行研究设备的临床研究。申办者通常是设备公司，但也可以是提交 IDE 申请的临床研究人员或学术研究人员。IDE 申请由 FDA 在 30 d 内处理，或者默认为是被批准的。对于 IDE 申请，FDA 可以采取 3 种行动，即批准、有条件地批准或不批准。如果是有条件地批准，一般会给申办者 45 d 的时间来解决与这些条件有关的问题，但在此期间，研究可以继续进行。FDA 不会披露 IDE 或 IDE 申请的存在。有几种类型的 IDE：针对人的、可行性的和关键性的。请注意，每一项针对重大风险设备的临床研究都需要在研究开始前获得批准（或有条件批准）的 IDE。在关键性研究的情况下，IDE 允许在临床研究中使用研究设备来收集其安全性和有效性数据，以便向 FDA 提交以下 4 种上市申请之一：

（1）上市前批准（PMA）申请针对的是新技术或挽救生命或威胁生命的设备，称为Ⅲ类设备。

（2）上市前通知，也被称为 510（k），是基于在所谓的特殊控制下被称为Ⅱ类设备的已上市产品的所谓"实质等同性"的评估。尽管 FDA 批准 PMA，但成功的上市前通知被称为 FDA"清除"。

（3）重新申请类似于 510（k）的申请，但没有谓语，所以这些Ⅱ类设备的特殊控制需要由 FDA 编写。

（4）人道主义设备豁免（HDE）是一项对人道主义用途的批准，由于这种情况的稀缺性，每年限制在 4000 个设备。

《良好临床实践》（GCP）

在一项调查研究中，无论该研究是否获得 IDE 批准（如果该设备具有显著风险），临床研究人员都需要遵循 GCP，包括：①人类受试者保护；②IRB 批准；③临床研究人员财务披露；④质量体系法规的设计控制。

主要关注的是对试验参与者的保护，这是通过知情同意来完成的。研究中的每个临床研究者都有责任以书面形式获得受试者（或患者）的知情同意。

GCP 要求所有相关机构的伦理委员会批准。伦理委员会的任务是帮助确保试验符合伦理和患者的权利在该机构得到保护。在 FDA 批准 IDE 研究之前，每个伦理委员会都需要对其进行审查。临床研究者和申办人需要为研究中的每个受试者保存详细的记录［包括病例报告表（CRF）］，并按规定的方式报告不良事件。在某些情况下，该研究有一个数据监察委员会（DMC），也称为数据安全监察委员会（DSMB）。除非在罕见的免除知情同意的情况下（通常是无法进行知情同意的紧急情况），否则不需要 DMC。DMC 的作用是双重的：在试验中保护患者，并保持研究的科学完整性。有关 DMC 的更多信息，请参阅 FDA 指导文件《临床试验数据监察委员会的建立和运行》。

临床研究人员必须披露财务信息，以避免任何可能造成研究对象的最佳利益受到损害的利益冲突。

在 IDE 下研究的设备不受 FDA 质量体系法规的限制，除了设计控制要求，以确保该设备在生产出来商用时已达到预期。

重大风险设备研究的临床研究人员的职责

1. 根据《联邦法规》（CFR）第 21 篇第 50 部分的规定，研究者负责获得临床研究中由其照护的每个受试者的知情同意。

2. 研究者仅对临床研究中在其监督下的受试者使用研究设备（CFR 812.110）。

3. 研究者必须向申办者披露足够准确的财务信息，以允许 IDE 申请人（申办者）根据（812.110）提交认证。

4. 研究者必须将剩余的设备归还给申办者或按照申办者的指示处理

（812.110）。

5. 调查人员必须保持与调查有关的准确和完整的记录，包括所有通信和要求的报告、接收记录、使用或处置研究设备记录、每个受试者的病历历史和接触设备的记录，方案、每次方案违背的文件（日期和原因），以及 FDA 要求的任何其他记录（812.140）。

6. 研究者报告——研究者必须及时向申办者和（或）IRB 提供关于未预期的设备不良效应、IRB 审批进度报告的撤回、研究计划的违背、未获得知情同意、最终报告和其他报告（812.150）。FDA 对申办者有额外的报告要求。

7. 此外，研究者还负责适当授权研究任务、培训研究人员，以及监督工作人员（包括合同人员）。

8. 最后，研究者有责任遵守研究方案。

与临床研究者相比，IDE 的申办者有额外的要求。其中一项责任是在规定的时间内向 FDA 报告严重不良事件和不良事件。这些报告的主要来源是研究人员提供给申办者的报告。

FDA 通过其生物研究监测（BIMO）部门对已批准的 IDE 有一个检查程序，以确保申办方、临床研究人员和 IRB 符合 FDA 的规定。这包括 FDA 调查人员在研究期间访问临床地点和检查记录。

涉及医疗设备的外科试验和介入研究面临许多挑战。众所周知，对于许多手术来说，外科医生实施手术的技巧是不同的。此外，这种技能通常是随着经验的积累而提高的，所以有一个众所周知的现象叫作学习曲线，它反映了随着经验的积累，手术技能的提高。学习曲线会影响测量设备安全性和有效性的能力，因为两者都可能取决于每个人的手术技能和学习曲线。另一个挑战是关于传统随机双臂试验中的对照组。一种选择是试验组患者植入医疗设备，而另一组植入安慰剂设备。这种安慰剂手术，也被称为更具贬义的"假手术"，在某些情况下可能会造成伦理上的两难，尤其是当手术涉及麻醉时。考虑这种对照的一个原因是，在许多外科手术试验中存在着众所周知的安慰剂效应。另一种选择是将一组没有接受外科手术（因此也没有植入）的人作为对照组。但这还面临另一个挑战，即在许多情况下，无法对患者和他们所属的临床人员设盲。通常情况下，外科医生是对分组信息知情的。在安慰剂对照试验中，患者通常可以成功设盲（除非他们能看到设备），但在无手术组作为对照的试验中则不是这样。如果有可能,强烈建议安全性和有效性终点的第三方评估人员对治疗分配设盲。外科试验的另一个挑战是,在某些情况下,终点可能相当长(几个月或几年)。持续随访患者可能会因患者退出、错过预约、撤销知情同意和其他形式的数据缺失而受阻,这些数据缺失可能会造成分析困难。

获批的方案包括对临床研究中主要安全性和有效性终点的统计分析大纲。申办者随后应制定一个更详细的统计分析计划(SAP),在研究开始收集临床数据前对方案中的统计概述进行细化。随后在统计分析方面遵循这个计划。在分析中对 SAP 的任何违背都需要申办者向 FDA 做出详细解释。

结 论

总之,植入研究性医疗设备的有创手术通常需要 FDA 批准的 IDE 才能开始研究。此外,每个临床研究者在参与这样的研究时必须满足一些职责。这些研究可能做起来很难且有挑战性。

参考文献

[1] FDA Off-Label and Investigational use of Marketed Drugs, Biologics and Medical Devices—Information Sheet,2016. http://www.fda.gov/RegulatoryInformation/Guidances/ucm126486.htm.
[2] U.S. Code of Federal Regulations, 21 CFR 812.

(杨乾坤　译,路志红　审)

第 42 章

试验注册和数据的公开获取

Shachar Laks, Lawrence T. Kim, Yvonne Lucero

第 1 部分　为什么要注册临床试验?

　　在全面启动临床试验入组之前,临床试验的招募主要通过口口相传、中心和区域广告、已有的转诊模式及当地医疗机构的可用病例来进行。这种做法导致了患者招募和最终参与存在地区、社会、经济和偶尔的种族偏倚。注册的目的之一是让潜在的参与者能够平等、方便、全面和无偏倚地参与临床试验。注册还允许转诊医生访问有关临床研究的信息,从而更准确、更有条理地向患者告知这些可能的机会。注册使潜在的参与者和转诊医生能在无压力的环境中获得完整、公正的信息,并能够比较多个临床试验,来确定可能是合适候选人的患者。通过这种方式,临床试验注册有助于充分知情同意的

S. Laks · L.T. Kim
Department of Surgery, University of North Carolina, 170 Manning Dr. 1150 POB,
Campus Box 7213, Chapel Hill, NC 27599, USA
e-mail: slaksmd@hotmail.com

L.T. Kim
e-mail: Lawrence_Kim@med.unc.edu

Y. Lucero (✉)
Cooperative Studies Program Coordinating Center, Hines Veterans' Affairs
Hospital/Loyola University, 5000 S. 5th Ave. (151), Hines, IL 60141, USA
e-mail: yvonne.lucero@va.gov

© Springer International Publishing AG 2017
K.M.F. Itani and D.J. Reda (eds.), *Clinical Trials Design in Operative and Non Operative Invasive Procedures*, DOI 10.1007/978-3-319-53877-8_42

过程。

　　注册的另一个重要益处是能够确保国家和世界范围内的临床试验被广泛知晓。患者不再因自己或自己的医生不知道其他地方的试验而局限于只能参加当地可用的试验。注册使患者可以选择参加国内或国际临床试验。

　　临床试验的注册在很多方面对临床试验管理人员和研究人员有利。一开始在试验设计时，通过注册库能简便地搜索类似试验或竞争性试验。这有助于最大限度地降低重复已有试验的可能性。此外，它可以改善研究人员之间的沟通，并鼓励合作以优化研究设计、入组和分析。

　　试验注册数据库也是机构审查委员会（IRB）、期刊编辑和审稿人的重要工具。通过访问数据库，可以更好地了解临床试验的背景及与其他正在进行的工作相关的重要性。识别以前未发表的研究将使 IRB 能够预测潜在的问题，如入组困难、阴性结果和毒性反应较大等。期刊编辑和审稿人可以将投稿的论文与原始试验设计进行比较，并在数据库中跟踪修订、编辑和结局等信息[1]。

第 2 部分　在哪里注册临床试验？

　　目前所有美国联邦政府资助的临床研究［无论是否有美国食品药品监督管理局（FDA）监督］都必须在 http://ClinicalTrials.gov 注册。在对提案进行集中审查后分配一个 8 位数的注册号，证明该工作确实是一项临床试验。http://ClinicalTrials.gov 结果数据库包含研究参与者特征和结局的信息，是在主要注册地址之后根据要求创建的。

　　世界卫生组织（WHO）网站维护着一个可搜索的全球临床试验登记系统，其中包括大量国家和地区数据库。该列表可在其网站 http://www.who.int/ictrp/en/ 上找到。制药和医疗器械公司也维护着某些临床试验所需的私人试验注册。在全球范围内，5 个最大的数据库按降序排列依次是：① http://ClinicalTrials.gov；② 欧盟临床试验注册（https://www.clinicaltrialsregister.eu/）；③ 日本注册网络（JPRN—http://rctportal.niph.go.jp/en/）；④ 国际标准随机对照试验编号注册（ISRCTN—http://isrctn.org/）；⑤ 澳大利亚和新西兰试验注册（ANZCTR—http://www.anzctr.org.au/Default.aspx）。2013年，这 5 个注册中心注册了 204 349 项临床试验，其中 150 551 项在 http://

ClinicalTrials.gov 上注册（2015 年报告的数据见图 42.1）。

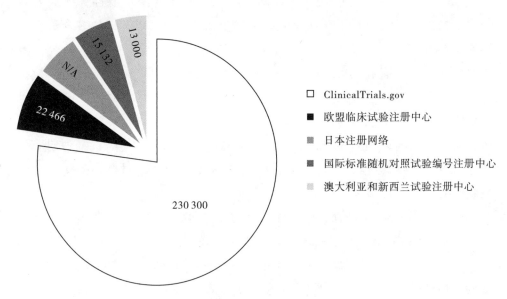

图例：

- ☐ ClinicalTrials.gov
- ■ 欧盟临床试验注册中心
- ▨ 日本注册网络
- ▨ 国际标准随机对照试验编号注册中心
- ▨ 澳大利亚和新西兰试验注册中心

图 42.1　2015 年五大临床试验注册中心列出的研究数量

第 3 部分　哪些试验必须注册，何时注册？

　　为了临床研究的实践，根据 FDA 现代化法案（FDAMA），与美国国立卫生研究院（NIH）合作，作为跟踪联邦和私人资助的涉及新药研发（IND）试验的一种手段，美国在 1997 年开始出现注册的概念。此外，FDA 已强制要求所有包括药物或设备的干预性研究都必须注册（例如，抗生素涂覆的血管通路装置的有效性试验）。该指南在 2007 年进行了修订，以涵盖更多类型的研究（观察性和设备相关研究）和附加信息（研究结果总结、不良事件等）。美国医学院协会和 WHO 都发布了共识政策声明，所有干预性试验都应报告给注册机构[2-3]。WHO 对临床试验的定义是：任何前瞻性地将人类参与者或人类群体分配到一项或多项与健康相关的干预措施以评估对健康结局的影响的研究。国际医学期刊编辑委员会（ICMJE）于 2007 年采用了这一定义。ICMJE 进一步拓展了"健康相关干预措施"的定义，将其定义为对生物医学或健康相关结局的任何变动，包括药物、手术操作、设备、行为治疗、饮食干预和照护的过程。

2005 年 7 月 1 日，ICMJE 还强调了临床试验注册的重要性，他们发布的政策指出注册是所有干预性研究结果发表的条件之一 [4]。ICMJE 允许"纯粹的观察性研究（那些医疗干预的分配不是由研究者自行决定的研究）不需要注册"。所有在 2008 年 7 月 1 日之后开始招募的临床试验，必须根据 ICMJE 原则在开始患者招募之前进行注册 [5]。然而，受经费所限，ICMJE 无法就应该注册哪些试验向研究人员提供个人建议，因此，研究人员必须联系他们希望发表的期刊的编辑，或者在不能确认是否需要注册时选择注册。尽管 FDA 要求早期数据报告，但 ICMJE 的发表条件中并未对早期提交结果做强制性要求。

FDA 对临床试验注册的要求比 WHO 的要求更加限制和具体。FDA 要求在 2007 年 9 月 27 日之后开始招募或在 2007 年 12 月 27 日之后仍继续招募的试验必须进行注册，包括药物和生物制品试验或受 FDA 监管的设备试验。FDA 允许豁免可行性试验和 I 期试验。这些项目在 ClinicalTrials. gov 注册是强制但免费的，并且列表由国家医学图书馆维护。要查看完整的法规，请参阅 https://www.gpo.gov/fdsys/pkg/PLAW110publ85/pdf/PLAW110 publ85.pdf#page=82。在开始实际研究操作之前，可以将研究放在 http:// ClinicalTrials.gov 上，但也有一些可以分配的研究活动的分类。试验可以是"尚未招募""正在招募""进行中 – 不再招募""拓展性应用可行"或"已完成"。在获得 IRB 批准之前，状态不能为"正在招募"，并且可能需要额外的安全或其他审查。开始的文档只是提交给 http://ClinicalTrials.gov 的信息的一部分，因为列表必须定期更新，以便对于访问它们的人准确和有用。试验必须向其报告的注册中心的数量在不断增加，因为并非所有注册中心都互通，或提供指向所有其他来源的链接。同样，许多作为无资助申办者的个人研究人员必须抽出时间来填写注册信息，并确保数据本身在传输时是正确的。与 WHO 要求在入组前进行注册不同，FDA 允许在第一例患者入组后最多 21d 内进行注册 [6-7]。

由于不同的注册机构有不同的提交标准，制定一套统一的规则以向研究界发布信息成为关键问题。统一的临床试验注册格式对研究人员来说可以节省时间，极具价值。

第 4 部分　由谁注册临床试验？

谁负责临床试验注册的问题是由 FDA 严格定义的。重要的是明确确定责任方以确保正确的注册并尽量减少冗余、不完整或不准确的注册。FDA 已将责任方定义为研究申办者或研究申办者指派的主要研究者。因此，在任何一种情况下，都必须为每个试验确定申办者。2007 年 FDA 修正法案（FDAAA）（PL110–85）第 8 章中规定：①临床试验的申办者（定义见联邦法规第 21 篇第 50.3 部分或任何后续法规）；②临床试验的主要研究者，由申办者、受资助者、承办者或受益者指定，主要研究者主要负责进行试验，可以访问和控制来自临床试验的数据，具有发表试验结果的权利，并有能力满足提交临床试验信息的所有要求。

要理解该法规，我们必须根据联邦法规第 21 篇来定义"申办者"，因为它在一定程度上取决于必须注册的研究类型。法规中提供了"申办者"的两种定义：①根据 21 CFR § 50.3（e），申办者是指发起临床研究但实际上不进行研究的人，即在另一个人的直接指导下将试验物品管理或分发给受试者或被使用。这个研究发起人不是指个人（如公司或机构），他们将会使用自己的一名或多名员工进行其发起的临床研究，被认为是申办者（不是申办 – 研究者），这些员工被认为是研究者。②根据 21 CFR § 50.3（f），"申办 – 研究者"是指单独或与他人一起发起和实际进行临床研究的个人，即在其直接指导下将试验物品管理或分发给受试者或相关涉及人员。该术语不包括除个人以外的任何人，如公司或机构 [7]。

在涉及 IND 或研究设备豁免（IDE）的试验中，IND/IDE 持有者被认为是研究的发起人，因此被视为申办者。在不涉及 IND/IDE 的情况下，将考虑试验资助情况。如果研究是通过资助机制资助的，则资助接受者被认为是发起人，因此被视为申办者。如果资金是根据采购协议（如合同）进行的，则资助者是发起人和申办者。在研究没有资金资助的情况下，准备和（或）计划试验、启动试验的个人或实体，以及对试验具有适当权力和控制权以履行FDA 职责的个人或实体，认为是申办者。确定申办者的身份不仅对于识别哪些人正在进行研究很重要，而且对于记录申办者在特定卫生保健类别中的履历也很重要。

第 5 部分　公开结果

2013 年，白宫科技政策办公室发布了《不断增加的获得联邦资助科学研究结果的路径》报告。该文件指示所有联邦机构研究和联邦资助的科学研究结果对公众开放且可使用，并指导卫生保健研究和质量机构（AHRQ）制定以数字格式供公众访问的政策 [8]。该报告的目标之一是促进公众轻松搜索、分析和访问直接来自受资助研究的经过同行评审的学术出版物，全面免费访问数据，确保所有数据以数字形式存储和维护，并确保加快将研究成果转化为知识以增进健康的进程。在发布研究结果和从中得出结论的原始数据之间有一个重要的区别。结果可以以总结的方式或以文章的形式传达，允许公众获得对研究问题的阳性、阴性或模棱两可的答案，而不必列举在病例报告表中的单个数据点。原始数据的公开程度在生物医学和监管界一直存在争议。

AHRQ 已与美国国家医学图书馆（NLM）签订合同，在正式出版日期后的 12 个月内将出版物存档在 PubMed Central（PMC）中。尽管如此，Chapman 等 [9] 表明，1/5 的随机对照研究在得出结论之前终止，其余试验中有 1/3 未发表。这种结果发表的欠缺与资金来源和医学团队有关，表明了严重的资源浪费和潜在的阳性结果发表偏倚，以及伦理上的隐患，即隐藏的结果可能会增加患者参与无用或有害研究的风险。针对这一问题，美国国家癌症研究所（NCI）于 2015 年发布了一项针对所有 NCI 干预性临床试验的政策，包括研究资助、合作协议及在各阶段和学科（如治疗、预防、支持性护理、诊断）进行干预性研究的合同。本政策不包括观察性研究和没有受试者参加的 NCI 干预性试验。该政策规定"最终试验结果"必须在研究完成日期后的 12 个月内报告，无论实际完成还是提前终止。不完整试验的结果应在最后一名受试者收集或检查数据完成后的 12 个月内报告 [10]。报告可以直接在可公开访问的注册机构进行，也可以通过出版物进行。如果选择发表，则必须按照美国国立卫生研究院（NIH）公共访问政策的指导提交文章。该政策规定，在 2008 年 4 月 7 日之后发表的所有 NIH 资助或发起的试验，还必须向 NLM 的 PubMed 中心提交最终经过同行评审的文稿的电子版本，在发表后 1 年内提供 [11-12]。然而，2015 年 3 月《新英格兰医学杂志》的一份报告指出，在 2008 年 1 月 1 日至 2012 年 8 月 31 日期间终止或完成的 13 327 项试验中，

77.4% 是药物试验，但只有 13.4% 的研究在终止后 12 个月内公布了结果[13]。

ClinicalTrials.gov 要求上传在网站上的信息类型被称为"最小报告数据集"，包括参与者人口统计学 / 基线特征、主要和次要研究指标、不良事件和严重不良事件报告、完整的方案和修正案。截止日期在研究结束后或参与者和研究团队最后一次联系后的 30 天至 12 个月。截至 2017 年 1 月 18 日，该网站已提供适用于上述所有类别的额外指导，并鼓励研究人员提交更详细的数据，作为透明度和对受试者负责的一部分。

有些人指责将结果发布到 ClinicalTrials.gov 网站上过于仓促，这意味着发布的结果具有一定程度的"合法性"或终局性，但这些结果可能还没有得到充分的同行评审、辩论或证实[14]。

此类报告还可能对患者隐私构成风险，该政策的目的不是发布可识别的患者信息或任何可能导致患者身份识别的信息。具体地说，由于入组很少而提前关闭的试验、涉及极端年龄的试验或涉及罕见或敏感诊断的试验，以及其他独特的情况，都有可能将数据与个别患者联系起来。因此，NCI 的政策允许对敏感数据进行例外处理，而且 AHRQ 也有一个公开发布的去标识的数据库。鉴于可能出现的独特情况，美国政府创建了"开放数据项目"，作为使用有价值的资源和工具实施开放数据实践的指南。这可以在 http://project-open-data.cio.gov. 上访问。

对数据共享的要求导致一些研究机构的成员提出，一旦受试者的数据可以公布，就必须立即公布以供使用。然而，也有人反对随时提供可获取的数据，反对意见包括对受试者可能重新识别；受试者在知情同意时对于对其信息的使用有多大的控制力；害怕数据被重复分析，可能会产生不同的结果；数据所有权的问题。尽管人们普遍认为必须充分消除数据中的受试者身份以保护研究参与者，但截至 2016 年，尽管已经遵守了数据使用协议（DUA）关于进一步数据转移、存储、更新、发布和范围的相关规定，但还没有标准化的程序来指导如何提交数据，如何确定谁将有权访问这些数据，出于什么目的，以及如何将数据从一名研究人员安全地传送给另一名研究人员。此外，DUA 通常在实施前由法律顾问审查，这为批准过程增加了另一个步骤。问题不是是否允许其他人分享工作成果以充分利用这些成果，而是如何以最安全、最快和最全面的方式实现这一目标。

参考文献

[1] Zarin DA, Keselman A. Registering a clinical trial in ClinicalTrials.gov. Chest, 2007, 131: 909–912.

[2] World Health Organization [Internet]. Washington DC, Regional Offiices for the Americas of the World Health Organization; ©2016 [2016–06–05]. Available from: http: //www. who.int/ictrp/network/criteria_summary/en/.

[3] Korn D, Ehringhaus S. Principles for strengthening the integrity of clinical research. PLoS Clin Trials, 2006, 1(1): e1. DOI: 10.1371/journal.pctr.0010001.

[4] International Committee of Medical Journal Editors [Internet]. International Committee of Medical Journal Editors; © 2016 [2016–06–05]. Available from: http: //www.icmje.org/ about-icmje/faqs/icmje-recommendations/.

[5] Huser V, Cimino JJ. Evaluating adherence to the International Committee of Medical Journal Editors' policy of mandatory, timely clinical trial registration. J Am Med Inform Assoc, 2013, 20: e169–174.

[6] ClinicalTrials.gov [Internet]. Bethesda MD, National Institute of Health (2015–11)[2016–06–05]. Available from: https: //clinicaltrials.gov/ct2/manage-recs/fdaaa.

[7] Public Law 110-85—27 Sept 2007. 110th Congress. 121 STAT.823. TITLE VIII—Clinical Trial Databases Sec. 801. Expanded clinical trial registry data bank.

[8] AHRQ Public Access to Federally Funded Research [Internet]. Rockville, MD, Agency for Healthcare Research and Quality (2015–12) [2016–06–05]. Available from http: //www. ahrq.gov/funding/policies/publicaccess/index.html.

[9] Chapman SJ, Shelton B, Humza M, et al. Discontinuation and non-publication of surgical randomized controlled trials: observational study. BMJ, 2014, 349: g6870 (2014–12–09). DOI: 10.1136/bmj.g6870.

[10] The National Cancer Institute Policy Ensuring Public Availability of Results from NCI-supported Clinical Trials [Internet]. Bethesda MD, National Cancer Institute (2015–12) [2016–06–05]. Available from: https: //grants.nih.gov/grants/guide/notice-fifiles/ NOT-CA-15-011.html.

[11] NIH Public Access Policy [Internet]. Bethesda MD, U.S. Department of Health & Human Services (2016–03–25)[2016–06–05]. Available from: http: //publicaccess.nih.gov/policy. htm.

[12] Zarin DA, Tse T, Sheehan J. The proposed rule for U.S. clinical trial registration and results submission. N Engl J Med, 2015, 372(2): 174–180.

[13] Anderson ML, Chiswell K, Peterson ED, et al. Compliance with results reporting at ClinicalTrials.gov. N Engl J Med, 2015, 372: 1031–1039.

[14] Drazen JM, Morrissey S, Campion EW, et al. A SPRINT to the fifinish. N Engl J Med, 2015, 373: 2174–2175.

（王丽妮　译，路志红　审）

第 7 部分

常见错误

William G. Henderson

高估患者参与数量

高估患者参与数量是临床试验中最常见的错误。被筛选的患者中只有小部分（<20%）有资格且随机纳入临床试验的情况并不少见。大约80%的临床试验没能按时达到招募目标。本文将以一个临床试验为例，描述影响临床试验受试者累积率的因素及应该如何切实地估算招募。

第385号美国退伍军人事务部（VA）合作研究是一项随机临床试验（RCT），旨在比较药物难治性不稳定型心绞痛患者随机接受经皮冠状动脉介入治疗（PCI）或冠状动脉旁路移植术（CABG）的全因长期死亡率[1]。患者接受治疗然后每6个月随访，随访长达5年。这个持续5年的研究包含4年纳入阶段和1年随访阶段。为了发现3年生存率的差异（两组分别为82%与75%），设置检验效能为80%，目标样本量需要来自14个VA医疗中心（VAMC）的700例患者。通过分析心脏手术的VA登记记录，我们能够确

W.G. Henderson (✉)
Adult and Child Consortium for Outcomes Research and Delivery Science (ACCORDS)
and Department of Biostatistics and Informatics, Colorado School of Public Health,
University of Colorado Denver, 13199 E. Montview Blvd., Suite 300,
Aurora, CO 80045, USA
e-mail: William.Henderson@ucdenver.edu

© Springer International Publishing AG 2017
K.M.F. Itani and D.J. Reda (eds.), *Clinical Trials Design in Operative
and Non Operative Invasive Procedures*, DOI 10.1007/978-3-319-53877-8_43

定需要 14 个参与中心 [2]。我们计算得出在 4 年的患者累积期间 14 个医疗中心将有近 2300 例患者有资格纳入本研究。但我们不知道每个中心有多少主管医生（心脏外科医生和介入心脏病专家）和患者愿意被随机，因此我们将两个比例分别假定为 60% 和 50%。这样能够满足本研究来自 14 个参与中心的 700 例（2300×0.60×0.50）患者的目标样本量。

需要的招募率为每个医院每月应招募患者 700/（14×48）=1.04 例。1995—1998 年这前 4 年的研究中，实际招募率分别为 0.49、0.46、0.74 和 0.72。由于我们在 4 年累积期中密切监测招募率并发现招募率远不及预期，我们采取以下措施努力提升招募率：①本研究的联合首席分别给各中心研究者拨打电话，向其强调了随机化患者的重要性；②联合首席实地访问了低招募率的医院；③在研究例会中选择争议病例的血管造影进行展示；④更换少数几个低招募率的中心；⑤在 3 年的研究回顾中，成功地为额外一年的患者纳入争取到资金。在这些努力下，本研究最终也只招募了 454 例患者（总目标样本量的 64.9%），在 80% 的检验效能下观测到比最初设计时预计差异更大的 3 年存活率差异（82% *vs.* 73%）。在研究期间，我们收集了被筛查患者未随机化原因的数据。通过分析这些数据，我们发现阻碍患者随机化的主要原因是医生对患者随机化的抵触。4 年患者累积期内，研究从 14 个参与中心筛选了 2178 例有资格的患者（接近目标 2300 名）；59% 的患者同意随机化（高于我们假定比例 50%），但是医生仅同意对 30% 的有资格患者进行随机化（低于我们假定比例 60%）。

临床试验中影响患者累积率的因素很多（表 43.1）。位于伊利诺伊州海因斯的 VA 合作研究项目协调中心（VACSPCC）在 1976—2002 年间协调了 44 项多中心研究（主要是 RCT），患者的累积率变异范围很大，每个医院每月 0.40~9.74 例。表 43.2 展示了其中 19 项研究的样本（11 项高血压研究被归为一组）、它们的累积率及与观察到的累积率相关的因素。

在临床试验计划阶段，我们如何切实地估计招募数量？我们可以采取如下策略：①如果过去有类似研究，可以借鉴这些研究的经验（我们中心在 1976—2002 年间完成了 11 项高血压研究，可以很好地借鉴过去的经验）；②尝试使用数据库来估算潜在的合格患者数量（VACSP#385 使用了这一方法）或使用医疗中心的电子健康记录（如果可行）进行估算；③如果没有数据库可以使用，尝试进行预试验来预测招募数量；④保守估计愿意随机化的患者和愿意将患者随机化的医生比例；⑤谨记最初被筛选患者中最终被随机化的比例非常低（在 VACSP#385 中仅有 454/2431=18.7%）

表 43.1　影响患者累积率的因素

因素	更高累积	更低累积
研究设计	观察性	随机
研究人群的定义	宽泛（较少排除标准）	狭窄（较多排除标准）
疾病的流行率	常见疾病	罕见疾病
随机治疗的相似性	相似（如药品 A *vs.* 药品 B）	不相似（如手术 *vs.* 药物治疗）
干预的有创性	有创性低（如药物治疗）	有创性高（如手术治疗）
患者和医生对治疗的接受程度（均势）	高均势	低均势
竞争性方案	否	是

计划过于复杂的临床试验

在 20 世纪 90 年代中期，海因斯 VACSPCC 和美国外科学院（ACS）合作进行了一个非常有效的项目，包括在 ACS 开设临床试验课程，提供国家外科质量改进计划（NSQIP），最早于 1991 年在 VA 开设，而后通过 ACS 向非 VA 医院提供，在外科医生感兴趣的各个领域发展特定的多中心临床试验。成年男性腹股沟疝的临床管理是这些临床试验开发的领域之一。我们感兴趣的进行测试的干预措施包括开腹疝修补术（Lichtenstein 无张力法）、腹腔镜疝修补术和密切观察等待。其他复杂因素包括如何处理不同程度症状的患者、急性疝事件、什么样的结局是最重要的，以及如何处理原发性与复发性、单侧与双侧疝的问题。尽管计划本研究的研究者非常有经验，但事后看来，我们可能热衷于试图在一项临床试验中回答太多问题，在研究设计中影响了我们的判断。

第一个研究提议包括 2 项主要目标和 4 项次要目标。两项主要目标是：

表43.2　伊利诺伊州海因斯VACSPCC在1976—2002年协调的44个多中心研究累积率实例及与累积率相关的影响因素

研究	累积率（每月每个医院纳入的患者数量）	影响累积率的因素
心脏手术管理的过程、结构和结果	9.74	健康服务观察性研究
出院后快速获得基本照护与常规照护防止再入院比较研究	8.62	健康服务RCT，常见病患者（糖尿病、CHF、COPD），侵入性不高的干预
腹腔镜与开腹进行无张力腹股沟疝修补术比较研究	6.29	比较两种手术方式治疗常见疾病的RCT
11项高血压研究的平均累积率	4.37	大多数RCT涉及常见疾病的药物疗效比较研究
中度症状良性前列腺增生（BPH）患者经尿道前列腺切除术（TURP）与观察等待比较研究	1.82	常见疾病，但是RCT比较两种差异很大的治疗方法（其中一种有创操作），定义研究人群范围很狭窄（中等症状）
2型糖尿病的严格血糖控制与常规管理比较研究	1.80	常见疾病的RCT，但是干预创伤高，需要多次来访和口服药物和胰岛素才能达到HbA1c为6%的目标
CARP研究（CABG或PCI与血管手术前的药物治疗比较研究）	0.68	血管手术前两种差异很大治疗手段的RCT；干预组面临着两项重大手术（CABG和血管手术）
药物难治性不稳定型心绞痛CABG与PCI治疗比较研究	0.60	两种差异很大的有创治疗的RCT，治疗医生均有势性差
进展期喉癌的化疗+放疗与手术+放疗比较研究	0.46	相对不常见疾病的RCT；治疗手段差异非常大（常规照护组患者失去了喉）

CHF：充血性心力衰竭；COPD：慢性阻塞性肺疾病；RCT：随机对照试验；CARP：冠状动脉血运重建预防性研究；CABG：冠状动脉血运重建术；PCI：经皮冠状动脉介入治疗

①在患有原发性或复发性腹股沟疝的患者中，比较两种类型的手术治疗效果（开腹无张力疝修补术和腹腔镜疝修补术）（研究 1）。主要结局是一年后疝复发和（或）围手术期危及生命事件的发生。次要结局包括手术并发症、身体功能、以患者为中心的结局和费用。②在无症状或症状轻微的患者中，比较两个手术组和严密观察等待组（研究 2）。在这部分研究中，主要结局是一年后的身体功能，次要研究结果是手术并发症、以患者为中心的结果和费用。4 个次要目标包括：①确定合并症在影响治疗结局中的作用。②确定未转诊进行手术男性腹股沟疝的自然病程（预试验 A）。③确定为本研究开发的症状量表是否可用于预测急性疝事件的可能性和进行手术的必要性。④使用在主要目标中研究分配和结果测量方法对双侧疝的治疗开展预试验（预试验 B）。

科学同行评审委员会的结论是该研究的主题非常重要，但设计过于复杂。在研究 1 中，评委担忧将疝复发与危及生命的事件合并为一个主要结局时是否有足够数量的患者随机分组；外科医生开展腹腔镜修复的经验；以及一年的随访时间太短。在研究 2 中，评委对主要结局变量的充分性表示担忧。总的来说，评委认为研究 1 的设计性更强，但研究意义不大；而研究 2 更有意义，但设计性较弱。评审的最终意见是不赞成开展研究。

经过深思熟虑，该研究的计划委员会决定将提案分成两个独立的临床试验，并取消多个次要目标：①腹股沟疝的开腹补片与腹腔镜补片修复的比较，主要结局是 2 年的疝复发率。该临床试验由 VA 批准和资助，并于 1999—2003 年在 14 个 VA 医疗中心实施[3]。②在症状轻微的腹股沟疝患者中进行密切观察等待与开腹无张力修复的比较，以疼痛和 SF-36 的身体成分评分作为主要结局。该临床试验由卫生保健研究和质量机构（AHRQ）批准和资助，并于 1999—2004 年在 5 个北美社区和学术医疗中心实施[4]。

尝试收集过多数据

VA PSOCS 研究（心脏手术照护的过程、结构和结局）虽然不是 RCT，而是一项前瞻性的观察性队列研究，但它提供了一个很好的案例（可能是极端的）来说明当研究者尝试收集过多数据时会发生什么。该研究的目的是确定心脏外科照护的哪些过程和结构与开胸心脏直视手术的 30 天和 6 个月结局相关。"照护过程"是指在照护这些患者时对个体患者实施的流程；"照护结构"是指照护过程中设备使用、员工教育和培训、质量审查委员会参与等方面。该研究的结局包括术后 30 天和 6 个月的死亡率、发病率及与健康相关的生活质量。该研究于 1992—1996 年在 14 个 VA 医疗中心的 4969 例患者中进行[5]。

研究的概念模型是联合患者风险因素、照护过程和结构及导致心脏手术照护结局的随机概率。该研究包括术前评估、手术过程、术后照护、监管程度、患者 / 家属沟通及照护提供者间的沟通等 6 个过程假设；与整合系统、照护提供者配置及设施和设备相关的 3 个结构假设。每个假设均有多个维度和子维度。涉及大量与患者风险相关的心脏病严重程度、患者的合并症和一般健康状况、人口统计学和社会经济因素。还有许多短期（30 天）和长期（6 个月）研究结局，包括死亡率、手术并发症、患者心脏状况、患者满意度及与健康相关的生活质量。最终总共为每个患者收集了近 1100 个变量，并且 300 个变量与提供者特征和设施特异性特征相关。

过多的数据收集对研究的实施影响较多：在每个中心受资助进行数据收集的护士负担过重，导致其心怀不满；数据质量差；数据分析困难，包括在研究最终结果分析之前需要使用额外的数据删减技术；以及研究的最终分析和发表方面的延误。在所有 14 个参与中心实施研究之前，我们在 5 个参与中心站点开展了预试验，我们开发了一个移动分布式数据输入系统，在一定程度上减轻了数据收集负担。尽管该研究发表了 22 篇同行评审医学文献，但就对心脏外科照护实践意义和改善患者手术结果的显著影响而言，该研究的最终结果不尽如人意。

我们如何避免在 RCT 中收集过多数据？纳入一项 RCT 中理想的变量选择应该包括以下几个数据收集范畴（不要过多）：①与 RCT 研究方案的首要和次要目标相关的变量；②与安全问题相关的变量；③与 RCT 中的干预（剂量、频率、持续时间、依从性、手术技术）相关的变量；④所有终点或结局变量相关的变量；⑤预计与结局变量高度相关的变量，即从文献中已知的结局的预测变量；⑥人口学特征、疾病阶段及描述样本特征的其他变量，并在 RCT 第一个表格（表 43.1）中报告以反映通过随机治疗组间平衡的变量；⑦选定的合并症；⑧伴随治疗；⑨死亡、日期和死因；⑩一些管理变量（如缺失的访问、终止和原因）。在制定 RCT 计划时，应该避免收集有兴趣了解但与研究的主要和次要目标无关的变量。

随访中的非预期问题

在涉及长期治疗和（或）随访的 RCT 中，对患者进行充分的随访对 RCT 的成功至关重要。理想的随访率应该 ≥ 80%。应当持续密切监测 RCT 中患者的招募、随访率，以及基线和随访数据收集表的接收情况和完整性。

在 VA 进行的开腹补片与腹腔镜补片修复的腹股沟疝对比临床试验中，主要结局变量是 2 年内的复发率。在一次研究小组会议，当我们第一次查看随访数据时，发现随访率只有 50% 左右。这可能是因为患者认为腹股沟疝已经被完全修复，不再需要回到门诊，因此不坚持随访。研究小组迅速采取了一系列措施来提高该研究的随访率：①研究执行委员会的主席和成员联系了随访率较低的中心；②数据协调中心每月提醒各中心需要随访的患者和（或）患者失访情况；③为搬家或居住地距离 VA 招募中心较远的患者提供其他随访方式（如其他 VA 医疗中心、当地诊所，或 ACS 同行等）；④向患者赠送旅行基金、生日卡片和手机卡等；⑤研究主席给患者写信说明该研究和随访的重要性；⑥中心护士开始每 3 个月和患者保持电话联系；⑦通过 Equifax 搜索失联退伍军人的信息。其中有一些举措在现行机构审查委员会（IRB）规则下可能不再适用（如非研究者访视 VA 患者或 Equifax 搜索等）。这些举措最终将研究中开腹补片修复治疗组的 2 年随访率提高到 77%，将腹腔镜补片修复组的 2 年随访率提高到 80%[3]。在试验中，2164 例患者被随机分配，468 例患者（21.6%）没有 2 年的终点评估。缺失评估的原因包括：175 例（37.4%）错过了 2 年的访视；92 例（19.7%）撤除知情同意；78 例（16.7%）在 2 年随访前死亡；69 例（14.7%）失访；54 例（11.5%）未获准接受手术。

随机方案中的错误

准确的随机过程对于 RCT 的科学完整性、有效性及解读至关重要。我们有一项 RCT 在随机计划中存在错误，对该试验的这些方面产生了威胁。

VA 健康系统采用名为"iMedConsent"的电子知情同意系统来为患者提供他们即将经历的医疗流程和手术须知方面的教育，并在干预前获取患者的知情同意。作为 iMedConsent 项目的一部分，我们协助开发了一个重回模块，测试患者对被告知的手术，包括手术性质、风险、收益和替代疗法等方面的理解。如果患者没能理解手术某些方面，将对患者就这些方面进行进一步解释。我们针对该重回模块开展了一个多中心 RCT，检测使用该模块能否改善患者对即将进行手术的理解。该 RCT 在 2006—2008 年间对来自 7 个 VA 医疗中心的 575 例患者进行了研究，比较 iMedConsent 系统和 iMedConsent 系统＋重回模块。患者按不同 VA 医疗中心和 4 种手术类型（颈动脉内膜切除术、腹腔镜胆囊切除术、根治性前列腺切除术和全髋关节置换术）进行分层，随机分入两个治疗臂，随机区组大小为 2、4 或 6。主要结局是患者对其手术的理解，通过包含 23~26 个项目的患者调查问卷评估[6]。

为了完成本次研究的随机过程，我们在互联网上开发了一个新程序以供使用。各参与医疗中心的研究护士登入网站，将患者登记入研究，回答一系列问题核实纳入资格并将患者分层，然后接受随机分配。在研究的过程中，我们注意到某些层级中被随机分配到两个治疗臂的患者数量存在一些不平衡。更仔细地检查这些不平衡后，我们发现随机化程序中存在一个错误——区组没有正常运行。最终结果是研究结束时两个治疗臂之间的患者基线特征存在一些不平衡，包括年龄、种族、性别、就业、SF-12 心理量表和状态特质焦虑量表。

当这类不平衡发生时，通常建议在 RCT 的最终分析中对其进行调整。在研究的最终分析中，我们发现重回功能使患者对所有手术组合的理解有微小但统计学上显著的改善，特别是对于接受颈动脉内膜切除术的患者，P 值分别为 0.03 和 0.02。幸运的是，在对两个治疗臂之间不平衡的基线变量进行调整后，P 值仍然具有统计学意义，所有手术合并的 $P=0.05$，颈动脉内膜切除术 $P=0.03$，因此研究结论在调整和未调整的分析中没有发生变化[6]。从这次研究经历中吸取的主要教训是：在第一例患者被随机化之前应当对每个 RCT 的随机程序进行测试和验证。

统计分析中的错误

支持 RCT 最终分析、解读和发表的统计分析有时候是非常复杂的，涉及数千行的计算机代码。因此，在计算机代码中偶尔出现可能改变研究最终分析结果的错误也并不奇怪。

在 20 世纪 90 年代早期，我们实施了一个大规模多中心双盲 RCT 来评估哪种抗高血压药物在降低患者的血压上最有效。我们将来自 15 个 VA 医疗中心的 1292 例基线舒张压（DBP）在 95~109 mmHg 的患者随机分配接受安慰剂或 6 种不同高血压药物中的一种，这些药物代表了当时可用的不同高血压药物种类。药物剂量滴定至患者 DBP<90 mmHg，并对患者进行一年的治疗和随访。首要结局变量是降低患者 DBP 的成功率，定义为滴定后 DBP<90 mmHg 和一年后 DBP<95 mmHg 的患者比例。患者的平均年龄为 59 岁，48% 的患者是非裔美国人。研究结果于 1993 年发表在《新英格兰医学杂志》（*New England Journal of Medicine*）上，展示了如下总体成功率：地尔硫卓 59%；阿替洛尔 51%；可乐定 50%；氢氯噻嗪 46%；卡托普利 42%；哌唑嗪 42%；安慰剂 25%[7]。我们还发现不同的药物对不同年龄和种族的最佳效果不同：地尔硫卓对更年轻和更年老非裔美国人效果最好；卡托普利对更年轻高加索人效果最好；阿替洛尔对更年老高加索人效果最好。

在研究的主要结果发表一段时间后，我们在撰写附加文章进行统计分析时发现主文章原始计算机代码存在错误，一行代码被无意间删除了。在改正了错误后，所有药物的总体成功率更高，但不同抗高血压药品的相对排名基本没有发生变化：地尔硫卓 72%；可乐定 62%；阿替洛尔 60%；氢氯噻嗪 55%；哌唑嗪 54%；卡托普利 50%；安慰剂 31%。我们还发现地尔硫卓仍然对更年轻和更年老非裔美国人效果最好；但是可乐定对更年轻和更年老高加索人的效果最好，尽管阿替洛尔对更年老高加索人的效果接近但略低于可乐定排名第二。修改结果作为给编辑的信在 1994 年发表于《新英格兰医学杂志》[8]，在 1995 年发表于《美国高血压杂志》（*American Journal of Hypertension*）[9]。

应该如何防止 RCT 中的分析错误？在高血压研究的原始分析中计算机编码的错误之所以没有被发现，可能是因为得出的结果对于研究的程序员、统计学家和医生而言是"看起来合理的"。预防此类错误发生的可能手段包括：①让分析者在分析程序中纳入更多的验证步骤；②在研究过程中建立有组织的统计分析归档制度，定期比较分析结果，检查一致性；③通过让独立的分析人员为相同的分析编写计算机代码并进行比较，分析中构建冗余性。前两个举措不一定会显著增加研究预算，但是第3个举措肯定会增加预算。根据我们的经验，由于更大的预算需求，在分析中建立冗余并不常见。因此，折中方案可能是对研究中最重要的分析执行此操作，但并非针对所有分析。

得出研究数据不支持的错误结论

好的临床研究者会仔细审查并对研究最终分析反复揣摩，只得出研究数据支持的结论。在 RCT 中，这些结论应该只与 RCT 方案中提出的主要和次要目标相关。

几年前，我们参与了一项研究，发表在一份备受认可的医学杂志上，在这项研究中，我们可能过于激动而得出了一个事后看来并不完全由研究数据支持的结论[10]。尽管该研究是观察性研究而非 RCT，但是这类错误在两种类型的研究设计中都会出现。

该研究的目标之一是比较接受减肥手术的肥胖患者与倾向性匹配对照组未接受减肥手术的肥胖患者的长期死亡率。我们测量了 2000 年 1 月至 2006 年 12 月期间在 VA 医疗中心接受减肥手术的 847 名肥胖退伍军人和倾向性匹配的未接受手术的 847 名肥胖退伍军人的长期死亡率。随访时间的中位数是 6.7 年。通过倾向匹配样本 Cox 回归分析减重手术（是 *vs.* 否）的最终风险比为 0.94 [95% CI（0.64，1.39）]。我们得出的研究结论是：对 VA 医疗中心具有高基线死亡率的老年严重肥胖症患者的倾向评分调整分析，减重手术相较于常规照护而言没有显著降低 6.7 年中位随访期内的长期死亡率。这项研究的"结果"被流行媒体报道，标题是"减重手术不能帮助老年男性活得更长久"（2011 年 6 月 13 日，美联社在《丹佛邮报》上的报道）。

我们文章发表后的几个月，我们与一位在国内外享有盛誉的生物统计学家进行了交谈，他是该文章发表杂志的统计顾问（但并没有审核我们的文章）。他提醒我们应当用另一种措辞表述我们的研究结果。我们的错误在于研究的样本量相对较小（每组 847 例患者），因此该研究的统计效能较低，风险率的 95% 置信区间相当大（0.64~1.39），意味着我们研究的结果为减重手术的效应在生存率提升 36% 至下降 39%。生物统计学家对我们结论的主要不赞同之处在于：缺乏证据不等于缺乏效应的证据[11]。事后看来，我们的结论应该表述为：对 VA 医疗中心具有高基线死亡率的老年严重肥胖症患者的倾向评分调整分析，研究数据表明减重手术的效应范围是将生存率提高 36% 至降低 39%。未来需要更多数据、更大的样本容量和更长的随访时间进一步验证。

总　结

本章举例说明了在我长达 50 年的临床研究生涯里近 60 个研究（大部分是多中心 RCT）中出现的设计、实施、执行、分析和解释中的错误。所有的研究都有经验非常丰富的医生和生物统计学家组成的委员会监管和决策。在大多数案例中，我们认识到了研究中的错误并有机会对研究结果进行了修正，使研究最终获得了成功。我们希望这些例子在其他人计划和开展将来的研究和 RCT 时能有所帮助。

参考文献

[1]　Morrison DA, Sethi G, Sacks J, et al. Percutaneous coronary intervention versus coronary artery bypass graft surgery for patients with medically refractory myocardial ischemia and risk factors for adverse outcomes with bypass: a multicenter, randomized trial. J Am Coll Cardiol, 2001, 38: 143–149.

[2]　Grover FL, Johnson RR, Marshall G, et al；Department of Veterans Affairs cardiac surgeons. Factors predictive of operative mortality among coronary artery bypass subsets. Ann Thorac Surg, 1993, 56: 1296–1307.

[3]　Neumayer L, Giobbie-Hurder A, Jonasson O, et al. Open mesh versus laparoscopic mesh repair of inguinal hernia. N Engl J Med, 2004, 350: 1819–1827.

[4]　Fitzgibbons RJ Jr, Giobbie-Hurder A, Gibbs JO, et al. Watchful waiting versus repair of inguinal hernia in minimally symptomatic men. A randomized clinical trial. JAMA, 2006, 295: 285–292.

[5]　O'Brien MM, Shroyer ALW, Moritz TE, et al. Relationship between processes of care and coronary bypass operative mortality and morbidity. Med Care, 2004, 42: 59–70.

[6]　Fink AS, Prochazka AV, Henderson WG, et al. Enhancement of surgical informed consent

by addition of repeat back. A multicenter, randomized controlled clinical trial. Ann Surg, 2010, 252: 27–36.

[7] Materson BJ, Reda DJ, Cushman WC, et al. Single-drug therapy for hypertension in men. A comparison of six antihypertensive agents with placebo. N Engl J Med, 1993, 328: 914–921.

[8] Materson BJ, Reda DJ. Correction: single-drug therapy for hypertension in men. N Engl J Med, 1994, 330: 1689.

[9] Materson BJ, Reda DJ, Cushman WC; for the Department of Veterans Affairs Cooperative Study Group on Antihypertensive Agents. Department of Veterans Affairs single-drug therapy of hypertension study. Am J Hypertens, 1995, 8: 189–192.

[10] Maciejewski ML, Livingston EH, Smith VA, et al. Survival among high-risk patients after bariatric surgery. JAMA, 2011, 305: 2419–2426.

[11] Altman DG, Bland JM. Absence of evidence is not evidence of absence. BMJ, 1995, 311: 485.

（龚海蓉　译，雷翀　审）

第 8 部分

临床试验相关

第44章

联合药物和手术试验

Ankur Kalra, Deepak L. Bhatt

试验设计基础

　　临床试验在医学研究和药物开发中起着至关重要的作用。临床试验的有效性取决于研究设计和消除偏倚。最初的临床试验缺乏随机化和盲法等关键特征。设计药物和器械联合试验远比传统的药物随机对照试验复杂。

　　所有药物或设备只有在经过实验室测试后才能进行人体测试。临床研发项目通常包括 4 个阶段（期）。Ⅰ期临床试验旨在确定用于人体的安全性、有效性、最大耐受剂量和毒性。只有最初的安全性被确认后方可开展Ⅱ期临床试验。Ⅱ期试验旨在评估药物对特定疾病条件患者的疗效（效力）和安全性。患者被给予在Ⅰ期临床试验中已确认安全的不同药物剂量，通过比较其疗效和副作用确定最安全的给药方案。Ⅲ期临床试验是药物获得许可前的最后阶

A. Kalra
Department of Cardiovascular Medicine, Division of Interventional Cardiology,
Harvard Medical School, Beth Israel Deaconess Medical Center,
185 Pilgrim Road, West Campus, Baker 4, Boston, MA 02215, USA
e-mail: kalramd.ankur@gmail.com

D.L. Bhatt (✉)
Brigham and Women's Hospital Heart & Vascular Center, Harvard Medical School,
75 Francis Street, Boston, MA 02115, USA
e-mail: dlbhattmd@post.harvard.edu

© Springer International Publishing AG 2017
K.M.F. Itani and D.J. Reda (eds.), *Clinical Trials Design in Operative and Non Operative Invasive Procedures*, DOI 10.1007/978-3-319-53877-8_44

段，研究人群数量大得多，研究主要目的是在确定的最安全的剂量下验证药物的安全性和有效性。在Ⅲ期试验中，通过随机对照研究设计将药物与当前的标准治疗进行比较，并密切监测患者的潜在副作用。Ⅲ期后，药物获得批准和许可。Ⅳ期临床试验是上市后研究。在Ⅳ期研究中，在更大样本量的人群中和患者亚组中进一步评估药物，目的是确定药物的长期疗效和安全性。这一期研究药物可与其他标准治疗相联合，并进行相应的测试[1]。

药物和器械（或手术）联合试验通常是Ⅲ期或Ⅳ期临床试验。该研究旨在比较药物疗效与器械或手术，或将药物疗效与药物手术联合治疗疗效做对比。根据手术类型及可以用于联合治疗的药物不同，可将其细分为亚组。目前关于如何设计这类研究还没有明确的方案。本章基于以下案例研究讨论研究设计，并分析了这类研究设计中的挑战[2-3]。

案例研究

SYMPLICITY HTN-3 试验设计

SYMPLICITY HTN-3 试验旨在评估基于导管的双侧肾脏去交感神经治疗顽固性高血压的安全性和有效性（效应）[4]。SYMPLICITY HTN-3 试验将药物治疗联合手术治疗的安全性和疗效与单独进行药物治疗做对比。肾交感神经活性与高血压的发生相关，对顽固性高血压患者进行选择性去肾交感神经术可能为高血压的治疗提供潜在的治疗机会[5]。SYMPLICITY HTN-3 之前的早期试验 SYMPLICITY HTN-1 是有限样本首次用于人类的Ⅰ期试验；SYMPLICITY HTN-2 是一项在欧洲和澳大利亚进行的开放标签随机试验[6-7]。其他随机和非随机的非盲法研究显示，肾脏去神经治疗后患者血压显著降低。然而，这些研究也存在一些局限性，即样本量小、缺乏盲法及缺乏作为对照的假手术处理，使研究结果不可信。

SYMPLICITY HTN-3 是一个多中心、前瞻性、2：1 随机、对照掩藏的单盲试验（图 44.1）[4]。年龄在 18~80 岁的重度顽固性难治性高血压患者被前瞻性纳入研究。这些患者的初始收缩压为 160 mmHg 及以上，服用了 3 种及以上最大耐受剂量的降压药。患者被要求在家记录血压，并记录接下来 2 周的服药依从性。最后对这些患者进行确认性筛查，以确定其收缩压在 160 mmHg 及以上，对药物依从性好，24 小时动态血压监测收缩压在 135 mmHg 及以上。这些措施确保了患者患有明确的重度顽固性高血压。所有患者在随机分组前均接受了肾血管造影检查。然后，患者以 2∶1 的比例随机接受肾脏神经术或假手术。肾解剖结构良好的患者在接受肾血管造影术的同时进行随机分组。患者不知道自己接受了肾脏去神经治疗还是仅接受肾脏造影检查（假手术组）。进行血压监测的人员不了解患者的分组情况（治疗组还是对照组）。肾脏去神经治疗使用 Medtronic Simplicity™ 导管（Santa Rosa, CA, USA）。6 个月后，如果对照组患者还符合入选标准，可以转组接受手术治疗。研究的主要疗效终点是治疗组与对照组相比门诊收缩压的平均变化，优效界值为 5 mmHg[2,4]。术后 6 个月，治疗组和假手术组之间的平均血压变化差异为 –2.39 mmHg［95% CI（–6.89，2.12）；优效性检验 P=0.26］，结论是没有发现接受肾脏去神经治疗的患者 6 个月后收缩压显著降低[2]。这项试验的结果与之前非盲试验的结果相矛盾。

肾脏去神经试验的经验教训

关于肾脏去神经治疗效果的试验有很多——140 项非随机研究，6 项随机开放标签研究，以及 2 项随机盲法研究[8]。在许多非盲试验中，与动态血压相比，诊室血压的下降幅度要大得多。这两种血压都是用血压计测量的，

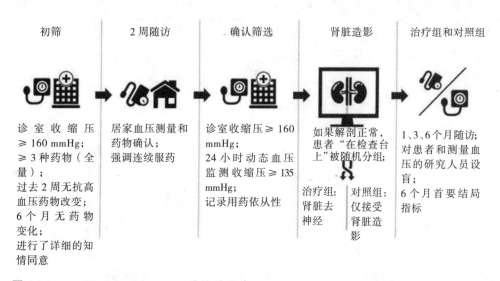

| 初筛 | 2 周随访 | 确认筛选 | 肾脏造影 | 治疗组和对照组 |

诊室收缩压 ≥ 160 mmHg；≥ 3 种药物（全量）；过去 2 周无抗高血压药物改变；6 个月无药物变化；进行了详细的知情同意

居家血压测量和药物确认；强调连续服药

诊室收缩压 ≥ 160 mmHg；24 小时动态血压监测收缩压 ≥ 135 mmHg；记录用药依从性

如果解剖正常，患者"在检查台上"被随机分组；

治疗组：肾脏去神经

对照组：仅接受肾脏造影

1、3、6 个月随访；对患者和测量血压的研究人员设盲；6 个月首要结局指标

图 44.1 SYMPLICITY HTN-3 试验的设计

除外如果血压值不符合预期，诊室血压存在被重复测量的可能性，因为测量血压的工作人员并未设盲。非盲随机对照试验也显示，与对照组相比，治疗组的诊室血压降低幅度更大。尽管患者被随机分组，但由于这些试验中未设盲，可能导致结果的偏差。测量血压的诊室工作人员知道患者属于治疗组还是对照组[8]。众所周知，大约 50% 的难治性高血压患者通常用药依从性较差[9]。抗高血压药物的依从性很难确定。SYMPLICITY HTN–3 试验通过持续强化日记记录，并经常进行随访，使这一局限性最小化。在肾脏去神经试验中，干预的成功受术者的学习曲线影响。然而，在 SYMPLICITY HTN–3 试验中，高病例量和低病例量术者之间的患者结局没有显著差异。这些试验中也没有单项测试能确证成功实施肾脏去交感神经。在 SYMPLICITY HTN–3 试验中，导管系统可以确定传递能量。许多肾脏去神经试验都是基于特定的导管系统。来自一个导管系统的数据可能不适用于另一个导管系统。此外，大多数试验的主要终点是从手术开始之日起 6 个月的临床随访，这导致随访时间较短，并且随着时间的推移，安慰剂效应可能会下降。

STAMPEDE 试验设计

外科治疗和药物可能有效根除糖尿病（STAMPEDE）试验旨在评估单纯强化药物治疗与药物治疗联合 Roux-en-Y 胃旁路术或袖状胃切除术治疗患有不能控制的 2 型糖尿病肥胖患者的安全性和有效性（效力）[10]。之前的观察性和随机对照试验证明，减重术可以显著改善严重肥胖患者的血糖控制水平和心血管风险因素[11]。STAMPEDE 试验中，药物治疗与药物联合外科手术治疗进行了比较。

STAMPEDE 试验是一项随机、非盲、单中心试验。满足纳入标准的患者［年龄 20~60 岁，诊断为 2 型糖尿病，糖化血红蛋白（HbA1c）水平大于 7.0%，体重指数为 27~43 kg/m²］按照 1：1：1 的比例被随机分为强化药物治疗组和强化药物治疗组联合 Roux-en-Y 胃旁路术或袖状胃切除术组（图 44.2）。所有的患者都接受美国糖尿病协会建议的强化药物治疗，目标是 HbA1c 水平降至 6.0% 及以下的，除非患者对药物治疗不耐受[12]。在这项试验中，没有对患者设盲，单纯强化药物治疗组也没有接受假手术治疗，因为研究者认为假手术风险太大。STAMPEDE 试验的主要疗效终点是 12 个月后 HbA1c 水平为 6%

及以下的患者比例。单纯强化药物治疗组有 12% 的患者达到了主要终点，胃旁路术联合药物治疗组 42% 的患者达到了主要终点，袖状胃切除术联合药物治疗组 37% 的患者达到了主要终点。结论：控制不佳的 2 型糖尿病超重或肥胖患者，12 个月的药物治疗联合减重术比单纯药物治疗获得了更好的血糖控制 [3]。研究的 3 年结局证实了这一作用的持久性 [10]。

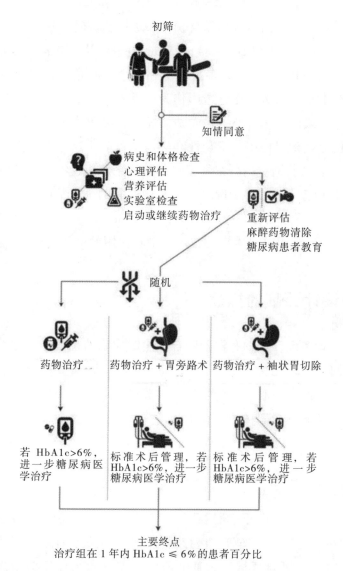

图 44.2　STAMPEDE 试验设计（HbA1c：糖化血红蛋白）

减重术试验的经验教训

Buchwald 等纳入了 621 项研究减重术对 2 型糖尿病影响的试验进行了 meta 分析——29 项随机对照研究，49 项非随机前瞻性研究，60 项比较回顾性研究，187 项非对照前瞻性病例系列，266 项单臂回顾性研究，25 项观察性研究，2 个病例对照研究。其中，540 项研究为单中心研究，70 项为多中心研究，11 项未报告 [11]。减重术试验中，每项试验选择的手术术式不同：胃束带、胃成形术、胃旁路术和胆胰转流 / 十二指肠调转，这可能会导致不同的结局。然而，在 STAMPEDE 试验中，Roux-en-Y 胃旁路术和袖状胃切除术这两种术式的结局相似 [3,10]。大多数手术在一个中心进行，因此该结果可能不适用于所有中心。与将肾血管造影作为假手术的肾脏去神经试验不同，该试验没有安慰剂或假手术。与肾血管造影相比，减重术的风险要大得多。如果患者被随机分配到对照组，依从性和失访也可能是这些患者面临的主要挑战。STAMPEDE 试验通过内分泌学家强制随访来解决这一问题，以确保糖尿病患者的最佳医疗管理。STAMPEDE 试验中所有的手术都由同一名外科医生使用 Ethicon 内镜手术器械（Somerville, NJ; Cincinnati, OH, USA）进行切除手术。因为患者结局可能受术者的技术水平和使用的医疗器械的影响。

临床试验设计面临的挑战

临床研究者在设计药物和器械联合试验时面临的挑战是多方面的，这些挑战加在一起似乎是无法克服的。除了资金、机构审查委员会的批准、确立试验、赞助商和医疗中心之间的协议、招募患者、获得知情同意和随访等常见障碍，当涉及药物和器械的联合试验或药物与设备的对比试验时，挑战往往变得更加复杂和不同。

药物与器械

在美国，1976 年《医疗器械修正法案》（*Medical Device Amendment Act*）开始对医疗器械进行监管。医疗器械分为三大类：Ⅰ类、Ⅱ类和Ⅲ类。Ⅰ类包括绷带等低风险器械，而Ⅲ类器械是需要美国食品药品监督管理局（FDA）批准的中高风险有创器械。目前在美国，药物由药物评估和研究中心监管，器械由器械和放射健康中心监管[13]。只有 1% 的医疗器械获得了 FDA 的批准，批准主要基于小规模研究的临床数据[14]。与器械或手术的主要作用不同，药物的主要作用是通过药理学、免疫学或代谢活动产生的。通常，由于药物和器械的作用机制不同，在对比药物和器械时，很难比较其确切的临床结果。这需要用标准方案对临床结局进行严格的标准化测量。药物或器械对每个患者的效果并不相同。当发现一种药物有副作用时，患者可以选择停药，最终副作用可能会消失。然而，对于器械或手术而言，其副作用更持久。医疗器械和手术对患者的伤害可能比药物更大。这些问题需要明确解决，需要获取患者详细的知情同意，说明他们了解与该手术相关的风险，并且这些风险可能是不可逆的。大多数关于器械的试验都由单一制造商赞助。基于单个设备系统的单个试验获得的结果可能不适用于其他制造商的其他设备系统。基于手术的试验结局可能会受到术者学习曲线的影响，后期手术的结局比最初手术更好。

假对照

在药物试验中，将待研究疗法与安慰剂进行比较的盲法随机对照试验很常见，但在医疗器械或手术试验中并不常见。缺乏此类安慰剂或假试验的主要原因是，患者面临假手术的风险，而假装置或假手术没有实际益处[15]。一些作者质疑实施假手术或外科手术的伦理基础。Freeman 等在一项针对帕金森病的胎儿组织移植的双盲试验中设计了假对照，对照组患者接受了在额头钻孔的假手术，这被认为是手术安慰剂效应的必要做法[16]。有确凿证据表明，假手术可以产生强烈的安慰剂效应，可以模拟实际效果[15]。慕尼黑医学心理学研究所针对偏头痛预防的一项研究表明，58% 的患者对假手术有积极反应，38% 的患者对假针灸有积极反应，只有 22% 的患者对口服安慰剂药物有积极反应[17]。尽管假手术是涉及医疗器械或手术的试验的一个组成部分，但需要将手术的风险与试验的益处进行比较。

减小偏倚和混杂的策略

药物和器械联合试验是在临床环境中评估器械安全性和有效性的有效方法。与单臂试验相比，随机对照试验被认为是在比较干预效果时消除偏倚的最有效方法。如前所述，在许多非盲肾脏去神经试验中，由于研究者知道患者的治疗分组，诊室血压测量可能存在偏倚。这种偏倚可以通过对测量诊室血压的研究者设盲来消除，或者更通俗地说，对在试验随访期间进行关键终点测量的研究者设盲 [8]。然而，这不能完全解释治疗组和对照组之间血压读数的主要差异。患者了解治疗分配可能会产生安慰剂效应，或更多（或更少）地依从研究开具的药物治疗。纳入假手术和对患者设盲有助于减少这些类型的潜在混杂因素 [2,15]。术者学习曲线可能是评估手术结局并影响结果的一个因素。监督程序和标准化研究方案将有助于限制这一因素 [2]。

结　论

总之，药物和器械联合试验是评估器械或手术在患者中的安全性和有效性的有效方法。随机化和盲法起着至关重要的作用。假手术对照组是解决潜在安慰剂效应的有效方法，前提是假手术的风险很小。多中心试验有助于招募更多的患者群体，其结果可以更广泛地应用。

致　谢

感谢明尼阿波利斯心脏研究所的 Gerry Yumul 对图表的贡献。

参考文献

[1] Sedgwick P. What are the four phases of clinical research trials? BMJ, 2014, 348: g3727.

[2] Bhatt DL, Kandzari DE, O'Neill WW, et al. SYMPLICITY HTN-3 investigators. A controlled trial of renal denervation for resistant hypertension. N Engl J Med, 2014, 370: 1393–1401.

[3] Schauer PR, Kashyap SR, Wolski K, et al. Bariatric surgery versus intensive medical therapy in obese patients with diabetes. N Engl J Med, 2012, 366: 1567–1576.

[4] Kandzari DE, Bhatt DL, Sobotka PA, et al. Catheter-based renal denervation for resistant hypertension: Rationale and design of the SYMPLICITY HTN-3 trial. Clin Cardiol, 2012, 35: 528–535.

[5] DiBona GF, Esler M. Translational medicine: the antihypertensive effect of renal denervation.Am J Physiol Regul Integr Comp Physiol, 2010, 298: R245–253.

[6] Krum H, Schlaich M, Whitbourn R, et al. Catheter-based renal sympathetic denervation for resistant hypertension: a multicentre safety and proof-of-principle cohort study. Lancet,

2009, 373: 1275–1281.

[7] Esler MD, Krum H, Sobotka PA, et al. Renal sympathetic denervation in patients with treatment-resistant hypertension (The Symplicity HTN-2 Trial): a randomised controlled trial. Lancet, 2010, 376: 1903–1909.

[8] Howard JP, Shun-Shin MJ, Hartley A, et al. Quantifying the 3 biases that lead to unintentional overestimation of the blood pressure–lowering effect of renal denervation. Circ Cardiovasc Qual Outcomes, 2016, 9: 14–22.

[9] Jung O, Gechter JL, Wunder C, et al. Resistant hypertension?Assessment of adherence by toxicological urine analysis. J Hypertens, 2013, 31: 766–774.

[10] Schauer P, Bhatt DL, Kashyap SR. Bariatric surgery versus intensive medical therapy for diabetes. N Engl J Med, 2014, 371: 682.

[11] Buchwald H, Estok R, Fahrbach K, et al. Weight and type 2 diabetes after bariatric surgery: systematic review and meta-analysis. Am J Med, 2009, 122: 248–256.

[12] Kashyap SR, Bhatt DL, Schauer PR. Bariatric surgery vs. advanced practice medical management in the treatment of type 2 diabetes mellitus: Rationale and design of the Surgical Therapy And Medications Potentially Eradicate Diabetes Efficiently trial (STAMPEDE).Diabetes Obes Metab, 2010, 12: 452–454.

[13] Novack GD. The development of drugs vs devices. Ocul Surf, 2011, 9: 56–57.

[14] Dhruva SS, Bero LA, Redberg RF. Strength of study evidence examined by the FDA in premarket approval of cardiovascular devices. JAMA, 2009, 302: 2679–2685.

[15] Redberg RF. Sham controls in medical device trials. N Engl J Med, 2014, 371: 892–893.

[16] Meissner K, Fässler M, Rücker G, et al. Differential effectiveness of placebo treatments: a systematic review of migraine prophylaxis. JAMA Intern Med, 2013, 173: 1941–1951.

[17] Albin RL. Sham surgery controls: intracerebral grafting of fetal tissue for Parkinson's disease and proposed criteria for use of sham surgery controls. J Med Ethics, 2002, 28: 322–325.

（张泽菲　译，雷翀　审）

第45章
临床试验中的基因组学

Peter R. Nelson

概　述

　　在设计临床试验时，尤其是将操作性干预与其他干预或非操作性对比时，可能会关注临床终点。在设计的最初阶段探索性地收集干预效果背后机制的信息可能至关重要。在一些试验中，这是不可能或不可行的，但在另一些试验中如果没有事先考虑到这一点，可能会错失良机。试验的这个部分可能不是研究的主要问题和终点，但可以作为重要的次要关注点。例如，开始你可能会问"观察到干预结果背后的生物学机制是什么？"或者"个体受试者先天生物学差异是否解释了这种对干预的不同反应？"然后你可以据此制定策略。另外，这是一个计划收集潜在重要机制数据的机会，完成临床观察为研究增加真正的转化部分，并且很可能拓展未来的研究思路。

　　生化数据可以从简单的标准血液检测中获得，应该探索让这一路径更简便易行。但更可能你希望结合新的分子策略和技术以提供更深入的探索。若活检或组织 / 器官切除是干预研究的一部分，而组织可被用于分子检测，则

P.R. Nelson(✉)
Surgical Service, James A. Haley VA Medical Center,
13000 Bruce B. Downs Boulevard, Tampa, FL 33612, USA
e-mail: peter.nelson@va.gov

© Springer International Publishing AG 2017
K.M.F. Itani and D.J. Reda (eds.), *Clinical Trials Design in Operative and Non Operative Invasive Procedures*, DOI 10.1007/978-3-319-53877-8_45

应该被整合入试验设计中。如果你对患者层面的信息感兴趣，想知道干预措施如何影响全身系统或受各系统调节，那么你可能希望在试验设计中整合入更先进的分子技术。这是个体化医疗方法的基本前提[1]。

定 义

基因组学被宽泛地定义为研究单个细胞内整套脱氧核糖核酸（DNA）的功能、结构、进化和谱系的学科。它的发展源于人类基因组计划的工作，该计划识别并确定了构成人类 DNA 的 30 亿个碱基对的序列[2]。转录组学是一个用于进一步深入分子生物学的中心法则研究活跃表达基因的核糖核酸（RNA）信息的术语。这种基于 RNA 的分析反映了外部因素对基因组的影响，因此在不同的生物体之间，甚至在暴露于不同环境条件下的同一生物体中也存在差异。在人类层面，这可以研究暴露于不同危险因素或临床试验干预受试对象的不同生物学条件和疾病进程。功能基因组指的是在全基因组水平而不是个体基因水平上翻译大量可用的基因组信息，以检查随着时间的推移产生的表型变化，如对干预的反应。随后基因组医学领域继续研究这种全基因组功能的变异，以及它与疾病和死亡的关联。虽然这还不是一个成熟的研究领域，我们可以将"基因组手术"定义为整合对所治疗疾病背后生物学的认识，将基因组表达或功能的微小变化与手术后患者的结局联系起来。

组织基因组学

如果你的试验涉及活检、肿瘤切除，甚至整个实体器官，那么获取组织将是研究方案中的固有内容。虽然这类分析最常用于研究癌症生物学，但也广泛适用于动脉粥样硬化、先天性异常或畸形、发育障碍、神经肌肉障碍等领域。从这些组织标本提取的 DNA 或 RNA 可以直接研究基因组信息的差异，可能会揭示主要病变的发展和（或）内部异质性，描述病变的潜在毒性或预后，甚至可能直接治疗和预测组织对治疗的反应。目前已经建立了大型组织库数据库，可以比对数据库对试验样本的基因组数据进行筛选，识别和确定对个体病变特定组织特征的创新疗法[3]。

基因表达研究

高通量技术可以同时检测单个患者样本整个基因组的基因表达水平。这些人类转录组阵列有高达 700 万个探针集，检测编码和非编码转录子、外显子、亚外显子和外显子–外显子连接区域及所有转录子亚型 [4]。处理这些庞大的数据需要复杂的生物信息学，这些信息学刚刚开始解锁这项技术的潜力，但理想情况下需要与具有专业知识和计算机能力的高级统计学家合作 [5-6]。这些分析产生的大量可靠数据可开展全面的基因组分析算法，用于开发新的疾病进展和治疗结局预测模型。与传统的临床预测指标和实验室生物化学生物标记物相比，这一更先进的方法具备更强的预测能力，事实上，我们发现联合临床预测指标和分子数据具有协同作用。过去对单一生物标志物进行基类预测的尝试都失败了，因此，直观地说，该策略中使用的数据的复杂性与正在研究的疾病进程的复杂性相匹配，应该可以提供更可靠的预测模型。基因组数据存储库越来越多地被用于独立分析、比较和验证结果。

对于缺乏经验的研究人员来说，全基因组表达研究产生的生物信息学输出有所不同，但学习曲线可以相对较短，一旦沉浸在这类项目中，你至少可以获得对功能的熟悉。同样地，与有经验的统计学家合作进行分析是至关重要的。最初输出的结果可能是热图或层次聚类矩阵（图 45.1）。这是基因组电子表格。它显示了基因的上调和下调，体现了根据临床参数或反应组的显著差异表达，描述了哪些基因的表达密切相关，并开始识别研究队列中的显著差异。接下来，次要分析可以进一步识别特定的功能基因通路，并随时间的推移在 2D、3D 甚至 4D 的维度上可视化数据（图 45.2）。最后，你可以使用复杂的（但已建立的）概率回归算法来开发类预测模型，以确定可管理的基因数量，这些基因组合可有效预测研究结果（图 45.3）。这将生成一个"标准曲线"，然后用于前瞻性地绘制新的受试者数据，预测临床结局，从而指导治疗。

从逻辑上讲，基因组表达研究使用 RNA 作为底物。RNA 不稳定需要实时从新鲜血液样本中分离。因此，为了处理初始样本，你需要一个湿式实验室和掌握先进分子技术的有经验的人员。分析计划分批进行，在这个阶段不能提供实时的即时信息。接下来，应该预估干预的最佳采血时间点。干预前

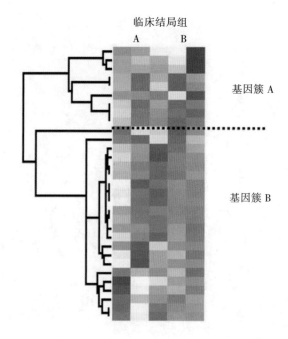

临床结局组
A   B

基因簇 A

基因簇 B

图 45.1 基因表达聚类分析。基于层级聚类有监督分析的基因组热图。红色阴影区代表不同程度的基因表达上调。蓝色阴影区代表不同程度的基因表达下调。临床结局分组 A 和 B 是试验中的对比组。基因簇 A 和 B 由基因组数据的生物信息学分析产生，表明差异基因表达与兴趣临床结局高度相关

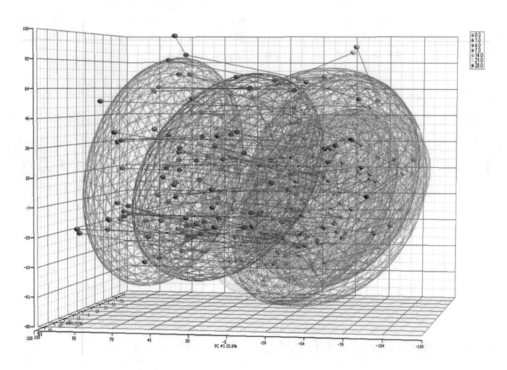

图 45.2 主成分分析（PCA）。基因表达谱的一个例子，展示了关键预测基因随时间的差异表达。每一个不同颜色的圆球代表在干预相关的不同时间点取样的相同基因集

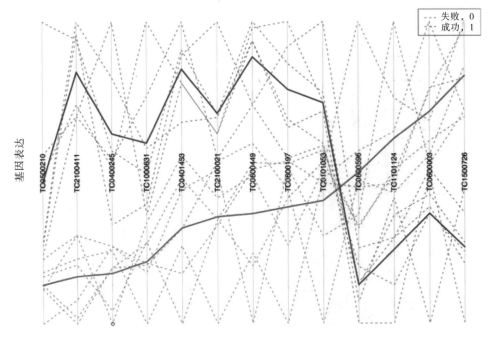

图45.3 基因组图谱的图示示例。使用13个与干预结局相关的高度预测基因集，生成了这条"标准曲线"，利用该曲线可以前瞻性地校准试验受试者的表达数据。红色曲线代表成功结局受试者的平均表达值。蓝色曲线代表失败受试者中相同基因的平均表达值。未来受试者的表达数据可以绘制在曲线上，预测其可能的临床结局

的样本十分关键，如果可独立预测，可能是唯一需要的时间点。用单一基线的样本预测后期临床结局是非常有作用的。此外，聚集在干预周围的时间点来定义检测最大分子活性的关键窗口，将定义对治疗的全身反应。这可以在临床上尽早提供有意义的预测信息，以便调整仍然影响结局的治疗计划。获得这些早期分子数据的前提是，根据这些数据提供的治疗可能会产生新的能够"编码"患者结局的干预措施。最后，稍晚一些的时间点可能会提供一些信息，这些信息虽然不足以指导治疗，但可能可以发现伴随晚期事件的分子变化，最终可用于早期发现和预防。但是需要谨记，这些分析十分昂贵，计划检测的样本越多，所需的预算越大。

全基因组关联研究（GWAS）

顾名思义，GWAS整合全基因组筛查来发现与疾病进程相关的单核苷酸

多态性（SNP）。SNP是由遗传编码中单核苷酸替换而产生的，是人类基因组中最常见的一种遗传变异。据估计，有超过1000万个SNP，大多数发生在DNA的非编码区域。因此SNP可能从生物学上或机制上与疾病的发生直接相关或不相关，除非它们发生在改变其功能的基因编码序列。SNP可作为与疾病发生率、预后或治疗反应相关的生物标记物。也可用于确定基线风险和相关疾病易感性或遗传，并用于指导预防性咨询或干预。它们能在典型的临床症状出现前早期发现疾病，因此可用于启动早期治疗干预。SNP可能与疾病发展的严重程度或致死性有关，因此可用于设计不同的流程或治疗强度的水平。这些方法可用于治疗多种复杂疾病[7]。

从逻辑上讲，如果相关的话将GWAS纳入研究可能会更简单，因为它利用更稳定的DNA作为底物。快速冷冻血液样本后期再提取DNA。这意味着你可以选择在自己的实验室或合作者实验室处理样本，或者如果本地没有专业设备也可以将分析外包。

就时间和样本数量而言，在研究纳入时仅采集一个样本就足够了。这样做的优点是减少了所需的时间、资源和相关成本。目前的阵列技术允许同时对数十万个SNP进行全基因组筛查，并能提供相对快速的周转。你可能有已知的与感兴趣疾病相关的特定SNP，进行更集中的候选基因分析，或者你可能对寻找新的关联和在整个基因组中筛选与干预结局相关的任何SNP感兴趣。这些策略已经确定了与多种复杂疾病相关的SNP，如各种癌症、糖尿病、脂质代谢、心血管疾病、神经退行性疾病和炎症性肠病等。已发表的GWAS研究的数量呈指数级增长，每天都有新的发现被报道，因此现在可以通过美国国立卫生研究院和其他协调机构获得大型数据库，帮助共享基因组数据，这些数据可能是新试验设计阶段的宝贵资源。

药物基因组学

药物基因组学研究全基因组在基因结构或功能方面的差异是如何影响受试者对药物治疗的反应[8]。这通常作为GWAS的一种特殊形式进行，确定与受试者对某种药物反应性相关的，或者预测药物暴露的毒性的SNP。目标是尽量减少药物不良事件：①避免给患者服用只承担风险却没有益处的药物；

②避免在不知情的情况下将患者暴露于高于正常风险的药物不良反应风险。药物基因组学研究已经确定了与抗凝剂、抗血小板药物、抗高血压药物、哮喘治疗、人类免疫缺陷病毒 / 艾滋病治疗、化学治疗、糖尿病治疗、抗抑郁药、抗精神病药和其他药物相关的 SNP。在某些案例中，基因检测已进入临床领域，但尚未被广泛应用，这表明该药物仍有充分的机会进行进一步的临床研究和验证。最终目标是能够根据个体受试者的基因信息进行个体化药物治疗——药物选择、剂量和持续时间。

创新技术

　　整个基因组研究和相关生物信息学领域仍是一个巨大创新领域。尽管前文描述的一些方法并不一定是新的，但在持续快速发展，变得更加用户友好、更实时、更具成本效益。下一代测序（NGS），也称为高通量测序（HTS），是一种相对较新的方法，可根据你的需要和兴趣提供从选定的感兴趣基因组到完整外显子组的可扩展 DNA 测序[9]。与之前的测序方法相比，NGS 可以以相对较低的成本更快地进行全基因组测序。它主要提供稳健的 SNP 数据和快速周转，提供近实时的数据，在确定疾病易感性、预后或治疗反应中有直接的临床影响。NGS 提供功能基因表达信息的能力更加有限。最近备受关注的研究进展是成簇规律间隔短回文重复（CRISPR）分析技术。这种方法利用了先天适应性免疫防御系统，并将其应用于诊断和潜在的治疗用途[10]。这项技术可以在重复间隔序列处切割 DNA 链，并将其应用于测序方法。然而，这种方法的真正潜力是将其应用于与有疾病易感性或发病机制相关的目标基因，将其从基因组中切除，并用正常或更有利的变体替代。这种基因工程技术显然处于早期试验阶段，但如果它适用于你的研究问题，你可以尽早在设计阶段将其整合入研究中，随着该领域的发展充分利用该技术。将这些方法中的任何一种或几种整合入试验设计的决定取决于感兴趣的疾病、想从基因组中了解到的信息、可用的专业设备及这一部分研究可负担的预算。即使有新技术出现，在整个研究期间都要坚持使用最能符合你需求的技术，以确保结果数据的完整性、一致性和兼容性，从而最大限度地提高最终产生有意义结果的可能性。

个体化医疗

上文所述的基于个体患者基因构成的个体化治疗概念是个体化医疗的基础。它的前提是，利用这些详细的分子信息开发更具针对性、更有效的治疗方法将获得更好的患者结局，即使这种治疗办法不针对个体患者，至少也是针对特定疾病进程的类似患者群体[11]。这引入了一种新的多学科临床科学治疗模式，其中临床医生、分子生物学家和生物统计学家共同合作，将传统的临床信息与新的基因组数据相结合，以创建全面的治疗计划。迄今为止的应用主要集中在根据所能获得的受试者和血液或组织样本来识别和发现现有疾病的特征。最近，该技术被用于调整治疗方法，或通过药物基因组学或基因组图谱研究，以影响结局。最后，这些相同技术的不同应用有望在筛查、早期检测和广泛的疾病初级预防方面发挥作用。这可能是实现最大影响的地方。技术就在这里，而且还在不断发展。这些工具的床旁适用性、实时周转及成本的提高都表明，这些工具将对医疗服务的发展产生越来越大的影响。

应　用

举例来说，我们已经将基因组研究整合入研究外周动脉疾病下肢血管重建术的结局[12]。前提是确定预测血管内介入或外科搭桥术后临床结局的基因组图谱或"特征"。我们在干预前、围手术期和一年的短期随访中使用了一系列基因组分析。我们关注于全基因组高通量炎症基因表达分析，将其与血管重建后的临床结局联系起来。人类转录组阵列和最先进的生物信息学提供了基因组数据。血管内治疗组的初步结果证明了这种策略的优势[13]。使用这种方法，已经证明了我们能够确定支持我们的主要假设的有限基因集，即早期围手术期炎症变化可以预测临床干预的成功或失败。特异性参与炎症细胞增殖和归巢的基因在未来的类预测验证和在临床实践中的应用中展现出了巨大的前景。

总　结

归功于人类基因组计划，我们有大量的分子信息和伴随而来的复杂生物信息学工具，来研究基本基因组信号的微小变化是如何导致原发性疾病进程或影响受试者对干预的反应或两者兼而有之。在设计临床试验时，思考是否有机会将这类技术整合入方案很重要。尽管研究的主要终点可能是传统的对干预反应的临床终点，但在研究中添加一个转化目标可以：①收集和储存有价值的组织或血液样本；②从这些样本中提取重要的基因组数据；③探索支持临床观察的生化机制；④为干预的临床结局开发并验证可靠的类预测模型；⑤为感兴趣的疾病设计个性化的药物方案；⑥将新的前沿分子方法学整合入方案；⑦为未来的研究方向与分子生物学家和生物信息学家建立关键的合作关系。

参考文献

[1] Green ED, Guyer MS. Charting a course for genomic medicine from base pairs to bedside. Nature, 2011, 470: 204–213.

[2] Lander ES, Linton LM, Birren B, et al. The international human genome sequencing consortium. Initial sequencing and analysis of the human genome. Nature, 2001, 409: 860–921.

[3] Jones SJM, Laskin J, Li YY, et al. Evolution of an adenocarcinoma in response to selection by targeted kinase inhibitors. Genome Biol, 2010, 11(8): R82.

[4] Xu W, Seok J, Mindrinos MNMN, et al. Human transcriptome array for high-throughput clinical studies. Proc Natl Acad Sci USA, 2011, 108: 3707–3712.

[5] Lee MT, Kuo FC, Whitmore GA, et al. Importance of replication in microarray gene expression studies: statistical methods and evidence from repetitive cDNA hybridizations. Proc Natl Acad Sci USA, 2000, 97: 9834–9839.

[6] Romero JP, Muniategui A, De Miguel FJ, et al. EventPointer: an effective identification of alternative splicing events using junction arrays. BMC Genom, 2016, 17(1): 467.

[7] McCarthy MI, Abecasis GR, Cardon LR, et al. Genome-wide association studies for complex traits: consensus, uncertainty and challenges. Nat Rev Genet, 2008, 9: 356–369.

[8] Nelson MR, Johnson T, Warren L, et al. The genetics of drug efficacy: opportunities and challenges. Nat Rev Genet Nat Res, 2016, 17: 197–206.

[9] Moorcraft SY, Gonzalez D, Walker BA. Understanding next generation sequencing in oncology: a guide for oncologists. Crit Rev Oncol Hematol, 2015, 96: 463–474.

[10] Cong L, Ran FA, Cox D, et al. Multiplex genome engineering using CRISPR/Cas systems.

Science, 2013, 339(6121): 819–823.

[11] Stratified, personalised or P4 medicine: a new direction for placing the patient at the centre of healthcare and health education. FORUM: Academy of Medical Sciences. May 2015.

[12] Nelson PR, O'Malley KA, Moldawer LL, et al. Genomic and proteomic determinants of lower extremity revascularization failure: rationale and study design. J Vasc Surg, 2007, 45: 82A–91A.

[13] Desart K, O'Malley K, Schmitt B, et al. Systemic inflammation as a predictor of clinical outcomes following lower extremity angioplasty/stenting. J Vasc Surg, 2016, 64: 766–778.

（张泽菲　译，雷翀　审）

第**46**章
生物标志物作为临床试验的辅助

George Z. Li, Jiping Wang

引　言

美国国立卫生研究院（NIH）将生物标志物定义为"可客观测量，并可用于评估正常生理、疾病过程或对治疗手段的药理学反应的指示剂"[1]，在这一概念下，从血清肌酐水平到 *BRAF* 原癌基因上出现的 V600E 变异均被视为生物标志物。然而目前研究者和临床实践者通常将"生物标志物"这个词用于指代更为复杂的测量项目。

来自前瞻性随机临床试验的科学证据仍然是指导临床实践的金标准。传统上，临床试验的主要结局指标是临床终点，它反映了患者的"感受、功能或生存"[1-2]，如脑卒中、心肌梗死和生存。虽然生物标志物不一定与患者当前的临床状态相关，但它们预测后续治疗反应和疾病进展的能力使它们成为临床试验强有力的辅助工具。我们研究了生物标志物在临床试验中的各种作

G.Z. Li
Department of Surgery, Brigham and Women's Hospital,
75 Francis St, Boston, MA 02115, USA
e-mail: gzli@partners.org

J. Wang(✉)
Department of Surgery, Division of Surgical Oncology, Brigham and Women's Hospital,
Dana-Farber Cancer Institute, 75 Francis St, Boston, MA 02115, USA
e-mail: jwang39@partners.org

© Springer International Publishing AG 2017
K.M.F. Itani and D.J. Reda (eds.), *Clinical Trials Design in Operative and Non Operative Invasive Procedures*, DOI 10.1007/978-3-319-53877-8_46

用——从用于选择最有可能从干预中受益的患者群体，到实际作为临床终点的替代结局指标。

富集试验设计：癌症试验的早期案例

从肿瘤的临床试验最容易看出，越来越多的生物标志物用于选择治疗方法和预测治疗反应。随着时间的推移，我们对癌症基因的理解越来越深刻，这些试验也采用了越来越复杂的设计。研究人员在20世纪中后期首次阐明了基因突变在癌症中的作用。关键的突破出现在20世纪80年代，当时有几个研究小组发现，激活所谓的原癌基因的突变可能诱发癌症[3-4]。这引出了一种假设，即可以设计出特定的抗体或小分子来消除促进癌症的突变，因此，靶向治疗诞生了。到了20世纪90年代，已经有人开展了几种靶向药物的临床试验。

早期的成功案例之一是伊马替尼治疗慢性粒细胞白血病（CML）。超过90%的慢性粒细胞白血病患者携带费城染色体（Ph），这是由9号染色体和22号染色体之间的易位形成的。这种易位产生的融合基因 *BCR-ABL* 是一种原癌基因，编码一种持续激活的酪氨酸激酶，是CML肿瘤发生的必要和充分条件[5-6]。伊马替尼是一种口服酪氨酸激酶抑制剂，竞争性抑制 BCR-ABL。2003年发表的一项具有里程碑意义的Ⅲ期临床试验，招募了1106例携带 Ph 染色体的 CML 患者，结果显示，与标准化疗相比，伊马替尼的细胞学完全应答率更高，且副作用更少[7]。

该试验是"富集"或"靶向设计"试验最早的例子之一，在该试验中，生物标志物（Ph 的存在）被用来选择患者纳入临床试验[8-9]。携带该生物标志物的患者被随机化，而没有该标志物的患者则被排除。富集试验设计的目标是通过排除不太可能从治疗中获益的患者来降低样本量要求。当然，这需要生物标志物是治疗反应的可靠预测因子。因此，伊马替尼富集试验是成功的，因为 Ph 强烈预示患者对伊马替尼有反应且 Ph 阳性在 CML 患者中非常常见，因此招募足够多的患者是可行的。

另一个富集试验的早期成功例子有关曲妥珠单抗，这是一种针对人类表皮生长因子受体2（HER2）的嵌合抗体。之前在实验室中证明 HER2 扩增促进乳腺癌肿瘤的发生[10]。临床前研究和2001年发表的一项Ⅲ期临床试验，已经分别证实了曲妥珠单抗对HER2扩增性乳腺癌的体外和体内的疗效良好[11]，这项Ⅲ期临床试验纳入469例过表达HER2的转移性乳腺癌患者，随机分配到使用或不使用曲妥珠单抗的常规化疗中，发现添加曲妥珠单抗产生显著的生存获益[12]。同样，像伊马替尼试验一样，曲妥珠单抗靶向设计试验的成功取决于HER2扩增相对常见，并且可以可靠地预测对治疗的反应。

癌症治疗中的适应性设计试验：富集试验的替代

与Ph和HER2不同，许多癌症生物标志物与肿瘤行为或对靶向治疗的反应性并没有明确的联系。另一种试验设计在21世纪后期出现，针对的是预测能力尚未完全确立的生物标志物。这些适应性试验依赖于期中分析，以评估生物标志物与主要结局的相关性，然后允许基于这些期中数据对患者随机化进行后续修改[8]。基本的适应性试验设计包括两个阶段。在最初的"学习阶段"，生物标志物为阳性或阴性的患者被纳入并随机接受干预治疗或对照治疗。然后，期中分析确定生物标志物阴性组是否达到了无效界值。如果达到无效阈值，则停止生物标志物阴性患者的入组，该试验作为靶向设计试验继续进行。然而，如果没有达到无效阈值，试验将继续纳入生物标志物阳性和阴性患者，最终的分析比较干预和对照治疗在整个试验人群和生物标志物阳性亚群的疗效。

适应性试验的一个例子是SWOG S0819，一个正在进行的Ⅲ期临床试验，评估加载西妥昔单抗，一种表皮生长因子受体（EGFR）抑制剂，对荧光原位杂交（FISH）分析检测出EGFR阳性或阴性的进展期非小细胞肺癌患者（NSLC）的疗效[13]。在学习阶段，该试验招募了EGFR FISH阳性和阴性患者，并将他们随机分配入加或不加西妥昔单的标准化疗。期中评估将确定西妥昔单抗在EGFR FISH阴性组的无效性。如果达到无效界值，试验将继续只招募EGFR FISH阳性的患者。

癌症治疗中的伞形（平台）和篮子试验

随着我们对癌症复杂遗传机制的了解不断加深，癌症生物标志物的数量也呈指数增长（表 46.1）。这给临床试验带来的挑战是，对带有特定基因突变的特定癌症类型的患者进行单独的靶向治疗很困难，因为癌症类型、基因突变或两者都可能是罕见的。已经出现了两种基于生物标志物的试验设计来解决这一挑战。一种是"伞形"或"平台"试验，招募特定癌症类型的患者，但根据基因突变状态将他们随机分入几个子试验（图 46.1A）。尽管患者癌症组织学类型相同，但根据生物标志物特征，可能接受不同的治疗。另一项是"篮子"试验（图 46.1B），招募特定基因突变的患者，并将他们随机分配到非癌症类型特异性的突变靶向治疗[8]。其理念是，具有相同生物标志物的患者可能对治疗的反应相似，即使癌症的组织学类型不同。

FOCUS4 是一个正在进行的伞形试验，该试验开始于 2013 年 5 月，它登记了已完成 16 周一线化疗并在 CT 扫描上有反应或疾病稳定的转移性结直肠癌患者[14]。对患者进行 *BRAF*、*PIK3CA*、*KRAS* 和 *NRAS* 基因突变筛查，然后随机分为 5 个生物标志物特异性亚组（第 5 组为所有突变的野生型）。然后，每个亚组测试一种新的靶向疗法，与安慰剂比较。如果在期中分析中，靶向治疗在生物标志物阳性的组中显示出潜在效果，则将在野生型组中进行测试。与单一生物标志物富集试验相比，伞形试验的优势在于，接受筛查的患者中有更高比例的人符合纳入标准。此外，期中分析允许后续亚组内患者的纳入发生改变，这使伞形试验比多个针对特定突变靶向治疗的独立临床试验更有效。

另一方面，篮子试验招募特定基因突变但非特定癌症类型的患者。这一设计的假设是，在预测治疗反应方面，携带特定生物标志物优于特定肿瘤类型或组织学特征。目前正在纳入患者的一项篮子试验是美国国家癌症研究院（NCI）分子分析的治疗选择（MATCH）试验[15]。该试验于 2015 年初启动，根据将出现的特定基因突变，该试验计划 25 个治疗组，招募不限肿瘤类型的1000 例患者。这种设计的一个关键优势是，它纳入罕见癌症类型或罕见突变的患者。然而，NCI-MATCH 的一个缺点是没有对照组，这可能会放大或隐藏真正的治疗益处[16]。

表 46.1　预测性癌症生物标志物和相应靶向治疗实例

生物标志物	靶向治疗
BCR-ABL 融合基因	伊马替尼[7]、达沙替尼[32]
HER2 扩增	曲妥珠单抗[12]、帕妥珠单抗[33]
CD20 表达	利妥昔单抗[34]
KIT 突变	伊马替尼[35]
EGFR 突变	厄洛替尼[36]、西妥昔单抗[37]
EML4-ALK 融合基因	克唑替尼[38]、艾勒替尼[39]
BRAF V600E 突变	维莫非尼[40]
DDR2 突变	达沙替尼[41]
错配修复缺陷	派姆单抗[42]

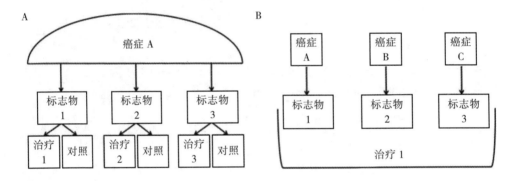

图 46.1　伞形试验（A）和篮子试验（B）的设计示意图

预后 *vs.* 预测性标志物

当评估生物标志物时，必须仔细区分"预测性"生物标志物和"预后"生物标志物。相对于其他疗法，预测性生物标志物与特定疗法的益处或缺乏获益有关。此外，预后生物标志物与临床结局相关，所有患者可能都没有接受治疗或接受标准治疗（图 46.2）[17]。

例如，Ph 阳性和 HER2 扩增是很好的预测性生物标志物，因为它们分别与伊马替尼和曲妥珠单抗的反应密切相关。然而，从上面讨论的两个临床试验中，我们无法确定 Ph 或 HER2 扩增是不是一个良好的预后生物标志物，因为这些试验中没有纳入标志物阴性的患者。有趣的是，在曲妥珠单抗出现以前，HER2 扩增实际上被证明是与淋巴结转移和生存降低相关的负性预后生物标志物 [18-19]。

预后生物标志物广泛应用于肿瘤外科（表 46.2）。例如，胃癌患者腹膜冲洗液阳性与随后的腹腔内大的转移灶和生存率低有关 [20-21]。几项研究提示，腹膜冲洗液阳性可以预测腹腔内加热化疗的反应 [22]，但这尚未被正式临床试验验证，未来也许也不会验证，因为它需要一个腹膜冲洗液阴性的队列接受相同的激进的手术操作，这很难证明其合理性。

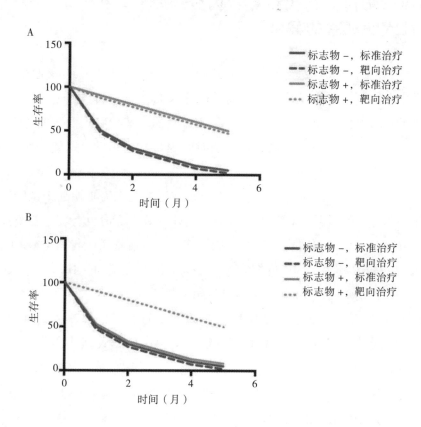

图 46.2 预后性生物标志物（A）和预测性生物标志物（B）的理论生存曲线

表 46.2　预后性生物标志物的例子

生物标志物	预后
胃癌患者腹膜冲洗液阳性	腹腔内复发增加，总生存率降低 [20]
腹膜后脂肪肉瘤切除术后切缘大体阳性	疾病特异性生存率降低 [43]
黑色素瘤患者前哨淋巴结阳性	总生存率降低 [44-45]

生物标志物作为替代终点：内分泌学和感染性疾病试验的案例

　　传统上，临床试验的终点是临床结局，如生存、脑卒中或心肌梗死。虽然生物标志物不一定能反映患者当前的临床状态，但它们预测未来临床结局或治疗反应的能力，使它们可能成为临床试验的"替代终点"。此外，生物标志物作为替代终点通常可以在较短的时间内观察或测量，这使它们作为 II 期试验终点特别有吸引力 [23]。

　　然而，有几个潜在的缺陷使它们不能被广泛接受成为 III 期临床试验终点。值得注意的是，干预可能对生物标志物有良好的效果，但也有其他脱靶效应，最终导致较差的临床结局 [24]。例如，控制糖尿病心血管风险行动（ACCORD）试验将 10 251 例糖尿病患者随机分入目标糖化血红蛋白（HbA1c）水平在 7.0%~7.9% 的标准治疗组，或目标 HbA1c 水平低于 6.0% 的强化治疗组。HbA1c 水平升高已被证明与糖尿病患者的不良心血管事件、肾脏事件和死亡密切相关 [25-27]。然而，在 ACCORD 试验结束时，尽管强化治疗组患者的 HbA1c 水平更低，但死亡率实际上更高，潜在的原因可能是该组患者的低血糖发生率显著高于对照组 [28]。因此，低血糖的脱靶效应表明 HbA1c 生物标志物不是死亡率的合适替代指标。

　　如果试验的干预因素通过与生物标志物无关的途径影响临床结局，使用生物标志物作为替代结果也会产生假阴性结果 [24]。2001 年，研究人员进行了一项 III 期临床试验，研究干扰素 γ 是否能减少慢性肉芽肿性疾病患者的感染。慢性肉芽肿性疾病是一种遗传性 NADPH 氧化酶缺乏症，会破坏吞噬细胞介导的微生物清除。该试验发现，与接受安慰剂治疗的患者相比，接受干扰素治疗的患者发生严重感染的概率显著降低。然而，两组吞噬细胞产生的超氧化物水平相同，超氧化物是疾病严重程度和感染倾向的生物标志物[29]。因此，如果超氧化物的产生在这个试验中被用作替代终点，一个潜在的治疗益处将被错过。

　　由于这些缺点，在大多数领域，基于生物标志物的替代结局通常没有用于Ⅲ期临床试验。然而，一些研究领域确实广泛使用基于生物标志物的终点，特别是那些临床终点难以使用的领域。例如，丙型肝炎[丙型肝炎病毒（HCV）]感染通常是慢性且无症状的，因此在临床试验中很难证明其对生存和其他临床终点的影响，因为所需的随访时间可能非常长。因此，HCV 临床试验的标准结局测量是基于 HCV RNA 定量的持续病毒学应答（SVR）。SVR 是最近两项具有里程碑意义的并行 HCV 试验的主要结局指标。 ASTRAL-1 和 ASTRAL-3 研究发现，索非布韦（sofosbuvir）联合维帕他韦（velpatasvir）在 HCV 基因型为 1、2、3、4、5 和 6 型的患者中产生了 99% 的 SVR 率[30-31]，这些结果已被广泛接受作为 HCV 感染治愈的证据。

结　论

　　随着我们对疾病分子基础的理解不断加深，研究人员和临床医生现在有能力根据生物标志物预测疾病进展和治疗反应。在不同的医学领域，从肿瘤学到内分泌学再到感染性疾病，生物标志物已经成为临床试验的辅助。在肿瘤学等领域，生物标志物主要用作对各种靶向药物反应的预测变量，具有指导基于特定基因图谱的个性化治疗的潜力。在感染性疾病等领域，生物标志物（如 HCV 的 SVR）实际上被广泛接受作为替代结局，已成为Ⅲ期临床试验的主要终点指标。

参考文献

[1]　Biomarkers Definitions Working Group. Biomarkers and surrogate endpoints: preferred definitions and conceptual framework. Clin Pharmacol Ther, 2001, 69: 89–95.

[2]　Strimbu K, Tavel JA. What are biomarkers? Curr Opin HIV AIDS, 2010, 5: 463–466.

[3]　Der CJ, Krontiris TG, Cooper GM. Transforming genes of human bladder and lung

carcinoma cell lines are homologous to the ras genes of Harvey and Kirsten sarcoma viruses. Proc Natl Acad Sci USA, 1982, 79: 3637–3640.

[4]   Parada LF, Tabin CJ, Shih C, et al. Human EJ bladder carcinoma oncogene is homologue of Harvey sarcoma virus ras gene. Nature, 1982, 297: 474–478.

[5]   Daley GQ, Van Etten RA, Baltimore D. Induction of chronic myelogenous leukemia in mice by the P210bcr/abl gene of the Philadelphia chromosome. Science, 1990, 247: 824–830.

[6]   Heisterkamp N, Jenster G, ten Hoeve J, et al. Acute leukaemia in bcr/abl transgenic mice. Nature, 1990, 344: 251–253.

[7]   O'Brien SG, Guilhot F, Larson RA, et al. Imatinib compared with interferon and low-dose cytarabine for newly diagnosed chronic-phase chronic myeloid leukemia. N Engl J Med, 2003, 348: 994–1004.

[8]   Renfro LA, Mallick H, An MW, et al. Clinical trial designs incorporating predictive biomarkers. Cancer Treat Rev, 2016, 43: 74–82.

[9]   Simon R, Maitournam A. Evaluating the efficiency of targeted designs for randomized clinical trials. Clin Cancer Res, 2004, 10: 6759–6763.

[10]   Hudziak RM, Schlessinger J, Ullrich A. Increased expression of the putative growth factor receptor p185HER2 causes transformation and tumorigenesis of NIH 3T3 cells. Proc Natl Acad Sci USA, 1987, 84: 7159–7163.

[11]   Seshadri R, Firgaira FA, Horsfall DJ, et al. Clinical significance of HER-2/neu oncogene amplification in primary breast cancer. The South Australian Breast Cancer Study Group. J Clin Oncol, 1993, 11: 1936–1942.

[12]   Slamon DJ, Leyland-Jones B, Shak S, et al. Use of chemotherapy plus a monoclonal antibody against HER2 for metastatic breast cancer that overexpresses HER2. N Engl J Med, 2001, 344: 783–792.

[13]   Redman MW, Crowley JJ, Herbst RS, et al. Design of a phase III clinical trial with prospective biomarker validation: SWOG S0819. Clin Cancer Res, 2012, 18: 4004–4012.

[14]   Shiu KK, Maughan T, Wilson RH, et al. FOCUS4: a prospective molecularly stratified, adaptive multicenter program of randomized controlled trials for patients with colorectalcancer (CRC)//Cannistra SA, editors. ASCO. Chicago, IL: American Society of Clinical Oncology, 2013.

[15]   Conley BA, Doroshow JH. Molecular analysis for therapy choice: NCI MATCH. Semin Oncol, 2014, 41: 297–299.

[16]   Mullard A. NCI-MATCH trial pushes cancer umbrella trial paradigm. Nat Rev Drug Discov, 2015, 14: 513–515.

[17]   Polley MY, Freidlin B, Korn EL, et al. Statistical and practical considerations for clinical evaluation of predictive biomarkers. J Natl Cancer Inst, 2013, 105: 1677–1683.

[18]   Berger MS, Locher GW, Saurer S, et al. Correlation of c-erbB-2 gene amplifification and protein expression in human breast carcinoma with nodal status and nuclear grading. Cancer Res, 1988, 48: 1238–1243.

[19]   Slamon DJ, Clark GM, Wong SG, et al. Human breast cancer: correlation of relapse and survival with amplifification of the HER-2/neu oncogene. Science, 1987, 235: 177–182.

[20]   Burke EC, Karpeh MS Jr, Conlon KC, et al. Peritoneal lavage cytology in gastric cancer:

an independent predictor of outcome. Ann Surg Oncol, 1998, 5: 411–415.

[21] Kodera Y, Yamamura Y, Shimizu Y, et al. Peritoneal washing cytology: prognostic value of positive fifindings in patients with gastric carcinoma undergoing a potentially curative resection. J Surg Oncol, 1999, 72: 60–64; discussion 4–5.

[22] Coccolini F, Catena F, Glehen O, et al. Effect of intraperitoneal chemotherapy and peritoneal lavage in positive peritoneal cytology in gastric cancer. Systematic review and meta-analysis. Eur J Surg Oncol, 2016, 42(9): 1261–1267.

[23] De Gruttola VG, Clax P, DeMets DL, et al. Considerations in the evaluation of surrogate endpoints in clinical trials. Summary of a National Institutes of Health workshop. Control Clin Trials, 2001, 22: 485–502.

[24] Fleming TR, Powers JH. Biomarkers and surrogate endpoints in clinical trials. Stat Med, 2012, 31: 2973–2984.

[25] Gerstein HC, Pogue J, Mann JF, et al. The relationship between dysglycaemia and cardiovascular and renal risk in diabetic and non-diabetic participants in the HOPE study: a prospective epidemiological analysis. Diabetologia, 2005, 48: 1749–1755.

[26] Selvin E, Marinopoulos S, Berkenblit G, et al. Meta-analysis: glycosylated hemoglobin and cardiovascular disease in diabetes mellitus. Ann Intern Med, 2004, 141: 421–431.

[27] Stratton IM, Adler AI, Neil HA, et al. Association of glycaemia with macrovascular and microvascular complications of type 2 diabetes (UKPDS 35): prospective observational study. BMJ, 2000, 321: 405–412.

[28] Action to Control Cardiovascular Risk in Diabetes Study Group, Gerstein HC, Miller ME, et al. Effects of intensive glucose lowering in type 2 diabetes. N Engl J Med, 2008, 358: 2545–2559.

[29] Group TICGDCS. A controlled trial of interferon gamma to prevent infection in chronic granulomatous disease. The International Chronic Granulomatous Disease Cooperative Study Group. N Engl J Med, 1991, 324: 509–516.

[30] Feld JJ, Jacobson IM, Hezode C, et al. Sofosbuvir and velpatasvir for HCV genotype 1, 2, 4, 5, and 6 infection. N Engl J Med, 2015, 373: 2599–2607.

[31] Foster GR, Afdhal N, Roberts SK, et al. Sofosbuvir and velpatasvir for HCV genotype 2 and 3 infection. N Engl J Med, 2015, 373: 2608–2617.

[32] Shah NP, Tran C, Lee FY, et al. Overriding imatinib resistance with a novel ABL kinase inhibitor. Science, 2004, 305: 399–401.

[33] Baselga J, Cortes J, Kim SB, et al. Pertuzumab plus trastuzumab plus docetaxel for metastatic breast cancer. N Engl J Med, 2012, 366: 109–119.

[34] Coiffier B, Lepage E, Briere J, et al. CHOP chemotherapy plus rituximab compared with CHOP alone in elderly patients with diffuse large-B-cell lymphoma. N Engl J Med, 2002, 346: 235–242.

[35] Demetri GD, von Mehren M, Blanke CD, et al. Efficacy and safety of imatinib mesylate in advanced gastrointestinal stromal tumors. N Engl J Med, 2002, 347: 472–480.

[36] Zhou C, Wu YL, Chen G, et al. Erlotinib versus chemotherapy as fifirst-line treatment for patients with advanced EGFR mutation-positive non-small-cell lung cancer (OPTIMAL, CTONG-0802): a multicentre, open-label, randomised, phase 3 study. Lancet Oncol, 2011, 12: 735–742.

[37] Pirker R, Pereira JR, von Pawel J, et al. EGFR expression as a predictor of survival for fifirst-line chemotherapy plus cetuximab in patients with advanced non-small-cell lung cancer: analysis of data from the phase 3 FLEX study. Lancet Oncol, 2012, 13: 33–42.

[38] Shaw AT, Kim DW, Nakagawa K, et al. Crizotinib versus chemotherapy in advanced ALK-positive lung cancer. N Engl J Med, 2013, 368: 2385–2394.

[39] Gadgeel SM, Gandhi L, Riely GJ, et al. Safety and activity of alectinib against systemic disease and brain metastases in patients with crizotinib-resistant ALK-rearranged non-small-cell lung cancer (AF-002JG): results from the dose-fifinding portion of a phase 1/2 study. Lancet Oncol, 2014, 15: 1119–1128.

[40] Chapman PB, Hauschild A, Robert C, et al. Improved survival with vemurafenib in melanoma with BRAF V600E mutation. N Engl J Med, 2011, 364: 2507–2516.

[41] Hammerman PS, Sos ML, Ramos AH, et al. Mutations in the DDR2 kinase gene identify a novel therapeutic target in squamous cell lung cancer. Cancer Discov, 2011, 1: 78–89.

[42] Le DT, Uram JN, Wang H, et al. PD-1 blockade in tumors with mismatch-repair deficiency. N Engl J Med, 2015, 372: 2509–2520.

[43] Singer S, Antonescu CR, Riedel E, et al. Histologic subtype and margin of resection predict pattern of recurrence and survival for retroperitoneal liposarcoma. Ann Surg, 2003, 238: 358–370; discussion 70–71.

[44] Balch CM, Soong SJ, Gershenwald JE, et al. Prognostic factors analysis of 17,600 melanoma patients: validation of the American Joint Committee on Cancer melanoma staging system. J Clin Oncol, 2001, 19: 3622–3634.

[45] Morton DL, Wanek L, Nizze JA, et al. Improved long-term survival after lymphadenectomy of melanoma metastatic to regional nodes. Analysis of prognostic factors in 1134 patients from the John Wayne Cancer Clinic. Ann Surg, 1991, 214: 491–499; discussion 9–501.

（邓姣　译，雷翀　审）

第47章

以患者为中心的设计（和结局）

Frances M. Weaver

　　毫无疑问，随机对照试验（RCT）已经产生了各种不同疾病和条件下最佳可用治疗方法的重要发现。这些试验显示了重要的临床结局，包括生存和死亡率、疾病预防、血压和血糖、身体功能等关键指标的改善，以及卫生保健资源使用的减少。这些试验是循证医学的基础。

　　然而，尽管产生了这些重大的影响，传统的临床试验仍存在许多问题[1]。一个设计良好的临床试验可能需要 10 年或更长时间才能完成。开展这些试验的相关费用通常为每个试验数百万美元。我们无法继续为这些需要很长时间才能得到答案的大型试验提供资金。此外，参与临床试验的纳入标准常常排除了许多最能从干预中获益的人[2]。RCT 强调内部有效性。因此，研究结果对疾病和状态异质性更大患者群体的外推性是未知的。此外，患者最感兴趣的结果可能不会作为试验的一部分进行评估。患者可能特别关注的结局包括"治疗让患者感觉如何"或患者最关心的"生存或生活质量"。这些结局被称为患者报告或以患者为中心的结局。最后，虽然重要的发现在高知名度的期刊上传播，但这些发现很少被医生、诊所和卫生保健系统应用至日常实践

F.M. Weaver (✉)
Center of Innovation for Complex Chronic Healthcare and Public Health Sciences,
Edward Hines Jr. Veterans Administration Hospital and Loyola University Chicago,
Bldg. 1, Room C203 (151H), 5000 S. 5th Avenue, Hines, IL 60304, USA
e-mail: frances.weaver@va.gov

© Springer International Publishing AG 2017
K.M.F. Itani and D.J. Reda (eds.), *Clinical Trials Design in Operative
and Non Operative Invasive Procedures*, DOI 10.1007/978-3-319-53877-8_47

中。实施的障碍包括缺乏知识、无法获得治疗（如药物不在处方一览表上）、治疗费用、治疗的复杂性和系统障碍。

以下是一些可以用来加强或修改传统临床试验的方法和策略，以解决上述问题，并加强以患者为中心。

缩短临床试验的实施时间

据估计，从研究问题的构思、研究设计到资助、研究启动、数据收集和分析，再到临床试验结果的传播，平均需要 10~15 年的时间。缩短试验的时间不仅可以更快地获得答案，还可能减少研究成本，并缩短总体人群获得干预的等待时间。许多策略已被证明有助于完成试验。

使用患者注册和电子病历（EMR）查找病例和收集数据

一种缩短试验时间和整合患者数据的方法是，利用现有数据和资源来发现病例和收集数据，如基于注册的随机试验[3-4]。该设计建立在一个高质量的观察性注册研究平台上，该平台已经收集了特定患者队列的信息，并使用这些信息来快速识别和纳入试验参与者。在这种方法中，所有或大部分基线数据已经获得（注册数据库中）。此外，还可以纳入更大量、对人群更具有代表性的患者。例如，一项研究通过对脊柱外科患者的综合登记，比较了中央型腰椎管狭窄症患者微减压和椎板切除术的临床疗效[5]。使用倾向评分来确定和匹配病例，这一设计可实现两个治疗组间最大的均衡，接近于随机试验。结果表明，1 年后微减压与椎板切除术治疗中央狭窄疗效相当。需要注意的是，出于不同目的（准确性、完整性）而收集的数据的质量可能存在问题，并且在使用注册数据库时需要考虑到数据隐私和知情同意问题。

同样，由于大多数医疗系统都有电子病历，我们有能力更快地找到可能符合条件的患者，并从记录中访问他们的健康信息。开发使用电子病历（EMR）的算法，以识别符合某些标准的患者（例如，65 岁及以上的糖尿病患者，并进行过下肢截肢；1 岁前就有耳部感染的儿童）正变得越来越常见。该算法能否成功识别出目标患者取决于它所基于的数据，因此在使用算法之前验证算法是至关重要的。这些算法，也被称为病历表型，通常用于观察数据库研究的队列特征和为研究招募确定适合纳入的患者[6]。使用多个变量来定义纳入和排除标准，从而创建算法。

EMR 表型分型存在几个挑战[7]。根据不同数据类型（如代码、注释、实验室结果）的多维度和时间性质，可能需要对 EMR 进行复杂的处理。EMR 是为单个患者的数据设计的，因此对一组患者进行汇总可能具有挑战性。此外，EMR 中的数据点数量非常大，而且如果没有跨站点的数据元素标准化（如实验室测试和结果），数据点往往非常复杂。研究人员、临床医生和数据分析人员之间的沟通可能需要多次迭代，存在沟通错误的风险。但另一方面，有效的表型可以快速识别 EMR 中的患者队列，便于发现和招募患者。招募往往费时费力，很多研究都因招募不力而失败。EMR 表型可能为许多试验提供一个可行的解决方案。

基于网络的招募、知情同意和数据收集

随着可在安全环境中交流技术的普及，越来越多地使用科技进行研究招募、知情同意和数据收集。临床试验成本最高的方面之一是需要时间和人力来确定和筛选潜在的合格患者进行知情同意过程，并收集患者数据。在一项以患者为中心的研究中，提出患者最感兴趣的问题是至关重要的（例如，治疗会让我多疲乏？之后我的情绪会如何？）这些数据除了询问患者没有其他方式能够获取。像美国食品药品监督管理局（FDA）这样的组织现在正努力在药物研发阶段整合入患者的观点。除了测试药物如何影响病情外，研发人员还优先考虑以患者为中心的结局，如症状、功能和生活质量。Basch 在他的文章中概述了以患者为中心药物研发的几个关键步骤[8]。

患者数据可以包括自我报告信息，如对标准化问卷的回答和（或）通过传感器的记录（如计步器或血压监测器）从患者处获取，并通过应用程序下载到安全的位置。体重、心率、血压和含氧量等生理指标可以在研究者认为必要时频繁地进行采集（如每天）。在整个研究过程中，患者可以在不同的时间通过短信回答有关症状和经历的问题。

Apple™ 公司已经创建了一个研究开发包（ResearchKit），这是一个开源框架，可以用来创建用于研究的应用程序[9]。这些应用程序可以用来招募患者和获取知情同意，发布问卷和调查供研究参与者完成，并收集实时、动

态的活动和任务。任何拥有智能手机的人都可以使用 ResearchKit 应用程序参与研究。这使研究活动更加灵活和便利，并增加了参与研究的人群范围和异质性。但是，限制是无法纳入那些没有或无法获取智能手机的人。这些工具大多有网络版本，那些自己没有资源的人就可以在公共图书馆和社区中心等地方使用它们。

一些观察性研究利用 ResearchKit 和其他技术进行招募和数据收集 [10-11]。以患者为中心的结局研究计划（PCORI）于 2016 年利用这些技术启动其首个大型随机试验。这项名为 ADAPTABLE 的试验是一项实效性效应比较试验，使用两剂阿司匹林预防心脏病发作后继发性心血管事件 [12]。符合条件并有兴趣参与这项研究的患者会被转介到一个网站，他们在那里了解这项研究，然后参与一个在线知情同意过程，包括查看一个关于同意过程的视频。然后，那些同意参与的患者会通过一组在线问题进行资格筛选。符合纳入标准的患者被随机分配到每天服用不同剂量的阿司匹林组，低剂量（81 mg）或常规剂量（325 mg）。被随机的患者在线完成基线调查问卷，并在研究过程中定期被联系到安全网站完成随访调查问卷。他们的医疗记录将被审查，以寻找临床结局，包括再入院、合并症、心脏事件、死亡。ADAPTABLE 试验计划从全国多个地点招募、随机化和随访了 20 000 例患者。

外科试验也开始使用更实效的方法来促进研究准入资格的确定和招募。Handoll 等 [13] 的一项研究采用了一项实效性多中心随机试验，比较了成人肱骨近端移位骨折的手术和非手术治疗。他们没有采用招募患者的外科医生对骨折是否移位进行分类的办法，而是由临床试验中心的两位专家决定是否准入。通过这种方法，研究人员采取了实际的措施，以确保预期的骨折人群反映良好的标准临床实践，并最大限度地提高试验结果的临床意义和适用性。

疗效比较试验

这些研究可以是随机的，也可以是观察性的，直接比较现有的卫生保健干预措施、项目、政策和社区干预措施，以确定哪种干预措施对哪些患者最有效，哪些对哪类患者的益处最大或危害最大。这些被比较的干预措施已经被证明是有效的，但尚未被相互比较。在日常实践中，医生通常有多种药物可用于治疗某一特定疾病的患者，但可能不清楚某一种药物是否适合某一特定类型的患者。疗效比较研究的目的是帮助患者、临床医生和其他人做出有依据的决定，以改善他们的健康状况[14]。这些类型的研究往往完成得更快，包括更多异质性的人群，并更多地关注患者的结局。

患者参与：整合患者的问题、关注和偏好

患者咨询小组

越来越多的研究赞助商、合约研究组织（CRO）和研究中心正在利用患者咨询小组来获取患者关于各种研究相关主题的反馈和见解[15]。例如，什么是正确的研究问题，应该研究哪些干预措施，什么结局对患者来说是重要的，促进参与的适当激励措施是什么，教育材料的开发，如何最好地进行知情同意过程，这些都是患者可以提供有价值信息的一些主题。然而，患者和公众对于 RCT 的参与度仍然很低[16]，而他们的参与对 RCT 来说可能尤其有益。临床研究参与信息与研究中心（CISCRP）多年来一直在组织和促进患者小组和咨询委员会对研究方案、知情同意文件、研究交流、研究程序和措施及研究后的交流进行检查回顾并提出建议。这个反馈会提供给研究人员。在最近的一各项目中，他们致力于设计一项疗效比较研究，探索社会经济地位不利的女性的健康差异，研究人员结合社区咨询委员会、专项小组和个体患者的信息，为参加女性医疗实践的弱势女性制定了两种干预方案[17]。最近一封给编辑的信描述了一个研究小组在评估开展该研究的可行性、识别实施的阻碍和促进因素，以及提出相关结果方面所做的努力[18]。这项关于如何处理急性阑尾炎的实效性临床试验（即抗生素 *vs.* 手术），提出了许多关于生活质量和安全的问题，因此获得这些关键利益相关者对研究设计和实施的意见对试验的成功至关重要。

基于社区的参与式研究（CBPR）

CBPR 是一种合作方式，以平等的方式让所有合作者参与研究过程，并认识到每个合作者的独特优势[19]。合作者包括对研究问题有影响或受其影响的所有人（如患者、医疗服务人员、卫生保健系统领导、社区项目、支付者等）。CBPR 在公共卫生和其他领域应用已久，但对医学／临床研究而言是

一个新概念 [20]。这一方法已被以患者为中心的结局研究机构（PCORI）采纳。PCORI 作为《平价医疗法案》（*Affordable Care Act*）的一部分，成立的目的是确定对患者特别重要的关键研究问题，更有效地开展研究，并以利益相关者认为有用和有价值的方式传播研究结果 [21]。患者和社区合作者是研究团队的一部分，在确定问题、研究设计、关键结果（如患者报告的结局）方面充当研究者和合作者，并在研究结果的传播和实施中发挥关键作用 [22]。关于 PCORI 的更多细节见第 52 章。

患者报告结局测量

医学中的 RCT 通常收集生理、机体、发病率、死亡率和应用结局。虽然这些都是重要结局，但患者经常报告他们担心的是其他类型的结局，如干预是否会导致疲劳或疼痛，干预将带给他们何种感受（症状和副作用），以及干预将如何影响他们的生活质量。只有患者才能提供关于感觉、偏好和无法观察到的信息，而这些往往是最有价值的结局 [23]。FDA 将患者报告结局（PRO）定义为直接来自患者的、不被其他人解读的任何患者健康状况报告 [24]。临床试验越来越多地将 PRO 纳入数据收集和结局评估 [25]。使用电子方法，如电子日记、计算机和电话，使数据收集的效率更高、错误更少，而且比传统方法更便于携带 [23]。

由美国国立卫生研究院（NIH）资助的患者报告结局测量信息系统（PROMIS®）提供了一套由患者报告的身体健康状况、医疗和社会幸福感的高度可靠和精确的测量 [26]。PROMIS® 被用来让临床医生和研究人员更好地了解各种干预措施对患者体验的影响，以及他们能够做什么。这些工具具有可比性（在不同条件标准化）、可靠性和有效性、灵活性（以不同的方式和不同的形式进行管理）和包容性（涵盖高度异质的人群，且针对医疗领域而不是疾病或状态）。PROMIS® 测量方法越来越多地用于研究，包括临床试验，以加强传统的结局测量方法。

RCT 的形式和实施正在发生变化。技术的可用性、对大数据越来越多的访问和使用，以及获得患者关心的答案并迅速得到这些答案的需求，在很大程度上推动了这一变化。虽然 RCT 仍被认为是确定治疗方式有效性和安全性的金标准，但纳入 PRO 指标已变得越来越重要。此外，可将研究推广到更广泛人群的能力推动了从发现到测试再到实施的更快的研究进程。

参考文献

[1] Tricoci P, Allen M, Kramer J, et al. Scientific evidence underlying the ACC/AHA clinical practice guidelines. J Am Med Assoc, 2009, 301: 831–841.

[2] Booth CM, Tannock IF. Randomized controlled trials and population-based observational research: partners in the evolution of medical evidence. Brit J Cancer, 2014. DOI: 10.1038/bjc: 2013: 725.

[3] Fröbert O, Lagerqvist B, Gudnason T, et al. Thrombus aspiration in ST-Elevation myocardial infarction in Scandinavia (TASTE trial). A multicenter, prospective, randomized, controlled clinical registry trial based on the Swedish angiography and angioplasty registry (SCAAR) platform. Study design and rationale. Am Heart J, 2010, 160(6): 1042–1048.

[4] Laurer MS, D'Agostino RB. The randomized registry trial—the next disruptive technology in clinical research? New Engl J Med, 2013, 369: 1579–1581.

[5] Nerland SU, Jakola AS, Solheim O, et al. Minimally invasive decompression versus open laminectomy for central stenosis of the lumber spine: pragmatic comparative effectiveness study. BMJ, 2015, 350: h1603. DOI: 10.1136/bmj.h1603.

[6] Rubbo B, Fitzpatrick NK, Denaxas S, et al. UK Biobank follow-up and outcomes working group, Hemingway H. Use of electronic health records to ascertain, validate and phenotype acute myocardial infarction: A systematic review and recommendations. Int J Cardiol, 2015, 187: 705–711.

[7] Xu J, Rasmussen LV, Shaw PL, et al. Review and evaluation of electronic health records-driven phenotype algorithm authoring tools for clinical and translational research. J Am Med Inform Assn, 2015, 22: 1251–1260.

[8] Basch E. Toward patient-centered drug development in oncology. New Engl J Med, 2013, 369(5): 397–400.

[9] Apple™[2016–06–23]. http: //www.apple.com/researchkit/ 2016.

[10] Bot BM, Suver C, Neto EC, et al. The mPower study, Parkinson disease mobile data collected using ResearchKit. Sci Data,2016. DOI: 10.1038/sdata.

[11] The Health eHeart Study™[2016–06–23]. https: //www.health-eheartstudy.org/ 2016.

[12] Hernandez AP, Fleurence RL, Rothman RL. The ADAPTABLE trial and PCORnet: shining light on a new research paradigm. Ann Intern Med, 2009, 635.

[13] Handoll HHG, Brealey SD, Jefferson L, et al. Defifining the fracture population in a pragmatic multicenter randomized controlled trial. Bone Joint Res, 2016, 5(10): 481–489.

[14] National Academies Press (NAP). Initial national priorities for comparative effectiveness research. Institute of Medicine of the National Academies. www.nap.edu 2009.

[15] The Center for Information and Study on Clinical Research Participation[2016–06–24].

https: //www.ciscrp.org/our-programs/patient-advisory-board-panels/2016.

[16] Gamble C, Dudley L, Allam A, et al. Patient and public involvement in the early stages of clinical trial development: a systematic cohort investigation. BMJ Open, 2014, 4(7): e005234.

[17] Poleshuck E, Wittink M, Crean H, et al. Using patient engagement in the design and rationale of a trial for women with depression in obstetrics and gynecology practices. Contemp ClinTrials, 2015, 43: 83–92.

[18] Ehler AP, Davidson GH, Bizzell BJ, et al. Engaging stakeholders in surgical research: the design of a pragmatic clinical trial to study management of acute appendicitis. JAMA Survey, 2016, 151(6): 580–582.

[19] Israel BA, Schulz AJ, Parker EA, et al. Review of community-based research: assessing partnership approaches to improve public health. Ann Rev Publ Health, 1998, 19: 173–202.

[20] Horowitz CR, Robinson M, Seifer S. Community-based participatory research from the margin to the mainstream: are researchers prepared? Circulation, 2009, 119: 2633–2642.

[21] Newhouse R, Barksdale DJ, Miller JA. The patient-centered outcomes research institute. Research done differently. Nurs Res, 2015, 64(1): 72–77.

[22] Woolf SH, Zimmerman E, Haley A, et al. Authentic engagement of patients and communities can transform research, practice and policy. Health Aff, 2016, 35(4): 590–594.

[23] Deshpande PR, Rajan S, Sudeepthi BP, et al. Patient-reported outcomes: a new era in clinical research. Perspect Clin Res, 2011, 2(4): 137–141.

[24] US Department of Health and Human Services Food and Drug Administration, Center for Drug Evaluation Research, Center for biologics, Evaluation and Research, Center for Devices and Radiological Health. (2009) Guidance for Industry[2016–05–14]. http: // www.fda.gov/downloads/Drugs/Guidances/UCM193282.pdf.

[25] Wehrlen L, Krumlauf M, Ness E, et al. Systematic collection of patient reported outcome research data: A checklist for clinical research professionals. Contemp ClinTrials, 2016, 48: 21–29.

[26] HealthMeasures[2016–06–14]. www.nihpromis.org.

（邓姣　译，雷翀　审）

第48章

经济评估

Denise M. Hynes, Leigh Neumayer

引 言

对新的和改进的干预措施进行经济学评估是临床试验研究中的一个关键问题。虽然临床结局指标的测量仍然是临床试验的主要关注点，但结果通常是根据其获得的价值确定的 [1-8]。仅展现干预措施的安全性和有效性并不足以让利益方充分了解干预措施的实施情况和社会背景，而经济评估可以对临床结局相关的成本进行量化。长期以来一直提倡确定经济评估标准，如果在研究设计中未应用一致的评估标准 [7-13]。根据建立的假设、成本计算方式和应用分析方法的不同，结果也会出现较大差异。虽然在临床试验中进行的经济评价是有用的，但在已发表的报告中使用明确的定义和方法已经变得至关重要。

D.M. Hynes (✉)
Health Services Research and Development Service, Edward Hines Jr VA Hospital
and Department of Medicine, University of Illinois at Chicago,
5000 S 5th Avenue (151V), Building 18, Room 206, Hines, IL 60141, USA
e-mail: denise.hynes@va.gov

L. Neumayer
Department of Surgery, University of Arizona college of Medicine,
1501 N. Campbell Ave, Tucson, AZ 85724, USA
e-mail: lneumayer@surgery.arizona.edu

© Springer International Publishing AG 2017
K.M.F. Itani and D.J. Reda (eds.), *Clinical Trials Design in Operative
and Non Operative Invasive Procedures*, DOI 10.1007/978-3-319-53877-8_48

美国退伍军人事务部（VA）是美国最大的卫生管理系统，20多年来一直将经济评估纳入其研究计划。VA合作研究计划（CSP）（负责监督在VA进行的临床试验）和卫生服务研究和发展部（负责监督以医疗服务为重点的研究），致力于发展先进的经济评估方法[13-21]。本章介绍了VA在临床试验经济评估方面的经验。首先是概述一般的经济原则和所有与试验相关的概念的定义。接下来，我们将通过两项临床试验来说明经济评估策略。选择这两个示例是为了说明经济学测量方法的细微差别，以及将所消耗资源与之价值相匹配的不同方法。对于每项研究，我们都会给出一个简要的概述、经济学观点、用于估算干预过程成本的方法、经济结局测量，以及关键结果的总结。最后我们会总结经验教训，并提出对未来研究的建议。

临床试验中的经济评价原则概述

自1993年以来，随着第一次卫生和医药成本-效益小组会议的召开，提高卫生和医药经济评估方法的标准化成了美国一直关注的焦点[1]。该小组的研究结果发表于一系列的期刊文章[2-4]和一本书中[1]。2011年开始规划对1996年专家小组的推荐意见进行更新，并于2016年发表了更新后的框架内容[12]。尽管1996年和2016年小组的关注点都在提高成本-效益分析方法的质量和可比性，但这些原则可以应用于其他类型的经济评估（即成本确定分析和成本-效益分析）。这里概述的原则在很大程度上是基于这个框架的。

视角和目标

经济评估的视角是指衡量其经济影响的特定利益相关者。范围包括医疗成本和非医疗成本。与临床试验中的特定干预措施相关的成本可以从患者（如医疗保险自付额、工作时间损失、就医的交通费用），雇主（员工生产力下降和保险费增加），第三方或医疗卫生系统，如保险公司或医疗系统（如门诊、检查、外科手术、住院和药物的花费），或社会（所有花费，强调避免将成本或收益从社会的一个部门转移到另一个部门）等视角考虑。虽然卫生保健系统的视角可能更容易量化，但由于公共和私人卫生系统支付数据的增加，社会视角通常更可取，因为它允许评估竞争替代方案之间可进行明确的权衡比较[1, 10-12]。无论选择哪种视角，都必须事先定义，以便能明确并收集到合适的数据。

成本分析的目标取决于成本如何与临床结局测量相关。当一种临床治疗方法已知或被认定为与对比治疗一样有效时，重点是比较相对成本，成本最小化是合适的选择[22-23]。当干预的经济学影响方面的临床优势不确定性时，使用成本 – 效果分析（CEA）和成本 – 效益分析（CBA）。CEA 和 CBA 关注的是干预措施相对于其边际效应或效果的增量或边际成本。信息价值分析（VOI）也重新引起了人们的兴趣，VOI 是 CEA 的一种变体，通过将某一结局发生的概率乘以该结局可能带来的收益来计算预期（平均）收益[24-26]。

CEA 需要同时衡量成本和效应（如生存、生活质量、疼痛豁免、住院时间的减少[1,12,27-31]）。质量调整生命年（QALY）是一种结合预期寿命和生命质量的优选效应度量方法[1,12]。为了计算 QALY，生命中的每一年都要用代表该年健康状态的值进行加权。偏好权重（或效用）假定该值介于 0（代表死亡）和 1（代表最佳健康状态）之间。例如，疼痛减轻和恢复正常活动的能力会对生活质量产生有利影响从而受到患者的重视；而并发症和症状复发可能会对生活质量产生负面影响。为了开展 CEA，可以计算成本差异（$\Delta\sum C = \sum C_{T0} - \sum C_{T1}$）和 QALY 差异（$\Delta\sum QALY = \Delta\sum QALY_{T0} - \Delta\sum QALY_{T1}$）。净平均成本（$\Delta Cost$）和净效应（$\sum QALY$）的比为增量成本 – 效果比（ICER = $\Delta Cost/\Delta QALY$），即额外获得 1 年最佳健康状态的成本。ICER 通过成本 – 效果图呈现（图 48.1）。x 轴表示新疗法和对照疗法（即现有治疗）的疗效差异，y 轴显示成本差异。这 4 个象限中的每一个分别代表了从成本 – 效果的角度来说，是新治疗（左上）还是现有治疗（左下）更优，或不确定，其中效果提升了但是相对成本却不确定是否新治疗更有价值（右上角和左下角）。在这种不确定的情况下对疗法进行评估，则需要对疗法的效果和成本进行权衡，通过 CEA 对其进行量化可以提供很多信息。以下的两个示例均绘制了成本与效果的比值，用统计学分布估计这条线，即 ICER。在图 48.1 中，所绘制的 ICER 值是每 QALY 50 000 美元的共同标准[32]。图 48.2 展示了一个根据共同标准绘制的 ICER 的例子。ICER 可以使用"可接受性曲线"来比较卫生保健治疗，表明在给定的数值范围内，干预具有成本 – 效果的概率，在这个给定数值范围内决策者愿意为结局买单[29-30]（图 48.3）。一般情况下，

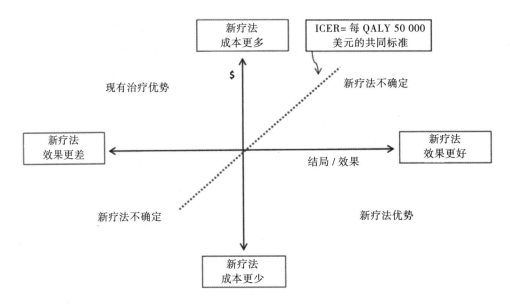

图 48.1 成本－效果平面

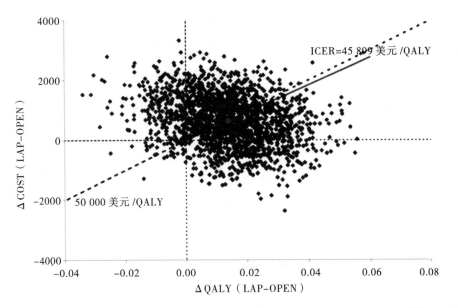

图 48.2 腹腔镜疝修补术（LAP）与开放性疝修补术（OPEN）成本－效果图[52]（经爱思唯尔许可使用）

使用统计上自助（bootstrap）法计算该概率，检验 ICER 在成本 – 效果平面各区域的分布，并提供了一种在成本 – 效果平面 4 个象限量化 CEA 结果稳健性的方法，显示成本和效果差异之间的关系[33]。然后借助 bootstrap 分布获得可接受性曲线，显示 ICER 低于决策者愿意为每一项有效治疗措施付费的不同最大值（上限比）的概率。尽管 50 000 美元 /QALY 通常被用作参考阈值，但自愿支付水平可能是任意的，可能会因所考虑的特定治疗方法和社会背景而有所不同。总之，认识到经济评价涉及量化不确定性的两大组成部分很重要：一项新的治疗方法在成本 – 效果平面的位置，以及决策者愿意为健康获益支付多少费用。

纳入分析的成本类型

与治疗或干预相关的成本通常可分为两大类[1,7-8,12]：直接成本和生产力成本。在提供卫生保健干预时直接成本包括卫生保健相关（如药物、检查、耗材、卫生保健及人员和医疗设施）和非卫生保健相关成本（如就诊的交通

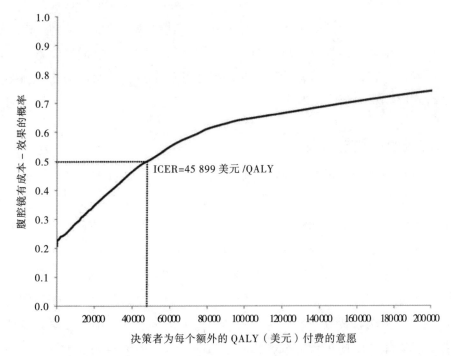

ICER=45 899 美元 /QALY

纵轴：腹腔镜有成本 – 效果的概率
横轴：决策者为每个额外的 QALY（美元）付费的意愿

图 48.3 腹腔镜疝修补术（LAP）与开放性疝修补术（OPEN）的成本 – 效果可接受性曲线[52]
（经爱思唯尔许可使用）

费用或非正式的照护花费）。很少有试验经济评估包括非医疗成本，主要原因是在某些情况下很难量化机会成本[34]，而且经济学家关于评估的方法意见不一致[35-36]。但忽视机会成本可能导致结果出现重大偏倚，尤其是在慢性病和临终关怀的研究中，除非有强有力的先验证据表明这些成本在研究的不同组之间不太可能存在差异。

生产力成本是指那些不是直接归因于治疗，但可能是条件或治疗结果的成本。它们分为两大类，其中发病成本是指因疾病导致工作或活动能力丧失或受损的成本；死亡成本是指死亡导致的工作或活动能力丧失或受损的成本。

一般，卫生保健系统角度包括直接卫生保健成本，包括干预本身的成本和随访治疗成本。社会成本角度通常包括直接成本（与卫生保健相关和非卫生保健相关）和生产力成本。2016年专家小组的推荐意见重新定义了应纳入这些视角的成本类型，这样卫生保健视角和社会视角都包括当前和未来的医疗花费和患者自付费用，而社会视角应包括卫生保健部门、非正式费用和非卫生保健费用[12]。专家小组在2006年还建议研究包括一个参考案例，定义为所有CEA研究都应遵循的一套标准方法学实践。2016年，专家组更新了推荐意见，更倾向于同时报告卫生保健视角和社会视角的参考案例。由于这些推荐意见是为了提高成本分析的质量和可比性，因此一个清晰的案例应该可以明确说明在任何经济评价中包含的概念和成本类型的明确描述，确保方法的可获取性和透明性[1,10-12]。

通货膨胀的调整与贴现

经济评估必须考虑时间维度对货币价值的影响。持续多年的研究通常涉及成本通胀和贴现的问题。通货膨胀意味着1美元的价值不能保持恒定，因此2017年的1美元不等于2007年的1美元。涉及多年的成本估算必须换算为同一年的量纲，如统一为2017年的美元价值。在美国，通常用美国医疗消费价格指数[37]。一旦标准化，成本可通过乘以一个常数将其调整到任何其他年份。

贴现指的是"对金钱的时间偏向"，区分于通货膨胀调整，是指估计未来将收到的一次付费或一系列付费的当前价值。未来的成本和健康收益通常根据它们发生的时间进行加权，相较于当前，未来的成本和效果权重更小。考虑到健康效果日益增长的价值，越来越多地认为未来非货币性健康效应贴现率应该低于未来成本的贴现率。尽管随时间变化而使用不同的贴现率，但卫生经济学家通常使用 3%~6% 的贴现率用于成本评估，1.5% 的贴现率用于效果评估[1,8,10-11]。当使用 QALY 等非货币性结局时，差异贴现更适合，即针对成本和效果使用不同的贴现率[38]。

归因于卫生保健使用的价值

从社会角度来看，最好通过确定资源的下一个最佳替代方案的价值来估计真正的经济成本。虽然市场价格被认为反映了这种替代，但卫生保健市场中真实的价格更难计算，而且可能会受到市场失真（如保险）和融资机制的影响[39]。在实践中，成本通常使用具有代表性的支付系统估算，例如，美国的医疗保险报销系统或英国的国家健康服务支付系统。在非定价环境中（如VA），将价值归因于特定类型的卫生保健使用，使用了来自其他卫生部门的近似值，如确定医疗保险价格或根据成本结算价格。在以往的研究中，由于成本结算信息不完整，我们使用了一系列组合方法来区分特定医疗照护场景下的成本，如住院、门诊手术或透析的费用[21,40-41]。敏感性分析可用于检验替代成本属性、数据源和异常值对结果的影响[1,8-12,42]。2016 年专家小组会议还建议编制一份有关健康结局和成本效应影响的详细目录，以划分两个参考案例的差异，并突出强调受条件影响最大的部分[12]。

下一部分重点介绍我们如何在两个临床试验的经济评估中处理上述问题（表 48.1）。一项是比较两种疝修补手术术式的研究，另一项是比较手术和非手术技术治疗高风险患者冠状动脉阻塞的研究。

开放与闭合性腹腔镜疝修补术的成本 – 效果比较

概　述

疝修补研究是一项随机对照试验，在 14 个 VA 医疗中心比较开放无张力性疝修补（OPEN）与腹腔镜疝修补术（LAP）手术（两种技术均使用补片进行疝修补），每个患者随访 2 年[43]。1999 年 1 月至 2001 年 11 月间，2164 例腹股沟疝的男性患者被随机分配入组。首要结局是术后 2 年内的疝复发率。次要结局为并发症和患者为中心的结局，包括健康相关的生活质量。早期的

表 48.1　两项大型临床试验中经济评估的研究特征比较

研究特征	腹腔镜和开放疝修补术[52]	具有极高手术死亡率的心绞痛评估（AWESOME）[55]
研究角度	卫生保健系统	卫生保健系统
目的	男性患者实施 LAP 与 OPEN 的成本－效果比较	高风险患者进行 CABG 和 PCI 血管再通手术的成本－效果比较
主要经济学指标	累积总成本，2 年的 QALY，2 年的 ICER	累积总成本和 QALY，3 年及 5 年的 ICER
包含的成本类型	直接卫生保健费用，包括：初次疝气手术当天的费用（患者信息，最初疝气手术特征，VA 住院时间和门诊就诊），以及随后在住院或门诊照护，包括 2 年内在 VA 进行后续手术及使用的药物费用；不包括：低于卫生保健总成本 1% 的非 VA 卫生保健费用；家庭成员提供的非正式照护费用或因工作常规活动的时间损失	试验期间和随后 4 年的直接卫生保健费用，包括：VA 和非 VA 住院和门诊就诊，以及 5 年内所需的 VA 药物；不包括：家庭成员提供的非正式照护费用或因工作或常规活动的时间损失
通胀调整和贴现	用 CPI 将通货膨胀率调整为 2003 年的美元标准，成本和生命年从随机化日期开始按每年 3% 贴现	用 CPI 将通货膨胀率调整为 2004 年的美元标准，成本和生命年从随机化日期开始按每年 3% 贴现
归因于干预和卫生保健使用的价值	对于初次疝气手术，手术成本根据平均手术费用计算，取决于手术室使用和开销，人员，手术时间，手术用品和使用的设备；手术室使用和开销根据 VA 成本核算报告估算，人员成本使用 VA 工资报告中的工资率估算，手术用品成本根据每个最初疝修补手术收集的供应数据和供应商价格估算，每次 LAP 的平均成本（手术室成本除外）及术后 2 年内的初次疝修补术当天的成本，再住院和门诊成本根据 VA 国家成本数据库进行估算	住院，住院期间的医生服务和门诊就诊费用使用医疗保险报销率估算。处方成本基于 VA 处方成本数据库估算
其他方法	通过 2000 次重复抽样的自助法评估 ICER 的精度	通过 2000 次重复放回抽样的自助法评估 ICER 的精度

LAP: 腹腔镜疝修补术；OPEN: 开放性疝修补术；CABG: 冠状动脉旁路移植术；CPI: 消费物价指数；PCI: 经皮冠状动脉介入治疗；
QALY: 质量调整生命年；ICER: 增量成本－效果比

研究报告显示与 OPEN 相比，LAP 的手术室成本更高；然而很多研究缺乏具体成本数据或评估相对收益和成本需要的成本 – 效果测量，也缺乏 1 年以上的随访信息 [44-51]。随着 LAP 的应用增加，有必要更新其 CEA。

经济评估是一项关注手术和术后成本、QALY、2 年内每个 QALY 获益的增量成本或 ICER 的 CEA[52]。在研究期间，手术时间缩短和门诊手术中心的高频使用已成为常态。因此，经济评估集中于 1395 例的门诊疝修补手术患者（708 例 OPEN 和 687 例 LAP）。

经济学视角和目标

本研究的经济评估采用卫生保健系统视角关注直接卫生保健成本。我们假设与开放手术相关的卫生保健费用将比腹腔镜手术更具成本 – 效果优势。在仔细权衡了患者常规活动时间损失（即生产成本）与数据收集的额外负担相比可能的最小影响后，我们将研究限定于直接医疗成本，其中手术操作的大部分成本都是可预测的。因此，我们首先衡量和比较治疗组之间的成本和生存质量。本研究的主要经济学结局包括手术费用、住院和因手术而再次住院的费用。我们考虑了特定的、预先确定的、有临床意义的亚组（单侧和双侧手术）的结果。

纳入的成本类型

我们关注直接医疗成本，包括初次疝气手术当天的成本（患者信息、初次疝修补手术特点、VA 住院时间、门诊诊疗），以及随后的住院或门诊治疗费用，包括 2 年内在 VA 进行任何后续手术和用药的费用。我们只计算住院期间和门诊诊疗期间提供的医生服务，因此本研究中认为医疗咨询不常发生，不纳入分析。我们排除了非 VA 照护和非正式照护，因为这两类护理方式在该人群和该治疗中的使用率很低。

归于新疗法和卫生保健使用的价值

为了有效性，我们使用了直接从 2 年多患者收集的 HRQOL 数据中估计的 QALY。我们利用 2 年内直接从患者处收集的 HRQOL 数据估计 QALY 用于效果评估。我们依赖 VA 中可用的国家行政、临床和经济数据库进行数据收集

（见表 48.1 中的参考文献）。本研究的独特之处在于根据每个设施的工资和结算数据确定了手术室设施的详细成本。此外，我们还考虑了腹腔镜设备所需的额外手术用品和设备成本。计算了每个操作的平均花费，用于计算总成本。

为估算住院和门诊就诊费用，我们依赖 VA 使用的医疗保险报销率和 VA 特定的处方定价调整。我们没有单独考虑这些住院费用和门诊报销率之外的医生服务。

经济评价结果

2 年来，LAP 的平均成本比 OPEN 高 638 美元（2003 年的美元市值），2 年的 QALY 相似（图 48.2），bootstrap 分布的 21% 落在成本 – 效果平面中的 LAP 优势象限（成本更低，疗效更高），意味着 LAP 相较于 OPEN，成本更低且更有效（优势）的概率为 21%。正如可接受性曲线（图 48.3）所示，在每个 QALY 花费 50 000 美元水平（成本稍高但更有效），LAP 具备成本 – 效果优势的概率为 51%。对于单侧原发性和单侧复发性疝修补术（图 48.4），LAP 在每个 QALY 花费 50 000 美元水平具有成本 – 效果优势的概率分别为 64% 和 81%。对于双侧疝修补术，OPEN 优势（成本更低且更有效），但对于单侧复发性疝患者，LAP 优势。因此，研究发现 LAP 不是对所有类型疝修补手术都具有成本 – 效果优势，对于特定亚组，找到了价值方面的优势选择。

冠状动脉旁路移植术与经皮冠状动脉介入对高风险患者进行血管重建的成本 – 效果（AWESOME）研究

概　述

伴有极高手术死亡率的心绞痛评估（AWESOME）试验是一项多中心的随机对照试验，在 16 个 VA 医疗中心比较 PCI 与 CABG 对药物难治性高风险心肌缺血患者进行紧急血管重建的效果[53-54]。在 1995 年 2 月至 2000 年 2 月期间，共纳入 454 例药物难治性心肌缺血存在不良结局的高风险患者，进行随机分组。主要结局是接受 PCI 或 CABG 冠状动脉血管重建高风险患者的生存率。次要结局包括初始手术的卫生保健使用。该研究于 2000 年完成，但

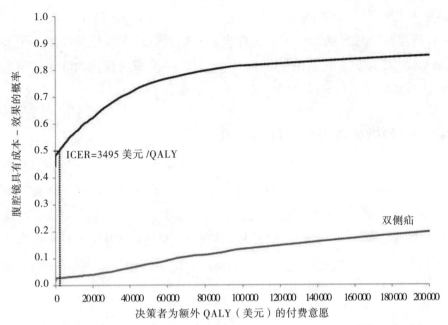

图 48.4　LAP 与 OPEN 单侧和双侧亚组的成本 – 效果可接受性曲线 [52]（经爱思唯尔许可使用）

由于国家数据库的使用权限使经济评估时间延长至 2004 年，不给受试者带来额外负担。在这一高风险人群中，研究目标是降低死亡率和需要住院治疗的不良结局，因此经济评估侧重于后续的卫生保健使用和成本。

经济学角度和目标

　　经济评价的重点是 3 年和 5 年的累积成本，以确定短期差异是否会持续一段时间 [55]。成本是从卫生保健系统的角度来估计的，并且仅限于直接的卫生保健成本。效应以随机分组后的生存年来衡量。我们将随机分组至死亡或随访结束（2004 年 9 月）的时间算作生存年数。利用 CEA 计算每延长 1 年生命所需的成本。

纳入成本类型

　　我们关注试验期间和试验结束后 4 年内的直接卫生保健成本，包括 VA 或非 VA 系统住院、门诊诊疗及 VA 药物费用。在本研究中，考虑到术后提供服务的复杂性、治疗组的潜在差异及纳入药物难治性高风险人群，有必要纳入非 VA 医疗管理和特定的医生服务。VA 国家数据库包括住院和门诊诊疗、VA 合约医疗管理和药物分配。医疗保险索赔数据用于医疗保险纳入患者确定非 VA 卫生保健，包括医生服务[13-19, 56-57]。家庭成员提供的非正式卫生保健被认为影响度小且难以收集，因此不包括在内。

归因于干预措施和卫生保健的价值

我们使用生存年和在 VA 中可获得的国家死亡率数据评估效应。与疝气研究不同，AWESOME 研究侧重于干预后的卫生保健使用经历，因此没有考虑具体干预措施的成本。另外，与疝气研究相似，我们依赖 VA 国家行政和经济数据库，结合应用于 VA 的调整医疗保险报销率，对住院时长和门诊诊疗成本进行评估。本研究的特别之处在于对医生服务进行了额外评估，其中包括在住院和门诊诊疗期间的转诊和咨询。

经济评估结果

3 年后，PCI 的平均总成本为 63 896 美元，CABG 患者的平均总成本为 84 364 美元，两者相差 20 468 美元（2004 年美元市值）。两组患者的 3 年生存率没有统计学差异（PCI 为 0.82，CABG 患者为 0.79）。3 年的自助重复抽样中 92.6% 均为 PCI 优势（成本更低且更有效）。5 年后，PCI 患者的平均总成本为 81 790 美元，CABG 患者为 100 522 美元，差异为 18 732 美元［95% CI（9873，27 831）］，而 PCI 患者的 5 年生存率为 0.75，CABG 患者为 0.70。自助重复抽样显示 5 年随访成本和生存年限的差异，成本 – 效果平面中的结果提示 89.4% 的自助重复抽样仍为 PCI 优势（图 48.5）。

经验教训

本章介绍的两项临床试验虽然范围和重点不同，但都强调了在临床试验中进行经济评估的一些关键经验。首先，分析的视角及临床背景决定了纳入分析成本的范围。两项研究均侧重于所研究干预措施相关的直接成本。AWESOME 研究的成本范围比疝修补术研究更广泛，这是基于对高风险心脏病研究人群临床背景的了解。然而在两项研究中，收集间接成本相关数据的工作负担超过了其对总成本的潜在影响。

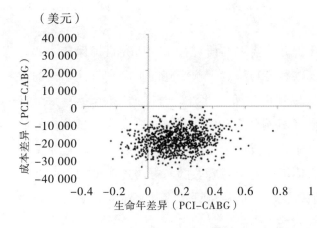

（美元）

图 48.5 PCI 与 CABG 的 5 年成本－效果平面图。在 5 年随访的成本－效果图中，自助重复抽样显示了 PCI 组和 CABG 组成本和生存年限的差异[55]（经 Wolters Kluwer Health 许可使用）

其次，所选择的成本归属方法应与调查的目标相一致。这里描述的研究使用了类似的方法，将价值归因于条目化的卫生保健资源，依赖于应用于 VA 资源的医疗保险调整的方法。疝修补术研究联合多方面估算新疗法（即 LAP）的成本，包括供应商设备价格、设备折旧估计，以及医院关于手术用品花费和手术相关人员成本的经验。这种方法与 AWESOME 不同，其中两种手术花费不是关注重点，重点是术后的经验。因此，非 VA 的卫生保健费用也包括在内。

第三，经济评估的效应衡量必须与研究设计一致。在疝修补术研究中，QALY 被认为是高度相关的结局，可能受到疼痛和常规活动减少的直接影响，也因此 CEA 关注每个 QALY 所需成本。而 AWESOME 研究侧重于改善高风险心脏病患者的生存率，CEA 则侧重于每延长一年的生存期所需的成本。

第四，临床试验中的经济评估必须权衡数据收集和测量精度的实际负担与总体经济结局测量有关的潜在收获。在疝修补术研究中考虑到治疗趋势，侧重点为关注门诊手术并详细结算手术费用；因工作时间减少造成的生产力损失被认为不太重要，不值得浪费数据收集资源。在 AWESOME 研究中，确定了在 VA 和非 VA 体系中额外专科医生和医生服务咨询的可能使用，值得进行数据收集，因为这些服务在总成本中有较大占比。

最后，这些临床试验中所使用的概念和指标对于结果解读和不同研究之间的结果比较至关重要。虽然我们在这两项试验的经济评估中没有使用正式的影响清单，但正如目前所提倡的那样，我们承认使用标准格式呈现信息更容易获取信息，方便与其他研究进行比较。

对未来研究的建议

随机临床试验中的经济评价方法需要与研究视角和研究目标保持一致。经济评估可以提供重要信息，以确定与特定干预措施的临床有效性相关的价值；然而，需要明确解释方法以帮助决策。此外，若遵循 2016 年专家组推荐意见 [12]，即要求进行两个参考案例分析和影响清单，则在临床试验中开展经济学评估透明度将会提高。随着集成电子健康记录、计费和保险索赔数据的可获得性增强，数据收集的负担可能会减轻。随着方法透明度的提高及经济和临床信息的方便获取，临床试验中的经济评估将越来越受到期待，对决策者也将更加有用。

参考文献

[1]   Gold MR, Siegel JE, Russell LB, et al. Cost effectiveness in health and medicine. New York, NY: Oxford University Press, 1996.

[2]   Russell LB, Gold MR, Siegel JE, et al. Panel on cost-effectiveness in health and medicine. The role of cost-effectiveness analysis in health and medicine. JAMA, 1996, 276(14): 1172–1177.

[3]   Siegel JE, Weinstein MC, Russell LB, et al. Panel on cost-effectiveness in health and medicine. Recommendations for reporting cost-effectiveness analyses. JAMA, 1996, 276(16): 1339–1341.

[4]   Weinstein MC, Siegel JE, Gold MR, et al. Recommendations of the panel on cost-effectiveness in health and medicine. JAMA, 1996, 276(15): 1253–1258.

[5]   Elixhauser A, Halpern M, Schmier J, et al. Health care CBA and CEA from 1991 to 1996: an updated bibliography. Med Care, 1998, 36: MS1.

[6]   Power E, Eisneberg J. Are we ready to use cost effectiveness analysis in health care decision making? A health services research challenge for clinicians, patients, health care systems, and public policy. Med Care, 1998, 36: MS10.

[7]   Hlatky MA, Boothroyd DB, Johnstone IM. Economic evaluation in long-term clinical trials. Statis Med, 2002, 21: 2879–2888. DOI: 10.1002/sim.1292.

[8]   National Institute for Clinical Excellence. Guide to the methods of technology appraisal. London, UK：NICE, 2004[2016-08-07]. .https：//www.gov.uk/government/uploads/system/uploads/attachment_data/file/191504/NICE_guide_to_the_methods_of_technology_appraisal.pdf.

[9]   Drummond M, Sculpher M. Common methodological flaws in economic evaluations. Medical Care, 2005, 43(7: Suppl): II5–II14.

[10] Husereau D, Drummond M, Petrou S, et al. Consolidated Health Economic Evaluation

Reporting Standards (CHEERS) statement. Int J Technol Assess Health Care, 2013, 29(2): 117–122.

[11] Husereau D, Drummond M, Petrou S, et al. ISPOR task force report. Consolidated Health Economic Evaluation Reporting Standards (CHEERS)—Explanation and elaboration: a report of the ISPOR health economic evaluation publication guidelines good reporting practices task force. Value Health, 2013, 16: 231–250.

[12] Sanders GD, Neumann PJ, Basu A, et al. Recommendations for conduct, methodological practices, and reporting of cost effectiveness analyses. Second panel on cost effectiveness in health and medicine. JAMA, 2016, 316(10): 1093–1103. DOI: 10.1001/jama.2016.12195.

[13] Hynes DM, Reda D, Henderson W, et al. Measuring costs in multi-site randomized controlled trials: Lessons from the VA cooperative studies. Med Care, 1999, 37: AS27–36 (PMID: 10217382).

[14] Barnett PG. See comment in PubMed commons below. Review of methods to determine VA health care costs. Med Care, 1999, 37(4 Suppl VA): AS9–17 (PMID: 10217380).

[15] Smith MW, Barnett PG, Phibbs CS, et al. Microcost methods of determining VA healthcare costs. Menlo Park, CA: Health Economics Resource Center, 2010.

[16] Phibbs CS, Bhandari A, Yu W, et al. Estimating the costs of VA ambulatory care. Med Care Res Rev, 2003, 60: 54S–73S.

[17] Wagner TH, Chen S, Barnett PG. Using average cost methods to estimate encounter-level costs for medical-surgical stays in the VA. Med Care Res Rev, 2003, 60: 15S–36S.

[18] Yu W, Wagner TH, Chen S, et al. Average cost of VA rehabilitation, mental health, and long-term hospital stays. Med Care Res Rev, 2003, 60: 40S–53S.

[19] Barnett PG. Determination of VA health care costs. Med Care Res Rev, 2003, 60: 124S–141S.

[20] Wagner TH, Lo AC, Peduzzi P, et al. An economic analysis of robot-assisted therapy for long-term upper-limb impairment after stroke. Stroke, 2011, 42(9): 2630–2632.

[21] Hynes DM, Stroupe KT, Fischer MJ, et al；ESRD Cost Study Group. Comparing VA and private sector healthcare costs for ESRD. Med Care, 2012, 50(2): 161–170 (PMID: 21945972).

[22] Briggs AH, O'Brien BJ. The death of cost-minimization analysis? Health Econ, 2001, 10: 179–184.

[23] Briggs AH, O'Brien BJ, Blackhouse G. Thinking outside that box: recent advances in the analysis and presentation of uncertainty in cost effectiveness studies. Annu Rev Public Health, 2002, 23: 377–401.

[24] Claxton K, Posnett J. An economic approach to clinical trial design and research priority-setting. Health Econ, 1996, 5(6): 513–524 [PubMed: 9003938].

[25] Hornberger J. A cost-benefit analysis of a cardiovascular disease prevention trial using folate supplementation as an example. Am J Public Health, 1998, 88(1): 61–67 [PubMed: 9584035].

[26] Meltzer D. Addressing uncertainty in medical cost-effectiveness analysis: implications

of expected utility maximization for methods to perform sensitivity analysis and the use of cost-effectiveness analysis to set priorities for medical research. J Health Econ, 2001, 20(1): 109–129 [PubMed: 11148867].

[27] Manca A, Hawkins N, Sculpher M. Estimating mean QALYs in trial-based cost effectiveness analysis: the importance of controlling for baseline utility. Health Econ, 2005, 14: 487–496.

[28] Laupacis A, Feeny DH, Detsky AS, et al. How attractive does a new technology have to be to warrant adoption and utilization? Tentative guidelines for using clinical and economic evaluations. Can Med Assoc J, 1992, 146: 473–481.

[29] Briggs A, Gray A. Using cost effectiveness information. BMJ, 2000, 320: 246.

[30] Petrou S, Gray A. Economic evaluation alongside randomised controlled trials: design, conduct, analysis, and reporting. BMJ, 2011, 342: 1756–1833.

[31] Petrou S, Gray A. Economic evaluation using decision analytical modelling: design, conduct, analysis, and reporting. BMJ, 2011, 342: d1766.

[32] Neumann PJ, Cohen, JT, Weinstein, MC. Updating cost-effectiveness—the curious resilience of the $50,000-per-QALY threshold. N Engl J Med, 2014, 371: 796–797.

[33] O'Brien BJ, Briggs AH. Analysis of uncertainty in health care cost effectiveness studies: an introduction to statistical issues and methods. Stat Methods Med Res, 2002, 11: 455–468.

[34] van den Berg B, Brouwer W, van Exel J, et al. Economic valuation of informal care: lessons from the application of the opportunity costs and proxy good methods. Soc Sci Med, 2006, 62: 835–845.

[35] Stone DF. Clarifying (opportunity) costs. Am Economist, 2015, 60(1): 20–25.

[36] Potter J, Sanders S. Do economists recognize an opportunity cost when they see one? A dismal performance or an arbitrary concept? South Econ J, 2012, 79(2): 248–256. DOI: 10.4284/0038-4038-2011.218.

[37] US Bureau of Labor and Statistics, Consumer Price Index[2016–08–24]. http: //stats.bls.gov/cpi.

[38] Brouwer WBF, Niessen LW, Postma MJ, et al. Need for differential discounting of costs and health effects in cost effectiveness analyses. BMJ, 2005, 331: 446.

[39] Lave JR, Pashos CL, Anderson GF, et al. Costing medical care: using medicare administrative data. Med Care, 1994, 32(Suppl 7): JS77.

[40] Chapko MK, Ehreth JL, Hedrick S. Methods of determining the cost of healthcare in the Department of Veterans Affairs Medical Centers and other nonpriced settings. Eval Health Prof, 1991, 14(3): 282.

[41] Beattie MC, Swindle RW, Tomko LA, et al. Department of veterans affairs databases resource guide. Volume IV: costing of health care in veterans affairs medical centers: nationwide cost accounting and medical cost distribution systems. Version 2.0., 1994.

[42] Weichle T, Hynes DM, Durazo-Arvizo R, et al. Impact of alternative approaches to assess outlying and influential observations on health care costs. Springer Plus, 2013, 2: 614. (PMID: 24303338; PMCID: PMC3843184).

[43] Neumayer L, Giobbie-Hurder A, Jonasson O, et al. Open mesh versus laparoscopic mesh repair of inguinal hernia. N Engl J Med, 2004, 350: 1819–1827.

[44] Medical Research Council Laparoscopic Groin Hernia Trial Group. Cost-utility analysis of open versus laparoscopic groin hernia repair: results from a multicentre randomized clinical trial. Br J Surg, 2001, 88: 653–661.

[45] National Institute for Clinical Excellence. Appraisal consultation document: Laparoscopic surgery for inguinal hernia repair[2005–08–01]. Available at http: //www.nice.org.uk/page. aspx?o_108145.

[46] Jönsson B. Costs and benefits of laparoscopic surgery—a review of the literature. Eur J Surg, 2005, S585: 48–56.

[47] Johansson B, Hallerbäck B, Glise H, et al. Laparoscopic mesh versus open preperitoneal mesh versus conventional technique for inguinal hernia repair. A randomized multicenter trial (SCUR Hernia Repair Study). Ann Surg, 1999, 230: 225–231.

[48] Wellwood J, Schulpher MJ, Stoker D, et al. Randomised controlled trial of laparoscopic versus open mesh repair for inguinal hernia: outcome and cost. BMJ, 1998, 317: 103–110.

[49] Kald A, Anderberg B, Carlsson P, et al.Surgical outcome and cost-minimisation-analyses of laparoscopic and open hernia repair: a randomised prospective trial with one year follow up. Eur J Surg, 1997, 163: 505–510.

[50] Liem MSL, Haisema JAM, van der Graaf Y, et al. Cost effectiveness of extraperitoneal laparoscopic inguinal hernia repair: a randomized comparison with conventional herniorrhaphy. Ann Surg, 1997, 226: 676–688.

[51] Lawrence K, McWhinnie D, Goodwin A, et al. An economic evaluation of laparoscopic versus open inguinal hernia repair. J Public Health Med, 1996, 18: 41–48.

[52] Hynes DM, Stroupe K, Luo P, et al. Cost effectiveness of laparoscopic versus open tension-free hernia repair: results from the Veterans Affairs Cooperative Study. J Am Coll Surg, 2006, 203: 447–457. PMID: 17000387.

[53] Morrison DA, Sethi G, Sacks J, et al. For the Department of Veterans Affairs Cooperative Study #385, Angina With Extremely Serious Operative Mortality Evaluation (AWESOME) investigators. A multicenter, randomized trial of percutaneous coronary intervention versus bypass surgery in high-risk unstable angina patients. Control Clin Trials, 1999, 20: 601–619.

[54] Morrison DA, Sethi G, Sacks J, Henderson W, et al. For the Department of Veterans Affairs Cooperative Study #385, Angina With Extremely Serious Operative Mortality Evaluation (AWESOME) investigators. Percutaneous coronary intervention versus coronary artery bypass graft surgery for patients with medically refractory myocardial ischemia and risk factors for adverse outcomes with bypass: a multicenter, randomized trial. J Am Coll Cardiol, 2001, 38: 143–149.

[55] Stroupe K, Morrison DA, Hlatky MA, et al. For the Investigators of VA CSP #385 (AWESOME). Cost-Effectiveness of coronary artery bypass grafts versus percutaneous coronary intervention for revascularization of high-risk patients. Circulation, 2006, 114: 1251–1257 (PMID: 16966588).

[56] VIReC Research User Guide. FY2002 VHA medical SAS inpatient datasets. Hines, Ill: Edward J Hines, Jr VA Hospital, Veterans Affairs Information Resource Center, 2003.

[57] VIReC Research User Guide. VHA pharmacy prescription data. Hines, Ill: Edward J Hines, Jr VA Hospital, Veterans Affairs Information Resource Center, 2003.

（张晓　译，雷翀　审）

第49章

远程医疗和移动技术

Thomas H. Shoultz, Heather L. Evans

　　远程医疗和移动保健（mHealth）体现了信息和通信技术（ICT）现代和不断发展的形式，其应用旨在加强和支持提供卫生保健服务。美国远程医疗协会将远程医疗定义为"通过电子通信利用从一个站点交换到另一个站点的医疗信息改善患者的临床健康状况"[1]。近年来，这一模式已被认可为在许多临床情况下提供卫生保健的有效媒介。由移动设备和技术推动的 eHealth 的新兴组成部分现在被称为移动保健或 mHealth 技术。支持 mHealth 技术的硬件包括智能手机、平板电脑、游戏机和可穿戴设备。更常见的可穿戴设备在设计上是非医用的，包括戴在手腕上或置于鞋中的活动追踪器，与手机应用程序、计算机软件和全球定位卫星（GPS）相连接。像 Holter 监测仪这样的医疗可穿戴设备已经成功应用了几十年，mHealth 技术的这一分支现在已经发展到包括无线子宫收缩监测仪等其他设备。卫生保健相关移动应用的使用呈指数级增长，预计到 2017 年此类应用的下载量将超过 15 亿次[2]。mHealth

T.H. Shoultz
Department of Surgery, Harborview Medical Center, University of Washington, 325 9th Ave,
Box #359796, Seattle, WA 98104, USA
e-mail: tshoultz@uw.edu

H.L. Evans (✉)
Department of Surgery, University of Washington, P.O. Box 359796, Seattle, WA
98104-2499, USA
e-mail: hlevans@uw.edu

© Springer International Publishing AG 2017
K.M.F. Itani and D.J. Reda (eds.), *Clinical Trials Design in Operative
and Non Operative Invasive Procedures*, DOI 10.1007/978-3-319-53877-8_49

在卫生保健中的应用已经被不同方法研究，出现了大量关于远程医疗及mHealth优势和局限性的文献。为了构建远程医疗和mHealth技术的临床试验，这些ICT的特征及其所伴随的挑战和收益，必须经过深思熟虑。

将远程医疗和mHealth整合卫生保健在很大程度上是由智能手机拥有量的迅速扩大所促成的；到2015年，2/3的美国人拥有智能手机。Pew研究中心的研究显示，不仅新兴经济体的智能手机使用率在上升，而且19%的美国人被称为"智能手机依赖者"，他们家中没有宽带接入[3]。这些用户不仅依赖他们的设备进行交流，还用于研究健康问题、使用公共交通、网上发帖和申请求职。随着mHealth硬件在更广泛社会领域的渗透，从个人用户收集的个人健康数据的数量和广度呈指数增长。可穿戴设备及其相关应用程序能够检测、处理和记录用户在本地或在线或基于云数据存储中的大量个人锻炼活动和地理信息。

移动技术在日常生活中的使用增加导致了一种新型的患者生成的健康数据（PGHD），是更具粒度的医学解读，对于医疗决策来说也更有可操作性。在美国，在医疗保险和医疗补助服务中心的第三阶段有意义的使用目标下，鼓励在临床实践中使用PGHD。常规的PGHD可以采用多种媒体格式，从简单的数字和描述性数据到图像和用于临床"访视"的网络摄像头式访谈。在临床试验中考虑PGHD时，牢记没有研究优于其数据质量。在2015年的一项研究中，Boissin等[4]的目的只是评估数据质量，评估从3款常用智能手机采集的图像，以确定它们在远程医疗会诊中的应用潜力。通过对"盲法"图像评估者的网络调查分析，作者得出3款智能手机在图像质量方面的得分与数码相机相似的结论，因此智能手机拍摄的图像对临床实践是有用的。Sanger等[5]2016年的一项研究进一步支持了患者数据的潜在可操作性，该研究通过监督机器学习和系列临床因素分析，开发一个预测手术部位感染（SSI）的预后模型。在这个前瞻性确定的手术患者队列中，使用系列术后临床因素的朴素贝叶斯分类器对SSI有很高的阴性预测值，已知的基线危险因素没有额外优势。这一概念弥补了PGHD的丰富性和有意义地利用PGHD能力之间的差距。大量的PGHD可能很快就会从生物传感器和地理定位设备等新技术中获得，为正在接受手术的患者提供进一步的临床和流行病学调查途径。

实施远程医疗和mHealth的挑战很大程度上源于它们向患者和医疗服

务提供者提供沟通服务的双重意图。这与电子健康记录（EHR）等主要以提供者为中心的 ICT 相反。解决和协调患者与提供者的需求和顾虑一直是几项确定必须加以优化的共同主题和实施障碍研究的重点。在一项由 Gagnon 等[6]开展的系统综述中，卫生保健专业人员在个人、组织和环境层面上的采用 mHealth，包括感知到的有用性和易用性、设计和技术问题、成本、时间、隐私和安全问题、对技术的熟悉度、风险 – 收益评估，以及与其他人（如同事和患者）的互动。从患者的角度来看，那些接受采访的患者也有对手术后出院护理的类似担忧。通常需要在启动涉及 mHealth 作为干预的试验之前，进行基于访谈的、定性的和混合方法的可行性研究，以评估潜在研究人群的确切顾虑，以及他们对 mHealth 的态度[7]。在一项旨在了解患者和提供者之间紧张关系的多学科研究中，Sanger 及其同事采访了华盛顿大学和附属医院的患者和医生，以了解手术后伤口管理的动态，从而构建一个移动术后伤口监测应用程序的设计框架。该研究衍生了患者和提供者关注的主题，当考虑在临床试验中实施 mHealth 时是可推广和适用的[8]。

可行性应是首要考虑因素，因为患者可能没有设备或能获取支持 mHealth 的应用程序或具有远程医疗能力的设备。在这种情况下，可能需要有可以借给患者的设备。可用性应该针对具有不同技术能力的患者群体。对于术后可能受到麻醉药物影响的患者来说，措辞简单、明显提醒和清晰导航的基本功能是必要的。患者对 PGHD（特别是图像）存在顾虑，应该直接和私下传递给预定的接受者，这些安全和隐私的问题在患者和提供者中都存在[9]。

以患者为中心的方法增强了远程医疗和 mHealth 技术的实施。这种设计含义必须让患者明白该技术对医疗照护是真正有用的，而不是过度负担或强制性的[10]。如果有意愿在提供更多信息的资源时，必须预先提供足够数量的有用信息。向用户提出的问题必须被解释为与现有的医疗护理提供者进行量身定制的沟通，而不仅仅是一项调查。对于正在接受手术的患者，手术前须知或出院须知中的缺陷可以通过 mHealth 数据以图片或教程的形式来填补。这些易于获取的组件可以促进肠道准备方案，或提醒使用者如何包扎术后伤口。

由于远程医疗和 mHealth 是传统的诊室内或急诊科就诊的潜在替代品，这些通信技术必须实现同样的目标，同时确保用户的顾虑以至少同等的可靠性和效率被解决。使用者希望能够根据他们的情况和顾虑程度，选择一种沟通形式——文本、电子邮件或电话。可以发送系列图像实际上可能有助于减轻焦虑，因为它提供了使用者可能无法获得的信息。与严重程度相对应的响应时间对使用者来说很重要。由于许多人将电话作为及时可靠沟通的"金标准"，对 mHealth 应用程序的期望是以一种承认紧急程度的方式提供透明的沟通。如果不能可靠地提供这些有效沟通的基本需求，就不会有意愿优先使用 mHealth 应用程序，而是使用电话或去急诊科就诊。当患者需要安慰或者意识到需要寻求医疗照护时，算法和自动反馈最有可能在分诊中发挥作用。患者访谈反映了这样一种观点，即 mHealth 应用程序的建议将有助于防止不必要的急诊科就诊，反过来，也有助于促进更早的诊室评估，特别是当建议被患者报告的图像证实时 [8]。

许多研究表明，mHealth 和远程医疗有增强传统随机对照临床试验的潜力。一项对 28 例接受了胃旁路手术的老年男性 VA 患者远程医疗可行性研究显示了非常满意的随访率（96.6%），与非 VA 患者相比，手术结局没有差异 [11]。在一项 EFFECT 多中心临床试验中，与接受传统门诊诊室随访的患者相比，随机接受基于互联网的远程监测和问诊的植入了心律转复除颤器（ICD）的患者的死亡率和心血管住院率较低 [12]。与此同时，临床试验研究机构越来越多地采用电子数据方法和云存储来获取、验证和管理数据。对患者报告结局（PRO）的关注为移动应用程序创造了一个市场，以捕获 PGHD 并将其整合到临床试验管理中。此类服务的目的之一是获得更彻底和一致的患者反馈，允许在纵向研究中对大量研究人群进行长期随访。这种数据收集方法在主要结局由主观数据确定的试验中可能特别有益，如接受空肠手术患者的吞咽困难和反流。最近的一项随机对照试验证实了平板电脑、交互式语音反应系统和基于纸质的管理癌症治疗相关的症状性不良事件的模式等效性和可行性 [13]。随着验证过的 PRO 评估工具数量的增加，移动版本的此类调查也有更多机会在患者方便的时候，在患者自己的设备上进行，可能会提高响应率和数据保真度。通过短信提醒患者已被证明可以提高慢性病患者的服药依从性，目前正在探索将短信通信作为增加患者招募和保持参与临床试验的一种手段 [14]。最后，因为使用方便数据从设备直接无线传输到数据库，结合可穿戴传感器数据，如葡萄糖或脉搏血氧仪的数据，可以大大增加临床试验记录的客观系列数据的数量。

参考文献

[1] What is Telemedicine? American Telemedicine Association[2016–09–17]. http: // thesource.americantelemed.org/resources/telemedicine-glossary.

[2] Things are Looking App. The economist（2016–03–12）[2016–08–01]. http: //www. economist.com/news/business/21694523-mobile-health-apps-are-becoming-more-capable-and-potentially-rather-usefulthings-are-looking.

[3] Smith A. U.S. Smartphone use in 2015. Pew Research Center(2015–04–01)[2016–08–01]. http: //www.pewinternet.org/2015/04/01/us-smartphone-use-in-2015/.

[4] Boissin Constance, Fleming Julian, Wallis Lee, et al. Can we trust the use of smartphone cameras in clinical practice? Laypeople assessment of their image quality. Telemedicine E-Health, 2015, 21(11): 887–892. DOI: 10.1089/tmj.2014.0221.

[5] Sanger PC, van Ramshorst GH, Mercan E, et al. A prognostic model of surgical site infection using daily clinical wound assessment. J Am Coll Surg, 2016, 223(2): 259–270. e2. DOI: 10.1016/j.jamcollsurg.2016.04.046.

[6] Gagnon Marie-Pierre, Ngangue Patrice, Payne-Gagnon Julie, et al. M-Health adoption by healthcare professionals: A systematic review. J Am Med Inform Assoc, 2016, 23(1): 212–220. DOI: 10.1093/jamia/ocv052.

[7] Semple JL, Sharpe S, Murnaghan ML,et al. Using a mobile app for monitoring post-operative quality of recovery of patients at home: a feasibility study. JMIR mHealth uHealth, 2015, 3(1): e18. DOI: 10.2196/mhealth.3929.

[8] Sanger PC, Hartzler A, Han SM, et al. Patient perspectives on post-discharge surgical site infections: towards a patient-centered mobile health solution. PLoS ONE, 2014, 9(12): e114016. DOI: 10.1371/journal.pone.0114016 (Edited by Salvatore Gruttadauria).

[9] Sanger P, Hartzler A, Lober WB, et al. Design considerations for post-acute care mHealth: patient perspectives(2014–11). Washington DC, 2014.

[10] Sanger PC, Hartzler A, Lordon RJ, et al. A patient-centered system in a provider-centered world: challenges of incorporating post-discharge wound data into practice. J Am Med Inform Assoc JAMIA, 2016, 23(3): 514–525. DOI: 10.1093/jamia/ocv183.

[11] Sudan R, Salter M, Lynch T, et al. Bariatric surgery using a network and teleconferencing to serve remote patients in the Veterans Administration Health Care System: feasibility and results. Am J Surg, 2011, 202(1): 71–76.

[12] De Simone A, Luzi L, et al. Remote monitoring improves outcome after ICD implantation: the clinical efficacy in the management of heart failure (EFFECT) study. Europace, 2015, 17(8): 1267–1275.

[13] Bennett AV, et al. Mode equivalence and acceptability of tablet computer-, interactive voice response system-, and paper-based administration of the U.S. National Cancer Institute's Patient-Reported Outcomes version of the Common Terminology Criteria for Adverse Events (PRO-CTCAE). Health Qual Life Outcomes, 2016, 14(1): 1–12.

[14] Thakkar J, et al. Mobile telephone text messaging for medication adherence in chronic disease: a meta-analysis. JAMA Intern Med, 2016, 176(3): 340–349.

（杨乾坤 译，雷翀 审）

第 9 部分

预　算

第50章
临床试验的预算

Eric L. Lazar

引　言

　　临床试验或任何科学研究为了寻求资助，都必须事先可靠地估算研究的合理成本。一些临床科学家即使没有完全避开预算过程，但也往往不熟悉。尽管预算考虑看起来很平常，但如果不考虑资金将如何实际用于实现既定目标，就无法寻求财政支持（见第51章）。从本质上讲，预算是一份财务文件，确定你计划（及最终应该）如何使用这笔钱。本章中，我们将审查在两种不同情况下编制合理预算的重要因素和考量——为申请项目编制预算和审查在考虑均摊方案时提供给你的预算以作为中心参与一项临床试验。总体预算规模的关键决定因素将是样本量、提供非常规临床治疗的需要、所申请工作的总体时间表及参与试验的中心数量。随着每一项的增长，预算也会随之增长。

　　撰写科研方案、制定预算及随后的资金申请是一个反复的过程。例如，你可能会发现，根据人群比例的预期差异计算出的样本量需要研究的每个组有3000名受试者。这可能在很大程度上定义了无法合理资助的预算。有了

E.L. Lazar (✉)
Department of Surgery, Morristown Medical Center, Atlantic Health System, 100 Madison Avenue, Morristown, NJ 07962, USA
e-mail: eric.lazar@atlantichealth.org

© Springer International Publishing AG 2017
K.M.F. Itani and D.J. Reda (eds.), *Clinical Trials Design in Operative and Non Operative Invasive Procedures*, DOI 10.1007/978-3-319-53877-8_50

这些信息，就可以根据客观的连续数值结果重新计算样本量，可以将所需的样本量减少到每组 250 名受试者。这意味着一笔可观的资金节省及一个可行的项目。那些为你提供资助的人希望该项目可以完成——它是可行的，并且你将交付具有临床意义和有用的结果。这样，你提案的科研细节就与预算和你的资金需求紧密相连。

预算基础

一般，预算流程从简单地"演练"你的方案开始，并需要考虑到所涉及的每个要素和人员，然后为该项目或工作分配实际和现实的价值。你应该避免"填充"成本，因为在大多数情况下，许多成本都有规范值，可以作为你的预计费用参考。首先应考虑确定项目的整个周期。从方案中，你知道需要招募多少受试者及招募过程预计需要多长时间。此外，还有为启动培训和其他注册前活动预期增加的时间。同样，招募结束后，整个项目还将增加数据分析和写作的时间。考虑整个时间范围很重要，因为某些薪金需要编入整个项目预算，而其他薪金将仅限于项目周期的较小部分。从研究员和其他人员开始，最好考虑全职员工等值（FTE）的部分。例如，如果你预计在一个 5 年项目中担任首席研究员每年将占用你 20% 的时间，那么你将占 5 年预算中每年薪金的 20%。下一个要解决的问题是以什么薪金基数的 20% ？作为一名临床医生，你可能会从你的临床报酬和工作产出中获得一定的薪金。在进行受资助的临床试验或其他研究时，该数字与预算目的无关。美国国立卫生研究院（NIH）发布了薪金上限概要（https://grants.nih.gov/grants/policy/salcap_summary.htm），该概要被广泛用于标准化补助金支持的最高补偿。不同的资助机构会有不同的标准，但原则是一样的——临床研究不是一个让人致富的工作！出于薪金支持的目的，医生研究人员通常被认为与联邦行政二级员工相似，2016 年该级别的薪酬为 185 100 美元。项目中其他人的基本薪金可以只是他们已知的机构薪金，或者可以从劳工统计局搜索薪金中位数，该薪金必须根据你所在国家/地区和当地生活成本进行调整。但是，在任何情况下，批准的薪金都不会高于上述薪金上限。

对于你的研究，不同个人的 FTE 要求可能每年都不同。例如，在计划阶段的第 1 年，生物统计学家的 FTE 可能为 40%，然后在接下来的 3 年中为 10%，最后一年在数据分析和发表准备期间为 50%。应该创建一个电子表格，以每年递增的方式在顶部显示时间及对应的不同人员和基本薪金，以详细说明人事预算（表 50.1）。这样的表格很有价值，因为任何因素的调整，如薪金或 FTE 的比例，都很容易反映在总数中。

表 50.1　人事预算

职位	基数（美元）	第 1 年	第 2 年	第 3 年	第 4 年	第 5 年	总计 5 年 FTE	总计（美元）
主要研究者	185 100	0.2	0.2	0.2	0.2	0.2	1	185 100
护理协调员	92 000	1.0	1.0	1.0	1.0	1.0	5.0	460 000
数据协调员	57 000	0.5	1.0	1.0	1.0	0.5	4.0	228 000
生物统计学家	130 000	0.4	0.1	0.1	0.1	0.4	1.1	143 000
行政资助	45 000	0.2	0.2	0.2	0.2	0.2	1.0	45 000
								1 061 100

请记住，如果为了实现招募目标而进行比预期时间长的试验，人事预算的成本也会增加。在众多主要研究人员中，最重要的角色之一可能是确保招募以正确的速度进展，并在招募落后时采取措施加快受试者招募。如果未能实现招募目标，就无法对任何数据进行有意义的分析，并且将试验延长 50% 或 100% 的计划时间以达到所需的样本量将使预算增加。这两个事件都反映了主要研究者的不佳表现，可能会影响该研究员未来有效竞争资助的能力。

在人事预算之后，可以考虑研究期间具有实际成本的"事件"。例如，试验前会议，来自所有中心的所有人员在会议中进行一天或更长时间的数据定义、数据收集、方案政策和与项目相关的程序的培训。在单中心项目中很少产生相关成本。但是，如果主要研究者和护理协调员需要前往多个中心培训参与中心，他们的差旅和食宿就是必须在预算过程中考虑的实际成本。所有参与中心都到主要研究中心或其他位于中心的研究中心会面可能更有效，并且需要考虑报销差旅费和会议中心费用。如果方案规定在试验的某个时间点召开数据安全监察委员会（DSMB）会议（对于多中心试验应该如此），则需要对举办此类会议的成本和认可 DSMB 董事会成员专业知识的相关酬金进行预算。

预算的下一部分是考虑临床治疗的成本。这需要慎重考虑，并与你的拨款、合同及财务部门进行讨论。如果你的试验涉及已经建立并适合治疗的医疗程序，则患者的保险应该（并将）支付治疗费用。例如，如果你正在进行一项针对病态肥胖症的袖状胃手术与旁路分流术的随机试验，并且患者符合手术标准，则保险公司将承保他们的临床治疗费用（包括外科手术）。试验应仅产生与测试和随访相关的费用，这些费用不属于已经提供的常规护理的一部分。例如，如果试验纳入标准要求进行一系列筛查测试，或者结果测量需要临床治疗常规不需要的后续血液测试和访问，则需要对这些测试、访问和程序进行预算。在医院定价和成本结构中，这些项目的成本通常不容易确定，这就是为什么要与医院财务部门协商适用的费率。当然，当这些成本确定时，就可以将所需的样本量乘以该数字并将该数字添加到预算中。

如果你研究的一个或一部分提供的治疗目前不是临床标准，则保险公司不太可能承担该手术或任何相关的医院费用，包括麻醉、病理、放射或任何其他相关诊疗。需要将这些成本添加到预算中，这会大大增加预算。有时，保险承保范围和不承保范围之间的区分可能很困难，这就是医院财务部门需要参与此级别预算细节的原因。当研究涉及研究设备或植入物时，如果是企业赞助的项目，制造商将承担未投保的费用，这一事实必须向患者披露并在所有结果的公布中披露。但是，如果研究人员使用拨款资助，则非标准治疗、设备、植入物和所有相关治疗的成本将属于研究人员的预算，并且如上所述可能会大大增加项目的成本。

"演练"过程必须彻底和详细，尤其是在阐明不属于常规临床治疗的费用时。例如，如果必须保存组织样本作为试验的一部分，以便进一步分析、组织储存或简单记录，则必须增加存储和最终处置成本。根据试验的具体细节和性质，预算中的临床治疗部分可能最为重要。

其次，研究的产品或成果是数据。收集、存储、组织、保护和分析数据需要花钱。因此，在设计试验时，你应该只收集建立适当纳入标准和得出结论所需的数据。许多人在不惜代价进行试验的同时，想要获取尽可能多的数据。这确实有额外的好处，可以为后续的数据探索和研究额外的关系提供了良好的基础。另外，收集"额外"数据会增加填写数据捕获表格的错误率，并导致管理数据的费用增加。如果使用数据协调中心来随机化受试者并收集和存储数据，则按该设施的成本进行预算。如果需要计算机、服务器或其他设备来管理现场数据，则按照与拟定试验的使用比例相关的成本比例进行预算。可以在主要研究者的现有计算机上管理 50 例患者的 20 个数据点，但2000 例患者的 70 个数据点则完全是另一回事。有时医院财务和信息技术专家的协助可以帮助解决问题。有时可能你的临床机构可以使用现有的安全存储空间，并且使用这些资源的成本可以计入所谓的间接成本。间接成本是那些在你的预算中没有作为具体项目记录但作为临床设施中"开展业务"的一部分而产生的成本，例如，拨打与试验相关的电话，使用计算机，照明和取暖，在便签上书写及占用空间。此外，不能将上述薪金的附加福利视为理所当然。所有这些成本都称为间接成本，并由你所在的机构计入最终获得的研究资助。了解你的机构如何对此类项目进行财务处理有助于决定某个项目是否必须作为试验费用进行专门预算。

均 摊

我们主要描述了研究者发起试验的预算编制过程，其中主要研究者在本国机构设计和实施试验，并申请一个或多个资助以资助此类工作。然而，通常需要多个机构或中心来保证招募，并且每个中心的费用都作为拨款申请的一部分进行预算，但资金分配给中心和中心研究员作为均摊或人均方案。从本质上讲，在一个中心进行试验的成本是按上面讨论的方式确定的，并除以预期登记的受试者数量，以便每个受试者获得一个中心产生的这些成本的金额。对于不在某中心产生的成本（如数据收集中心或 DSMB 成本），通常不会将成本归因于某中心，相反，会包括特定中心的临床治疗成本和人员成本。一旦确定了该金额，假设每个受试者 1750 美元，主要研究者与中心设施的拨款和合同部门之间将签署一项协议。只有在你和你的财务部门确认你可以完成这些费用的试验商定要素后，才允许这样的人均数额，这是很重要的。按均摊计算的金额不太可能代表你的利润中心，但应公平地支付该设施通过使用其实验室、人员和其他资源而产生的成本。如果相关成本实际上低于均摊金额，则可能会实现少量利润。此外，接受无法涵盖所有费用的金额必将对你的中心造成损失。因此，了解预算流程很重要，这样你才能用专业的眼光评估均摊金额。

均摊也是业界用来支付中心和中心研究人员进行研究的常用方法。企业驱动的研究依赖于临床医生的声誉和患者群体。外科医生在被要求参与时必须以患者的最大利益为出发点，而不是公司的底线。因此，临床医生不应同意参加主要旨在促进公司财务或营销利益而不给他或她的患者带来预期和其他好处的试验。公司通常会支付研究项目的费用和按均摊付费。作为完全公开披露和知情同意的一部分，任何方案的条款都应让患者明确。然而，就本章而言，重要的是要知道按均摊计算的金额是否能涵盖所产生的费用，因此即使你不是预算的主要研究员，但因为适用于你的中心，你还是需要了解项目的成本组成。

总　结

临床试验的预算经常高达数百万美元。你可以从表 50.1 中 5 种工作人员的小型研究的简短示例中看出，仅人事成本就超过 100 万美元。除了人员的固定成本之外，对于大型或复杂的试验，每个受试者的成本可能都会迅速增加。对研究方案的培训、流程、影像、后续随访、检测、IT 需求、分析、差旅及数据输入和控制、后续协调和领导所需的所有人员进行系统演练，从而对可能发生的成本进行系统核算。这些成本可以在提交的资助申请的电子表格中显示出来。研究中心的研究者必须能够轻松地评估均摊报价，以确保每个研究受试者的报价能够覆盖所需的服务和人力资源。

（王凯　译，聂煌　审）

第 10 部分

基 金

Eric L. Lazar

引 言

　　临床研究是一项由联邦政府、私人基金会和慈善机构资助的资源密集型工作。此外，医药和设备制造业往往会选择资助临床研究来证明其产品的功效。管理这些资金是一项重要的职责，将影响临床研究者对未来资金的适用性。资助和其他基金的申请涉及为研究提出可靠的科学依据和计划，确保研究对象得到符合伦理和安全的治疗，并建立一个切合实际的、合理的预算（见第 50 章）。预算和经费申请并不是事后的想法，而是认真计划研究的核心。在这部分，我们将列举不同类型的资助机会，并回顾申请这类资金的方式。此外，我们还将讨论接受研究资助时所产生的义务和责任。

　　虽然我们经常设想获得一大笔拨款来支付申请研究的费用，但越来越普遍的情况是，多个资金来源用于资助一系列调查。由于费用在过去几年中稳步上升，资助水平持平甚至缩减，研究者可能需要向多个资金来源申请，以支付预期费用。按照第 50 章论述的原则对预算进行规划至关重要，这样才知

E.L. Lazar (✉)
Department of Surgery, Atlantic Health System, Morristown Medical Center
100 Madison Avenue, Morristown, NJ 07962, USA
e-mail: eric.lazar@atlantichealth.org

© Springer International Publishing AG 2017
K.M.F. Itani and D.J. Reda (eds.), *Clinical Trials Design in Operative
and Non Operative Invasive Procedures*, DOI 10.1007/978-3-319-53877-8_51

道所需要的金额。了解正在运行的资助机构的资助史，将有助于预测是否需要一个以上的资助来源。

从根本上讲，资助申请等资金申请实际上是一项商业计划。制定一个科学合理和设计良好的方案，该方案有望提供有影响的、临床相关的发现，将改变或验证当前的实践。资助研究是对知识的投资，所获得的可推广的知识能够改变卫生保健服务，这是值得投资的。这一相当简单的准则有助于所有资助建议。无论是联邦政府、私人基金会，还是专业组织，投资实体都需要看到投资回报。回报就是知识。在这里，一个合理的计划，即招股说明书，有助于获得资金资助，这些过程总是相互联系的。科学计划必须有价值并得到科学界的支持才能有效，但对于那些决定是否资助这项研究的人，科学计划也必须有知识上的便利。为便于后者，重要的是查看有关授予机构的公开信息，并了解如何通过资助你的工作得以实现他们的使命和价值。

生物医学单一最大资金授予来源是美国政府。通常我们认为美国国立卫生研究院（NIH）是研究资金的来源，作为卫生与公众服务（DHSS）的一个分支机构，它是主要参与者。还有来自 DHHS 的其他资金来源，包括卫生保健研究质量机构（AHRQ）和 DHHS 以外的资金来源，如美国国防部，它资助了一些与卫生保健相关的研究。其他内阁级别的医疗研究资金来源包括为许多临床试验提供资金的美国退伍军人事务部（VA）、农业部和能源部。不要忘记，除了联邦政府，州卫生部门也资助对该州具有重要意义的研究。

了解 NIH 的申请过程非常重要，因为在某种程度上，这一流程既被政府的资金来源使用，也被私人慈善机构、大学基金、专业协会，甚至企业的资金来源使用。本章的目的是让读者熟悉各种潜在的资金来源（包括但不限于 NIH），介绍撰写申请书的基本要素，列举接受资助进行研究时所承担的责任，并强调科学方案、资金申请和预算是如何相互关联的，而不是独立的平行任务。

资助来源

正如所指出的那样，NIH 有组织良好的资助机制，不仅对外科试验感兴趣，也对新的研究者感兴趣。NIH 不仅根据研究的科学价值为研究项目提供资金，还通过几项培训基金的方式投资培养研究人才。尽管 NIH 规模庞大，涉及的金额巨大，但工作人员普遍友好且乐于助人，他们希望为好的项目引导到合适的资金。

NIH 的使命是支持促进健康生活、减轻疾病和残疾负担的研究。符合这一任务的项目有资格从 300 亿美元的预算中获得拨款，该预算在过去几年中相对稳定。其中约 80% 的预算（248 亿美元）用于机构外的研究，即由美国各地的研究者在 NIH 以外完成的工作。这些资助通过 NIH 的 19 个研究所和 8 个研究中心管理。与大多数研究者相关的授予机制是 R 和 K 途径。简而言之，R 系列是基于特定研究方案的研究奖。NIH 拨款中最让人期待的是 R-01。R 系列中还有研究奖，包括 R-03，这是一个小项目拨款（种子资金），以及 R-29，这是第一个独立支持和过渡奖。K 系列是职业发展奖，不仅以一个研究主题为基础，而且有一个培养和学习的方案，进一步提高获奖者的技能和地位。资助水平不是基于研究项目的预算，而是基于工资支持，以换取对研究和学习计划的大量时间承诺。对于年轻的临床科学家，相关奖项为 K-08 和 K-23，分别为临床科学家奖和以患者为导向的研究奖。NIH 有一个很好的指南，可以帮助人们在特定的情况下决定最佳的资助类型。NIH 网站（nih.gov）有一个资助向导，其本质上是一个应用程序，你可以通过一系列问题来获得适合你情况的资助列表：http://grants.nih.gov/training/kwizard/index.htm.。NIH 的成功申请或任何资助机会都是任务性质的，具有较高的科学水准和价值，有重点和可行性，并且主要研究者有成功的记录或者根据申请人所在机构提供的环境有成功的潜力。

如上所述，其他 DHHS 机构为生物医学研究提供资金。与 NIH 相比，卫生保健研究质量机构的预算较少，约为 4.4 亿元，为使卫生保健更安全、方便、低廉和公平的研究提供资金。另一个非常大的医疗研究赞助方是 DVA。VA 对临床试验的资助遵循了组织良好的严格申请程序，这一程序受到高度评价，也是许多资助机构的模型。显然，受资助的试验必须有利于退伍军人的健康，通常在 VA 保健系统内进行。许多重要的外科试验来自 VA，如无症状疝的手术治疗及腹腔镜与开腹式疝修补术的对比。

以患者为中心的结局研究所（PCORI）是一个相对较新的资助临床研究的机构，它是由美国国会通过 2010 年的《患者保护和平价医疗法案》创建的。虽然由国会授权，但 PCORI 是一个独立的非政府机构，主要由一个信托基金提供资助，该信托基金接受来自医疗保险和医疗补助服务中心（CMS）、私人保险公司及普通美国国库资金的捐款。PCORI 的任务是为循证医疗服务改进的研究提供资金，并考虑到以患者为中心的结局。优先资助有助于为卫生保健企业中的所有利益相关者制定决策提供信息的研究——首先是患者，但也包括护理人员和保险公司。他们的网站（www.pcori.org）详细介绍了项目申请书和以前资助的项目目录。

除了 NIH 和其他政府拨款部门外，研究人员所在地的医院、医学院或大学也有各种拨款来源用于包括 NIH 培训和研究资金项目在内的试点项目。此外，许多外科部门正在培养助理教授职位，以便资助研究。资助和合同办公室有你所在机构的可用信息。

私人基金会更希望赞助与其使命和价值观相一致的研究，因此可以在基金会发表的使命声明中确定你感兴趣的领域。从他们的网站查看他们在即将到来的周期中的研究重点是什么，可以帮助你制定一个值得考虑的项目。通过一个创造性的例子来演示你能如何帮助资助机构通过他们的使命看到你的工作，请考虑以下几点。也许你正在计划一项关于克罗恩病手术治疗和生育结果的试验。你可能希望得到 NIH 的资金，但克罗恩病和结肠炎基金会显然是一个目标。此外，由于你在研究生育问题，可能会有一个妇女健康基金会，甚至可以有一个孕产妇胎儿医学资金来源，因为这项工作直接影响到这些领域。对一个基本上好的想法进行很少的重组就能使你的项目对许多资助机构具有吸引力。

资助临床研究和研究人员的基金会有 Doris Duke 慈善基金会、Robert Wood Johnson 基金会、Bill 和 Melinda Gates 基金会、Rockefeller 基金会、Ford 基金会、Pew 慈善信托基金会、Albrert 和 Mary Lasker 基金会等。申请过程将因基金会而异，但所有申请都需要相同的基本准备，尽管有时比申请 NIH 的资助强度稍低。

下一个主要资金来源是众多的志愿健康组织。其中包括美国癌症协会、美国心脏协会、美国肺脏协会、Susan B. Komen 基金会、美国克罗恩病和结肠炎基金会及美国出生缺陷基金会等。几乎每一个器官、每一种疾病、每一个过程（如感染性、炎症性或退行性疾病），以及每一个患者类型都有一个协会，都会为他们的目标筹集资金，包括用于研究的资金。所有健康组织都在筹集资金，其中很大一部分是专门用于研究的。并不是每一个项目都会与每个组织相匹配，但你所计划的研究是否与健康组织有共同的目标是值得观察的。与前文的慈善团体一样，你应该回顾这些组织资助过的项目，以了解你的计划属于该机构可能资助的工作的哪一部分。在决定在哪里申请及如何吸引你的赞助人时，创造性思维是一个加分项。

专业协会为研究提供资金，并根据你的个人会员资格而定，资金来源可以是美国外科医生学会或美国儿科外科协会或美国泌尿外科学会。美国某个协会可能有资金用于相关研究。大多数组织和社会为研究提供资金，考虑的是研究人员而不是研究本身。组织可能倾向于某个州或少数族裔的本土人或女性研究者，并赞助一项有意义的研究，涉及更广泛的领域，如囊性纤维化基金会。

最后，还有企业资助。这是一个复杂的过程，有许多注意事项。伦理问题也必须引起关注。毫无疑问，企业赞助的调查在资助某些类型的研究方面发挥了作用，但主要研究者必须获得关于结果的发布、数据的所有权和研究方案的总方向的某些具体保证。在接受这些资助之前，研究人员必须了解研究结果的披露条款。例如，作为获得资金的条件，大多数企业在他们选择的时间和方式之前禁止公布任何结果。假设你正在帮助评估的新疝补片在 30 d 内会恶化并失败。制造商很可能不会急于公布这一发现，但你可能会觉得分享这些结果对整个社会很重要。不幸的是，做你认为"正确"的事情可能会违反保密条款，并使你和你的机构受到民事处罚。这里的重点是，接受资助进行研究的部分责任是理解所有的期望（根据规范正确地完成工作）和由此产生的义务。

申请资助

正如我们已经强调的那样，资助机构希望为正确的原因提供资金。它们通过税收、捐赠、遗赠、筹资活动、捐赠和会费等许多机制筹集资金。此外，如果运作得当，大多数私人基金会都使用全球市场现有的标准工具来增长资金。他们并没有未雨绸缪地存钱，只是在绝对必要的时候才会谨慎地花钱。他们希望也需要被视为是执行自己使命的重要实体，需要像你这样寻求改善和提供医疗服务的人的大力支持。如果他们成功地花了钱，就会成功地筹集更多资金。申请过程的第一步是让他们相信，他们投资的对象是一个能够兑现承诺、高度道德、富有成效、在医学界备受尊敬的人。即便与目标机构的开发人员或资助经理进行初步交谈，也只是海选。你的态度和初印象是极其重要的。

接下来，获得并阅读申请。截止日期和程序很重要——如果它们有一个已公布的截止日期的申请周期，那么这些都要按照规定来。如果现在有一页或更常见的字数限制现在的介绍和背景，则应该遵循，即便是多一段话也算是多。如果他们要求在可导入的电子表格中提供预算，那么就必须以这种方式提供预算。关键是在做申请的细节上，向你的赞助人展示你对细节的关注，以及你在认真地对待你的工作和他们的钱。如果你对申请过程有任何不清楚的地方，会有工作人员为你提供帮助。与其犯错误，不如主动寻求帮助弄清楚。就像其他任何资金来源一样，NIH 也是如此。有专业的、硕士学位级别的工作人员，他们对你的工作感兴趣，并且会帮助你取得成功。

通常的申请过程从介绍和背景信息开始，这里你需要展示自己的工作如何为资助机构执行任务。你需要解释公众对你正在研究的问题的兴趣。分享问题的范围、哪类人会受到影响、如果问题仍然没有解决的话会给社区带来的花费等。你使用的语言必须通俗易懂、清晰、形象。阅读申请的人不可能是特定领域的专家，所以首要目标要清晰。你需要在这个部分建立有意义的联系，以便在讨论任何细节之前，你已经吸引了那些审阅你工作的人。

应用大量的章节专门介绍你作为研究员的情况。你的资金、你迄今的工作、你以前获得的资金及这些努力的结果，都应详细说明。需要尽量充分利用以前的成就，但新的研究人员不必因为自己是新人而感到不足。强调导师及其他你帮助过的人，你在其他重要行政职位的管理能力，以及那些有履历记录的人的支持，这些都是你作为申请人资格的有意义的指标。此外，许多资助机构希望引导新的研究人员，并寻求机会奖励合适的候选人。

临床试验方案的实际细节无疑是你的重点，需要以清晰的形式编写，尽可能多地说明细节，避免杂乱无章。使用预试验数据来提出假设或论证可行性，方案会得到强化。如果普通读者被一个问题激起兴趣，答案应紧随其后。如果做到以上这些，第一次阅读的读者将很难看到逻辑上的漏洞或跳跃。因此，让尽可能多的人阅读自己的作品，以开放的心态接受他们的批评。他们会找到这些漏洞和跳跃的地方，这样你就可以把这些点连接起来。最后，该申请书应该由资助机构的审稿人阅读一次，审稿人对整个试验中发生了什么、测量结局是什么、数据如何分析及从获得的信息中可以合理得出哪些结论等几乎没有任何疑问。从资助机构的角度来看，当结果可能对未来的临床照护具有重要意义时，项目的可行性将大大提高。例如，你的结果可能是一种新的方法是不可行的。从授予机构的角度来看，当所有可能的结果对未来的临床护理具有重要意义时，项目的可行性将大大提高。例如，你的结果可能是一种新的方法比目前所用的要好得多，也更具成本－效益；或给予适当的比较组及获得的正确数据，你可能会为以前缺乏证据的标准照护提供有效性证据。无论哪种情况，你的工作结果本质上是双赢的而不是胜负难分的局面。前者对一个资助来源更具吸引力。

参考文献应该是完整的，并致谢你申请所依据的那些工作。在 NIH，预先组建的评审小组包括那些对你的研究有直接了解的领域的人，他们是研究的先驱者，承认并致谢有助于促进合作。在规模较小的资助机构，你的方案可能会被发送给专家科学评审，评审人员也可能以类似的方式对该领域作出贡献。希望自己的成果在适当的情况下被引用是人的本性，这可以让你的申请更有说服力。

资助授予通知：首次尝试获得全额资助的情况很少。如果没有资助，可能是因为你的研究与目前的机构的资助优先次序不一致，也可能是因为你的项目的具体要素涉及资金管理者。NIH 提出批评意见后，有一个重新提交申请的程序。这种反馈是非常有价值的，应该被用来构建一份项目执行清单，以改进你的项目。只要研究的前提是合理的，只是细节影响了批准，就鼓励重新提交。这里的教训是：拒绝资助并不少见，并不是针对个人的，应该被看作是一个"重新传递"的机会。

当你的申请提案获得资助时，金额可能是你预算中的指定金额，也可能更少，这取决于授予来源的其他优先事项中项目的优先级。一般来说，当授予一笔资助时，它可能是一次性到账，或更常见的是在你拨款的年限内以每年递增的方式发放。你应该熟悉具体的细节，因为你的费用很可能不会在项目的整个周期中平均分配，而是前期负担。这笔款项支付给你的机构，然后机构支付费用和工资。通常拨款被放置在特定的财务中心。从监管的角度来看，重要的是你和你的拨款和合同办公室要在审查时对费用进行精准核算，这些费用应与你提交的预算保持一致。当然，总会有差异、变化和意想不到的问题出现，但大体上你的主要责任是保持预算，否则你将需要依靠机构的补充资金来解决短缺问题。一般情况下，没有机会要求资助机构追加超出其承诺的资金。

除了简单提及企业赞助的研究外，我们主要讨论研究者发起的研究——你的想法，你的研究。还有来自 NIH、PCORI 和 AHRQ 等机构的其他资助机会，其中有特定的方案请求（RFP）来研究预先指定的问题。一般来说，有经验的研究员能够对此类 RFP 做出反应，作为一名新的研究员很难获得这种资助，但建议你加入向你通报此类公告的讨论群，因为偶尔这样的请求会与你的需求和能力很好地吻合，不应被忽视。请注意，截止日期和预先指定的要求通常没有灵活性，因此你可能无法申请每个 RFP。但如果你有机会的话，这又是另一个可用的资金来源。这些通常是由资助机构努力解决以特定使命为中心的年度优先事项。优先事项可能集中在患者群体、疾病或急性反应的炎症调解等过程。

再怎么强调也不为过——能确保你未来获得资助的最重要的方面是成功地完成你的工作。因此它现在成为你研究的一部分，也会作为未来所有资助人成功投资的部分。没有什么比成功的历史更能预测成功的潜力。

总　结

设计并实施临床试验是一项巨大的挑战，经临床实践获得数据并推断分析的结果在医疗实践中具有指导作用，可改善患者的预后。通过某些途径获得资金支持需要具备某些独特的技能和一定的商业头脑，虽然这不属于传统科学和临床实践，但却是大部分主要研究者需要具备的背景特征。在进行项目资助审查时，一个优秀的项目描述应简明扼要且展现出重要的临床研究价值。而决定何时向哪家机构或组织提出申请则需要一些想象力。因为你需要的是一个能保持长期关系的赞助人和伙伴。更重要的一点是，使用资金的目的是为了实现你最初既定的目标，同样，相关资助机构也可以利用你作为"模范榜样"展示你所做的工作，这对他们来说也具有一定的积极影响。如果你的职业操守被企业认可，那就可以接受资助，并从事充实临床知识的工作，而不是寻求一种新的方法去适应市场指标。一项新技术的实施是为了让我们提供更有效的照护，还是仅仅为了增加赞助机构的新收入来源？

　　虽然金钱事务在好的情况只是寻常，但也会使人利欲熏心。金钱的确能让我们实现科学和临床目标，而理解如何成功地计划、获得、管理和有效使用金钱，无论好坏，都是研究事业中的一部分。

（王凯　译，聂煌　审）

第52章

撰写以患者为中心的结局研究院（PCORI）的资助申请

Frances M. Weaver, Talar W. Markossian, Jennifer E. Layden

PCORI 是什么？

2010 年，《患者保护和平价医疗法案》（ACA）批准以患者为中心的结局研究院（PCORI）在华盛顿特区成立。作为一家独立于政府之外的非营利性独立机构，该研究院旨在资助疗效比较研究（CER），以期为患者、医生及其他利益相关者提供证据，帮助他们进行明智的决策。PCORI有一个规定：资助的所有活动和项目都涉及患者和其他利益相关者的投入和参与。

F.M. Weaver (✉)
Center of Innovation for Complex Chronic Healthcare & Public Health Sciences,
Edward Hines Jr. Veterans Administration Hospital & Loyola University,
Chicago, Bldg. 1, Room C203 (151H), 5000 S. 5th Avenue,
Hines, IL 60304, USA
e-mail: frances.weaver@va.gov

T.W. Markossian · J.E. Layden
Public Health Sciences, Loyola University Chicago, 2160 South First Ave,
CTRE 554, Maywood, IL 60153, USA
e-mail: tmarkossian@luc.edu

J.E. Layden
e-mail: jen.layden@icloud.com

© Springer International Publishing AG 2017
K.M.F. Itani and D.J. Reda (eds.), *Clinical Trials Design in Operative
and Non Operative Invasive Procedures*, DOI 10.1007/978-3-319-53877-8_52

PCORI 建立了一系列跨领域需要额外研究的国家研究重点，为患者等提供相关信息以便作出知情决定[1]。这 5 个重点包括：①预防、诊断和治疗方案的评估；②改良卫生保健系统；③交流和传播研究；④解决差异；⑤加快以患者为中心的结局研究和方法学研究。除了研究者发起的项目之外，PCORI 会根据患者和其他利益相关者的投入产生研究主题并对其排序。

传统临床研究已经有了很多重要发现，对人们的生活质量产生了积极影响。然而，传统的临床试验也存在一些不足：通常需要数年时间、费用昂贵、严格的纳入标准限制了对更异质人群（更有代表性）的适用性，常常不能回答患者和其他利益相关者最关心的问题[2-3]。PCORI 的座右铭是"以不同的方式进行研究"。通过让患者、临床医生和其他利益相关方参与确定重要研究问题，利用现有的数据来源（如电子医疗记录），大力推动疗效比较研究，PCORI 努力更快地寻求重要问题的答案。

PCORnet

2013 年，PCORI 利用一部分资金创建了一个名为"PCORnet"的全国数据研究网络，从各种医疗机构（包括医院、医生办公室和诊所）的电子医疗记录收集患者资料和临床数据[4]，该工作机制可以促进一系列观察性和试验性疗效比较研究的发展。这种公共数据模型在网络上以各种方式实现数据共享，采用的标准化、可互操作格式进行保密，以防泄露患者的身份信息。一共包括两套网络，一套基于医院、医疗计划和基于实践的系统网络，叫作临床数据研究网络（CDRN），另一套则由患者及同伴运行和管理，叫作患者赋权的研究网络（PPRN）。CDRN 共有 13 个，包括 Kaiser 医疗机构这样的医疗系统、大平原协作（GPC）这样的区域组织及为芝加哥地区服务的卫生保健系统。PPRN 共有 21 个，包括关注关节炎、克罗恩病、结肠炎、睡眠呼吸暂停、罕见遗传病及性少数群体（GLBT）健康等主题的网络。哈佛朝圣者医疗保健院和杜克大学共同负责数据研究网络的后勤技术支持。PCORnet 的设计初衷在于通过利用大量临床数据和患者合作伙伴的力量更快、更易、成本更低地实现疗效比较研究。

目前，PCORI 资助的两项国家观察性研究和一项 CER 研究正在进行中，并将与 CDRN 合作。其中，一项研究将观察 3 种常见减肥手术的术后患者远期预后，如死亡率、增重等；另一项则研究幼儿使用抗生素对其随后生长（包括体重）的影响。CER 则是比较心脏病患者使用小剂量和常规剂量阿司匹林用于心血管事件的二级预防。随着研究人员申请基于 CDRN 和 PPRN 数据资源制定研究方案，PCORnet 将通过其他来源资助得以维持。

管　理

PCORI 的管理部门理事由美国总审计长任命的 21 名成员组成，其中设立一名主席和一名副主席，包括美国国立卫生研究院（NIH）和卫生保健和质量管理局的领导者或他们指定的人员，以及其他 17 名成员。其他成员包括患者和医疗消费者、医生和医疗服务提供者、私人付款人、药企代表、设备和诊断制造商 / 开发商、代表质量改进或独立卫生服务研究人员的 1 名成员，以及代表联邦政府的 2 名成员。委员会成员的视角广泛，在流行病学、决策科学、卫生经济学和统计学等多个研究领域具有科学的专业知识。理事会研讨会通常每月召开一次，并通过电话或网络等形式公开进行，因为公开透明是 PCORI 的关键要素。

PCORI 资助哪些研究？

PCORI 资助那些旨在通过 CER 改善患者治疗和护理结果的研究。CER"比较预防、诊断、治疗和监测临床状况或改善护理服务的替代方法的利弊"[5]。研究可能包括实用性临床试验、大样本的简单临床试验或大样本观察性研究，PCORI 提供了几类资助声明，主要包括：①广泛的 PCORI 资助公告，寻求以患者为中心的 CER，适合 PCORI 最主要的优先领域；②针对性资助公告，是针对已确定的高优先级研究领域的一次性机会；③实用性临床研究资助公告，资助实用性或大样本简单临床试验或大样本观察性研究；④参与计划奖，促进患者和其他利益相关者参与研究过程。当然，研究项目也有机会改进 CER 的方法和资金，以便在真实世界传播和实施 PCORI 资助项目的成果和产品，另外，针对性资助公告的优先级由患者和其他利益相关者确定。

　　除了研究经费，PCORI 还提供了其他各种资助机会。例如，通过奖励来鼓励患者和其他利益相关者参与 CER，Eugene Washington PCORI 参与奖就提供了平台，通过鼓励患者和其他利益相关者成为研究过程中不可分割的成员，扩大所有利益相关者在研究中的作用。该计划还支持与 PCORI 的使命和战略计划保持一致的会议。"提议奖"鼓励患者和其他利益相关者与研究人员合作，研究那些对他们最重要的问题。以上这些公告可在 PCORI 网站上找到 [6]。

PCORI 批准申请的关键部分

　　PCORI 每年有 3 个资助周期，所有申请都必须响应 PCORI 的资助公告（PFA）。申请过程分两个主要步骤，首先针对其中一项 PFA 填一份意向书（LOI），每项 PFA 都有特定的 LOI，为 3~4 页的简短表格，指定了基本要素和格式标准，通常强调拟议研究的重要性、目标和研究目的、方法途径、患者纳入 / 排除标准、先前的相关工作、预期结果和项目预算。提交意向书之前，申请人需在 PCORI 网站上的 PCORI 在线系统进行注册，并在上传意向书时填写其他信息。

　　意向书的审查是一个竞争的过程，并不是所有的意向书都能提交完整申请。如果被邀请提交完整申请书，则需提交几个基本要素和专用模板，包括研究计划模板、人员和地点模板、里程碑模板、预算模板和领导计划模板，表 52.1 列举了这些模板的详细信息。申请者必须仔细浏览预期的 PFA 研究计划和其他模板中指定的必要要素，文件可以在 PCORI 资助机会网站上找到 [7]。

　　PCORI 致力于发展和改进以患者为中心的结局的研究科学和研究方法，并开发了一份关于方法学标准的综合报告 [8]，包括 5 个交叉领域和 6 个研究设计的特定标准 [1]。申请的研究必须遵从这些标准，强烈鼓励申请者在起草研究方案之前先熟悉这些标准，撰写建议书时，申请人还应在括号中注明具体标准的缩写。

表 52.1　PCORI 申请书模板要素

研究计划模板	背景
	意义
	预期患者人数
	招募计划
	研究设计和方法途径
	参与计划（患者和其他利益相关者如何参与研究各阶段）
	研究小组环境
	传播和实施潜力
	复现、可重复性和数据共享
	计划
	患者权力保护计划
	联合体合同安排
	参考文献
人员和地点模板	包括简历、项目站点和资源
里程碑模板	提供申请项目要实现的目标和结果
预算模板	每年的详细预算、预算摘要和理由
领导计划模板	描述角色分工和职责

利益相关者参与

　　患者和卫生保健社区参与是所有资助的研究项目不可或缺的标准，所有的 PCORI 资金申请书都必须包含一份描述患者、护理人员、临床医生和其他卫生保健利益相关者如何参与研究从选题到设计、进行研究和结果传播的整个过程的参与计划。PCORI 创建了一个参与准则，为患者及其家属参与结局研究的基础设施发展提供指导[9]。该准则为研究人员和其他人员提供指导，帮助确定里程碑和跟踪研究进度，并与 PCORI 资助的申请审查相关的方法标准和评审标准紧密联系。具体的参与原则包括互惠关系（研究和患者合作伙伴之间）、共同学习、伙伴关系、信任、透明度和诚信（如患者是做重大决策的一部分）。Forsythe 等分享了让患者和其他利益相关者参与 PCORI 支持的试点项目的早期经验[10]。

审查流程

意向书一旦被接受并提交了完整申请，PCORI 的工作人员就会审查申请以确保行政合规，在该阶段 PCORI 工作人员有权撤回在截止日期之后提交的、不符合规定或不响应 PFA 的申请。随后，专家小组成员将遵循特定的价值评议标准对全部申请进行初步审查，评估研究方案是否符合 PCORI 方法学标准及是否对患者权力适当保护。在这一阶段之后，将选定一组完整申请书进行面对面的小组讨论，基于初步审查分数和项目优先级讨论哪些申请由 PCORI 工作人员决定通过。由一名主席和一名价值评议官员领导的面对面小组，将对这组精挑细选的申请项目进行充分讨论并重新评分。在这一阶段之后，PCORI 的工作人员会向遴选委员会推荐一系列申请方案，初步评审、讨论记录、最终分数及资产组合平衡都会考虑在内。由 PCORI 方法学委员会和理事会成员组成的遴选委员会，提出最终审核建议和一系列资助建议，并最终在公开会议上提交给理事会，最终，由理事会批准对提案申请的资助。

申请人会在理事会会议前大约 2 周收到简要审查意见，参与面对面讨论的方案，审查意见将包括所有的初步审查、面对面讨论总结，以及与其他讨论的方案相比较的最终平均四分位数，而未参与讨论的方案仅会收到初步审查意见。将在理事会会议上批准通过申请资助的方案，会在会议前一天接到通知。

目前该组织的进展 / 成就

PCORI 在 2012—2018 年的资金来源于一个信托基金的支持，尚不清楚 2018 年后该基金是否会继续提供额外资金。未来，NIH、美国食品药品监督管理局（FDA）及私营企业等其他机构将介入 PCORI，为 PCORnet 提供资源[11]。许多人担心，PCORI 没有做足够的 CER，过于专注建立以患者为中心的结局研究的基础设施和方法学。目前为止，PCORI 已经花费了 51% 的资金在 CER 上，但还没有像成立时预期的那样对医疗体系产生影响[12]。预计在未来几年，将有几项 PCORI 资助项目完成，并体现出 CER 和患者参与的价值。无论如何，研究项目和资助机构已经认可了患者参与和以患者为中心的研究

的概念 [11,13]，PCORI 已对我们今天的研究方式产生了影响。

参考文献

[1] Newhouse R, Barksdale DJ, Miller JA. The patient-centered outcomes research institute. Nurs Res, 2015, 64(1): 72–77.

[2] Booth CM, Tannock F. Randomised controlled trials and population-based observational research: partners in the evolution of medical evidence. Brit J Cancer, 2014, 110: 551–555.

[3] Tricoci P, Allen M, Kramer J, et al. Scientific evidence underlying the ACC/AHA clinical practice guidelines. J Am Med Assoc, 2009, 301: 831–841.

[4] Fleurence RL, Curtis LH, Califf RM, et al. Launching PCORnet, a national patient-centered clinical research network. J Am Med Inform Assoc, 2012, 21: 578–582.

[5] Institute of Medicine (US). Initial national priorities for comparative effectiveness research. Washington, DC: National Academies Press, 2009.

[6] Patient-Centered Outcomes Research Institute[2016–07–25]. http: //www.pcori.org.

[7] Patient-Centered Outcomes Research Institute. PCORI funding opportunities[2016–07–25]. http: //www.pcori.org/funding-opportunities.

[8] Patient-Centered Outcomes Research Institute. PCORI methodology standards [2016–07–25].http: //www.pcori.org/research-results/research-methodology/pcori-methodology-standards.

[9] Patient-Centered Outcomes Research Institute. What we mean by engagement: engagement in research[2016–06–26]. http: //www.pcori.org/funding-opportunities/what-we-mean-engagement.

[10] Forsythe LP, Ellis LE, Edmundson L, et al. Patient and stakeholder engagement in the PCORI pilot projects: description and lessons learned. J Gen Int Med, 2015, 31(1): 13–21.

[11] Vaida B. Patient-centered outcomes research: early evidence from a burgeoning field. Health Affair, 2016, 35(4): 595–602.

[12] Emanuel Z, Spiro T, Huelskoetter T. Re-evaluating the patient-centered outcomes research institute[2016–06–02]. https: //www.americanprogress.org/issues/healthcare/report/2016/05/21/138242/.

[13] Selby JV, Forsythe L, Sox HC. Stakeholder-driven comparative effectiveness research: an update from PCORI. JAMA-J Am Med Assoc, 2015, 314(21): 2235–2236.

（麻玉梅　译，聂煌　审）

第53章

设计具有质量和影响力的临床试验：退伍军人事务部开展合作研究的方法

Grant D. Huang. Domenic J. Reda

> 免责声明：本文表达的观点仅代表作者的观点，不一定代表美国退伍军人事务部或美国政府的观点。

美国退伍军人事务部（VA）负责监管全国最大的综合卫生保健系统，在通过临床试验推进循证实践方面发挥着重要作用。VA自身有广泛的医疗服务网络、提供医疗服务的临床研究人员，以及接受医疗服务的约900万退伍军人[1]，VA还通过合作研究项目（CSP）支持国家临床研究基础设施，致力于设计和实施多中心临床试验，从早期阶段研究到疗效比较研究，再到针对退伍军人常见疾病和病症的机构管理干预措施的随机评估。CSP的

G.D. Huang (✉)
U.S. Department of Veterans Affairs, Office of Research and Development,
Cooperative Studies Program Central Office, 810 Vermont Ave, NW,
Mail Stop 10P9CS, Washington, DC 20420, USA
e-mail: grant.huang@va.gov

D.J. Reda
Department of Veterans Affairs, Cooperative Studies Program
Coordinating Center (151K), Hines VA Hospital, Building 1,
Room B240, Hines, IL 60141, USA
e-mail: Domenic.Reda@va.gov

© Springer International Publishing AG 2017
K.M.F. Itani and D.J. Reda (eds.), *Clinical Trials Design in Operative and Non Operative Invasive Procedures*, DOI 10.1007/978-3-319-53877-8_53

质量驱动研究理念体现在构思、设计和实施研究的各个环节，所有研究的中心焦点都是改变临床实践，以促进退伍军人和公众的健康和护理。

历史背景

CSP 的起源可以追溯到 20 世纪 40 年代，当时 VA（在目前作为内阁级退伍军人事务部之前称为退伍军人管理局）开发并进行了最早的多中心临床试验之一，有成千上万从第二次世界大战归来的肺结核退伍军人需要照顾，John Barnwell 博士和 Arthur M. Walker 博士对此发起了一项临床研究，评估抗生素链霉素等各种药物治疗肺结核的疗效 [2]。这是 VA 与具有生物统计学专业知识的临床医生在临床研究方面的第一次积极合作，这次研究不仅彻底改变了结核病的治疗方法，还促进了一种创新方法的发展，即用于测试 VA 新药有效性的多中心合作研究。值得注意的是，通常被认为是第一个进行现代多中心随机临床试验的英国人，也是 VA 在这次研究中的合作伙伴。

1955 年，为展开精神病学方面的合作研究，佩里波因特 VA 医疗中心成立了中央神经精神病学研究实验室。这个项目强调治疗慢性精神分裂症的随机试验设计和实施。随着这种临床研究方法的实用性得到认可，VA 也成立了其他的合作小组，如研究心脏手术和高血压病治疗的合作小组。

1970 年，研究抗高血压药物的 VA 合作研究小组的 Edward Frei 博士及其同事在《美国医学会杂志》（*JAMA*）上发表了一项里程碑式的研究，结果表明使用抗高血压药物有助于预防或延缓严重的心血管事件 [3]。该研究是第一个有关心血管药物的多中心随机临床试验 [4]，获得了诺贝尔奖提名、拉斯克奖，并推动了现代 CSP 的正式成立。

为提高 VA 设计和合作多中心临床试验的能力，第一批 CSP 协作中心在马里兰州的佩里波因特和康涅狄格州的西黑文诞生（1972 年），并得到了 CSP 临床研究药学协作中心（CRPCC）的支持，后者于 1973 年在哥伦比亚特区华盛顿州成立，其职能是专门评估新疗法或标准疗法的新用途。1974 年，在海因斯 VA 医疗中心建立了更多的 CSP 协作中心，随后 1978 年在帕洛阿尔托 VA 卫生保健系统也建立了一个协作中心，2003 年在波士顿 VA 医疗中心成立了第 5 个协作中心。在此期间，CSPCRPCC 于 1977 年搬至新墨西哥州阿尔伯克基的 VA 医疗中心。20 世纪 90 年代末专门从事基于人群的流行病学研究的中心开始获得资助，最终为发展更强的遗传流行病学研究能力奠定了基础，这些位于波士顿、达勒姆、帕洛阿尔托、西雅图和西黑文 VA 医疗中心的 CSP 协作中心，与 CSP 在帕洛阿尔 VA 医疗中心的 DNA 库、波士顿 VA 医疗中心的生物样本库和在小石城 VA 医疗中心建立的药物基因组学分析实验室进行合作。

2012 年，CSP 资助了一些研究中心，通过提供研究中心层面的研究设计和实施的见解（特别是在招募领域），来帮助更有效地开展试验，并促进更高的质量。该站点的网站称为专用注册网站网（NODES），是由 VA 医疗中心组成的联盟，致力于在该机构的多个 CSP 研究中实现更大的一致性，以提高整体表现、依从性和管理水平。

从一开始，CSP 就提供了独特的国家资源，为多中心临床试验提供资金，同时通过专门的生物统计、数据管理、项目管理、药学、预算和行政支持，为其研究设计、实施和分析提供支持。它强调以质量为基础的标准和采用精益原则，进一步提高了开发最佳实践和创新的能力，帮助 VA 研究人员和合作者进行确切的研究，为临床实践提供广泛的证据。在 VA 卫生保健系统的大背景下，CSP 的中心任务是更好地看待卫生保健提供者提出的临床问题的优先顺序，这对退伍军人利益相关者至关重要。然而，鉴于其资源和能力，它也可以与其他有共同利益的联邦和行业合作伙伴共同努力。

提交意向书（计划申请）

CSP 是 VA 研发办公室这一内部资助实体的一个部门，主要支持研究机构内退伍军人相关主题的研究课题。CSP 流程从合格的 VA 研究员向 CSP 中心办公室提交意向书（LOI）开始，该意向书是对启动多中心临床试验的申请，必须包括临床试验的关键要素，这在其他资助申请中也很常见，包括临床问题和相关性、假设、干预措施、拟定的主要结果及表 53.1 中总结的其他内容。然而，CSP 更关注所研究的临床问题是否能通过严格设计的试验改变临床实践，是否与退伍军人特别相关，以及是否有初步研究和科研数据支持本次研究计划。

表 53.1 VA CSP 的计划申请内容

研究目标
研究对退伍军人和患者的重要性
多中心研究的合理性，以及在 VA 内进行研究的可行性
支持大规模评估的初步研究和数据摘要
研究设计
研究的预期样本量
研究预算
资格证明文件，如主要研究者的简历和研究者机构的支持函

在 CSP 中央办公室进行适当的行政审查后，意向书将被送往该领域的独立专家处，对其科学 / 临床价值和可行性进行外部审查。根据意向书审查和建议，CSP 中央办公室决定将资源专门用于研究规划。如果意向书获得批准，将指派一个 CSP 协作中心（CSPCC）来协助研究者制定一份完整的科学同行评审方案。

当然，可以在提交意向书之前事先联系 CSPCC 的主任，以获得一些有限的方法学帮助，并审查意向书的完整性和清晰度。一般来说，鼓励不同利益相关者更早地对研究设计进行干预，以避免之后陷入常见的陷阱[5~6]。

研究提案的制定和审查

意向书提交至 CSPCC 后，CSPCC 主任将为该项目指派一名研究生物统计学家和一名项目经理。如果涉及药物或器械，CRPCC 将指派一名研究药剂师。另外，NODES 也可帮助提供关于方法学和（或）临床研究流程规划的中心层面的建议。主要研究者和指定的 CSP 工作人员将组成一个规划委员会，该委员会还包括该研究领域的其他临床研究人员和（或）领域专家。在规划阶段，不会为主要研究者提供资金支持，因为此类资金支持是他们向 VA 提供的整体服务和职责的一部分。相反，CSP 会为 CSPCC 和 CRPCC 提供支持，并为规划委员会的面对面研讨会提供旅费。通常，需在 3~6 个月内召开两次规划会议，以制定一份完整的研究提案。

完成后，将完整的研究提案提交给合作研究科学评估委员会（CSSEC）

进行同行评审，这个由临床医生、研究方法学家和统计学家组成的多样化独立小组拥有临床试验方面的专业知识，负责评估临床问题、研究方法，能从更广泛的角度评估该研究改变临床实践的能力。方案审查将以面对面答辩的方式进行，在这之前的盲审书面意见会作为面对面讨论的参考基础。主要研究者、研究生物统计学家和CSPCC主任与CSSEC进行面对面研讨会，对书面审查中提出的问题进行回答，CSP中央办公室也会参与审查过程，以更全面地了解委员会的问题和关注点。在答辩面对代表各种医学和生物统计学/方法学专业的专家小组时，需要提供令人信服的案例和精心设计的研究方案。评估委员会的审查经验丰富，在之前临床试验中遇到过很多问题，所以研究团队在提交的申请中必须更全面地考虑到这些问题，才能通过委员会的审查。研究设计和方法学的基本要求已在研究方案的规划过程中提出。除此之外，临床均势、可行性、结果评估的适当性、伦理、安全性和研究实施等也是审查中关注的方面，这在实用性临床试验方案中具有特殊意义。此外，临床问题的潜在影响应从多个医学学科角度评估，这有助于评估其对大型卫生保健系统的潜在效用，而不是像在其他学科/专业专门的科学审查常发生的那样，仅仅是那些受结果直接影响的学科。进行一次非公开的执行会议对提案的响应度和其他任何附加提议进行讨论，结束讨论后CSSEC将投票表决是否批准该研究。批准表明该研究符合临床实际和方法学严格标准，应继续下一步审议程序。委员会的意见分以下4种：同意研究提案；稍作修改后同意；修改并重新提交进一步审查；不同意。尽管CSSEC可以批准研究提案，但这仅作为一项建议并不能确保提供资金，资金一定程度上取决于分配的优先次序和CSP预算考虑。重要的一点是，CSP中央办公室作为出资方可以直接征求，必要时可以与CSSEC进行讨论并将所有观点写入最终决策。如果在进一步审议资金问题之前提出修订建议，审查的互动性质还允许提案者直接听取和理解任何问题或建议。

研究预算

VA的资助政策与美国国立卫生研究院（NIH）和其他联邦资金来源国会拨款的性质不同，VA接受单独的临床护理拨款，包括临床人员（即主要研究者和临床研究员）和研究活动及相关支持。CSP可为研究人员支持提供资金，例如，为研究主席办公室的国家协调员及其他研究协调员们提供资金，以协助每个研究中心的主要研究者开展试验。研究预算可以支付任何核心实验室的费用，购买不属于标准护理的研究治疗（如研究药物和器械），监管试验和研究员会议的差旅费用。

CSP 资助计划并非主要支持早期调查或辅助性亚研究，VA 在其研发办公室内还有其他研究项目，以支持那些可能随后进入 CSP 临床试验的工作。至于辅助性亚研究，应认识到多中心临床试验可能很复杂，所有参与者均应高度重视，这表明其他活动可能会阻碍实现主要目标，一般不予鼓励。此外，VA 的调查人员可以竞争其他资金来源来支持这些活动，如 NIH 和国防部（DoD）。

补充 VA CSP 资助的资金来源

VA 与其他共同利益团体有着长期的合作历史，并有促成和利用活动成为有效伙伴关系的机制。CSP 已和其他联邦机构合作，如 NIH［美国国家神经疾病与卒中研究所（NINDS）、国家关节炎和肌肉骨骼和皮肤疾病研究所（NIAMS）、国家药物滥用研究所（NIDA）、国家糖尿病和消化和肾脏疾病研究所（NIDDK）、国家心肺血液研究所（NHLBI）、国家耳聋和其他交流障碍研究所（NIDCD）］和 DoD，与加拿大卫生研究所、英国医学研究理事会和乔治研究所（澳大利亚）也开展了国际合作。CSP 与私营企业也有许多成功的合作，包括进行注册试验以获得美国食品药品监督管理局（FDA）的批准，并获得研究药物或器械的不受限捐赠，或拨款以促进试验的进行。此外，当合作涉及与外部各方达成协议支持 VA 研究时，CSP 研究可得到隶属于 CSPCC 的 VA 非营利性研究和教育基金会的支持。

基于各种关于研究合作的联邦法规，合作机制已逐步建立起来。与其他联邦实体的合作包括制定一项机构间协议［IAA：基于 1932 年的《经济法案》（*Economy Act*）[7]］，该协议允许资金从一个联邦实体转移到另一个联邦实体，支持给政府带来好处的研究活动。作为一个全面的临床研究项目，CSP 为其他对类似临床问题感兴趣的机构提高了研究效率，否则这些问题可能需要签订合同或其他要求而付出更高的成本。可以通过企业合作伙伴和 VA 附属非营利性研究基金会之间的合作研发协议（CRADA）来寻求与企业的合作关系，该协议基于 1986 年的《联邦技术转让法》（*Federal Technology Transfer Act*）[8]，在共享活动中存在潜在的企业利益时，除了数据使用和出版物之外，还解决与知识产权和许可相关的问题。为确保科学的完整性，并避免不优先考虑退伍军人和公众利益的影响，CSP 政策提倡在提供货币或物资捐助的情况下不受限制的捐赠。此外，CSP 合作研发协议通常规定企业合作伙伴：

- 在最终的研究设计中没有直接的决策作用。
- 在试验期间不能访问数据，特别是保密的数据。
- 不能对研究初稿进行编辑控制，但可以在提交前收到一份副本。
- 在研究结束时仅将数据用于内部目的（如支持 FDA 提交的数据）。

请注意，根据联邦法规，联邦雇员不得在另一个联邦机构之前参与代表公司的任何后续活动。

- 允许 CSP 持有新药研发 / 研究设备豁免（IND/IDE），但可以在研究结束时转移。

VA 对深度脑刺激与最佳药物疗法治疗帕金森病的合作研究则是 VA 与私营企业合作的一个例子[9-10]。NINDS 通过一项跨机构协议与 VA 合作，提供资金支持以将研究扩展到一批学术医疗中心，这增加了女性参与试验的人数，可以提高试验结果的外推性。此外，VA 与拥有该试验中使用设备的美敦力公司一起签订了合作研发协议，公司提供的无限制资助用于试验的一般费用，并提供专用资金用于更高水平的监控，以支持美敦力向 FDA 申请变更标签。

主要资助者在帮助发展合作伙伴关系方面发挥着关键作用，他们可能与其他联邦机构或企业中对该试验感兴趣的人有联系。在试验的规划阶段，如果 VA 决定资助试验，合作伙伴们可以成为试验潜在资助的渠道。一旦决定资助该研究，CSP 将代表 VA 牵头制定 IAA 或 CRADA，同时让主要研究者参与谈判。

VA CSP 的外科临床试验

CSP 自成立以来就进行了一系列外科相关临床试验。20 世纪 70 年代，冠状动脉旁路移植术相关试验发表了初步研究结果，结果表明心绞痛和左冠状动脉主干显著病变患者接受手术治疗比随机分配到药物治疗组的死亡率更低[11]。其他研究则评估了与手术相关的医疗护理的组成部分，如Clarke及其同事评估了术前抗生素对减少结肠手术脓毒性并发症的疗效[12]，这是同类研究中最早的一项。

表53.2列出了自2000年以来由CSP进行并公布了主要结果的外科相关临床试验，这些研究强调了手术或其他干预措施已被研究的广泛活动，并经历了之前描述的过程。

表 53.2　近期外科合作研究

研究	主要作者	发表年份
机械瓣与生物瓣瓣膜替换术后15年结局[13]	Hammermeister	2000年
硬膜外麻醉和镇痛对围手术期结局的影响[14]	Park	2001年
胃食管反流病内科和外科治疗的长期预后[15]	Spechler	2001年
大便潜血试验联合远端结肠检查一次性筛查结肠直肠癌[16]	Lieberman	2001年
小腹主动脉瘤即刻修补术与术中监护的比较[17]	Lederle	2002年
拒绝或不适合择期修复的巨大腹主动脉瘤的破裂率[18]	Lederle	2002年
白内障玻璃体植入术后前房与后房型人工晶状体的比较[19]	Collins	2003年
冠状动脉旁路移植术后大隐静脉和左内乳动脉的远期通畅性[20]	Goldman	2004年
择期大血管手术前冠状动脉血管重建[21]	McFalls	2004年
开腹与腹腔镜补片修补腹股沟疝的比较[22]	Neumayer	2004年
外周动脉疾病患者铁储备减少与心血管结局[23]	Zacharski	2007年
稳定型冠状动脉疾病的最佳药疗[24]	Boden	2007年
前列腺切除术后化疗：一项关于高危局限性前列腺癌患者前列腺切除术与辅助多西他赛前列腺切除术的Ⅲ期随机研究[25]	Montgomery	2008年
晚期帕金森病患者双侧脑深部电刺激与最佳药物治疗的比较[9]	Weaver	2009年
体外循环与非体外循环下冠状动脉旁路移植术[26]	Shroyer	2009年
腹主动脉瘤血管内修补术与开放修补术的疗效比较[27]	Lederle	2009年
苍白球与丘脑底部深部脑刺激治疗帕金森病的比较[10]	Follett	2010年
冠状动脉旁路移植术中应用桡动脉与大隐静脉的比较[28]	Goldman	2011年
前列腺癌根治术与局限性前列腺癌的观察[29]	Wilt	2012年
美国退伍军人糖尿病患者经皮冠状动脉介入治疗与冠状动脉旁路移植术的对比研究[30]	Kamalesh	2013年

将质量纳入 CSP 临床试验

尽管 CSP 已经证明了其进行多中心试验的能力，但 CSP 采用了一个基于质量的框架，仍通过关键活动持续改进，从而提高其研究的效率、有效性、安全性和创新性。CSP 的质量工作超出了人类受试者保护和数据完整性相关临床试验的传统目标[31]，它视质量为其对退伍军人和临床研究各方面利益相关者承诺的首要任务，并成为第二个获得马尔科姆·波多里奇国家质量奖的联邦机构。国际标准化组织（ISO）9001 标准是用来提高其质量计划的外部验证能力，超出 FDA 和其他更直接关注临床试验的组织所制定的标准，迄今为止，CSP 是唯一一个所有临床试验协作中心都达到 ISO 9001 标准的联邦临床研究项目。还有一些其他要求或方法也是以提高 CSP 临床试验质量为中心的，包括：遵守《良好临床实践》的要求、为早期识别试验进行中的潜在关注领域制定的风险管理计划、临床试验转化倡议提出的设计提高质量原则[32]。

除了以上工作，CSP 还希望其研究主席和现场调查人员也成为项目质量文化的一部分，这样做的目的并不是让质量成为一个需要完成的活动，相反，积极促进和加强程序、实践和原则是每个人在 VA 合作研究时的主要职责。CSP 中心办公室在方案规划期间及在宣布 CSP 试验的资助之前均会讨论这方面的要点，CSP 中心在整个研究过程中会帮助提供任何具体政策和程序的细节，并与研究主席办公室合作确定最佳策略，以促进不熟悉概念和文化背景的个人努力。衡量成功的标准不仅在于是否安全有效地完成了试验，而且在于是否有能力为未来的研究制定并传播最佳实践。

结　论

CSP 通过严格实施的多中心临床试验推进循证实践。CSP 是一个使命驱动的组织，它进行临床试验的目标不仅仅是完成试验和公布结果，相反，在退伍军人卫生保健系统内进行临床试验是为使退伍军人和公众获得最佳护理标准做出的重要贡献。评估操作干预措施的研究人员更应该意识到这样的背景，并可以从该领域的许多基础 VA 活动中受益。此外，CSP 是大型联邦机构的一部分，肩负着国家临床试验事业的责任。为了在临床试验发展中达到高标准，CSP 还在继续寻求创新的方法来设计和实施临床试验，从而为转变临床实践提供证据。

参考文献

[1]   National Center for Veterans Analysis and Statistics. Department of Veterans Affairs Statistics at a Glance. U.S. Department of Veterans Affairs: Washington, D.C[2016–12–29]. Accessed at https: //www.va.gov/vetdata/docs/Quickfacts/Homepage_slideshow_06_04_16.pdf

[2]   Barnwell JB, Bunn PA, Walker AM. The effect of streptomycin upon pulmonary tuberculosis: preliminary report of a Coöperative study of two hundred and twenty-three patients by the Army, Navy and veterans administration. Am Rev Tuberc, 1947, 56: 485–507.

[3]   Veterans Administration Cooperative Study Group on Antihypertensive Agents. Effects of treatment on morbidity and hypertension. II. Results in patients with diastolic blood pressure averaging 90 through 114 millimeters of mercury. JAMA, 1970, 213: 1143–1152.

[4]   Frolich E. In memoriam: Edward D. Freis, MD (1912–2005). Hypertension, 2005, 45: 825–827.

[5]   Vickers AJ. Clinical trials in crisis: four simple methodological fifixes. Clin Trials, 2014, 11 (6): 615–621.

[6]   Institute of Medicine (US) Forum on Drug Discovery, Development, and Translation. Transforming Clinical Research in the United States: Challenges and Opportunities: Workshop Summary. Washington (DC): National Academies Press (US), 2010.

[7]   U.S.C. §1535.

[8]   U.S.C. § 3710a, et seq.

[9]   Weaver FM, Follett K, Stern M, et al；CSP 468 Study Group. Bilateral deep brain stimulation vs best medical therapy for patients with advanced Parkinson disease: a randomized controlled trial. JAMA, 2009, 301(1): 63–73.

[10]   Follett KA, Weaver FM, Stern M, et al； CSP 468 Study Group. Pallidal versus subthalamic deep-brain stimulation for Parkinson's disease. N Engl J Med, 2010, 362(22): 2077–2091.

[11]   Takaro T, Hultgren HN, Lipton MJ, et al. The VA cooperative randomized study of surgery for coronary arterial occlusive disease. II. Subgroup with siginificant left main lesions. Circulation, 1976, 54(Suppl 3): III107–117.

[12]   Clarke JS, Condon RE, Bartlett JG, et al. Preoperative oral antibiotics reduce septic complications of colon operations: results of prospective, randomized, double-blind clinical study. Ann Surg, 1977, 186(3): 251–259.

[13]   Hammermeister K, Sethi GK, Henderson WG, et al. Outcomes 15 years after valve replacement with a mechanical versus a bioprosthetic valve: fifinal report of the veterans

affairs randomized trial. J Am Coll Cardiol, 2000, 36(4): 1152–1158.

[14] Park WY, Thompson JS, Lee KK. Effect of epidural anesthesia and analgesia on perioperative outcome: a randomized, controlled veterans affairs cooperative study. Ann Surg, 2001, 234(4): 560–569.

[15] Spechler SJ, Lee E, Ahnen D, et al. Long-term outcome of medical and surgical therapies for gastroesophageal reflflux disease—follow-up of a randomized controlled trial. JAMA, 2001, 285(18): 2331–2338.

[16] Lieberman DA, Weiss DG, Veterans Affairs Cooperative Study Group 380. One-time screening for colorectal cancer with combined fecal occult-blood testing and examination of the distal colon. N Engl J Med, 2001, 345(8): 555–560.

[17] Lederle FA, Wilson SE, Johnson GR, et a；Aneurysm Detection and Management Veterans Affairs Cooperative Study Group. Immediate repair compared with surveillance of small abdominal aortic aneurysms. N Engl J Med, 2002, 346(19): 1437–1444.

[18] Lederle FA, Johnson GR, Wilson SE, et al；Veterans Affairs Cooperative Study #417 Investigators. Rupture rate of large abdominal aortic aneurysms in patients refusing or unfiflit for elective repair. JAMA, 2002, 287(22): 2968–2972.

[19] Collins JF, Gaster RN, Krol WF, et al；Department of Veterans Affairs Cooperative Cataract Study. Comparison of anterior chamber and posterior chamber intraocular lenses after vitreous presentation during cataract surgery: the department of veterans affairs cooperative cataract study. Am J Ophthalmol, 2003, 136(1): 1–9.

[20] Goldman S, Zadina K, Moritz T, et al；VA Cooperative Study Group #207/297/364. Long-term patency of saphenous vein and left internal mammary artery grafts after coronary artery bypass surgery: results from a department of veterans affairs cooperative study. J Am Coll Cardiol, 2004, 44(11): 2149–2156.

[21] McFalls EO, Ward HB, Moritz TE, et al. Coronary-artery revascularization before elective major vascular surgery.N Engl J Med, 2004, 351(27): 2795–2804.

[22] Neumayer L, Giobbie-Harder A, Jonasson O, et al；Veterans Affairs Cooperative Studies Program 456 Investigators. Open mesh versus laparoscopic mesh repair of inguinal hernia. N Engl J Med, 2004, 350(18): 1819–1827.

[23] Zacharski LR, Chow BK, Howes PS, et al. Reduction of iron stores and cardiovascular outcomes in patients with peripheral arterial disease: a randomized controlled trial. JAMA, 2007, 297(6): 603–610.

[24] Boden WE, O'Rourke RA, Teo KK, et al；COURAGE Trial Research Group. Optimal medical therapy with or without PCI for stable coronary disease. N Engl J Med, 2007, 356(15): 1503–1516.

[25] Montgomery B, Lavori P, Garzotto M, et al. Veterans Affairs Cooperative Studies Program study 553: chemotherapy after prostatectomy, a phase III randomized study of prostatectomy versus prostatectomy with adjuvant docetaxel for patients with high-risk,localized prostate cancer. Urology, 2008, 72(3): 474–480.

[26] Shroyer AL, Grover FL, Hattler B, et al；Veterans Affairs Randomized On/Off Bypass (ROOBY) Study Group. On-pump versus off-pump coronary-artery bypass surgery. N Engl J Med, 2009, 361(19): 1827–1837.

[27] Lederle FA, Freischlag JA, Kyriakides TC, et al；Open Versus Endovascular Repair (OVER) Veterans Affairs Cooperative Study Group. Outcomes following endovascular vs open repair of abdominal aortic aneurysm: a randomized trial. JAMA, 2009, 302(14): 1535–1542.

[28] Goldman S, Sethi GK, Holman W, et al. Radial artery grafts vs saphenous vein grafts in coronary artery bypass surgery: a randomized trial. JAMA, 2011, 305(2): 167–174.

[29] Wilt TJ, Brawer MK, Jones KM, et al；Prostate Cancer Intervention versus Observation Trial (PIVOT) Study Group. Radical prostatectomy versus observation for localized prostate cancer. N Engl J Med, 2012, 367(3): 203–213.

[30] Kamalesh M, Sharp TG, Tang XC, et al；VA CARDS Investigators. Percutaneous coronary intervention versus coronary bypass surgery in United States veterans with diabetes. J Am Coll Cardiol, 2013, 61(8): 808–816.

[31] Bhatt A. Quality of clinical trials: a moving target. Perspect Clin Res, 2011, 2(4): 124–128.

[32] Meeker-O Connell A, Glessner C, Behm M, et al. Enhancing clinical evidence by proactively building quality into clinical trials. Clin Trials, 2016, 3(4): 439–444.

（麻玉梅　译，聂煌　审）

第 11 部分

发　表

第**54**章

发 表

J. Michael Gaziano

引 言

　　研究的目的是解决知识领域的空白，并用研究成果来填补这一空白，这通常需要数年的努力。随机试验填补了人群研究的一个重要领域，提供健康和疾病相关的见解。人口科学已经发展了几个阶段，其中随机试验是一个相对较新的研究类型。它们提供了各种卫生保健中干预措施的最可靠数据。

　　人口科学开始于简单的描述性研究，仅计算病例或死亡人数。接下来，在分析前阶段，通过视觉观察建立关联，而不涉及任何复杂的分析。例如，John Snow 通过在地图上绘制病例所在地，发现伦敦的水源是造成 19 世纪 50 年代霍乱爆发的原因，因为病例都分布在有水源供给的区域[1]。这种关联未经任何严密分析。

　　发生在 1948 年的两个事件对现代随机对照试验（RCT）的发展起到了关键作用。流行病学的分析阶段始于病例对照研究，但疾病模式的转变发

J.M. Gaziano (✉)

Medicine, VA Boston Healthcare System, Brigham and Women's Hospital, Harvard Medical School, 150 S Huntington Ave, Boston, MA 02130, USA

e-mail: Michael.Gaziano@va.gov

© Springer International Publishing AG 2017

K.M.F. Itani and D.J. Reda (eds.), *Clinical Trials Design in Operative and Non Operative Invasive Procedures*, DOI 10.1007/978-3-319-53877-8_54

生在 1948 年。当时，一组研究者在马萨诸塞州的一个小镇上建立了第一个大型队列研究——Framingham 心脏研究（FHS）。这项研究改变了我们的观点：从疾病只有单一原因到疾病有多个发病原因。这些早期的研究者提出了一个术语——"风险因素"[2]。也是他们最开始用电脑进行 logistic 回归来处理生物学进程[3]。这一概念对我们理解随机化的效能非常重要，因为平衡了潜在的可能影响兴趣结局的致病因素。

另一个发生在 1948 年的重要事件是第一个 RCT。这是一项由医学研究理事会资助的关于使用链霉素治疗结核病的试验[4]。同年，VA 也开展了一个类似的试验。之前有关其他抗生素的非随机非对照试验，如青霉素治疗肺炎，最大的进步是使用对照和随机分配最小化选择偏倚，无论是明显的还是潜意识的。

在接下来的几十年里，制定开展试验标准的过程不断发展。处理随机化和盲法，以及对数据收集的各种质量控制的系统不断完善。美国食品药品监督管理局（FDA）在定义评估新药和器械所需的标准方面发挥了关键作用[5]。从早期开始，试验一直是各种卫生保健干预措施的主要手段，如药物、设备、质量改善项目和治疗策略。

正如这本书的许多其他方面所描述的那样，试验规模变得越来越大，越来越复杂，但试验的开展已经标准化。实施所有试验的一个关键因素是让其他人可以获得试验结果。试验设计和实施的质量是解读研究结果所必需的。试验发表的过程也已标准化[6-8]。本章将描述透明报告试验的要素。

设计试验时要考虑发表

报告试验结果的过程从试验设计本身开始。在主要的同行评议期刊上发表试验要求有明确的设计要素。在考虑发表稿件时，期刊会寻找一些关键的设计特征。试验的结果必须根据在进行试验的所有步骤中实施的程序来判断。这些都必须包括在手稿中，以便透明地评估试验的质量。这些包括明确定义的方案、适当的监管流程、清晰的试验监管并具备适当的监察、试验注册、明确定义的分析计划、数据访问，以及明确的结果报告计划。

一些期刊公布了自己的标准，每个期刊可评估稿件报告的 RCT 结果[9-10]。

在报告试验结果时，需要一致、透明地报告试验要素和过程。1996 年，第一个《试验报告的统一标准》（CONSORT）文件发表，建立了许多期刊将其作为发表要求的指导方针[6]。该标准在 2001 年[7]和 2010 年[7]被更新。这些指导是一个很好的起点，在开始投入大量精力进行大规模试验之前应该阅读这些指导方针，可以了解具体要求。

CONSORT 2010 提供了一个有价值的试验手稿中应该包含哪些元素的清单[8]（表 54.1）。虽然许多指导方针涉及手稿，但有几个项目涉及一些必须在开展试验之前考虑的设计元素。包括方案及其分析计划、试验注册、机构审查委员会（IRB）和数据安全监察委员会（DSMB）的审查及资金来源。

试验方案的基本要素应在发表时提供给科学界。许多期刊要求同时提交方案与稿件，以便编辑和同行评审人员在评审过程中参考。如果科学家想要参考方案的细节，或者想要在后续试验中复制试验条件，甚至在临床实践中使用，他们也可能要求能获取方案。方案列出了方法中需要描述的关键设计要素。这些要素包括研究人群、研究中心（站点）及参与中心的选择、干预措施、结局、随机化方案、分析计划、效能和样本量（如果适用的话）。这意味着方案应该以一种容易被其他人阅读和引用的格式撰写。在一个大型、复杂、长期的试验过程中，不可避免地会有对方案的变更。这些变更应该被记录存档，并被 IRB 审查批准后留档。

分析计划是方案的重要部分，将由同行审稿人、统计审稿人和编辑仔细审查。当单独提交手稿或作为方案的一部分提交时，它也可能被要求。这是方案中可能需要在试验过程中变更的一部分。然而，编辑或同行审稿人希望了解的是分析计划是否在数据揭盲前最终确定。呈现在 RCT 主要报告中的分析应符合分析计划。这是试验实施的一个关键因素，因为对结果的解读是基于分析假设的。例如，多次查看数据和用多种方法分析结局将影响对结局的准确解读。因此，在锁定数据库和开始分析之前，必须明确指定分析计划，以便其他人能够很容易地理解。在研究开始之前，应该仔细考虑对检验效能和样本量的假设并做好记录。任何影响效能的研究设计变更都应该立刻对效能进行重新估计。

表 54.1　CONSORT 2010 随机试验报告清单

部分 / 主题	项目编号	清单项目	报告内容所在页码
标题和摘要			
	1a	在标题中标识为随机试验	—
	1b	试验设计、方法、结果和结论的结构化摘要（具体见 CONSORT 的摘要指南）	—
引言			—
背景和目标	2a	科学背景和解释试验的理由和合理性	—
	2b	具体的目标和假设	—
方法			
试验设计	3a	描述试验设计（如平行、析因），包括分配比例	—
	3b	试验开始后方法的重要变更(如资格标准)，并说明原因	—
研究对象	4a	研究对象的资格标准（纳入 / 排出标准）	—
	4b	数据采集的设置和地点	—
干预	5	每组的干预具有足够的详细信息从而确保研究可以赋值，包括干预的给予方式和时间	—
结局	6a	完全定义的预设的主要和次要结局指标，包括如何及何时评估	—
	6b	试验开始后的任何试验结局变更，并说明理由	—
样本量	7a	样本量确定依据	—
	7b	必要时，解释所有期中分析和终止标准	—
随机化	8a	用于生成随机分配序列的方法	—
序列产生	8b	随机类型，任何限制的详细信息（如区组和区组大小）	—
分配隐藏机制	9	用于实现随机分配序列（如按顺序编号的容器）的机制，描述在干预分配之前所有隐藏随机序列的步骤	—
实施	10	生成随机序列、登记受试者、将受试者分配至不同干预的人员	—
盲法	11a	如果实施了盲法，分配干预措施后对谁设盲（如受试者、护理人员、结局评估者），以及如何实施	—
	11b	如果相关，请描述干预措施的相似性	—

续表

部分/主题	项目编号	清单项目	报告内容所在页码
统计方法	12a	用于比较组间主要和次要结局的统计方法	—
	12b	其他分析方法，如亚组分析和调整分析	
结果			
受试者流程图（强烈推荐提供）	13a	对于每组，被随机分配、接受指定干预、参与主要结局分析的受试者人数	—
	13b	每组随机化后失访和排除的人数及原因	—
招募	14a	确定招募和随访的日期	—
	14b	试验中断和终止的原因	
基线数据	15	用表格展示各组基线人口统计学和临床特征	—
纳入分析的数量	16	对于每组，每项分析中包含的受试者数量（分母）及分析是否按最初分配组进行	—
结局和效应估算	17a	对于每个主要和次要结局，各组的结果、估计的效应量及精度（如95%的置信区间）	—
	17b	对于二分类结局，建议同时给出绝对和相对效应量	
辅助分析	18	任何其他分析的结果，包括亚组分析和调整分析，区分预先指定的和探索性的	
危害	19	各组中所有的重要危害和非预期效应（具体指导建议见CONSORT关于伤害的部分）	—
讨论			
限制	20	试验的局限性，解决潜在偏倚来源、不精确性、分析的多重性（如果涉及）	
普遍性	21	试验结果的普适性（外部有效性、实用性）	
解释	22	解读与结果一致，平衡收益与风险，并考虑其他相关证据	
其他信息			
注册	23	试验登记注册的注册号和名称	—
方案	24	如果有的话，如何获得完整的试验方案	—
资金	25	资金来源和其他资助（如药品供应），资助者的作用	—

CONSORT 检查清单提供了在发表试验时应包括的信息（经知识共享署名 CCBY 2.0 许可使用）。强烈建议结合《CONSORT 2010 说明和详述》阅读本声明，那份文件对所有项目做出了详细阐述。我们还建议必要时阅读 CONSORT 扩展版，其中包含了对区组随机试验、非劣效性和等效性试验、非药物治疗、草药干预和实效性试验的扩展。其他扩展版即将推出：与本清单相关及最新的参考资料，请参阅 www.consort-statement.org

试验注册是另一个可能影响试验发表的问题，如在 http://Clinicaltrials.gov 网站注册[11]。试验注册的设立有许多原因。它提供了一个正在进行的试验的目录，可以由临床医生或希望参加试验的患者查询。它允许该领域的研究者在设计新的试验时了解正在进行的试验。它还为汇集试验结果提供了资源，可以了解尚未发表的试验数据。然而，也许它的主要功能是让研究者在开始试验之前登记主要的设计要素。一些期刊要求在招募开始之前注册，并且可能需要明确解释为什么在之后注册。

必须在文稿中报告资助来源，资助方在试验实施中发挥的作用必须明确。这需要对这些角色进行清晰地描述，因此，相关问题的讨论应该在试验的设计阶段早期进行。研究团队的每一个成员都应该了解他们在试验各个阶段的作用，包括起草文章初稿的任务。

试验的另一个关键因素是必须满足所有监管要求。在撰写手稿时，需要对所有监管和伦理问题进行仔细描述。不仅描述 IRB 的批准情况，需要 IRB 批准的重大变更也需要明确。需要仔细考虑其他伦理问题，如弱势群体和儿童。DSMB 的作用应该在方案或 DSMB 章程中阐明。如果 DSMB 建议提前终止等事件，其原因和理由（如预先指定的终止规则）应包括在内。

试验实施

一旦确定了上述设计需要考虑的因素，就该定义可能影响试验结果发表的试验实施因素了。大规模、长期的试验将不可避免地发生变更。那些复杂和持续时间较长的研究最容易遇到这些问题，需要排除这些障碍。例如，招募落后于预期人数时，可能需要调整纳入或排除标准。事件率可能比预期低，从而降低了最初预计的效能。失访可能会影响预期的人年随访时间或事件率，如果失访是非随机的，可能会引入偏倚。依从率可能达不到预期。

必须深思熟虑后处理所有这些问题，以便清楚地了解这些问题可能对最初预期目标产生的全部影响。应该注意的是，这类问题并不少见。事实上，这在大型 RCT 是可预见的。建议清楚地记录任何变更及其理由，以及与 IRB 和（或）DSMB、资助机构等进行的必要讨论，这样可以明确追踪决策过程，并在发表时清楚地提交。最好的方法是实时记录存档而不是等到研究结束时进行，那时的记忆可能变得模糊，或者工作人员已经离职。

向世界展示数据

随着试验接近尾声，研究团队将开始制定周密的计划及时报告结果。结果可以以不同的形式报告，包括海报或在全国会议上作报告。一般来说，在全国会议上以海报或汇报形式展示结果不会影响结果在期刊的发表。一些期刊会考虑线上发表，如果可行的话，线上、线下同时发表。

有时，会有必要的理由尽快将结果公之于世。如果资助机构（如 NIH）认为有正当理由需尽快提醒公众、患者或临床医生，可能会考虑召开新闻发布会。考虑到新闻发布会可能会影响在主流期刊上的发表，研究者应考虑联系该期刊，询问同时发表的可能性。许多期刊认为这是一个获得更好披露的机会。重要的是，在新闻发布会之前要联系目标期刊。如果数据处于初步状态，可以发布"初步报告"，随后再发布完整的报告。

下一步是组织符合分析计划的分析。用于分析的数据集必须完整并被锁定。此时，研究者可以在揭盲的状态下开始分析，早期预设数据表格和图，可以让作者对将要阐述的内容有深入了解。

为稿件考虑合适的期刊是一个关键的步骤。试验结果及时发表非常重要，由此为重要主题的全部证据贡献高质量的数据。许多希望发表试验结果的期刊将与作者合作及时发表试验结果，如果有必要，还会与其他呈现形式一起发表。许多编辑将参与对话讨论同步发表的可行性，并加快审查过程。然而，提前通知通常是必要的，以便安排审查论文所有的后勤工作和为快速发表作准备。

准备手稿

2010 年 CONSORT 声明就试验的关键要素提供了指导。这些在转载声明项目编号 1a 至 25 提供 [7]。标题应该指明是随机试验，还应该包括干预、结局和研究人群。是否需要标题页根据期刊要求决定，但通常包括标题、作者及其所属机构、通讯地址、关键词，可能还包括资助声明和结构化摘要。

引 言

引言应包括试验的背景、合理性和主要目标。从正在处理的宽泛问题开始。逻辑上，随后提出需要解决的知识缺口，以及试验中特定目标和检验的假设将如何填补这一缺口。最后，描述试验的创新性和潜在的临床意义是非常有用的。但是引言部分应该简明扼要。在手稿的后续部分展开详细讨论。

设计和方法

设计和方法部分的大部分内容可以从方案中提取出来，并综合成一个对方案实施过程更简洁的描述。如果需要，在线文档可以提供更详细的信息。首先提供主要设计元素的简要概述。然后定义研究人群和试验队列的集合，包括纳入和排除标准的描述，也可以在一张表格中说明。参与中心的选择和管理可以简单地描述。接下来，包括详细描述干预及主要和预先指定的次要终点，包括对主要终点所做的任何变更。应概述终点审查过程。随机化过程是一个关键因素，所以需要提供细节。例如，使用的盲法类型。详细讨论随访方法和保持高随访率所面临的挑战。这些组成要素中的任何更改都应该被描述并证明其合理性。

样本量和效能考虑使读者了解如何解释结果。描述用于样本量估计的主要假设。是否期中查看数据或让终止规则发挥作用？如果由于样本量较小或结局事件少而导致效能低于预期，则有必要描述所实施的研究的效能。

描述主要分析计划和预先指定的次要分析计划。组间是如何比较的？依从性数据如何收集并用于分析？主要分析是意向性治疗分析吗？进行了哪些敏感性分析？分析计划中指定了哪些亚组分析？

有些研究选择在发表主要结果论文之前发表研究设计论文。这可以在试验实施的早期进行，也可以在主要论文准备之前不久进行。如果研究设计论文在早期已经准备，等到试验完全实施后再考虑发表是有意义的，这样可以包含早期的试验变更。

结 果

CONSORT 推荐建议包括一个 "CONSORT" 流程图（图 54.1）[8]。该

图记录了受试者从招募过程到随机化，再到分析的流程。应该包括失访数和失访原因。在补充文本中，提供招募开始和研究终止的重要日期是有用的。

结果表的制作应该在准备手稿过程的早期就开始，然后再选择哪些表格包含在最终手稿中。根据治疗组划分的基线特征表可以让读者了解随机化的效果，并描述测试人群的关键特征。

主要的分析和预先指定次要分析结果的呈现取决于分析计划。然而，呈现的分析应该具体包括在特定的分析中包括的个体数。通常根据分组呈现数据，报告主效应和精确水平。通常用95%的置信区间。

数据可以用表格或图呈现。选择哪种呈现方式由作者决定，但图不能仅复制表格中的内容。应该提供表格所不能提供的更具信息的见解。除了主要和预先指定的次要分析之外，通常还包括关于依从率和不良反应或伤害的信息。

附加分析可分为几个类别，还有许多辅助类别可以包括在内。这些包括敏感性分析、依从性调整、亚组分析、效应修饰、因果模型，以及次要结局分析。重要的是要让读者清楚哪些分析是在方案的分析计划中指定的，哪些是探索性的。应该仔细确定在手稿、在线材料或未来手稿中包含的内容。

讨　论

部分期刊为讨论提供了大纲，但大多数没有。我建议先总结这篇论文的主要发现。应该是更为定性的而不是定量的，因为在结果部分中已经展示了定量结果。在接下来的几段中将试验结果和其他类似或其他相关研究的结果进行比较，通常是有帮助的。关于是否有相关的机制研究或意义，并不需要对该主题的所有文献进行全面的综述。

CONSORT推荐建议包括对本研究局限性的讨论，包括讨论任何局限性可能对主要研究结果产生的潜在影响[8]。总结试验的优点也同样有用，同时建议讨论试验的可推广性。虽然考虑到确保试验结果的可行性和内部有效性可能导致必要的排除，但应得到明确讨论和公开。

最后，应该有一个结论部分讨论如何解读结果。临床意义是什么？如何平衡收益与风险和危害？对成本的影响是什么？如果需要更多的研究，下一步是什么？最好是让数据说话。编辑们特别警惕过度解读。

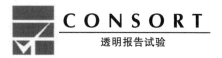

CONSORT 2010 流程图

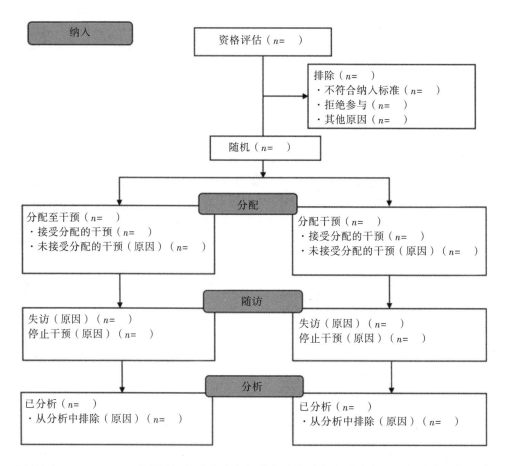

图 54.1 CONSORT 流程图记录了受试者招募和随访过程中的流程，以便读者理解哪些受试者被包括在或被排除出主要分析中及其原因（经知识共享署名 CC BY 2.0 许可使用）

其他部分

通常需要关于资金和试验注册的信息。需要界定赞助方的作用。致谢中可包括致谢人的姓名、学历和所属机构。参考文献应按照期刊要求格式化。期刊通常有关于表格和图表格式及上传的要求。版权表和利益冲突表正变得越来越标准化[12]，但仍有一些独有的特征需要仔细阅读说明。

投稿及与期刊的互动

所有的作者都应该有机会参与手稿的写作或审核。这需要写作团队的协调，写作团队是一个大型研究团队的子团队。期刊要求文稿署名符合标准[9]。

一旦手稿接近最终版本，团队必须开始完成投稿的过程。阅读和遵循期刊的所有具体要求是非常重要的。许多投稿都是电子的，作者须知被详细列出。如果有问题，很多期刊都有专门的工作人员可接受问询。

一旦论文投稿，可以准备下一组论文和任何需要解决的公共关系问题。许多期刊有公共关系办公室。你可能还想通知赞助方和你的机构即将发表的文章，并讨论与各种媒体机构联系的潜在需求。

并不是所有的稿件在第一次投稿时即被接收发表，重新提交稿件也是一种交流手段。通常会获得很好的建议来完善手稿。但也可能有你不同意的同行评审或编辑推荐意见。如果你不想采纳意见，需要提供合理的解释。根据期刊的不同，也可能有机会与编辑进行讨论，这也是有帮助的。

拒稿不应该是针对个人的。主流期刊只发表了一小部分投稿论文。一些期刊允许进一步申诉，而另一些则不允许。如果决定投稿至一个新的期刊，可对之前被拒稿的论文进行有选择性的修订，包括前次投稿时审稿人提出的也被你同意的修改意见。把论文迅速转投下一个期刊也非常重要。

结　论

开展试验是检验卫生保健创新的主要手段。它们成本高、耗时长，需要对细节高度关注，但提供了有关干预措施的最可靠信息。发表一份清晰、透明的描述主要设计元素和报告试验结果的手稿是每个试验者的责任。CONSORT流程为如何发表试验提供了路线图。目前正在讨论使编辑、审稿人，可能还包括读者可以获取试验数据。这将是试验者在未来需要考虑的新的因素。

参考文献

[1]   Snow J. Mode of communication of cholera. 2nd ed. London: John Churchill, 1855.

[2]   Kannel WB, Dawber TR, Kagan A, et al. Factors of risk in the development of coronary heart disease—six year follow-up experience. The Framingham study. Ann Int Med, 1961, 55: 33–50.

[3]   Kahn HA. A method for analyzing longitudinal observations on individuals in the Framingham heart study//Goldfield ED, editor. American Statistical Association,Proceedings of the Social Statistics Section, 1961. American Statistical Association: Washington, DC, 1961.

[4]   Streptomycin in Tuberculosis Trials Committee. Streptomycin treatment of pulmonary tuberculosis. A medical research council investigation. Br Med J, 1948, 2(4582): 769–782.

[5]   Food and Drug Administration (FDA). FDA and clinical drug trials: a short history[2016–04].http: //www.fda.gov/AboutFDA/WhatWeDo/History/Overviews/ucm304485.htm.

[6]   Begg C, Cho M, Eastwood S, et al. Improving the quality of reporting of randomized controlled trials. The CONSORT statement. JAMA, 1996, 276: 637–639.

[7]   Moher D, Schulz KF, Altman DG；CONSORT GROUP (Consolidated Standards of Reporting Trials). The CONSORT statement: revised recommendations for improving the quality of reports of parallel-group randomized trials. Ann Int Med, 2001, 134: 657–662.

[8]   Schultz KF, Altman DG, Moher D；for the CONSORT Group. CONSORT 2010 statement: updated guidelines for reporting parallel group randomized trials. Ann Intern Med, 2010, 152(11): 1–8.

[9]   A proposal for structured reporting of randomized controlled trials. The Standards of Reporting Trials Group. JAMA, 1994, 272: 1926–1931.

[10] Call for comments on a proposal to improve reporting of clinical trials in the biomedical literature. Working group on recommendations for reporting of clinical trials in the biomedical literature. Ann Int Med, 1994, 121: 894–895.

[11] ClinicalTrials.gov. A service of the U.S. National Institutes of Health. https: //clinicaltrials.gov/.

[12] International Committee of Medical Journal Editors (ICMJE). Defining the Role of Authors and Contributors, 2016. http: //www.icmje.org/recommendations/browse/roles-andresponsibilities/defining-the-role-of-authors-and-contributors.html.

（杨乾坤　译，雷翀　审）